내 몸을 살리는 산야초

동의보감 효소발효

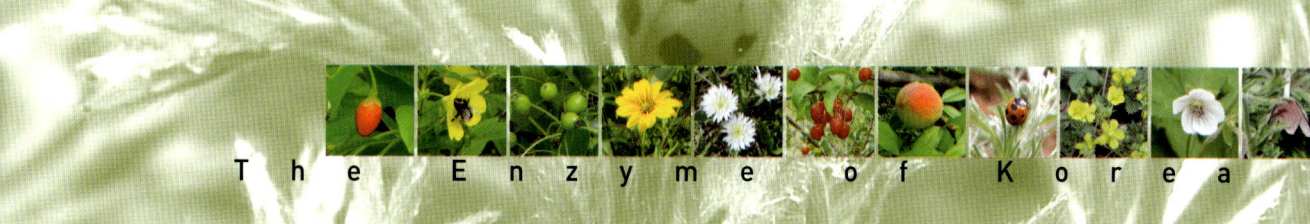

The Enzyme of Korea

글·사진_ 약산(藥山) 정구영
감수_ 유승원(서울시 한의사협회 명예회장)

감수의 글

이 책의 저자인 약산(藥山) 정구영 선생을 내가 처음 만난 곳은 명지대학교 대학원이었다. 스승과 제자로 만나 한의학을 비롯하여 산야초와 기공(氣功)에 대하여 연구를 하고 수련하던 중 그동안 전국의 산(山)을 다니며 자생하는 약용 식물 사진을 찍고 누구나 쉽게 이해할 수 있도록 실용서인 건강에 도움이 되는 몸에 좋은 산야초 『동의보감 효소 발효액』을 완성하여 나에게 감수를 의뢰하였다.

꼼꼼히 검토한 결과 이 책은 약이 되는 약용 식물에 대하여 전반적으로 약초의 사진, 약용 식물의 이용과 특성을 물론 산야초 효소가 왜 건강에 좋은 지 매장마다 팁으로 설명을 하였고, 약초 상식 코너에 약초의 채취·용량·보관, 먹어서는 안 되는 식물과 효소의 작용, 약리적 효능, 효소의 활성력을 높이는 방법, 효소는 만드는 법, 효소를 어떻게 먹어야 하는가? 재료와 황설탕의 비율, 효소를 만들 수 있는 약용 식물, 면역력과 암에 좋은 약용 식물 등을 비롯하여 약이 되는 약선과 한방 요법, 민간 요법, 약리 작용, 금기 등을 누구나 쉽게 이해할 수 있도록 사진과 함께 정리한 것에 대하여 그 노력에 대하여 찬사를 보낸다.

약산 선생을 세상에서는 기인(奇人)으로 한의사는 아니다. 약산의 연구소인 약산대체의학연구소에서 주관하고 동아대학교에서 후원하는 대체의학 최고전문가과정을 개설하여 운영을 하였고, 전국 지자체·농업기술센타·농협·축협 등에서 "몸에 좋은 산야초 및 약초의 이용, 약초와 효소 건강 이야기" 등으로 특강을 다니고 있다. 그동안 대체의학 분야를 두루 섭렵하고 인생의 태반을 산을 다니며 그동안 약용 식물 자원에 대한 사랑과 관심으로 진안고원의 약용 식물 이야기(비매품), 약초꾼이 알려 주지 않은 『산야초도감』, 『성경 속 식물 이야기』 등을 출간하기도 했다.

최근 건강과 관련하여 자연을 추구하는 힐링과 약초에 대한 관심이 많아짐에 따라 약용 식물 실물과 용도를 모르고 실제로 어떻게 생겼는지 모르는 경우가 많아 무심코 지나갈 때가 대부분인 것을 알고 약산 선생이 누구나 쉽게 효소를 만들 수 있는 실제 이용법에 대하여 제시한 것을 다시 한번 찬사를 보낸다.

이 책을 통하여 사계절이 뚜렷한 우리나라의 자연과 숨은 보석인 약용 식물 자원을 보호하면서 건강을 몸을 지킬 수 있다고 확신한다. 21세기를 살아가는 우리들에게 뜻있는 계시를 제공하리라 믿어 독자들의 일독(一讀)을 권하는 바이다.

서울시한의사협회 유승원 명예회장

서문

건강의 비밀 '효소'에 있다

우리가 알고 있는 잘못된 건강 상식은 내 몸에 직접적인 영향을 미치기도 하지만 잘못된 편견들이 내 몸을 망가뜨리기도 한다. 미국의 하우엘(Houell) 박사의 저서인『효소와 영양』의하면 현대인은 갈수록 많은 고질병을 앓고 있는 이유는 음식에 있다고 지적하면서 사람은 효소에 의해서 생명을 유지한다고 말하고 있다.

효소에는 식물이 가진 고유한 성분이 고스란히 들어 있다. 식물의 혈액이라고 할 수 있는 수액과 엽록소가 들어 있다. 인체의 체내에서 산소와 포도당이 효소에 의하여 결합하여 중요한 영양소가 되어 작용하는 '리보솜'은 몸 안의 화학 반응을 매개하는 게 단백질이다. 효소는 사람·동물·식물·미생물에 이르기까지 모든 생명체의 세포 속에서 촉매(觸媒)로 생명을 유지하게 하는 생리 활성 물질이다. 효소는 세포 내외의 환경을 정화하고 혈액으로부터 영양소를 세포로 흡수하도록 촉진시키고 장(腸) 안의 환경을 깨끗하게 유지시켜 주는 작용을 한다.

효소는 1억분의 1mm밖에 안 되는 단백질 알갱이로 1cc 효소에는 수백만~수억 마리의 효모와 유산균이 들어 있다. 효소는 조건이 좋으면 급격하게 증식하고 효소에 함유되어 있는 종류에 따라 활성력이 좋고 나쁨 등이 다르다. 설탕에 들어 있는 효모와 미생물, 식물 부위에 붙어 있는 야생 미생물들과 공기 중의 미생물들이 당을 먹이로 증식한다.

효소는 소화를 비롯하여 내장·오장 육부·신경·근육·뼈·혈관·뇌·피부·호흡·면역 등 생명 활동에 관여하고 모든 세포 내외에 들어 있어 끊임없이 생명을 유지하게 해 주기 때문에 우리는 효소 없이는 살 수 없다. 살아 있는 생명체는 효소의 원활한 작용에 의해서만이 생명을 유지할 수 있다.

몸 속에서 작용하는 효소는 소화 효소·발효 효소·호흡 효소·근육 효소·응유 효소(凝乳 酵素)·응혈 효소(凝血 酵素) 등을 비롯해서 약 2,000종이 넘는다. 효소는 일종의 활성의 활성 단백질로 살아 있는 세포 안에서 만들어지고 촉배 구실을 한다. 효소는 인체에서 기본적으로 생명을 유지하기 위해 음식물의 분해·흡수·배출 같은 신진 대사를 돕는 촉배 역할을 하면서 소화는 물론 내장·신경·근육·뇌·면역력 강화 등 생명 활동에 필요한 생명의 근원이 된다.

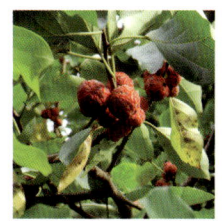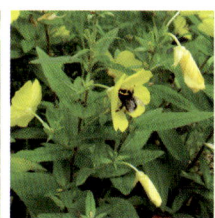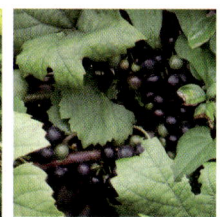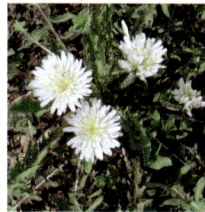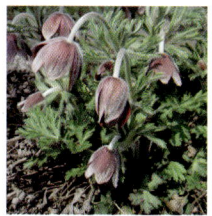

　인간은 소화된 음식에 의해 살아간다. 우리가 먹는 채소·과일·곡물 등에는 살아 있는 효소가 많이 들어 있다. 모든 음식물은 위와 장에서 소화되기 전 효소가 음식물을 적절하게 분해해야 비로소 소화를 시작하고 소장에서 전신에 흡수되어 영양이 공급되며 찌꺼기까지 배출하는 작업까지 효소가 마무리한다는 사실을 사람들은 모르고 있다.

　몸 안에서 벌어지는 거의 모든 대사 활동에 관여하는 것이 단백질이다. 음식 소화·지방 분해·영양 흡수·세포 형성·해독·살균·분해 배출 등에 효소가 사용된다. 효소가 없으면 각각의 영양소는 제 기능을 발휘할 수 없다. 제 아무리 좋은 음식이나 몸에 좋다는 보약을 먹더라도 효소 없이는 소화가 안 되는 그야말로 '말짱 도루묵'인 셈이다. 효소를 통해 소화된 음식만이 영양분으로 흡수되어 사람에게 피가 되고 살이 된다.

　약용 식물이 인체에 투여될 때 최대의 목적은 건강한 몸을 회복하는 데 있다. 지금, 우리가 쓰고 있는 대부분의 약초의 효능은 과학적인 분석 방법에 의해서 검증된 것도 있으나, 대부분 고전 의서에서 장구한 역사성을 가지고 인체에 검증된 임상 효과들을 결과물로 축적되어 얻어진 것이 대부분이다. 약초를 복용할 때는 반드시 이론적 체계가 형성되고 동·식물의 임상적인 과학적인 방법으로 입증된 것이어야만 안전하게 먹을 수 있다.

　평소에 이유 없이 온 몸이 나른하고 쉽게 피로하면 효소가 부족하기 때문이다. 효소 보유량은 나이가 들수록 줄어든다. 몸 안의 효소는 20대 40%, 40대는 60%, 60대는 80%까지 고갈되기 때문에 효소가 풍부한 채소나 과일 등을 섭취하여 체내에 공급해 주어야 한다. 효소가 없는 가공식품이나 음식만을 먹다 보면 췌장·간·위·장의 부담이 증가해 빨리 노화가 진행되기 때문에 효소를 꾸준히 먹는 것이야말로 우리 몸을 위하는 최선의 방법이다. 아무도 알려 주지 않는 산야초 효소 건강법인 이 책을 통해 건강을 소망하는 사람들을 위해 실용적으로 활용할 수 있기를 바란다.

십승지에서 약산 정구영

도움을 주신 분

전라북도 농업기술원 특화작물연구소 농학박사 김정만 소장님과 감수해 주신 서울시 한의사협회 유승원 명예회장님께 감사를 드립니다.

일러두기

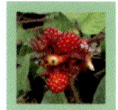

1. 이 책은 우리나라 산과 들(野)에서 자생하는 약용 식물과 초본 식물과 목본 식물 중에서 우리가 꼭 알아야 할 것과 약이 되는 산야초와 약초 69종, 약용 나무 35종과 식물 이야기 41종을 선별하여 실었고 각 식물의 이름은 『한국의 약용 식물(교학사)』을 참고하였다.

2. 분류 방식은 자연 분류 방식을 원칙으로 하였으나 편의상 순서를 바꾼 것도 있다.

3. 생생한 사진과 함께 상징을 실었고, 학명·한약명·다른 이름·분포지·초장·생육상·개화 시기·채취 시기·식물 형태·채취·효소 만들기·식용·이용 및 효능·건강 상식을 팁으로 담았다.

4. 약초 전문가가 아닌 사람도 누구나 쉽게 실용적으로 효소를 만들 수 있도록 했다.

5. 약용 식물의 한자어로 쓰이는 것은 가능한 한 쉬운 말로 썼으며, 한글(한자)를 병기하여 도움이 되도록 하였다.

6. 약용 식물에 대한 내용은 형태학적인 고증을 생략하고 한방과 민간에서 약으로 쓰이는 부위를 서술하였다.

7. 이 책에서는 약용 식물의 사진과 함께 효소 사진, 약재 사진을 실었다.

8. 이 책에서는 비슷한 약초 구분과 독초를 구분하는 법과 약용 식물의 부작용이나 유독 성분에 대해서는 주의를 요(要)해야 하는 것을 명기하였다.

9. 이 책은 우리나라에서 자생하는 약용 식물·산야초·산나물·식물·작물·나무·건강식품에 대한 관심을 갖게 하고 국민건강을 도모하는 목적이 있고, 효능에 대해서는 문헌에 근거했으나, 한의학 전문 서적이 아니므로 효소를 제외한 여기에 수록된 내용을 응용해 사용할 때는 반드시 한의사의 처방을 받아 사용하여야 한다.

차례

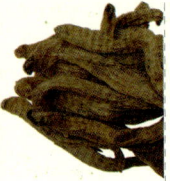

감수의 글 • 3

서문
건강의 비밀 '효소'에 있다 • 4

일러두기 • 7

제1장

1. 약초 상식 코너
1. 채취 • 12
2. 용량 • 13
3. 보관 • 13
4. 먹어서는 안 되는 식물 • 14

2. 효소 만들기
1. 산야초 효소란 • 15
2. 효소는 열에 약하다 • 15
3. 효소의 작용 • 16
4. 약리적 효능 • 17
5. 효소의 활성력을 높이는 방법 • 18
6. 효소를 만드는 방법 • 18
7. 효소를 어떻게 먹어야 하는가 • 20
8. 재료와 황설탕의 비율 • 21
9. 효소를 만들 수 있는 약용 식물 • 22
10. 면역력과 암에 좋은 약용 식물 • 22

제2장

1_ 春봄
꿀풀 • 28
삼지구엽초 • 30
삼백초 • 32
곰취 • 34
민들레 • 36
돌나물 • 38
천마 • 40
머위 • 42
쑥 • 44
사철쑥 • 46
쇠무릎 • 48
쇠비름 • 50
씀바귀 • 52
애기똥풀 • 54
양지꽃 • 56
할미꽃 • 58
차전자 • 60
참취 • 62
개미취 • 64
바위취 • 66

2_ 夏여름
미나리 • 70
붉은가시딸기 • 72
엉겅퀴 • 74
차즈기 • 76
강활 • 78
고삼 • 80
인동덩굴 • 82
구릿대 • 84
냉초 • 86
달맞이꽃 • 88
닭의장풀 • 90
둥굴레 • 92
비수리 • 94
토사자 • 96
이질풀 • 98
일당귀 • 100
진황정 • 102
용담 • 104
우산나물 • 106
익모초 • 108

3_ 秋가을
가시오갈피 • 112
오미자 • 114
블루베리 • 116
복분자딸기 • 118
더덕 • 120
독활 • 122
삽주 • 124
왕머루 • 126
잔대 • 128

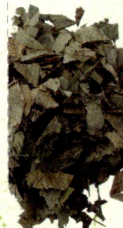

참당귀 • 130
뚱딴지 • 132
마늘 • 134
산마늘 • 136
오갈피 • 138
청미래덩굴 • 140
으름덩굴 • 142
구기자 • 144
보리수나무 • 146
호박 • 148
인삼 • 150

4_ 冬겨울
함초 • 154
하수오 • 156
칡 • 158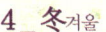
와송 • 160
부처손 • 162
조릿대 • 164
생강 • 166
도라지 • 168
지치 • 170

5_ 木나무
매화나무 • 174
뽕나무 • 176
마가목 • 178

무화과 • 180
두릅나무 • 182
담쟁이덩굴 • 184
골담초 • 186
꾸지뽕나무 • 188
사과나무 • 190
산수유나무 • 192
소나무 • 194
잣나무 • 196
호두나무 • 198
상수리나무 • 200
겨우살이 • 202
생강나무 • 204
모과나무 • 206
산사나무 • 208
복숭아나무 • 210
앵두나무 • 212
돌배나무 • 214
자귀나무 • 216
호랑가시나무 • 218
헛개나무 • 220
산딸나무 • 222
음나무 • 224
진달래 • 226
왕대 • 228
배나무 • 230
느릅나무 • 232
목련 • 234

개나리 • 236
고욤나무 • 238
유자나무 • 240
왕벚나무 • 242

제3장 식물 이야기

부위별 상징
1. 나무(木) • 246
2. 꽃(花) • 248
3. 과실(果實) • 249
4. 순(筍) • 251
5. 종자(種子) • 252
6. 뿌리(根) • 254
7. 풀(草) • 254

약용 식물 이야기
01. 하수오 • 256
02. 삼지구엽초 • 258
03. 오미자 • 260
04. 복분자 • 262
05. 구기자 • 264
06. 오갈피나무 • 266
07. 민들레 • 268
08. 쑥 • 270
09. 연꽃 • 272
10. 초롱꽃 • 274
11. 하늘타리 • 276

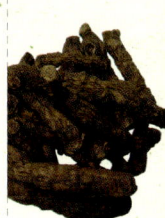

차례

12. 박 • 278
13. 능소화 • 280
14. 산초나무 • 282
15. 소나무 • 284
16. 동백나무 • 286
17. 매화나무 • 288
18. 복숭아나무 • 290
19. 사과나무 • 292
20. 무궁화 • 294
21. 대추나무 • 296
22. 감나무 • 298
23. 은행나무 • 300
24. 대나무 • 302
25. 참나무 • 304
26. 버드나무 • 306
27. 잣나무 • 308
28. 향나무 • 310
29. 등나무 • 312
30. 목련 • 314
31. 석류나무 • 316

32. 호두나무 • 318
33. 밤나무 • 320
34. 무화과나무 • 322
35. 전나무 • 324
36. 명자나무 • 326
37. 해당화 • 328
38. 누리장나무 • 330
39. 자작나무 • 332
40. 자귀나무 • 334
41. 두릅나무 • 336

먹어서는 안 되는 독풀 • 338

제4장 부록

1. 알아 두면 편리한 한약재 구입처 • 344
2. 한방 용어 • 345
3. 식물 용어 • 348
4. 건강지킴이 약초 명인을 찾아서 100 • 352

Enzyme

| 약초 상식 코너 | 효소 만들기 |

제 I 장

I. 약초 상식 코너

1. 채취

    약초는 성장·발육·성숙 과정에 따라 약효가 현저하게 다르다. 어느 시기에 채취하느냐에 따라 약효가 다르기 때문에 가장 높은 시기를 선택해야 한다. 과수나 오미자는 열매가 성숙할 때 딴다. 복분자 열매는 미숙성한 상태에서 따서 약초로 쓰기도 하지만 성숙된 후에 따서 효소를 만들 수 있다. 칡뿌리는 새싹이 날 때보다는 잎이 떨어진 후 겨울에 캐야 약효가 좋다. 뚱딴지는 덩이뿌리를 쓸 때는 뿌리의 성장력이 왕성할 때 캐서 쓴다.

    식물의 꽃·새싹·잎·줄기·열매·뿌리를 쓴다. 약초를 채취하여 자연 상태로 쓰는 것도 있고, 햇볕에 말리는 것도 있고, 그늘에 말리는 것도 있다. 흙만을 제거한 후에 쓰기도 하고 가공해서 쓰는 경우도 있다. 생으로 즙을 내어 먹거나, 살짝 데쳐서 나물로 무쳐 먹기도 하고, 그늘에 말린 후에 묵나물로 먹기도 하고, 쌈으로 먹기도 하고, 효소·약술·환으로 만들어 먹기도 하고 식용이나 약선 재료로 이용하기도 한다.

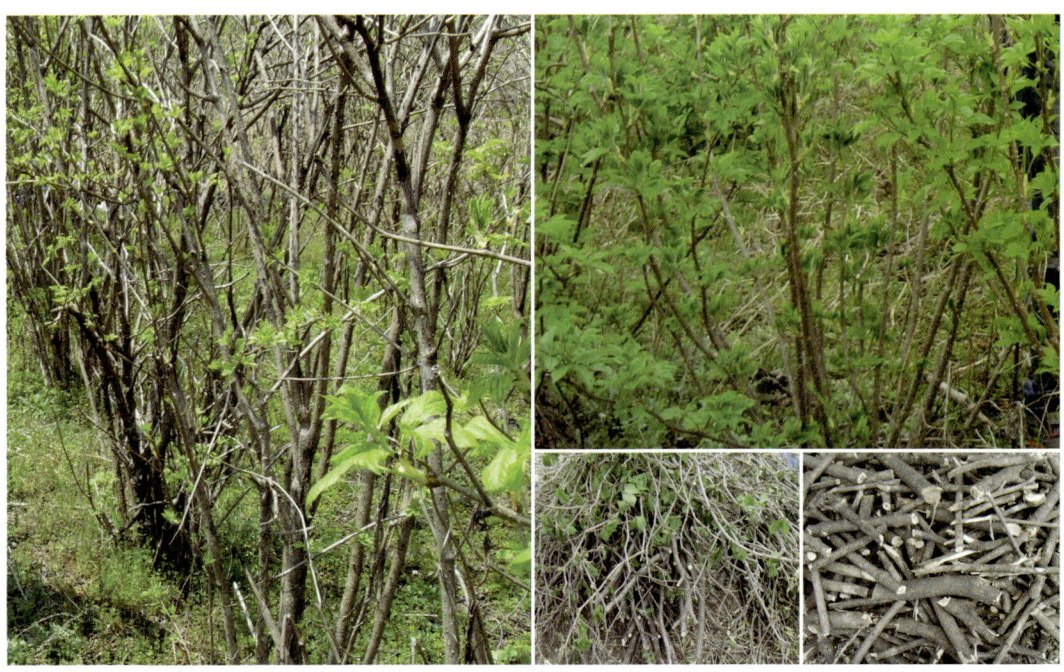

오가피 새순과 오가피 약초

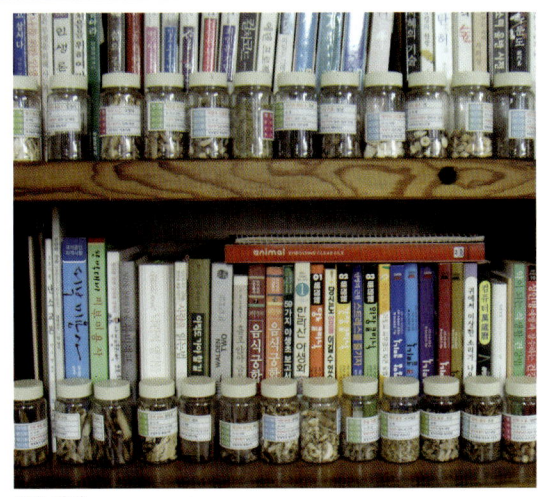
각종 약재

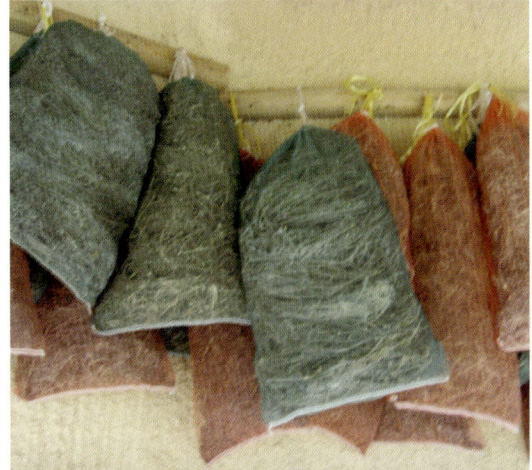
말린 약재

2. 용량

   식물에는 인체에 필요한 다양한 영양소와 고유한 맛을 함유하고 있다. 쓴맛이 약이 된다는 말이 있듯이 약초에는 단맛보다는 쓴맛이 많다. 약초가 좋다고 하여 지나치게 많은 양을 복용하면 간(肝)에 독성을 유발시키고 심하면 다른 장기의 조직에 세포 괴사를 초래할 수 있기 때문에 적정 용량을 준수해야 한다.
   약초의 용량을 욕심을 내어 속효를 내기 위하여 과량으로 복용하면 생명의 위험을 초래할 수도 있다. 독초를 미량만 복용해도 심장이 멎을 수도 있고 정신착란을 일으켜 환각 상태에 이를 수 있다. 특히 어린이·임산부·노인의 신체적 조건에 따라 엄격하게 효과보다는 부작용에 유념을 해야 한다. 약초는 양약과는 달리 소량의 용량에서도 치료의 반응이 미약하고 장기적으로 복용해야 효험을 볼 수 있고, 효소는 최소 3개월 이상 복용해야 효과를 볼 수 있다.

3. 보관

   약초는 공기 중에 쉽게 분해가 되고 변질될 우려가 있기 때문에 환기가 중요하고 저온에서 냉장 보관함을 원칙으로 한다. 약초는 2년이 경과되면 약효 성분이 분해 합성되어 효능을 기대하기 어렵다. 따라서 홍화·소엽 등은 약초가 신선할 때 써야 효능이 좋고, 인삼·당귀·창출 등은 2년 안에 효능이 좋다. 진피·탱자는 오래될수록 효능이 좋은 것도 있다. 산삼·지치·하수오·산삼·장생도라지·봉삼 등은 오래 담가 두면 좋지만, 과실주(酒)는 1년 안에 먹는 게 좋다.

좋은 와인의 품질은 숙성력이 좌우하듯이 약용 식물의 고유한 맛과 향을 얼마나 오래 동안 보존하느냐에 따라서 효소 가격은 천차만별이다. 효소를 만들 때는 산에서 자생하는 약용 식물의 꽃·새순·잎·열매·뿌리가 좋고, 비료와 농약에 의해 재배된 것보다 유기농·무농약의 과일과 야채를 재료로 사용해야 한다. 대체적으로 약초의 부위에 따라서 보관하는 방법이 다르다. 효소는 100일 정도 발효시킨 후에 3개월~3년 정도 저온에서 숙성시켜 효소 1에 생수(찬물) 5를 희석해서 먹는다.

4. 먹어서는 안 되는 식물

식물은 약(藥)도 되는 것도 있고 독(毒)이 되는 것도 있다. 우리가 먹는 과수나 작물을 제외한 산야초나 산나물을 산천(山川)에서 채취를 할 때는 독풀을 구분하는 일이 우선되어야 한다. 단 한 번의 실수로 생명에 영향을 받는다. 식물의 맹독성을 모르고 무심코 먹을 경우 생명이 위태로울 수도 있다. 약초나 산나물을 채취할 때 가장 주의해야 할 것은 독풀을 구분하는 것이다. 독초를 구분하는 가장 확실한 방법은 알고 있는 산야초나 나물만을 채취하고 경험이 많은 사람의 조언에 따르는 것이다. 곰취와 동의나물은 꽃이 피기 전에는 비슷하게 생겨 혼동하기 쉬우니 주의를 해야 한다. 애기똥풀은 지역에 따라서 데쳐서 충분히 독을 우려내어 먹기도 하지만 바로 먹어서는 안 되는 산야초이다.

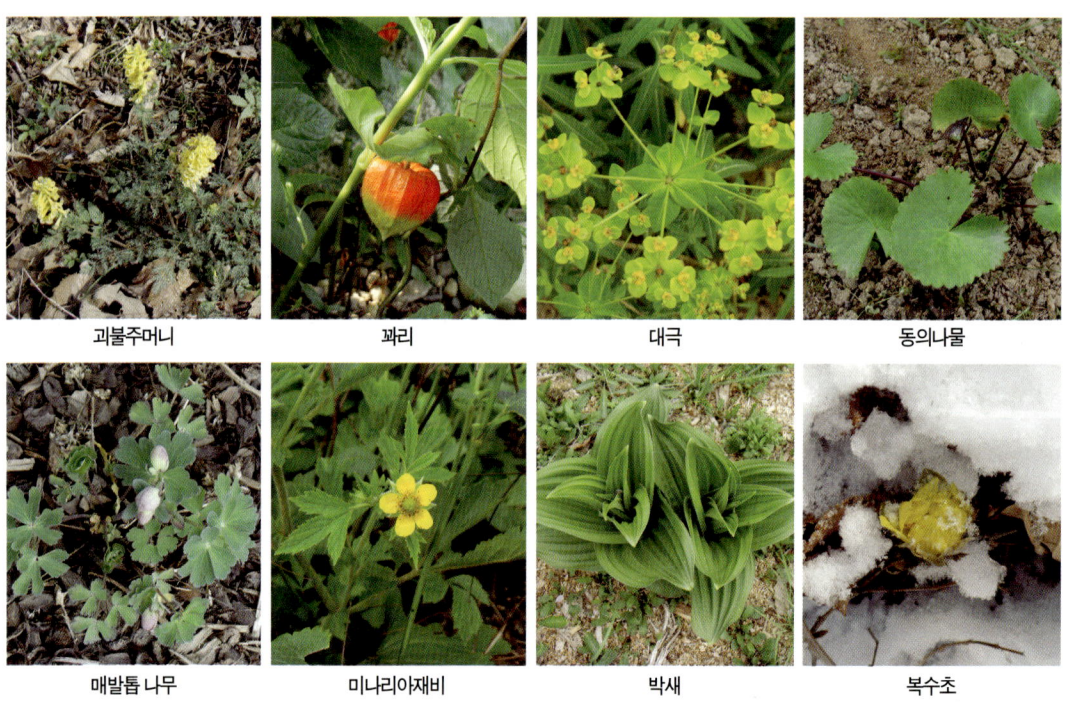

| 괴불주머니 | 꽈리 | 대극 | 동의나물 |

| 매발톱 나무 | 미나리아재비 | 박새 | 복수초 |

2. 효소 만들기

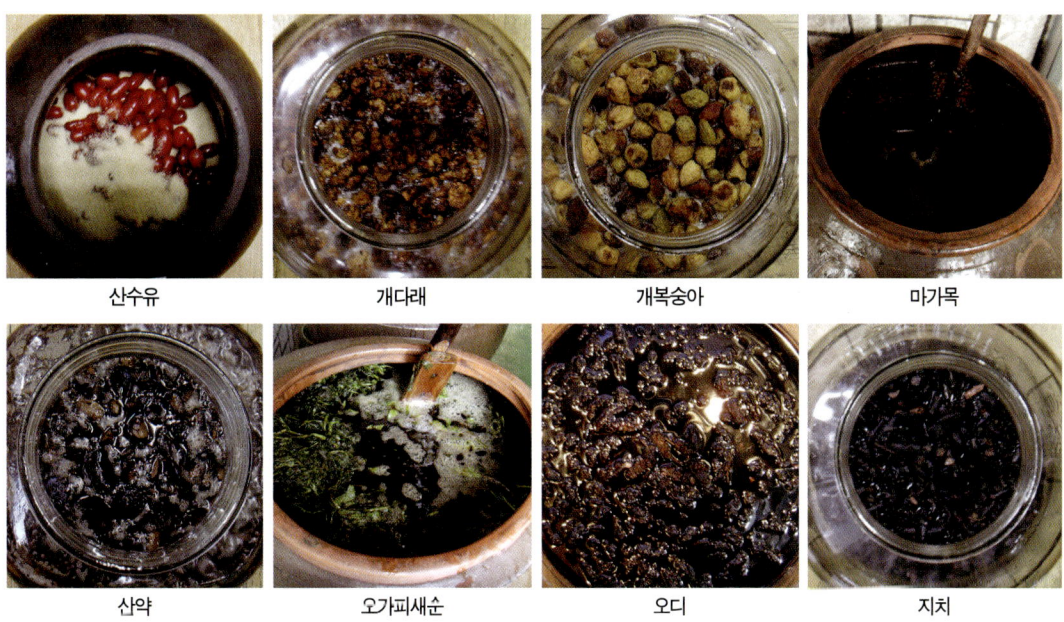

| 산수유 | 개다래 | 개복숭아 | 마가목 |
| 산약 | 오가피새순 | 오디 | 지치 |

1. 산야초 효소란

    산과 들(野)에서 나는 재료인 새싹·전초(잎)·열매·껍질·뿌리 등을 채취하여 황설탕에 재어 100일 정도 발효시킨 후 일정 기간 숙성시킨 것을 말한다. 산야초 한 가지나 100가지 이상을 항아리에 넣고 황설탕으로 시럽이나 황설탕에 재어 100일 정도 발효시킨 후에 3개월~1년 이상 숙성시켜 효소 1에 생수(찬물) 5를 희석하여 먹는다. 효소는 한 가지 재료만을 사용해야 하는 것도 있고, 다른 산야초와 '쑥·민들레·머루·취·소엽+당귀·오미자·더덕·도라지·독활·오디+돌미나리·돌복숭아·돌배' 처럼 배합해도 되는 것도 있다.

2. 효소는 열에 약하다

    효소는 음식물의 분해·흡수·배출 같은 신진 대사를 돕는 촉매 역할을 통해 생명을 유지시켜 주기 때문에 생명의 근원이 된다. 식물 부위 재료에 황설탕을 재어 두면 삼투압 작용으로 인하여 미세 알코올 성분에 의해 식물체에 함유된 살아 있는 각종 엽록소·미네랄·비타민 등이 빠져 나와 식물들이 가지고 있는 성분과 약성을 고스란히 간직하고 있다.

효소는 온도·저해 물질·세균·pH·길항·광선·농도 등을 통해 효소의 고유한 활성력이 떨어지기도 하지만 효소에 섭씨 41도의 열을 가하면 파괴되기 시작해 섭씨 47도가 넘으면 완전히 사라지기 때문에 생수(찬물)에 희석해서 먹어야 한다. 효소는 원액 그대로 먹지 않아야 한다. 효소의 생명력을 좌우하는 활성력을 극대화하기 위해서는 물에 혼합하여 오래 두지 않고 저해 물질이 있는 재료를 사용하지 않는다. pH의 산·알칼리가 너무 높거나 너무 낮아도 활성력이 저하된다. 햇빛을 장시간 쬐면 효소의 구조가 파괴되기 때문에 저온에서 냉장 보관을 해야 한다.

효소가 가지고 있는 촉매 능력과 활성력은 약 1주일 정도 몸에 영향을 준다. 효소는 물질을 분해하고 운반하여 새로운 물질을 만들어 내고 수명이 다하면 활동력이 쇠퇴하여 몸 밖으로 배출된다. 우리가 먹는 것에 대하여 분해라는 화학 변화를 일으켜 체내에 흡수시키고 배출하는 과정까지 효소가 마무리한다.

3. 효소의 작용

▶ 소화 및 흡수 작용

음식물이 입 속에서 침과 함께 위 속에 들어오면 레닌이나 염산 등으로 소화 효소로 잘게 부수고 십이지장에서 담즙인 산성 소화액과 알칼리성 소화액인 인슐린의 작용으로 소장에서 흡수되어 영양을 공급한다.

▶ 분해 및 배출 작용

혈관 속에 섞인 이물질, 세포에 쌓인 이물질, 신장 사구체에 쌓인 이물질, 몸 안에 쌓인 노폐물과 독소를 분해하여 몸 밖으로 배출한다.

▶ 항염 및 항균 작용

환부에 생긴 고름이나 종기 제거, 백혈구의 식균 작용을 강화시켜 세균을 퇴치한다.

▶ **혈액 정화 작용**

혈액이 잘 순환될 수 있도록 혈관 속 노폐물을 제거하고 퇴적물을 배출한다.

▶ **세포 부활 작용**

세포의 재생과 대사의 기능을 활성화시킨다.

▶ **약리 작용**

항암 작용 · 항염 작용 · 항균 작용 외

4. 약리적 효능

- 적혈구의 생산을 증가시킨다.
- 비타민 · 미네랄 · 미량 원소 · 천연 당분을 함유하고 있다.
- 혈액 내의 ph인 산 · 알칼리의 비율을 조정한다.
- 위(胃)에 부담을 주지 않고 위로부터 혈액으로 동화(同化)한다.
- 천연 약용 물질 뿐만 아니라 식물성 호르몬 항생 물질을 함유하고 있다.

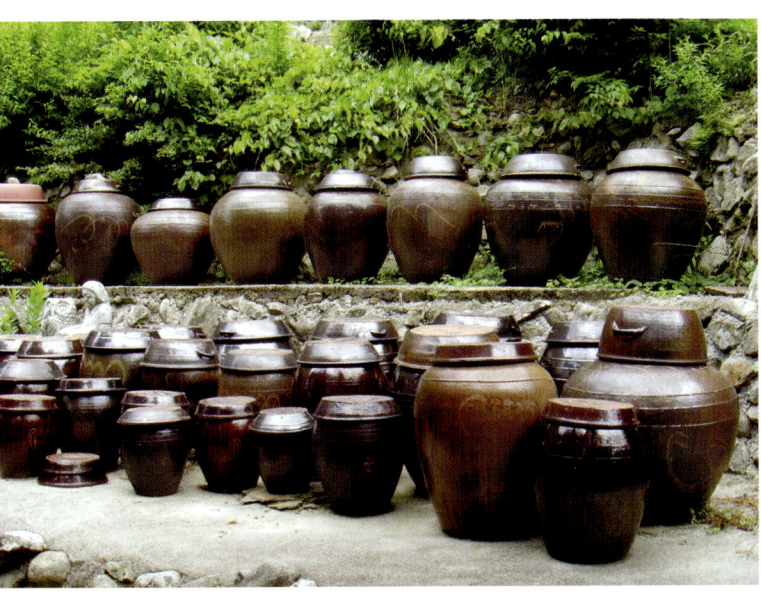
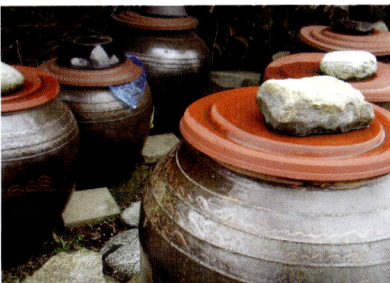
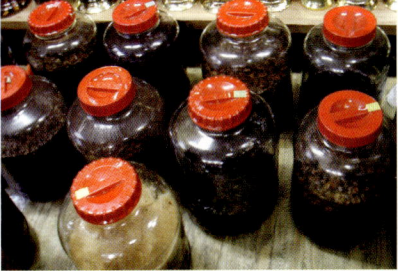

- 세포가 혈액으로부터 영양소를 흡수하는 능력을 촉진시키고 세포로부터 대사 폐기물을 배설시킨다.
- 약리 작용으로는 항암 작용·항균 작용·항염증 작용·혈액 정화 작용·분해 작용·세포 재생 작용·체내 환경 정비 작용 등

5. 효소의 활성력을 높이는 방법

- 발효·숙성·보존이 가장 중요하다.
- 전통 항아리에 재료에 맞게 황설탕을 배합한다.
- 그늘에서 보관하고 수시로 저어 준다.
- 초산균에 의한 신맛을 막기 위해 발효 정지 시점에서 한지로 밀봉한다.
- 발효를 시킬 때는 항아리에 불순물이나 잡균이 혼입하지 않도록 한다.
- 효소를 보관할 때는 태양 광선이 직접 내리쬐이는 곳에 놓아서는 안 된다. 태양 광선을 계속 쬐면 효소의 촉매 기능이 급격히 떨어진다.

6. 효소를 만드는 방법

▶ 준비물

산야초·황설탕·죽염 또는 구운 소금·대야·항아리·눌림 돌·한지·저울·도마·칼·고무줄·볼펜

누구나 손쉽게 효소를 만들 수 있다. 재료에 맞게 황설탕·올리고당·조청·꿀을 선택하여 항아리에 넣고 입구를 한지로 봉해 두기만 하면 된다. 재료에 설탕을 재어 두면 삼투압 작용(滲透壓作用 : 식물의 재료에 설탕을 재어 두면 삼투압 작용에 의해 혈액과 같은 수액이 먼저 빠져 나온다.)으로 재료의 고유한 성분이 수액으로 빠져 나오고 미생물에 의해 당이 분해되면서 발효가 되면서 여러 가지 화학 작용을 거쳐 약용 식물 부위의 고유한 맛과 향을 그대로 먹을 수 있다.

발효가 되지 않으면 뚜껑을 열면 샴페인처럼 '펑' 하고 효소액이 솟아오를 때는 일정 기간 숙성을 더 시켜야 한다. 발효가 잘 되면 향긋한 냄새가 나지만, 안 되면 풋내가 난다. 발효된 효소는 그대로 먹어도 되

1. 산수유 효소 만들기

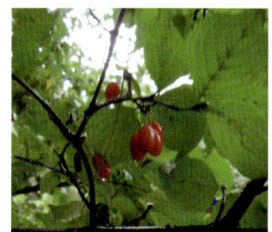 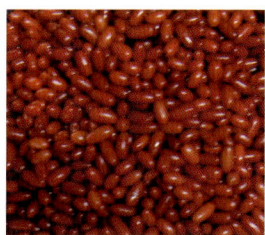 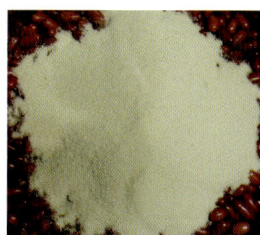 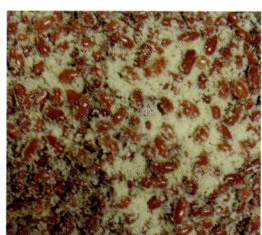

가을에 빨갛게 성숙된 열매를 딴다. / 열매의 꼭지를 따고 깨끗이 씻는다. / 물기를 뺀 다음 황설탕을 붓는다. / 산수유 열매와 황설탕을 고루 섞는다.

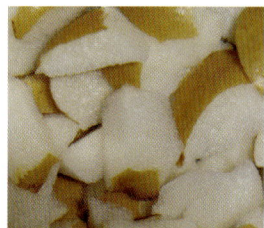 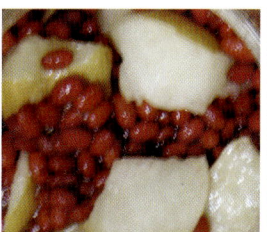 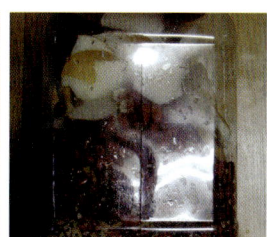 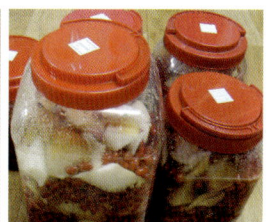

배를 깍두기보다 크게 자른다. / 배를 용기에 넣는다. / 서늘한 곳에 보관한다. / 100일 지나면 효소가 된다.

지만, 약초를 달인 후 밀봉한 상태에서는 유효 기간 동안 두어도 되지만 개봉을 한 후에는 바로 상하기 때문에 끓여서 먹어야 한다.

▶ 만드는 방법

- 신선한 산야초나 약초를 채취하여 물로 깨끗이 씻고 물기를 뺀 다음 열매 작은 것은 그대로, 큰 것은 깍두기 크기로 자른다. 산야초에 수분이 많고 연한 것은 크게 썰고, 수분이 적은 솔잎·잣잎 등은 그대로 넣고 단단한 것은 잘게 썬다.
- 산야초 부위별로 황설탕의 비율을 함량에 따라 넣고 골고루 섞는다.
- 골고루 섞은 산야초를 항아리에 담는다.
- 재료에 맞게 황설탕이나 황설탕으로 만든 시럽을 붓거나 배를 썰어서 넣는다.
- 산야초를 항아리에 담은 후 윗면에 황설탕을 골고루 뿌린 후 그 위에 구운 죽염이나 고운 소금을 한 줌 뿌린다. (산야초에 섞은 황설탕 함량의 0.2%)
- 공기가 약간 통할 수 있도록 산야초를 담은 항아리 덮개를 한지로 하고 만든 날짜 등을 기록한다. (효소 이름·연월일·황설탕 양 등)
- 햇볕이 들지 않는 어두운 곳에 보관하고 산야초의 재료에 따라 수시로 뒤집어 준다.

2. 오가피 새순 효소 만들기

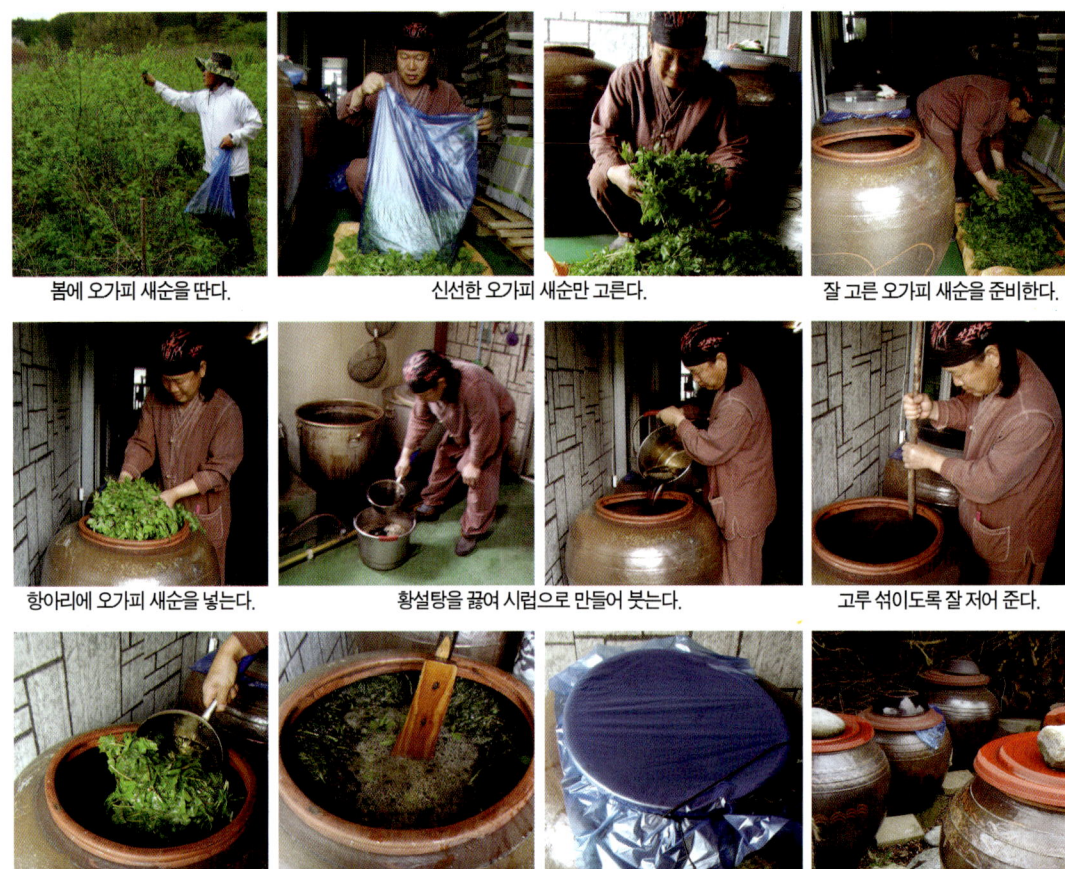

봄에 오가피 새순을 딴다. | 신선한 오가피 새순만 고른다. | 잘 고른 오가피 새순을 준비한다.
항아리에 오가피 새순을 넣는다. | 황설탕을 끓여 시럽으로 만들어 붓는다. | 고루 섞이도록 잘 저어 준다.
오가피 새순과 시럽이 골고루 섞이도록 계속 저어 준다. | 이물질이 들어가지않도록 밀봉한다. | 뚜껑을 덮고 돌을 얹어 놓는다.

7. 효소를 어떻게 먹어야 하는가

- 아침에 자리에서 일어나 공복에 먹는다.
- 하루에 음용하는 횟수에 제한은 없다.
- 원액으로 음용할 때는 한 스푼 정도 먹는다.
- 원액 1에 생수(찬물) 5~7을 희석해서 먹는다.
- 3개월 이상은 먹어야 효과를 볼 수 있다.

8. 재료와 황설탕의 비율

▶ 새싹 또는 꽃

— 수분이 적은 새싹이나 나무순은 25%(예: 이질풀·삽주 새싹·잔대 새싹·소나무 송순·잣나무 순·음나무 새싹·진달래 새싹·둥굴레 새싹·칡 어린순).
— 수분이 많은 새싹은 30%(예: 두릅나무 새싹·쇠비름·인진쑥·쑥·소엽·꿀풀·구릿대)
— 꽃은 25%(예: 양지꽃·구기자꽃·골담초꽃).

▶ 전초(잎)

산야초 잎 50%(예: 곰취·꿀풀·마·머위·민들레·쇠비름·씀바귀·애기똥풀·둥굴레·차전자·바위취·쑥·미나리·강활·구릿대·냉초·닭의장풀·비수리·삼백초·삼지구엽초·엉겅퀴·일당귀·소엽·오갈피 새순·구기자 어린순·익모초·참당귀·참취·개미취·부처손·함초(생초)·돌나물·냉이·씀바귀·이질풀·양지꽃·꾸지나무 어린순·겨우살이 잎과 줄기·생강나무 어린순·산사나무 어린순·자귀나무 어린순·진달래 어린순).

▶ 열매

— 수분 함량이 적은 열매 80%(예: 산딸나무·오가피·왕머루·마가목·복분자·꾸지뽕나무·뽕나무·산사나무·돌복숭아·돌배·유자나무·헛개나무·으름덩굴·왕머루·앵두나무·산수유나무·고욤나무).
— 열매의 100%(예: 매실·오미자·무화과).
— 수분 함량이 많은 열매 110%(예: 사과·배·호박).

▶ 가지 줄기와 잎줄기

80~100%(예: 쇠무릎·인동덩굴·마가목·담쟁이덩굴·보리수나무·하수오·부처손·호랑가시나무).

▶ 껍질 _ 50%(예: 자귀나무).

▶ 뿌리

50%(예: 달맞이꽃·둥굴레·엉겅퀴·구기자·더덕·도라지·독활·용담·참당귀·생강·조릿대·자귀나무·잔대·창출,·개미취·강활·독활·구릿대).

▶ 양념류 _ 50%(예: 생강·마늘).

9. 효소를 만들 수 있는 약용 식물

구 분	약 용 식 물
꽃	양지꽃 · 구기자 · 골담초 · 진달래 · 개나리
꽃봉오리	꿀풀 · 목련
새 싹	두릅나무 · 쑥 · 가시오가피 · 오갈피 · 삽주 · 잔대 · 하수오 · 칡 · 솔잎 · 잣나무 · 음나무 · 죽순
전 초	곰취 · 꿀풀 · 머위 · 민들레 · 사철쑥 · 쇠무릎 · 쇠비름 · 씀바귀 · 애기똥풀 · 인동덩굴 · 황정 · 할미꽃 · 차전차 · 바위취 · 미나리 · 강활 · 구릿대 · 냉초 · 닭의장풀 · 비수리 · 삼백초 · 삼지구엽초 · 엉겅퀴 · 이질풀 · 우산나물 · 일당귀 · 차즈기(소엽) · 가시오갈피 · 오가피 · 구기자 · 익모초 · 참당귀 · 참취 · 청미래덩굴 · 개미취 · 산마늘 · 와송 · 부처손 · 조릿대 · 꾸지뽕나무 · 생강나무 · 산사나무 · 진달래 · 호랑가시나무
줄 기	꿀풀 · 쇠무릎 · 인동덩굴 · 담쟁이덩굴 · 이질풀 · 구기자 · 하수오 · 와송 · 부처손 · 함초(생초) · 조릿대 · 겨우살이 · 진달래
열 매	붉은가시딸기 · 가시오갈피 · 오가피 · 구기자 · 보리수나무 · 오미자 · 머루 · 청미래덩굴 · 마가목 · 복분자 · 으름덩굴 · 블루베리 · 꾸지뽕나무 · 매화나무 · 뽕나무 · 모과나무, 산사나무 · 복숭아나무 · 돌배 · 유자나무 · 헛개나무 · 배나무 · 사과나무 · 무화과나무 · 앵두나무 · 고욤나무 · 유자나무 · 벚나무
뿌 리	천마 · 민들레 · 쇠무릎 · 달맞이꽃 · 둥굴레 · 엉겅퀴 · 할미꽃 · 구기자 · 더덕 · 도라지 · 독활 · 용담 · 참당귀 · 청미래덩굴 · 마늘 · 생강 · 와송 · 부처손 · 조릿대

10. 면역력과 암에 좋은 약용 식물

꿀풀 · 꾸지뽕나무 · 겨우살이 · 와송 · 부처손 · 조릿대 · 삼백초 · 지치 · 곰취 · 머위 · 민들레 · 쇠비름 · 씀바귀 · 인삼 · 가시오갈피 · 차전자 · 두릅나무 · 쑥 · 돌미나리 · 구기자 · 도라지 · 용담 · 참취 · 청미래덩굴 · 블루베리 · 마늘 · 칡 · 함초 · 무화과나무 · 느릅나무.

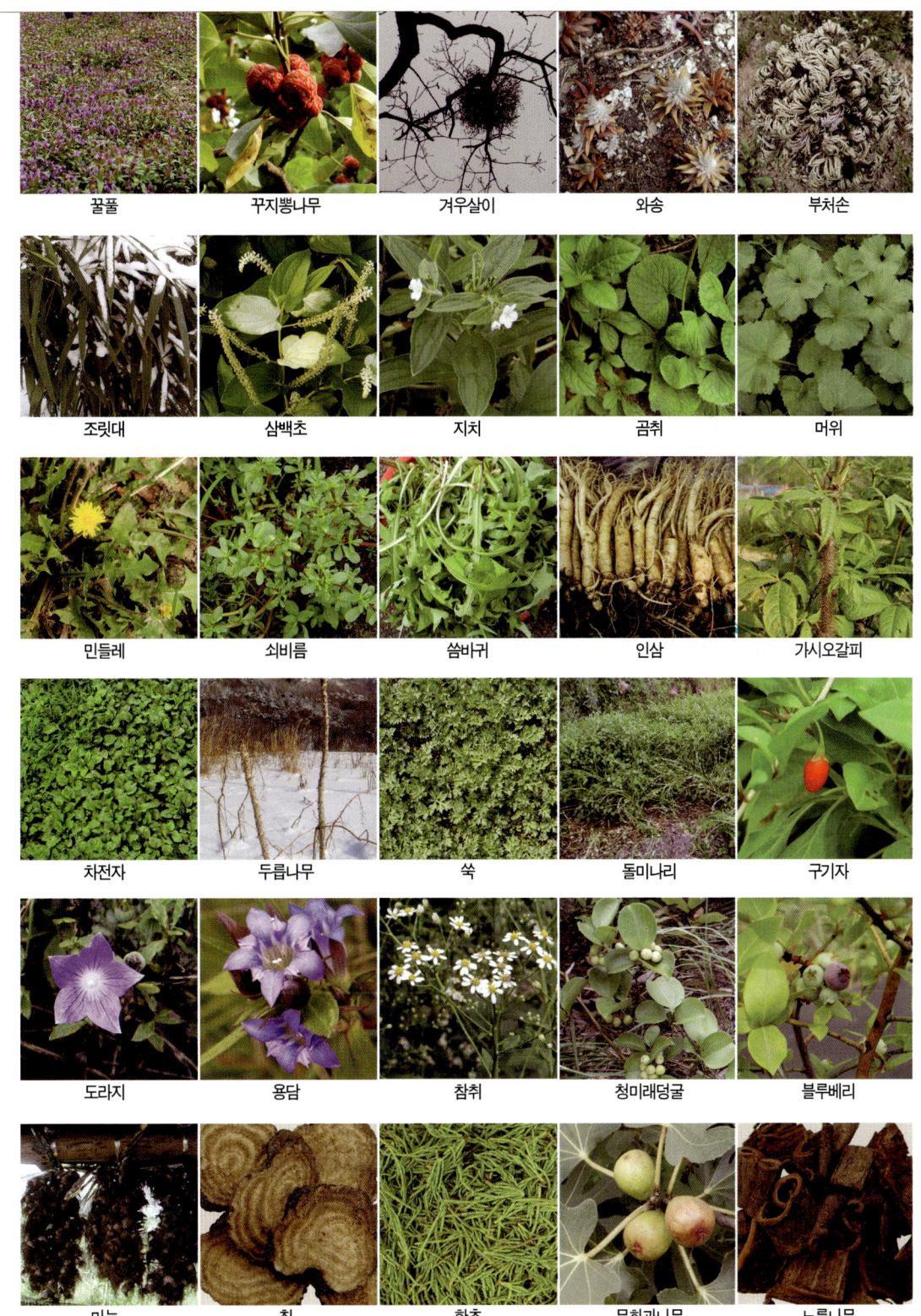

Enzyme

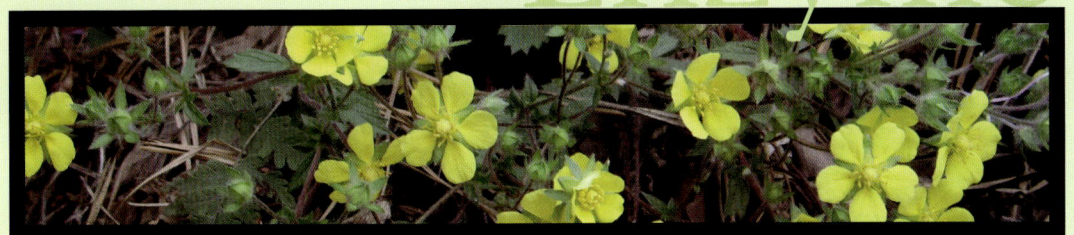

|봄|여름|가을|겨울|나무|

제2장

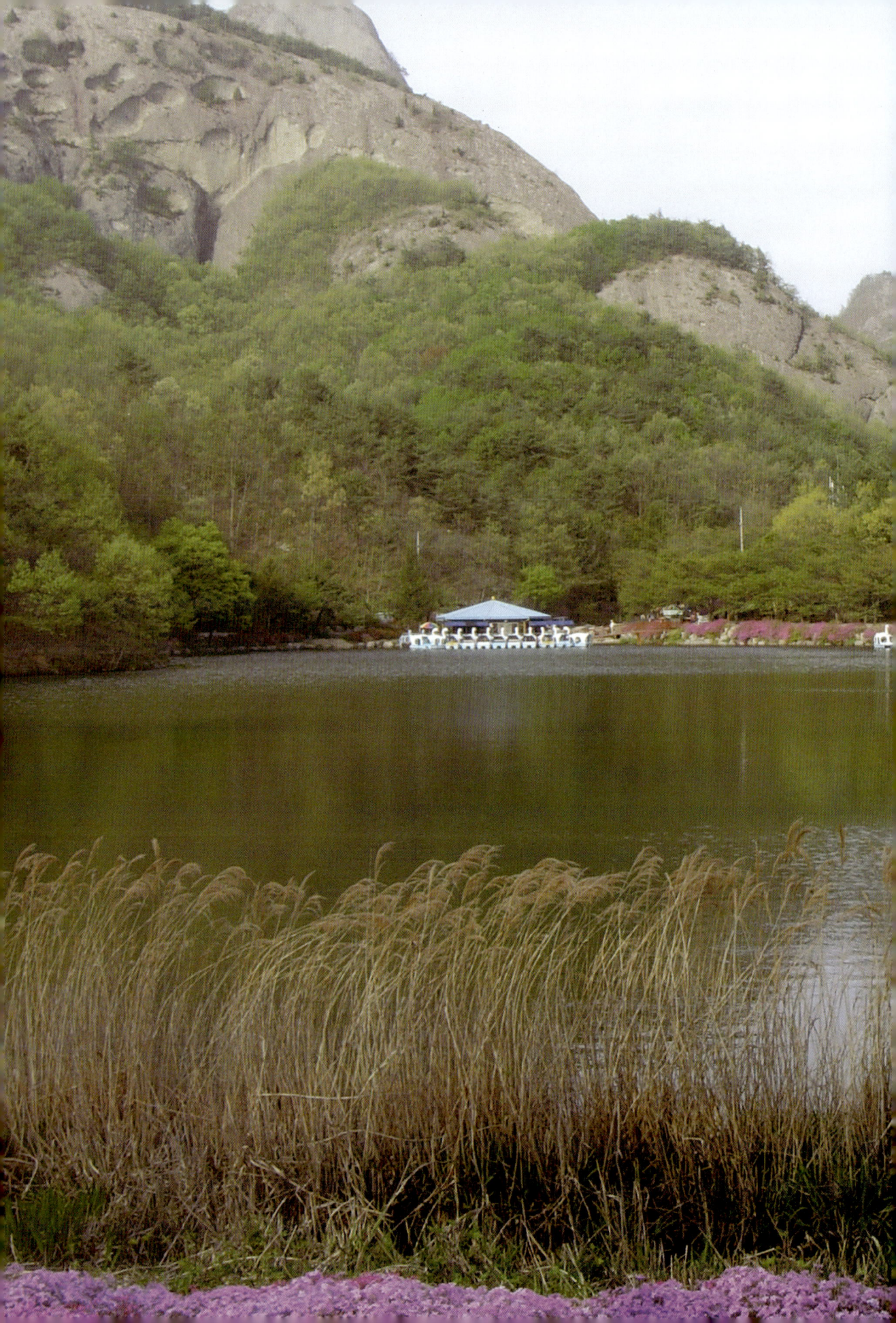

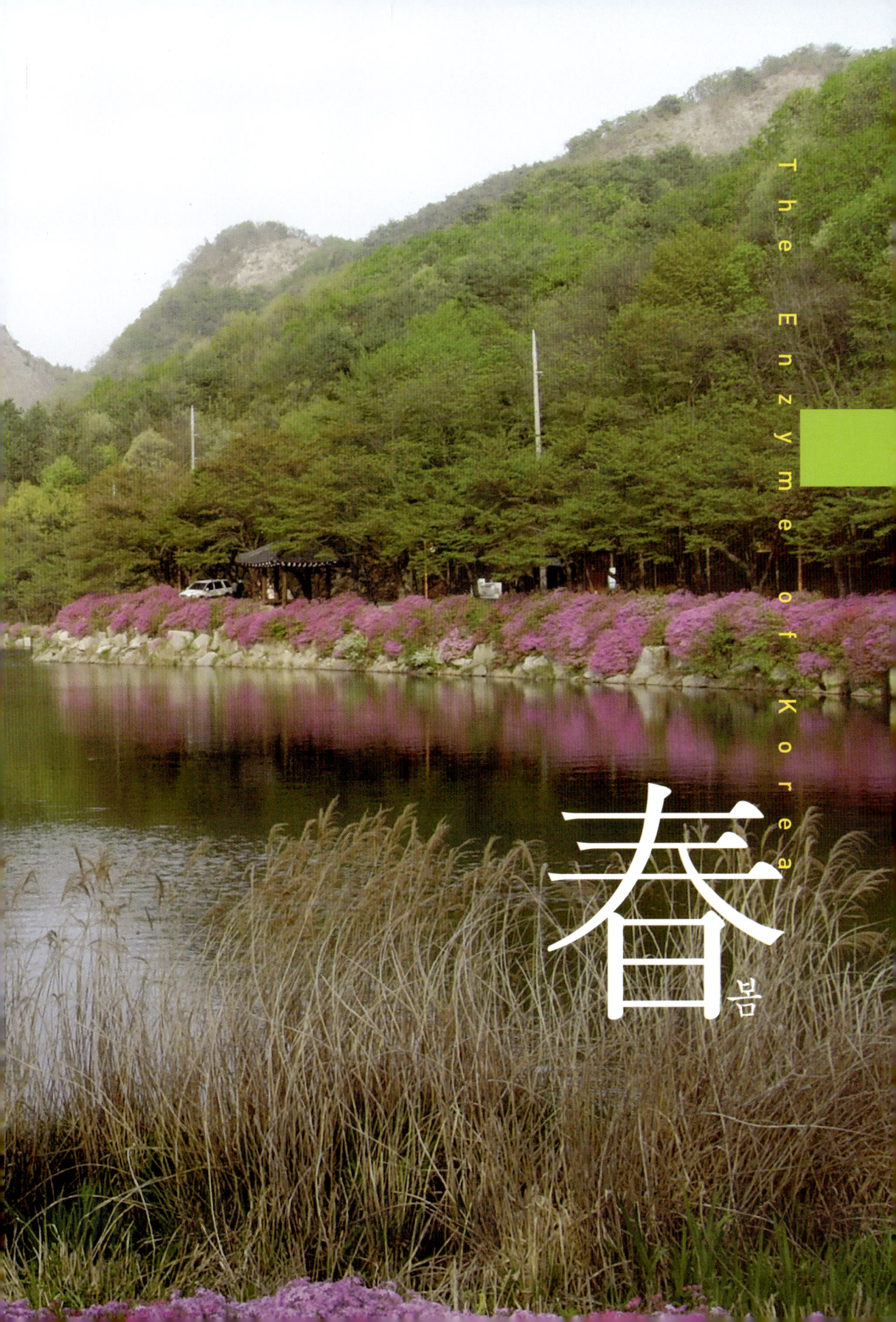

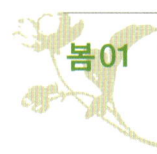

꿀풀(꿀풀과)

- **학명** : Prunella vulgaris L.liacina var. liacina Nakai
- **한약명** : 하고초(夏枯草)   · **다른 이름** : 연면 · 내동 · 동풍 · 철색초 · 맥하초 · 근골초 · 등롱두

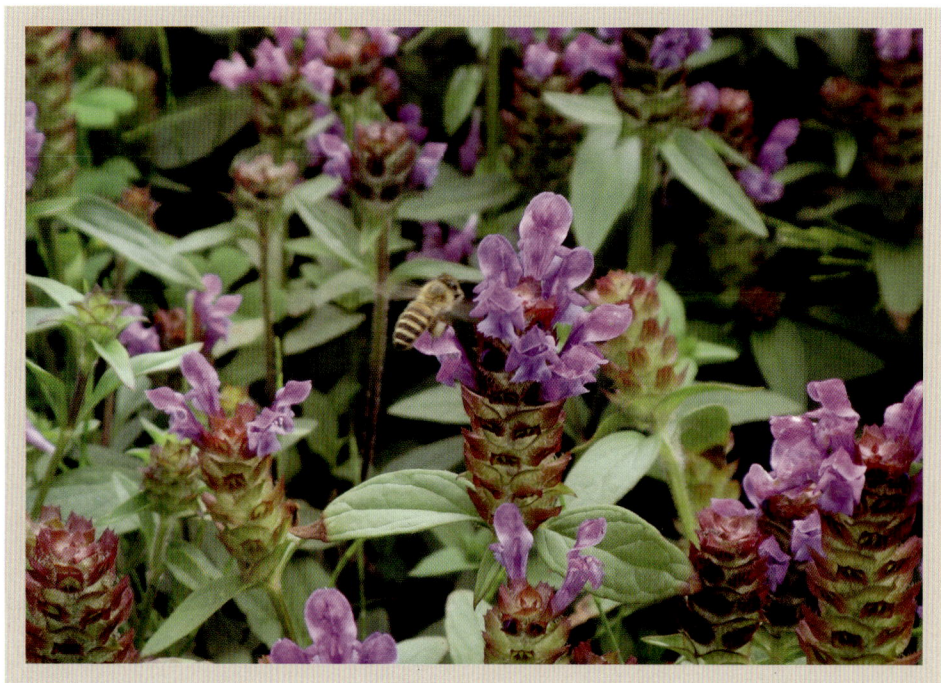

· **분포지** : 전국의 들과 산기슭 양지   · **초장** : 30cm 정도   · **생육상** : 여러해살이   · **개화 시기** : 5~7월, 붉은빛을 띤 보라색   · **채취 시기** : 봄~ 여름   · **형태** : 꿀풀은 꿀풀과의 여러해살이로 꿀풀 전체에 짧은 털이 있고, 꽃이 줄기 위에 조밀하게 짧은 원기둥 모양으로 줄기는 방형(方形)이며 곧게 서 있고 꽃은 줄기 위에 5~7월에 붉은 자주색으로 피고 열매는 황갈색 분과로 여문다.

〉〉〉 상징

꽃 중에서 '꿀' 자가 들어간 것은 '꿀풀'뿐이다. 꿀풀은 방망이처럼 생긴 꽃 차례에 꽃이 빽빽이 달려 있어 '꿀방망이' 라는 애칭과 꽃이 입술 모양을 닮았다 하여 '순형화관(脣形花冠)' 이라 부른다.

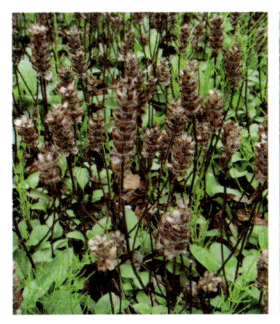 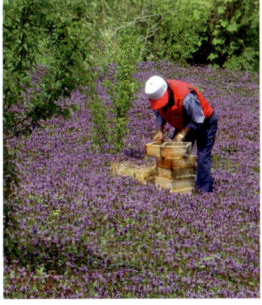 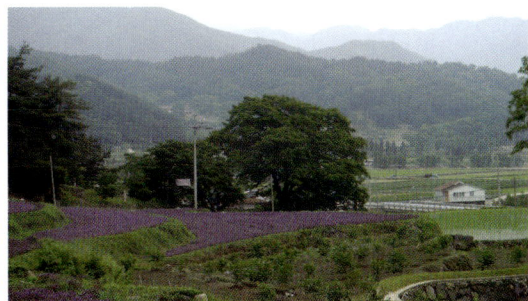

| 말린 꿀풀 | 꿀을 채취하는 모습 | 함양군 백전면 하고초 마을 전경 |

▶ **채취**

1. 꽃·꽃봉오리·전초·줄기·뿌리.
2. 여름에 꽃과 전초를 뜯어 그늘에, 뿌리는 수시로 캐어 햇볕에 말려서 쓴다.

▶ **효소 만들기**

1. 봄~여름까지 잎·줄기·꽃봉오리를 통째로 채취하여 항아리에 넣고 황설탕으로 만든 시럽이나 황설탕 50%를 넣고 밀봉하여 100일 동안 발효시킨 후에 3개월~1년 동안 숙성시킨 후에 효소 1에 생수 5를 희서해서 먹는다.

▶ **식용**

봄에 꽃이 피었을 때 꽃술을 따서 먹거나 꽃이 피기 전에 어린잎을 따서 물로 씻고 끓은 물에 살짝 데쳐서 나물로 무쳐 먹는다.

▶ **이용 및 효능**

1. <u>한방</u>에서 꿀풀의 지상부인 과수(果穗)를 건조한 것을 갑상선종에 다른 약재와 처방한다.
2. 갑상선종·고혈압·이뇨·자궁염·연주창 비대·해열·나력·급성유선염·대하.

▶ **약리 작용** _ 항암 작용·소염 작용·혈압 강하·항균 작용·이뇨 작용.

>>> 하고초 마을   KBS '6시 내고향'에 '하고초 마을'로 소개된 지리산 자락의 경남 함양군 백전면 하고초 마을에서는 꿀풀을 집단적으로 재배하고 있다. 하고초 영농조합 법인을 설립하여 하고초 차(茶)·하고초 꿀·하고초 효소·하고초 천연비누·하고초 화장품 등을 판매하고 있다.

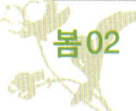

삼지구엽초(매자나무과)

- 학명 : Epimedium koreanum Nakai
- 한약명 : 음양곽(淫羊藿) · 다른 이름 : 강전 · 천양금 · 선영피 · 폐경초 · 삼지초 · 선령비

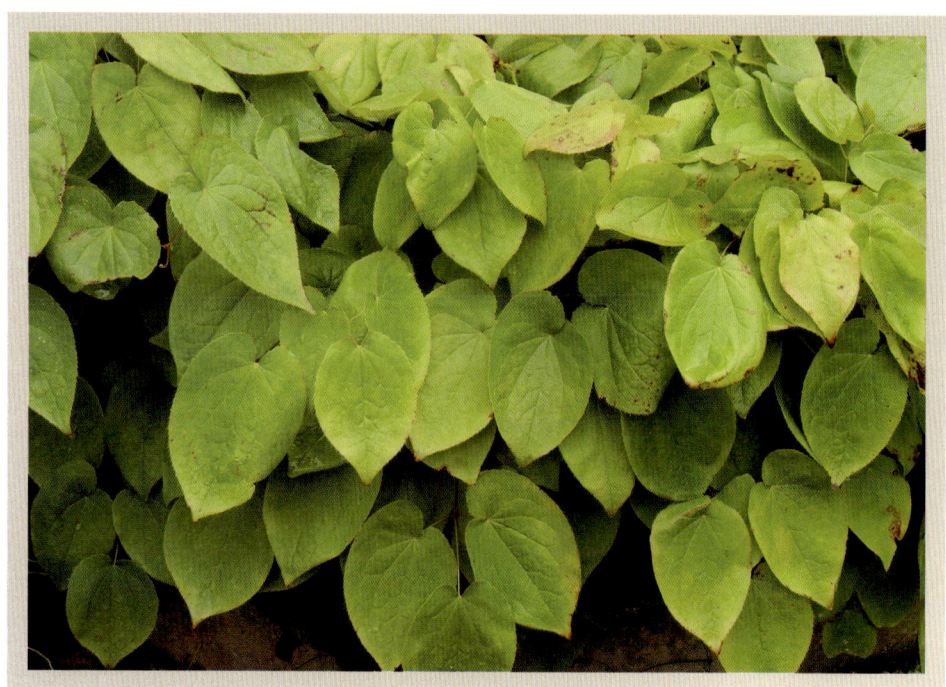

- **분포지** : 중부 이북과 지리산 일대, 중국 · 일본 **· 초장** : 30~50cm **· 생육상** : 여러해살이 **· 개화 시기** : 5월 황백색 **· 채취 시기** : 여름~가을 **· 형태** : 삼지구엽초는 매자나무과의 여러해살이로 초장은 심장형, 잎의 가장자리에 작은 톱니가 있고, 꽃은 4~5월에 황백색 총상 화서(總狀花序)로 연노랑색으로 4~5 송이가 피고, 열매는 5월에 방추형으로 맺고 7월에 삭과(蒴果)로 여문다.

〉〉〉 상징

고전 의서에서 '노인이 삼지구엽초를 상복하고 정력을 참지 못해 지팡이를 내졌다 하여 방창초' 또는 '뿌리에 음낭처럼 생긴 것이 매달려 있어서 숫양이 즐겨 먹는 풀이라 하여 음양곽(淫羊藿)'으로 부른다.

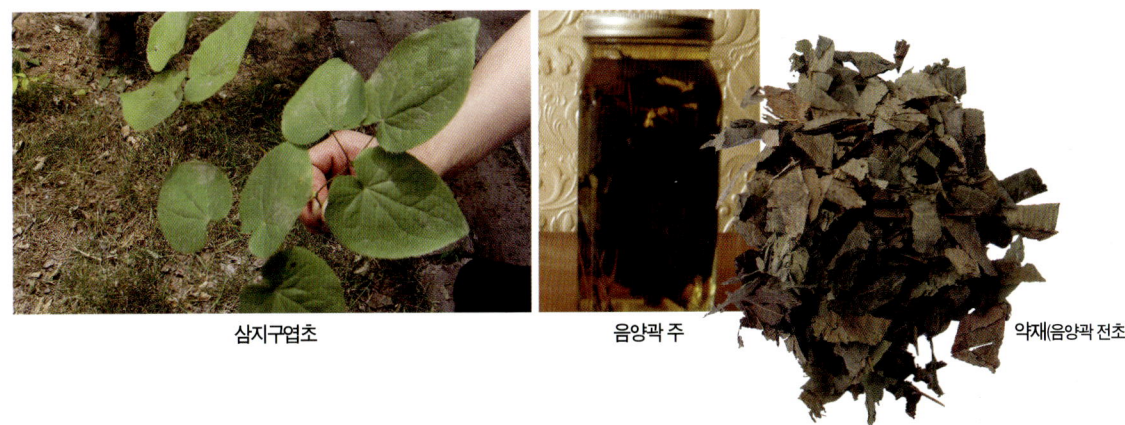

삼지구엽초　　　　　음양곽 주　　　　　약재(음양곽 전초)

▶ 채취
1. 꽃 · 전초 · 줄기 · 뿌리.
2. 봄에 전초를 뜯어 그늘에, 여름~가을 사이에 열매 · 줄기 · 뿌리를 채취하여 햇볕에 말려서 쓴다.

▶ 효소 만들기
봄~여름에 전초를 따서 항아리에 넣고 황설탕으로 만든 시럽이나 황설탕 50%를 넣고 밀봉하여 100일 동안 발효시킨 후에 3개월~1년 이상 숙성시킨 후 효소 1에 생수 5를 희석해서 먹는다.

▶ 식용
1. 봄에 부드러운 잎을 생으로 먹거나 나물 · 튀김 · 쌈으로 먹는다.
2. 닭을 삶을 때 잎을 몇 개를 넣으면 냄새가 사라진다.

▶ 이용 및 효능
1. 한방에서 뿌리 줄기를 말린 것을 하포목단근(荷包牧丹根)이라 부른다. 약성(藥性)은 견근(堅筋) · 익골(益骨) · 지력(志力)에 좋기 때문에 주로 '보기조양약'으로 쓰고 다른 약재와 처방한다.
2. 정력 강화 · 자양 강장 · 중풍 · 반신 불수 · 신체 허약 · 불임 · 음위.

▶ 약리 작용 _ 정액 분비 촉진 · 혈압 강하 · 말초 혈관 확장.

>>> 팁　『동의보감』에서 삼지구엽초는 허리와 무릎이 쑤시는 것을 보(補)하며 양기가 부족하여 발기되지 않은 남자, 음기(陰氣)가 부족하여 아이를 낳지 못하는 여자, 망령한 노인, 건망증과 음위증이 있는 중년들에게 좋다.

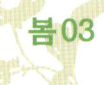
봄03 삼백초(삼백초과)

학명 : Saururus chinensis Lour. Baill **한약명** : 백화(白花)
다른 이름 : 삼백초근 · 삼점백 · 전삼백 · 오로백 · 백화연 · 삼엽백초 · 백설골 · 백면골 · 수목통

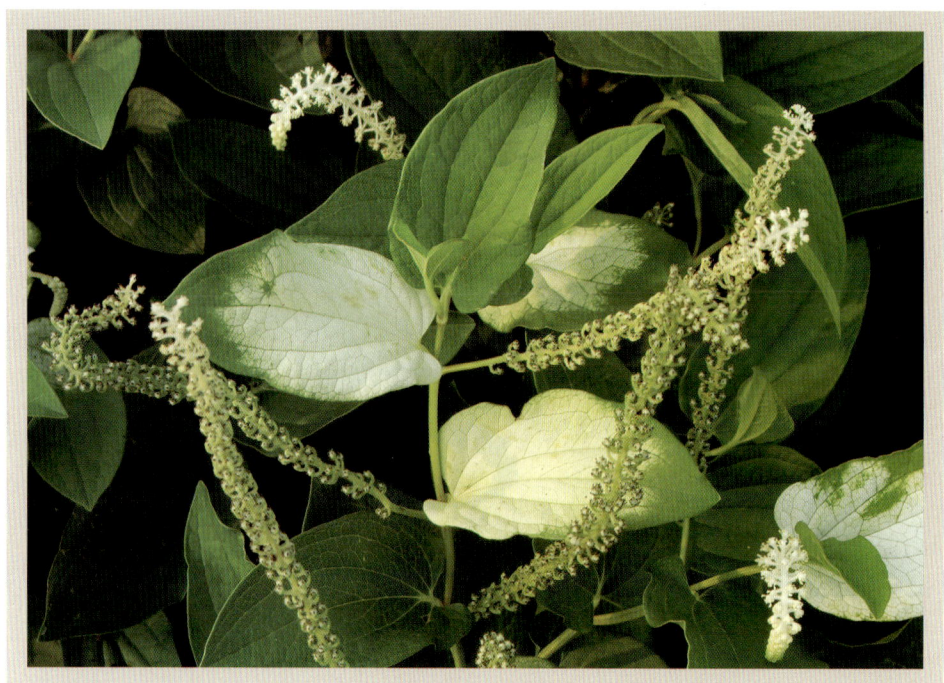

· **분포지** : 제주도 협제 근처의 습지와 울릉도 · 일본   · **초장** : 50cm 정도   · **생육상** : 여러해살이   · **개화 시기** : 5~6월 흰색   · **채취 시기** : 여름~가을   · **형태** : 삼백초(三白草)는 삼백초과의 여러해살이로 잎은 호생하며 난형이고 밑은 심장형, 화서 밑의 2~3개 잎은 보통 초여름에 백색으로 변한다. 꽃은 6~8월에 꽃잎이 없는 흰색으로 피고, 열매는 8월부터 둥근 장과(漿果)로 여문다. 씨앗에 실(室)이 한 개씩 들어 있다.

〉〉〉 상징

삼백초의 뿌리와 줄기는 흰색이다. 꽃이 필 무렵에 잎 세 개가 흰색이고 잎과 줄기와 뿌리가 흰색이기 때문에 '삼백초'로 부른다.

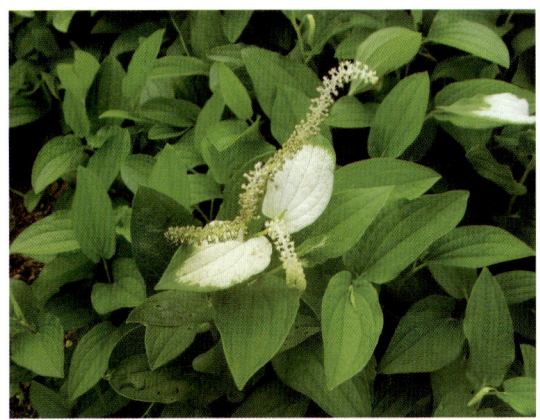
삼백초

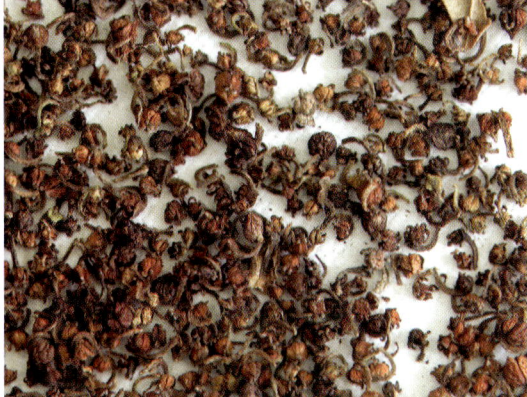
약재(사진_특화작물연구소)

▶ 채취
1. 전초, 뿌리.
2. 봄에 전초를 그늘에, 여름에 지상부와 뿌리를 채취하여 햇볕에 말려서 쓴다.

▶ 효소 만들기
봄에 전초를 뜯어 항아리에 넣고 황설탕으로 만든 시럽이나 황설탕 50%를 넣고 밀봉하여 100일 동안 발효를 시킨 후에 3개월~1년 이상 숙성시켜 효소 1에 생수 5를 희석하여 먹는다.

▶ 식용
봄~여름에 부드러운 잎을 뜯어 쌈으로 먹거나 끓는 물에 살짝 데쳐서 나물로 먹는다.

▶ 이용 및 효능
1. 한방에서 지상부를 삼백초(三白草), 뿌리를 삼백초근(三白草根)이라 부른다. 전체 또는 뿌리를 다른 약재와 처방한다.
2. 민간에서 삼백초 달인 물로 여성의 백대하(白帶下)에 쓰고, 욕탕에 풀어 냉증에 쓰고, 생잎을 짓찧어 뱀에 물렸을 때 독(毒)이 더 이상 퍼지는 것을 막는 데 쓴다.
3. 각기·풍독·이뇨·수종·임질·간염·고혈압·부종·대하.

▶ 약리 작용 _ 항암 작용, 해독 작용.

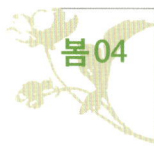

봄04 곰취(국화과)

- **학명** : Ligularia fischeri(Ledeb.) Turcz.
- **한약명** : 호로칠(葫蘆七) · **다른 이름** : 산자원 · 대구가 · 마제엽 · 웅소 · 웅채 · 곤달비

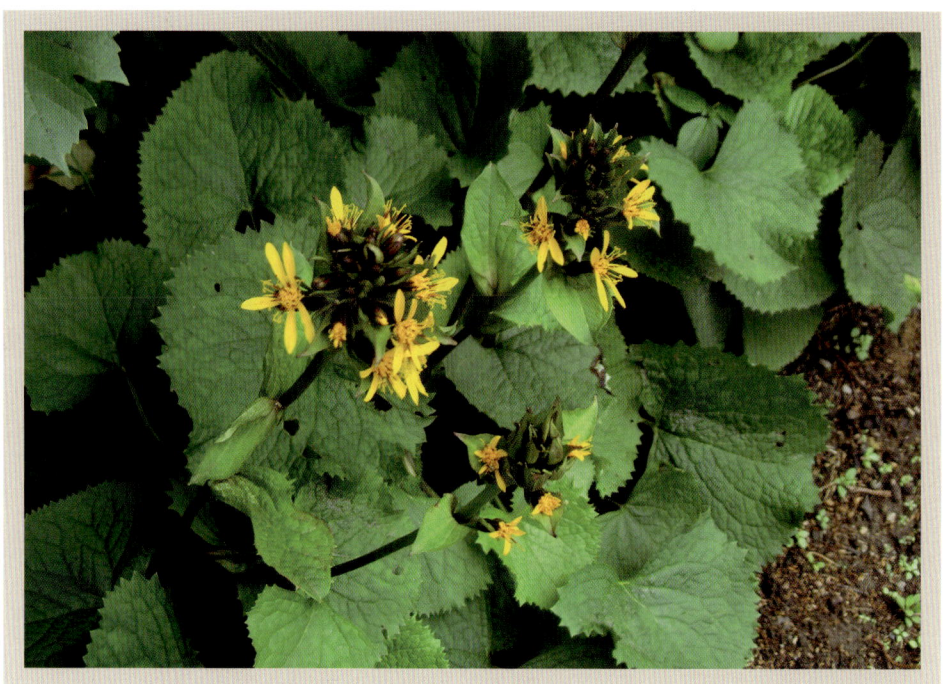

· **분포지** : 전국 깊은 산 · **초장** : 50~100cm · **생육상** : 여러해살이 · **개화 시기** : 7~9월, 노란색 · **채취 시기** : 봄, 가을 · **형태** : 곰취는 국화과의 여러해살이로 높이는 1~2m 정도이고, 근경은 굵고, 아랫부분에 거미줄 모양의 흰털이 있다. 총상 화서(總狀花序)에 한 개의 포가 있으며 뿌리는 굵다. 7~9월에 노란색으로 꽃이 피고 열매는 10월에 원통형으로 여문다.

>>> 상징

곰취는 '취' 중에서 향이 좋아 산나물의 팔방미인으로 알려져 있고 '나물의 왕' 이라는 애칭을 가지고 있다.

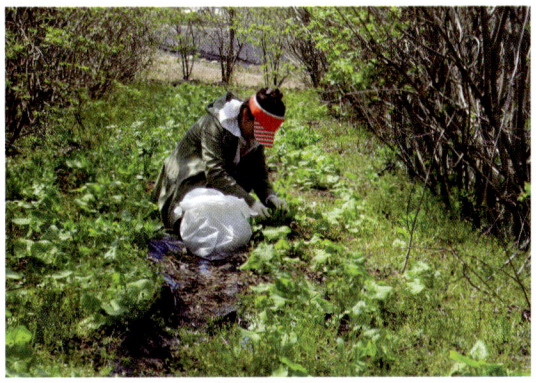 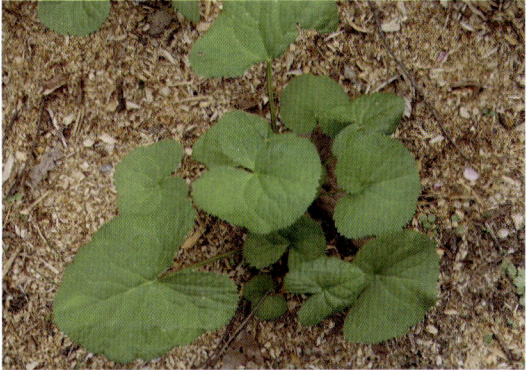

곰취 뜯는 모습   곰취

▶ **채취**

1. 잎 · 근경 · 뿌리.
2. 봄에 잎과 줄기를 수시로 채취하여 그늘에, 가을에 잎이 마르기 전에 뿌리를 캐어 햇볕에 말려서 쓴다.

▶ **효소 만들기**

봄에 잎을 뜯어 물로 씻고 물기를 뺀 다음 항아리에 잎을 넣고 황설탕으로 만든 시럽이니 황설탕 50%를 넣고 밀봉하여 100일 동안 발효시킨 후에 3개월~1년 이상 숙성시킨 후 효소 1에 생수 5를 희석해서 먹는다.

▶ **식용 및 장아찌 만들기**

1. 봄에 곰취 잎자루째 뜯어 쌈으로 먹는다. 잎을 끓는 물에 살짝 데쳐서 나물로 무쳐 먹거나 볶음 · 국 · 찌개의 재료로 쓴다.
2. 봄에 잎을 뜯어 깻잎처럼 양념에 재어 1개월 후에 먹는다.

▶ **이용 및 효능**

1. 한방에서 곰취의 뿌리를 호로칠(胡蘆七)이라 부른다. 폐(肺)를 다스리는 데 다른 약재와 처방한다.
2. 고혈압 · 해수 · 천식 · 거담 · 진해 · 백일해 · 객혈 · 기침.

▶ **약리 작용** _ 항암 작용 · 항산화 작용 · 진통 작용 · 항염 작용 · 지혈 작용.

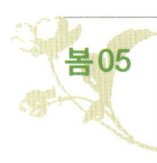

봄 05 민들레(국화과)

- **학명** : Taraxacum monogolicum H.Mazz.   · **한약명** : 포공영(蒲公英)
- **다른 이름** : 지정 · 황화랑 · 구유초

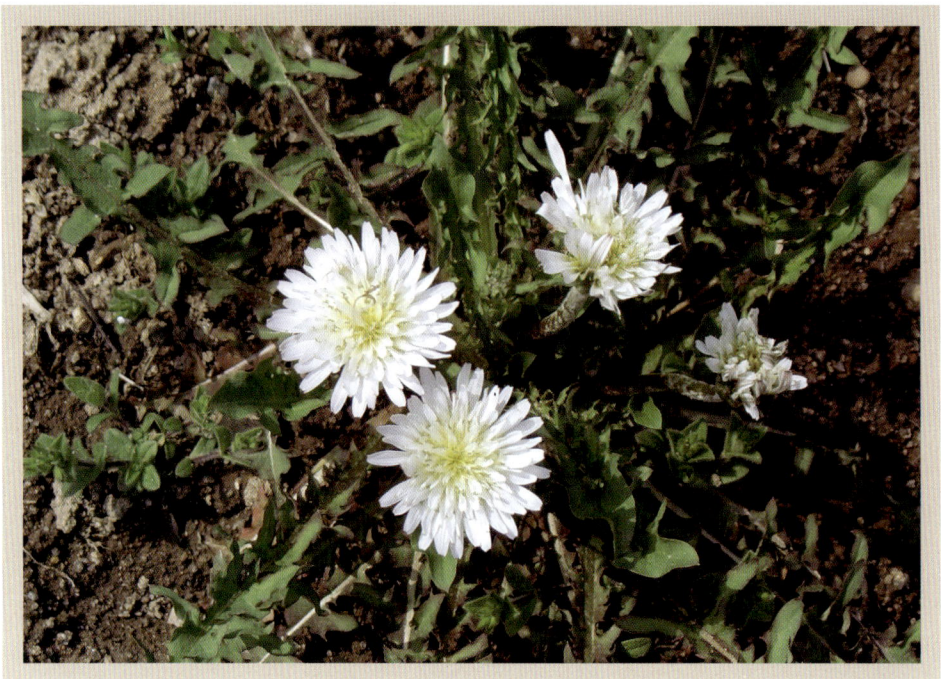

· **분포지** : 들판이나 길가에 널리 분포   · **초장** : 10~25cm   · **생육상** : 여러해살이   · **개화 시기** : 4~5월 흰색 또는 노랑색   · **채취 시기** : 7~8월   · **형태** : 민들레는 국화과의 여러해살이로 줄기는 없으며, 잎은 밑동에서 나와 옆으로 퍼지고, 흰색의 유즙이 있고, 뿌리는 깊게 뻗어 있다. 꽃은 4~월에 흰색으로 피고 열매는 타원형의 수과(瘦果)로 여문다.

>>> 상징

민들레는 해가 뜨면 꽃을 피우고 해가 지면 꽃을 오므린다 하여 '포공영(蒲公英)'으로 부른다. 민들레 꽃송이는 연둣빛의 꽃 턱잎으로 싸여 있고, 그 속에 노란빛의 많은 꽃들이 혓바닥 모양을 하고 있기 때문에 '설상화(舌狀花)'라 부른다.

▶ **채취**
1. 전초, 뿌리.
2. 봄~ 여름에 전초를 뜯어 그늘에, 뿌리를 통째로 캐어 햇볕에 말려서 쓴다.

▶ **효소 만들기**
전초와 뿌리를 통째로 채취하여 항아리에 넣고 황설탕으로 만든 시럽이나 황설탕50%를 넣고 밀봉하여 100일 후에 발효시킨 후에 3개월~1년 이상 숙성시킨 후에 효소1에 생수5를 희석해서 먹는다.

▶ **식용 및 장아찌 만들기**
1. 민들레를 꽃째로 따서 끓은 물에 살짝 데쳐서 나물 무침으로 먹는다. 어린잎을 뜯어 쌈으로 먹거나 생즙·튀김으로 먹는다. 잎과 뿌리째 캐어 김치로 담가 먹는다.
2. 꽃이 피기 전에 잎을 뜯어 깻잎처럼 양념에 재어 1개월 후에 먹는다.

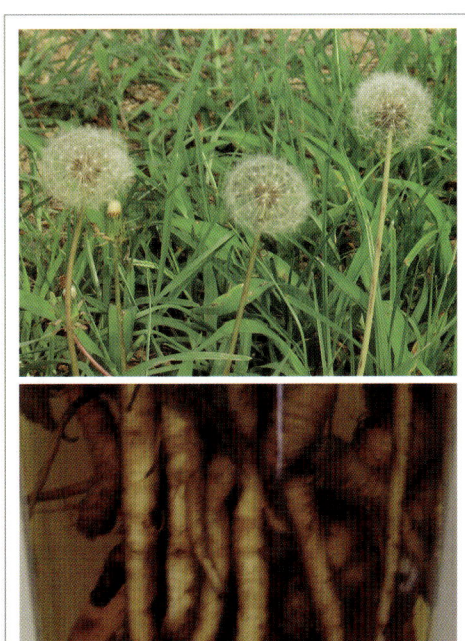

위_씨앗   아래_민들레 주

▶ **이용 및 효능**
1. <u>한방</u>에서 뿌리가 달린 전초를 포공영(蒲公英)이라 부른다. 간(肝)을 다스리는 데 다른 약재와 처방한다.
2. <u>민간</u>에서 즙인 유액(乳液)으로 여성의 젖을 잘 나오는 데 쓰고, 벌레나 독충에 물렸을 때에 짓찧어 환부에 발랐다.
3. 암·간염·황달·이뇨·소염·위장병·종기·담즙의 분비·폐질환·부인병·변비
4. 프랑스에서 민들레 새순으로 샐러드 재료로 쓰고, 일본에서 방사능 해독에도 쓴다.

▶ **약리 작용 _** 항암 작용·혈당 강하·소염 작용·향균 작용·이담 작용·청혈 해독 작용.

>>> **구분하기** 1. 토종 민들레는 총포가 찰싹 달라붙어 있고 깊은 산 속에서 자생한다.
2. 서양 민들레는 총포가 밑으로 내려가고 농촌·길가·도심의 시멘트 벽 틈새에서 흔히 볼 수 있다.

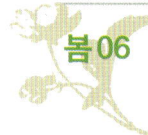

봄 06 돌나물(돌나물과)

- **학명** : Sedum sarmentosum Bunge   · **한약명** : 석지초(石指草)
- **다른 이름** : 석상채(石上菜) · 불지갑 · 석지갑 · 삼칠자 · 반지련 · 토삼칠 · 수분초 · 돈나물 · 돗나물

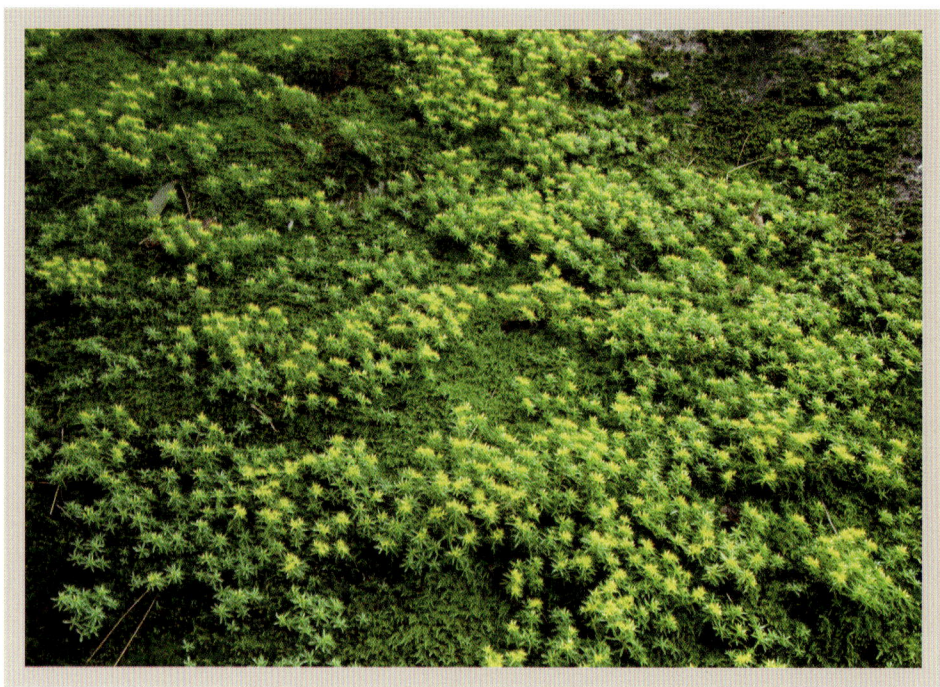

- **분포지** : 산과 들의 약간 습기 있는 바위틈이나 언덕 및 일본 · 중국   · **초장** : 15~25cm
- **생육상** : 여러해살이   · **개화 시기** : 5~6월 노란색 꽃이 핌   · **채취 시기** : 7~8월   · **형태** : 돌나물은 돌나물과의 여러해살이로 꽃은 5~6월에 노랑색으로 피고 열매는 골돌 모양으로 비스듬히 벌어져 여문다.

>>> 상징

돌나물은 돌(石)에 자생한다 하여 '석창채(石上菜)'라 부른다.

▶ **채취**

1. 꽃(식용) · 전초(약용 · 식용) · 뿌리(약용).
2. 봄~가을까지 전초를 채취하여 햇볕에 말려서 쓴다.

▶ **효소 만들기**

전초를 채취하여 물로 깨끗이 씻고 물기를 뺀 후 항아리에 넣고 황설탕으로 만든 시럽이나 황설탕 50%를 넣고 밀봉하여 100일 동안 발효시킨 후에 3개월~1년 이상 숙성시킨 후에 효소 1에 생수 5를 희석해서 먹는다.

▶ **식용 및 장아찌 만들기**

1. 봄~여름에 꽃이 피기 전에 부드러운 전초를 뜯어 물로 씻고 물기를 뺀 다음 생으로 초고추장에 찍어 먹거나, 김치나 무침을 담가 먹는다.
2. 전초를 뜯어 깻잎처럼 양념에 재어 1개월 후에 먹는다.

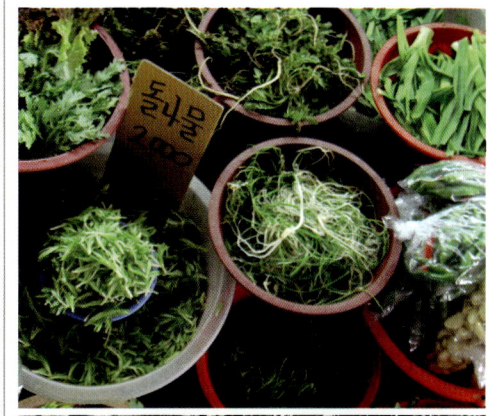
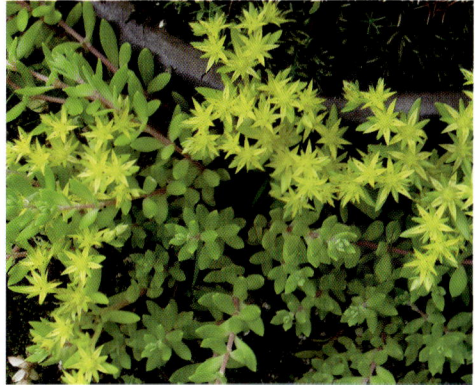

위_봄나물 풍경   아래_꽃

▶ **이용 및 효능**

1. **한방**에서 전초인 석지초(石指草)로 간염을 다스리는 데 다른 약재와 처방한다.
2. **민간**에서 잎으로 즙을 내어 해독이나 화상에 쓰고, 독충에 쏘이거나 뱀에 물렸을 때 환부에 짓찧어 붙였다.
3. 간염 · 황달 · 간암 · 편도선염 · 담석증 · 청혈 · 소종 · 인후종통 · 창종.

▶ **약리작용** _ 소염 작용 · 진통 작용 · 해독 작용.

> 〉〉〉 **팁** 영국에서는 과식(過食)을 죽음으로 정의하고 '사람은 칼로 죽는 것이 아니라 음식으로 죽는다' 는 속담도 생겼다. 한 끼를 소화시키는 데 드는 에너지는 10km를 달리는 데 드는 에너지와 맞먹는다. 에너지는 효소가 있어야 만들어지므로 결국 대량으로 효소를 소모해야만 에너지를 만들 수 있기 때문에 과식은 마라톤이 끝난 후에도 10km를 더 뛰는 것과 같다고 할 수 있다.

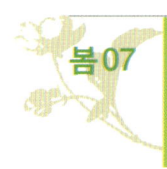

봄07 천마(난초과)

- **학명** : Gasyrodia elata Blume
- **한약명** : 천마(天麻) · **다른 이름** : 수자해좆 · 적전 · 정풍초 · 신초 · 격전지 · 적마

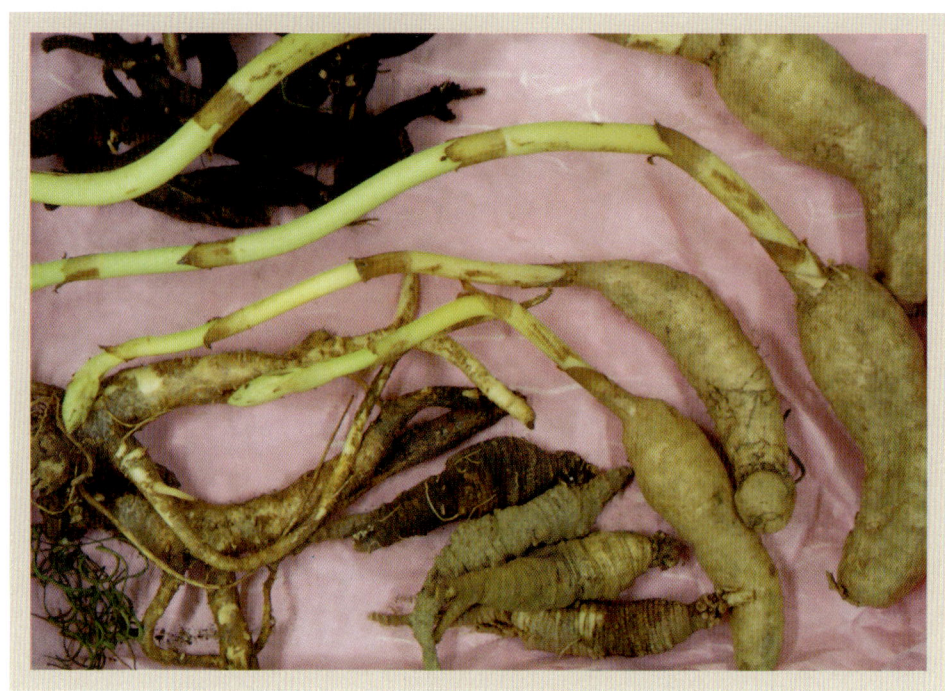

- **분포지** : 전국 산지의 깊은 숲속이나 깊은 산 부식질이 많은 계곡   · **초장** : 60~100cm
- **생육상** : 여러해살이 · **개화 시기** : 6~7월 담황색   · **채취 시기** : 늦가을~봄   · **형태** :
천마는 뿌리에 엽록체가 없어서 버섯균사로부터 영양분을 공급받아 성장하는 기생 식물로 잎이 없다. 땅 속에 있는 덩이줄기는 고구마와 같으며, 길이는 15~20cm 정도 지름은 5~7cm 정도이다. 천마는 난초과의 여러해살이로 꽃은 6~7월에 황갈색으로 피고 열매는 달걀 모양의 삭과로 여문다.

〉〉〉 상징

하늘 천(天)과 마목(痲木)의 마(痲)를 합해 천마(天麻)라 부른다. 옛날에 신농가산 아래 살던 '옥람'의 어머니가 어느 날 갑자기 한 쪽 수족을 못 쓰게 되었는데 효심으로 어머니를 고쳤다 하여 '하늘에서 내려온 약, 마비를 고치는 약' 마목(痲木)으로 부른다. 뿌리가 남성의 생식기와 닮았다 하여 '수자해좆', '산 뱀장어' 라는 애칭이 있다.

▶ 채취

1. 뿌리(괴경).
2. 가을에 뿌리줄기를 캐어 겉껍질을 벗긴 후 햇볕에 말려서 쓴다.
3. 가을부터 이듬해 봄까지 뿌리줄기를 캐어 쓴다.
4. 겨울에 채취한 것을 동마(冬麻), 뿌리줄기를 물에 쩌서 말린 것을 초천마(炒天麻), 종이 위에 종이가 탈 때까지 구워 낸 것을 외천마(煨天麻)로 부른다.

천마

▶ 효소 만들기

가을에 뿌리를 캐어 물로 씻고 물기를 뺀 다음 항아리에 뿌리를 넣고 황설탕으로 만든 시럽이나 황설탕 50%를 넣고 밀봉하여 100일 동안 발효시킨 후에 3개월~1년 이상 숙성시킨 후에 효소 1에 생수 5를 희석해서 먹는다.

▶ 식용

뿌리를 강판에 갈아 생즙을 내어 먹거나 생으로 먹는다.

▶ 이용 및 효능

1. 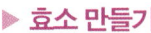에서 뿌리줄기를 천마(天麻)라 부른다. 뇌질환에 다른 약재와 처방한다.
2. 뇌 관련 질환 · 두통 · 어지러움 · 뇌출혈 · 중풍 · 언어장애 · 반신불수 · 고혈압 · 류머티즘 · 요통 · 손발저림 · 소아 경풍 간질.

▶ **약리 작용** _ 담즙 분비 촉진 작용, 진통 작용, 진정 작용, 경련 억제 작용, 혈당량 감소 작용.

▶ **천마 재배**

자연산 천마는 산림청 보호 약초이다. 참나무 원목+천마 종균+천마 씨앗을 땅 속에 묻어 주면 균으로 영양 공급을 받아 기생하고 성장하면서 번식하기 때문에 수확시까지 거름 · 농약, 잡초 제거를 할 필요가 없다. 1회 재배로 3~4년 간 연속 수확이 가능하다.

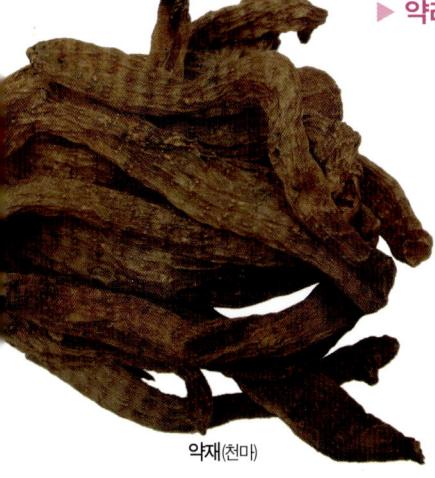

약재(천마)

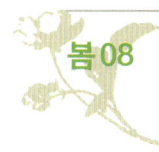

봄08 머위(국화과)

- **학명** : Petasites japonicus (S.et Z.) Maxim. · **한약명** : 봉두채(蜂斗菜), 봉두근(蜂斗根)
- **다른 이름** : 사두초 · 야남과 · 흑남과 남과삼철 · 관동화 · 머구 · 머우 · 멍우

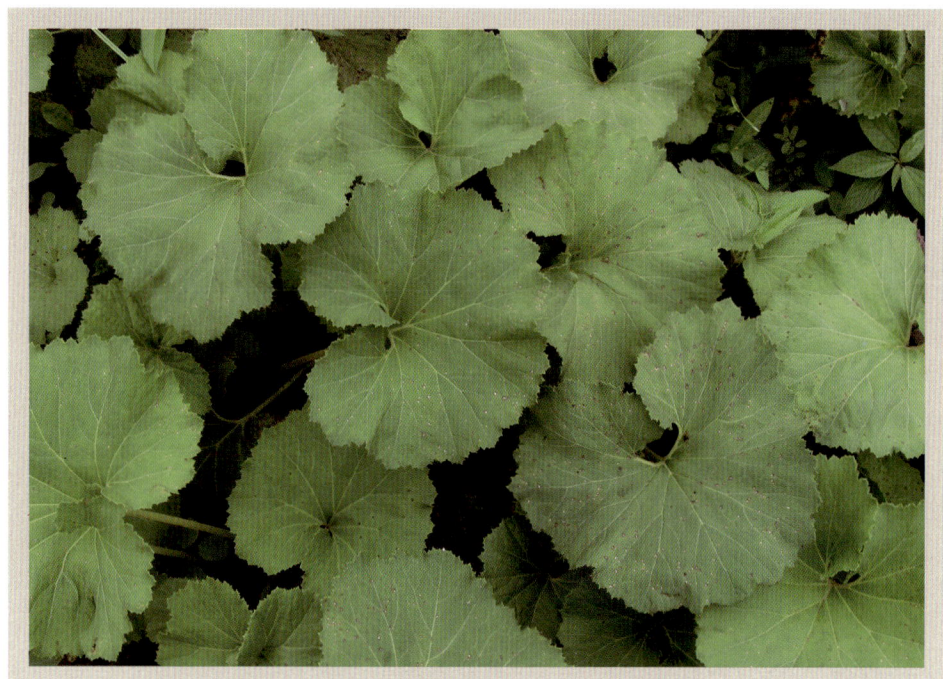

· **분포지** : 제주도, 울릉도, 중부 이남의 낮은 논둑   · **초장** : 50cm 정도   · **생육상** : 여러해살이   · **개화 시기** : 4월 흰색   · **채취 시기** : 6월   · **형태** : 머위는 국화과의 여러해살이풀로 꽃은 2~4월에 잎보다 꽃대가 먼저 나온 후 황백색의 꽃이 피고 열매는 6월에 둥근 통에 관모가 달리고 암수 다른 그루로 수과(瘦果)가 여문다.

〉〉〉 상징

머위는 겨울의 모진 추위를 이기고 눈 속에서도 핀다는 '관동화(款冬花)'로 '겨울꽃'이라는 애칭이 있다. 예부터 머위가 정력에 좋다 하여 부인이 남편에게 먹게 하는 속설이 있다.

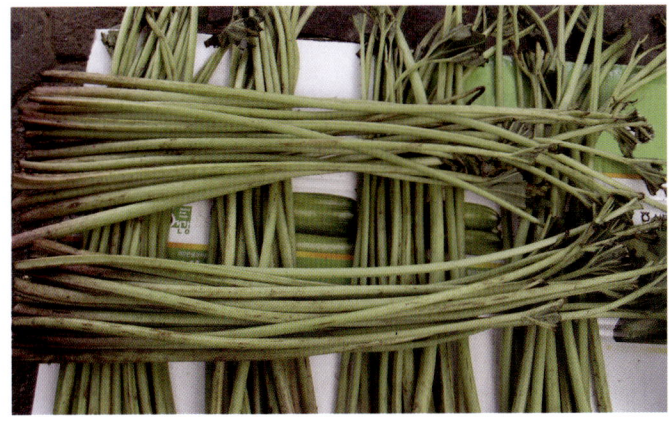
머위대

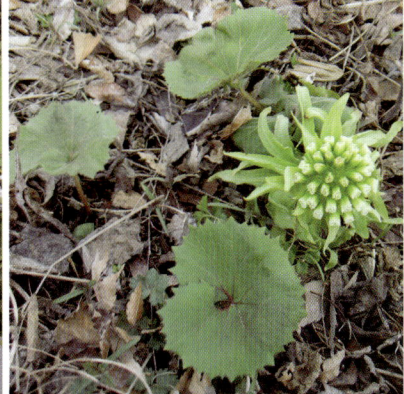
봉두채와 전초

▶ 채취
1. 꽃봉오리 · 전초 · 뿌리(근경)
2. 꽃이 피기 전에 꽃대를 그늘에, 뿌리줄기를 채취하여 햇볕에 말려서 쓴다.

▶ 효소 만들기
봄에 전초를 뜯어 항아리에 넣고 황설탕으로 만든 시럽이나 황설탕 50%를 넣고 밀봉하여 100일 동안 발효시킨 후 3개월~1년 이상 숙성시킨 후에 효소 1에 생수 5를 희석해서 먹는다.

▶ 식용
1. 봄에 부드러운 잎을 뜯어 쌈으로 먹거나 끓은 물에 살짝 데쳐서 나물 무침으로 먹는다.
2. 머위 잎자루를 통째로 꺾어 껍질을 벗긴 후 잘게 썰어서 양념장에 재어 반찬으로 먹는다.

▶ 이용 및 효능
1. **한방**에서 근경과 전초를 봉두채(蜂斗菜)라 부른다. 폐(肺)를 다스리는 데 다른 약재와 처방한다.
2. **민간**에서 목감기에 머위로 즙을 내어 양치질을 했다.
3. 폐 질환 · 해수 · 진해 · 거담 · 천식 · 인후종 · 종기 · 타박상.

▶ 약리작용 _ 항암 작용, 혈당 강하.

> **>>> 팁** 『본초강목』에서 머위는 성질은 따뜻하며 맛은 달고 독(毒)이 없다. 폐를 눅여 주며, 담을 삭이며, 기침을 멎게 하고, 번열을 없애고, 허로를 보한다.

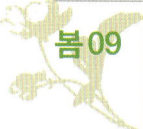

쑥(국화과)

- **학명** : Artemisia princeps Pampan
- **한약명** : 애엽(艾葉)   · **다른 이름** : 애호 · 의초 · 영초 · 서초 · 황초 · 애봉 · 애(艾)

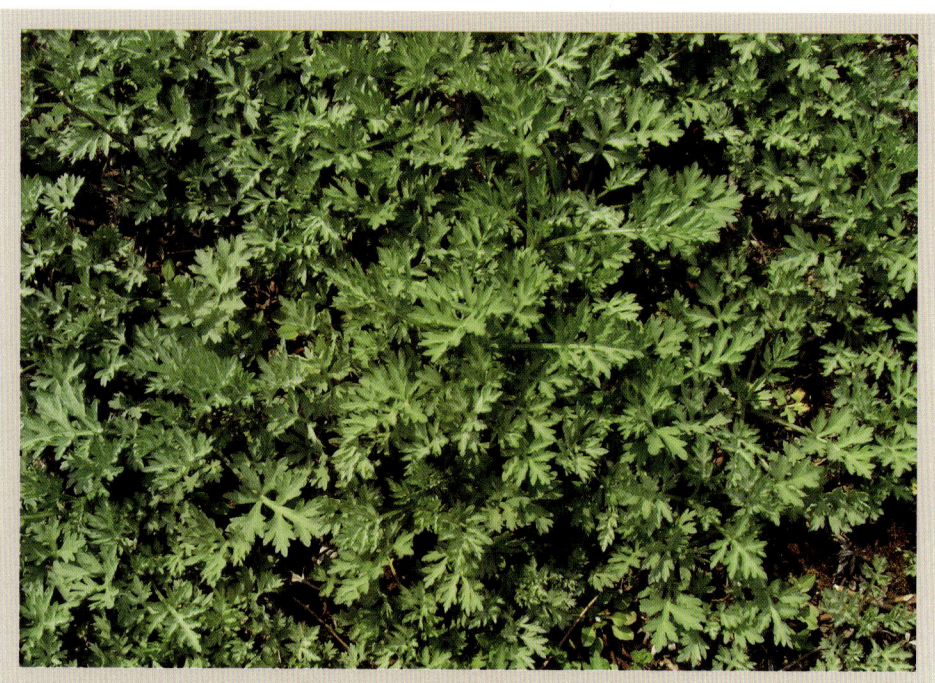

· **분포지** : 전국의 산과 들   · **초장** : 40~120cm   · **생육상** : 여러해살이   · **개화 시기** : 7~10월 노란색   · **채취 시기** : 4~6월   · **형태** : 쑥은 국화과의 여러해살이로 꽃은 7~10월에 원줄기 끝에 원추 꽃 차례로 한쪽으로 치우쳐 노란색으로 피고 열매는 10월에 수과(瘦果)로 여문다.

>>> 상징

『성호사설』에서 쑥은 '쑥국뿐 아니라 쑥떡을 시식으로 빚어 먹었다' 고 할 정도로 쑥(艾)이 많이 자생한다고 기록되어 있다. 예부터 쑥은 '칠년지병(七年之病) 구삼년지애(灸三年之艾)' 라 하여 '오래된 고질병은 삼 년 이상 된 쑥으로 뜸을 해야 낫을 수 있다' 고 할 정도로 쑥뜸은 건강에 좋다.

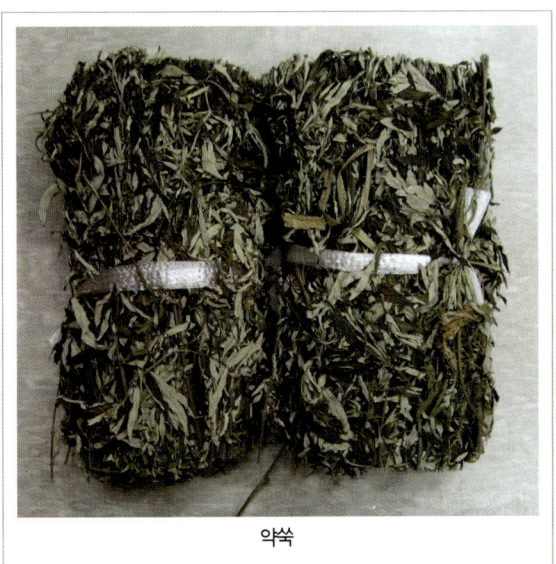

약쑥

▶ 채취
1. 전초.
2. 5월 5일 단오 전에 잎을 뜯어 햇볕에 말려서 쓴다.

▶ 효소 만들기
이른 봄에 새싹이나 단오 이전에 쑥을 뜯어 항아리에 넣고 황설탕으로 만든 시럽이나 황설탕 50%를 넣고 밀봉하여 100일 동안 발효시킨 후에 3개월~1년 동안 숙성시킨 후에 효소 1에 생수 5를 희석해서 먹는다.

▶ 식용
1. 봄에 어린순을 뜯어 쑥국·된장국에 넣어 먹거나 나물로 무쳐 먹는다.
2. 쑥떡·쑥개떡·쑥인절미·쑥송편·절편·나물밥을 만들어 먹는다.

▶ 이용 및 효능
1. 한방에서 잎을 애엽(艾葉)이라 부른다. 쑥은 강장제와 보혈제로 약성이 온화하여 심동(心疼)·복통(腹痛)·태루(胎漏)에 다른 약재와 처방한다.
2. 민간에서 좌훈·쑥환·쑥뜸·건강음료 화장품 등에 응용되고 있다.
3. 냉증·혈액 순환·월경 불순·지혈·간염·이뇨·부종·고혈압·피부병·감기 예방.

▶ 약리작용
항암 작용·항균 작용·자궁 수축 작용.

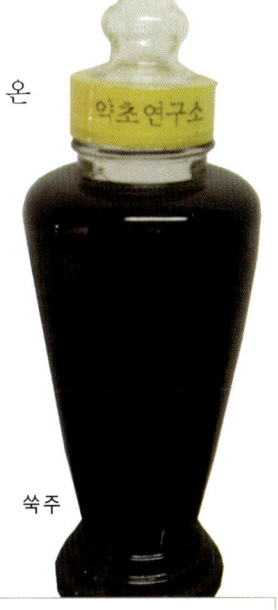

쑥주

>>> 팁
1. 쑥은 바다에서 부는 해풍(海風)을 맞고 자라는 강화쑥을 최고급으로 친다. 쑥을 채취하여 분말로 만들어 3년이 지나면 쑥의 독성이 빠지고 노란색이 된 쑥으로 뜸을 뜨면 약효가 좋다.
2. 『동의보감』에서 쑥은 간장과 신장을 보(補)하며 황달에 약효가 있다. 부인병과 냉한 여성이 쑥을 상복하면 혈액 순환이 잘 되어 몸의 냉병을 치료한다.

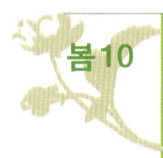

사철쑥(국화과)

- **학명** : Artemisia capillarris Thunb.
- **한약명** : 인진호(茵蔯蒿) · **다른 이름** : 인진 · 취호 · 면인진 · 토인진 · 추호 · 애탕쑥 · 생당쑥

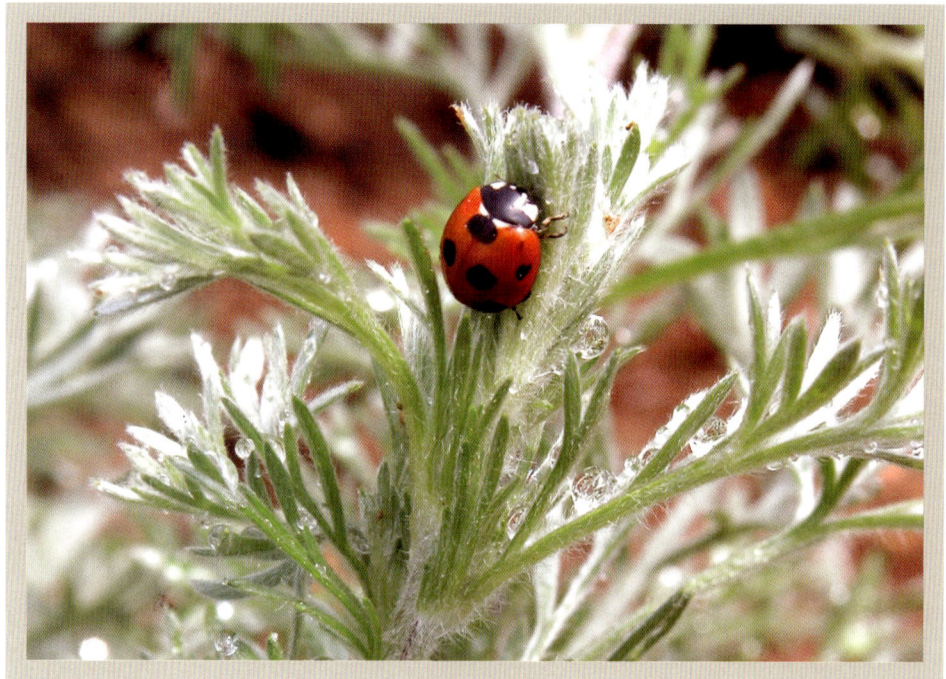

사진 _ 특화작물연구소

· **분포지** : 전국의 개울 부근과 강가 · **초장** : 30~100cm · **생육상** : 여러해살이 · **개화 시기** : 8~9월 연한 노랑색 · **채취 시기** : 5~6월(어린 싹), 8~9월(종자 성숙기) · **형태** : 사철쑥은 국화과의 여러해살이로 꽃은 8~9월에 연한 녹색으로 피고 열매는 삭과로 여문다.

>>> 팁

『신농본초경(神農本草經)』에 인진호가 등재되어 있을 정도로 예부터 황달 치료제로 사용되어 왔다.

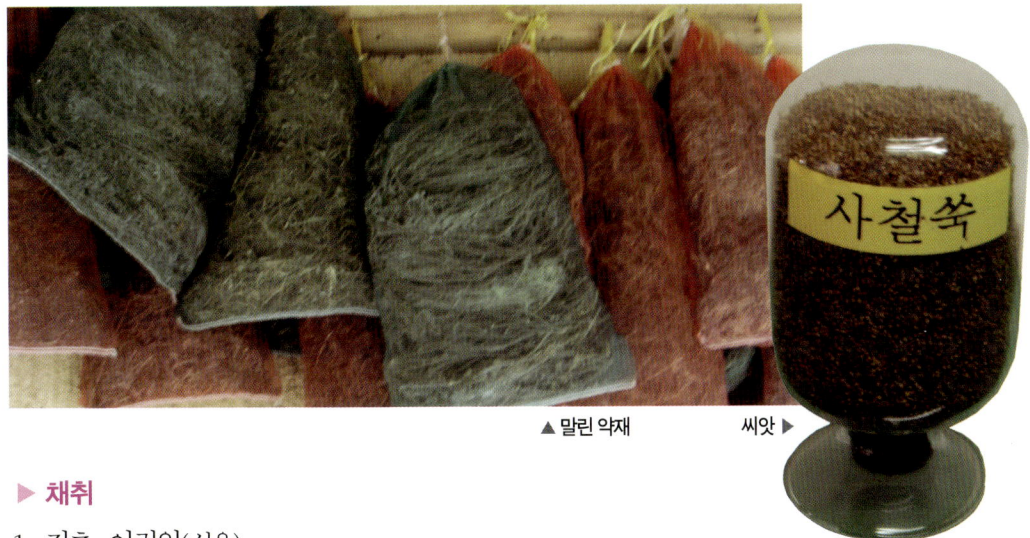

▲ 말린 약재　　　씨앗 ▶

▶ 채취
1. 전초, 어린잎(식용)
2. 봄에 사철쑥 높이가 10cm 정도 자랐을 때 전초를 채취하여 그늘에서 말려서 쓴다.
3. 봄에는 독(毒)이 없지만 여름이 되면 잎과 줄기가 뻣뻣해지면 독성이 있다.

▶ 효소 만들기
봄에 사철쑥 전초를 채취하여 항아리에 넣고 황설탕으로 만든 시럽이나 황설탕 30%를 넣고 밀봉하여 100일 동안 발효시킨 후에 3개월~1년 동안 숙성시킨 후에 효소 1에 생수 5를 희석해서 먹는다.

▶ 식용
봄에 어린잎을 뜯어 된장국에 넣어 먹거나 끓은 물에 살짝 데쳐서 나물로 무쳐서 먹는다.

▶ 이용 및 효능
1. 한방에서 인진호(茵蔯蒿)는 간(肝)을 다스리는 데 다른 약재와 처방한다.
2. 간염 · 황달 · 간암 · 담낭염 · 담석증 · 소변 불리 · 냉병 · 혈액 순환.

▶ 약리 작용
이담 작용(담즙 분비) · 지방 분해 · 배설 촉진.

> **>>> 팁** 인체에 필요한 미네랄은 500여 종류나 된다. 보효소 중에서 미네랄이 특히 중요한 것은 마그네슘(Mg)과 아연(Zn)이다. 마그네슘이 부족하면 수백 종류의 효소가 원활하게 상호 작용을 하지 못하고 그 효소에 관여하는 인체의 기능이 떨어지게 된다. 미네랄이 부족하면 부족한 만큼 미네랄을 필요로 하는 효소의 작용이 저하되고 인체의 대사 능력의 저하를 일으켜 병에 걸리기 때문에 기능 식품을 통해 몸에 좋다고 하여 아연과 마그네슘을 판매하는 데 열을 올리고 있는 것이다.

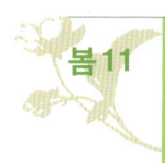

봄11 쇠무릎(비름과)

- 학명 : Achyranthes japonica(Miq.) Nakai
- 한약명 : 우슬(牛膝) · 다른 이름 : 우경 · 우석 · 백배 · 접골초 · 고장근 · 쇠물팍

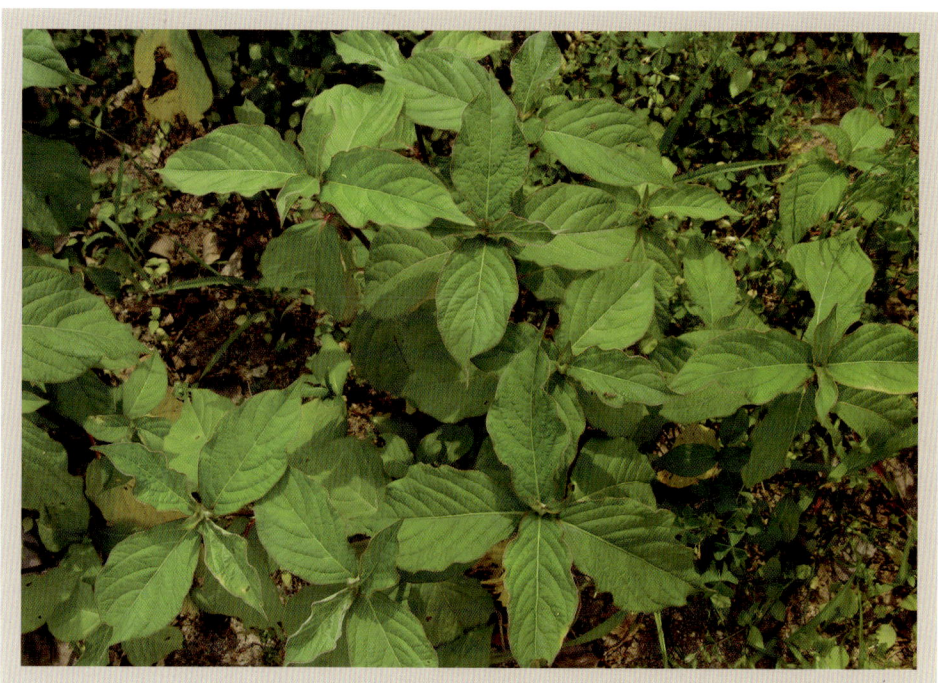

· **분포지** : 중부 이남의 산과 들 · **초장** : 50~80cm 정도 · **생육상** : 여러해살이 · **개화 시기** : 8~9월 녹색 · **채취 시기** : 가을~봄 · **형태** : 쇠무릎은 비름과의 여러해살이로 뿌리는 가늘고 줄기는 곧게 서고 마디에 가지가 대생한다. 꽃은 8~9월에 원줄기 끝에 녹색으로 피고 열매는 9월에 긴 타원형으로 포과(胞果)로 여문다. 한 개의 씨앗이 들어 있다.

>>> 상징

우슬초의 줄기의 마디가 소(牛)의 무릎을 닮았다 하여 '쇠무릎'이라 부른다.

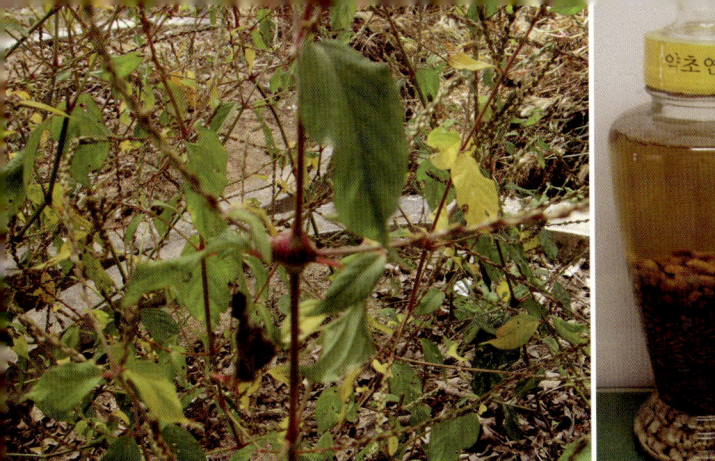 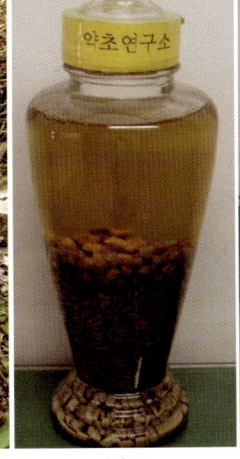 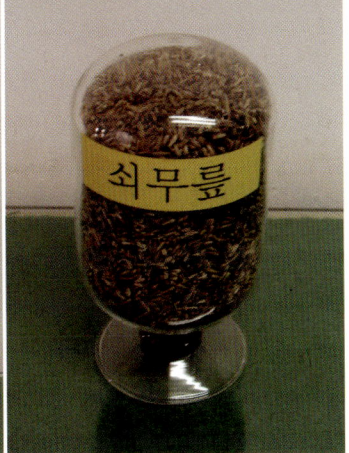

| 쇠무릎 | 우슬주 | 약재 |

▶ 채취
1. 잎·줄기·뿌리.
2. 봄~여름에 잎과 줄기를 채취하여 그늘에, 가을~겨울에 뿌리를 캐어 햇볕에 말려서 쓴다.

▶ 효소 만들기
잎·줄기·뿌리를 채취하여 물에 씻고 물기를 뺀 다음 항아리에 넣고 황설탕으로 만든 시럽이나 황설탕 50%를 넣고 밀봉하여 100일 동안 발효시킨 후에 3개월~1년 이상 숙성시킨 후에 효소 1에 생수 5를 희석해서 먹는다.

▶ 식용 및 조청 만들기
1. 봄~여름에 부드러운 잎을 뜯어 쌈으로 먹거나 끓은 물에 살짝 데쳐 나물로 무침쳐서 먹는다.
2. 쇠무릎 뿌리를 진하게 달여 우려 낸 물에 엿기름을 넣어 조청을 만든다.

▶ 이용 및 효능
1. 한방에서 우슬(牛膝) 뿌리는 정혈·이뇨·통경약으로 쓰고·생우슬은 산어혈과 옹저(癰疽)에 쓰고, 줄기와 잎인 우슬경엽(牛膝莖葉)은 요슬동통(腰膝疼痛)과 한습위비(寒濕痿痺)에 쓰고, 무릎 통증을 다스리는 데 다른 약재와 처방한다.
2. 관절염·혈액 순환·월경 불순·이뇨·부종·어혈·생리통·생리 불순·산후 복통
3. 임산부·여성이 오랫동안 우슬초를 상복하면 난소의 기능을 저하시킨다.

▶ 약리작용 _ 진통 작용·혈압 강하·흥분 작용·항균 작용·이뇨 작용.

> >>> 팁   세포의 생성은 효소를 통해 만들어진다. 세포핵 속에는 유전자 수리 효소가 항상 대기하고 있어 돌연변이가 생기면 수리 효소가 원상태대로 되돌리는 작업을 한다.

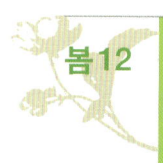

봄12 쇠비름(쇠비름과)

- **학명** : Portulaca oleracea L.　**한약명** : 마치현(馬齒莧)
- **다른 이름** : 장명채·오행초·마치초·마현·산초·과자채·마치용아·제모유·마마채·돼지풀·도둑풀

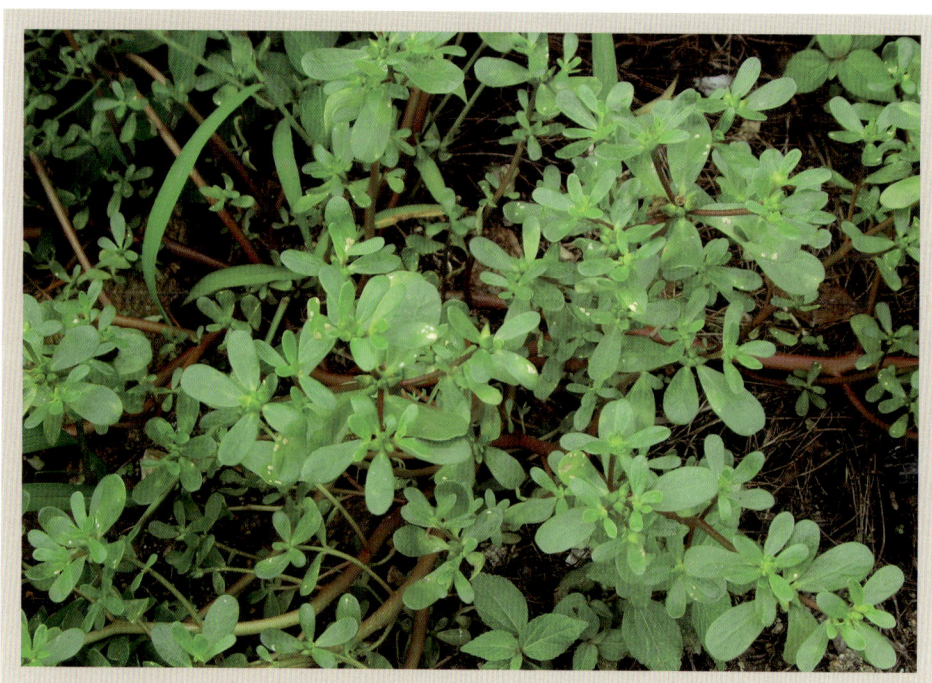

- **분포지** : 길가나 밭　 **초장** : 30cm　 **생육상** : 한해살이　 **개화 시기** : 5~8월 노란색
- **채취 시기** : 8월　 **형태** : 쇠비름은 쇠비름과의 한해살이로 꽃은 6~10월에 노란색으로 피고 열매는 8월에 타원형으로 흑색의 개과(蓋果)로 여문다.

>>> 상징

쇠비름은 잎(파란색)·줄기(붉은색)·꽃(노란색)·뿌리(흰색)·열매(흑색)로 맺는다 하여 '오행초(五行草)'라는 애칭이 있고 장복하면 수명이 길어진다 하여 '장명채(長命菜)'라 부른다.

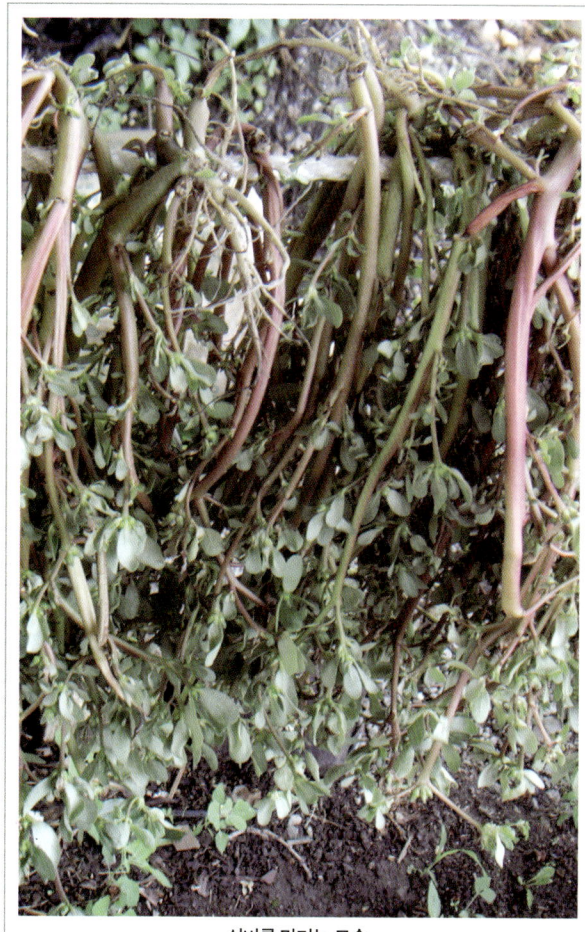

쇠비름 말리는 모습

▶ **채취**

1. 꽃·전초·줄기·열매·뿌리.
2. 여름에 전초와 줄기를 채취하여 햇빛에 말려서 쓴다.

▶ **효소 만들기**

봄에 전초를 채취하여 물로 씻고 물기를 뺀 다음 항아리에 넣고 황설탕으로 만든 시럽이나 황설탕 30%를 넣고 밀봉하여 100동안 발효시킨 후 3개월~1년 이상 숙성시킨 후에 효소 1에 생수 5를 희석해서 먹는다.

▶ **식용**

1. 봄~여름에 부드러운 잎과 줄기를 뜯어 끓은 물에 살짝 데쳐서 양념을 해서 먹는다.
2. 생즙·죽·나물·비빔밥·쌈밥·데쳐서 초고추장에 무침으로 먹는다.

▶ **이용 및 효능**

1. **한방**에서 '마치현(馬齒莧)' 이라 부른다. 어혈(瘀血)을 다스리는 데 다른 약재와 처방한다.
2. **민간**에서 독충이나 벌레에 물렸을 때, 벌에 쏘였을 때, 버짐에 쇠비름 생잎을 짓찧어 붙였다.
3. 어혈·혈액 순환·독소 제거·이뇨·기생충·해독·충독·사독·종창·관절염·시력 감퇴.

▶ **약리작용** _ 항암 작용·항균 작용·흥분 작용·강장 작용.

>>> 팁 『본초강목』에서 쇠비름은 어혈(瘀血)을 풀어주고 풍(風)을 없앤다. 기생충을 죽이고 모든 임질을 다스린다. 악창에는 쇠비름을 태워 재를 만들어 고약처럼 달여서 바르면 좋아진다.

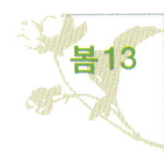

봄13 씀바귀(국화과)

· **학명** : Lxeris dentata (Thunb.) Nakai　　· **한약명** : 황과채(黃瓜菜)　　· **다른 이름** : 고채 · 선씀바귀 · 흰씀바귀 · 벋음씀바귀 · 벌씀바귀 · 갯씀바귀 · 소고저 · 칠탁현 · 활혈초 · 쓴나물 · 싸랑부리 · 씸배나물

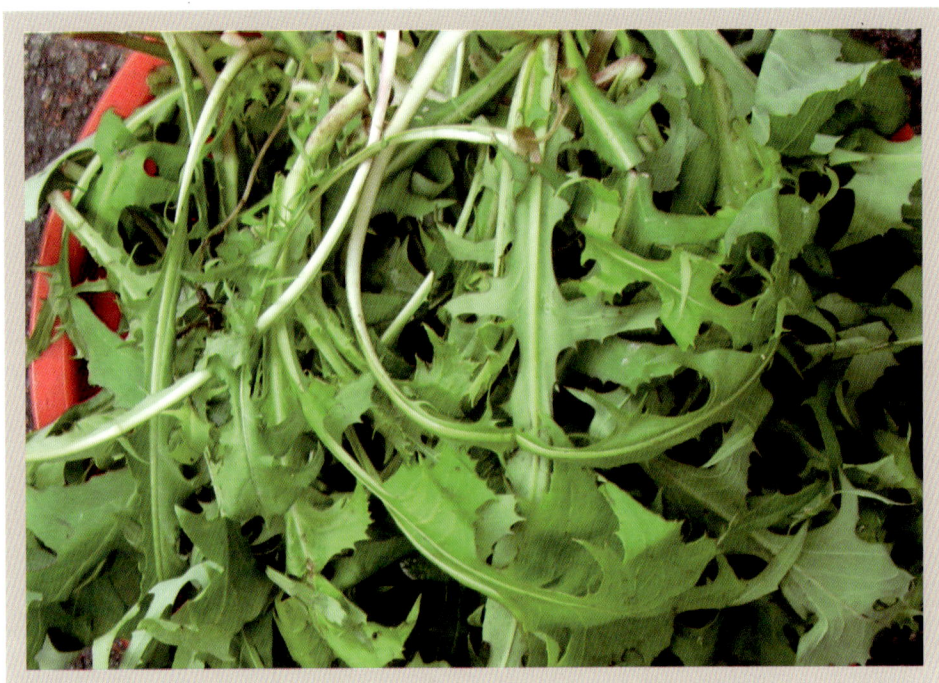

· **분포지** : 전국의 약간 습지　　· **초장** : 20~40cm　　· **생육상** : 여러해살이　　· **개화 시기** : 5~7월 노란색, 흰색　　· **채취 시기** : 초봄　　· **형태** : 근경은 가늘고 옆으로 뻗으며 마디에 잎이 붙음, 잎은 자루가 길고, 피침형, 씀바귀는 국화과의 여러해살이로 꽃은 5~7월에 노란색으로 피고, 열매는 수과로 여문다.

▶ **채취**
1. 전초, 뿌리(약용, 식용).
2. 봄에 전초와 줄기를 채취하여 그늘에서 말려서 쓴다.

▶ **효소 만들기**
봄에 전초를 채취하여 물로 씻고 물기를 뺀 다음 항아리에 넣고 황설탕으로 만든 시럽이나 황설탕 50%를 넣고 밀봉하여 100일 동안 발효시킨 후에 3개월~1년 동안 숙성시킨 후에 효소 1에 생수 5를 희석해서 먹는다.

▶ **식용**
1. 봄에 전초를 뜯어 끓는 물에 살짝 데쳐서 나물 무침으로 먹거나 여름에 쌈으로 먹는다.
2. 씀바귀를 전체를 채취하여 물에 담가 우려 내어 쓴맛을 제거한 후에 조리하여 먹거나 소금물에 삭혀 김치를 담가 먹는다.

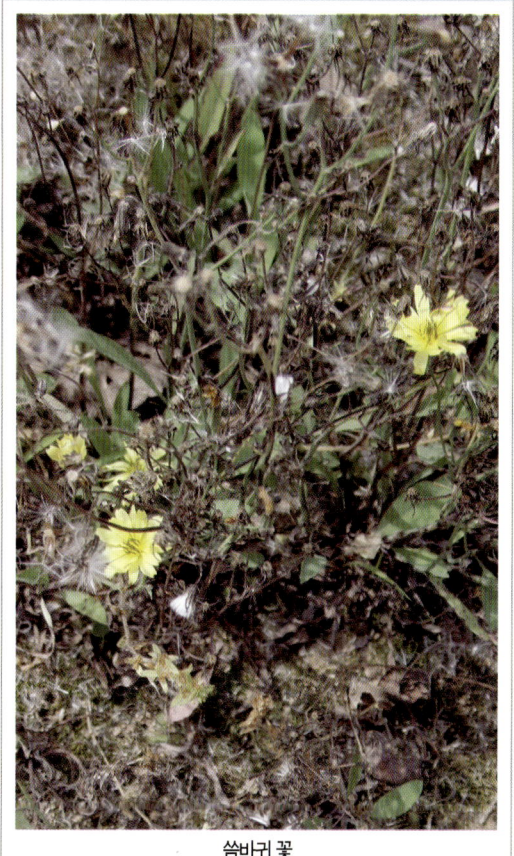
씀바귀 꽃

▶ **이용 및 효능**
1. **한방**에서 전초를 황과채(黃瓜菜)로 부른다. 피부병을 다스리는 데 다른 약재와 처방한다.
2. **민간**에서 사마귀를 제거할 때 잎이나 줄기에서 나오는 흰 즙을 발랐다.
3. 피부병 · 음낭 습진 · 종독 · 사마귀 · 간염 · 폐렴 · 소화 불량 · 골절 · 해열 · 해독.

▶ **약리 작용** _ 항암 작용 · 혈압 강하 · 항알레르기 작용 · 작용 · 항산화 작용 · 항박테리아 작용.

>>> 팁 사람의 몸은 활성 산소에 대항하는 시스템인 SOD(super oxide dismutase)라는 '항산화 효소'가 체내에서 만들어진 활성 산소를 제거한다. 인체에는 수천여 종류의 효소가 있는데 담배를 피웠을 때 니코틴을 해독하는 효소가 SOD인 항산화 효소가 나와 중화를 시켜 주면 다행이지만 SOD가 부족하거나 나오지 않으면 수십 년 후에는 폐암에 걸릴 확률이 높다.

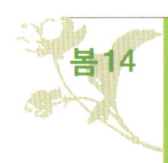

봄14 애기똥풀(양귀비과)

- **학명** : Chelidonium majusL. var. asiaticum (Hara) Ohwi   **한약명** : 백굴채(白屈菜)
- **다른 이름** : 소아 · 단장초 · 지황련 · 토황련 · 까치다리 · 가황련 · 젖풀 · 아기똥풀산황연 · 우금화

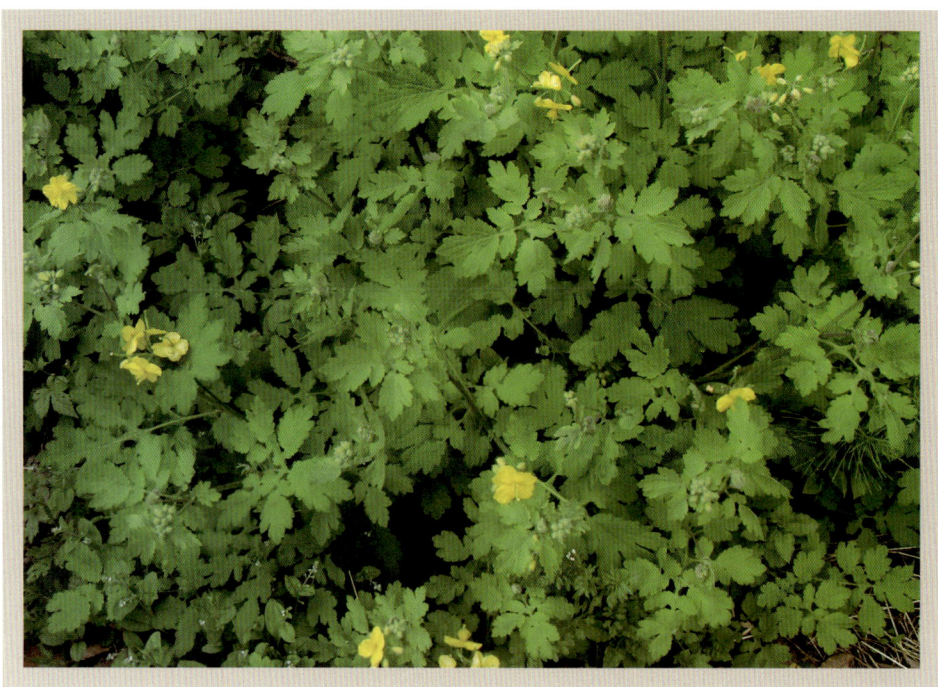

- **분포지** : 전국의 산과 들 · 집 부근의 양지   **초장** : 30~50cm   **생육상** 두해살이
- **개화 시기** : 5~8월 노란색   **채취 시기** : 5~8월 개화기   **형태** : 줄기는 연하고 곧게 서고 등황색의 유액을 함유, 애기똥풀은 양귀비과의 두해살이로 꽃은 5~8월에 노란색으로 피고, 열매는 개화기에 삭과로 여문다.

>>> 상징

애기똥풀은 줄기에 상처를 내면 등황색의 유황의 유액이 애기의 배내똥과 같다 하여 '애기똥풀'이라 부른다.

54 | 내 몸을 살리는 산야초 효소 동의보감

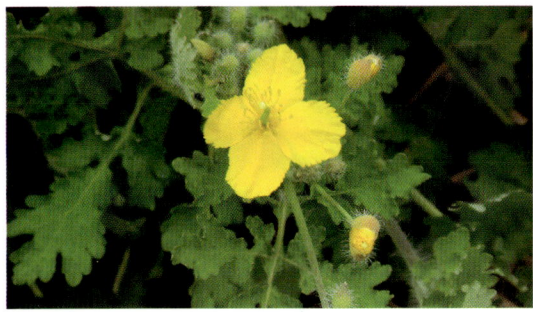 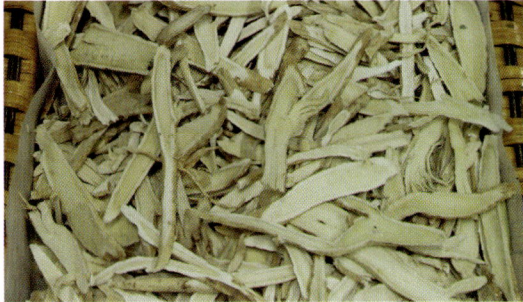

애기똥풀 꽃 　　　　　　　　　약재(백굴채)

▶ 채취
1. 전초, 뿌리.
2. 봄에 꽃이 피기 전에 채취하여 그늘에, 뿌리는 여름에 캐서 햇볕에 말려서 쓴다.

▶ 효소 만들기
봄에 전초를 채취하여 물로 씻고 물기를 뺀 다음 항아리에 넣고 황설탕으로 만든 시럽이나 황설탕 50%를 넣고 밀봉하여 100일 동안 발효시킨 후 3개월~1년 이상 숙성시킨 후 효소 1에 생수 5를 희석해서 먹는다.

▶ 식용
봄에 어린잎을 따서 물에 담가 독성을 충분히 제거한 후에 끓는 물에 살짝 데쳐서 나물로 무쳐 먹는다.

▶ 이용 및 효능
1. **한방**에서 전초를 백굴채(白屈菜), 뿌리를 백굴채근(白屈菜根)이라 부른다. 위(胃)를 다스리는 데 다른 약재와 처방한다.
2. **민간**에서 전초를 짓찧어 뱀, 독충, 벌레에 물렸을 때, 옴이나 종기가 났을 때, 옻에 올랐을 때 환부에 바른다.
3. 위장염, 위궤양으로 인한 복부 통증·이질·간염·피부 궤양·결핵·옴·버짐·이뇨.

▶ 약리 작용 _ 진경 작용·진통 작용·항균 작용.

>>> **삼투압 작용** 　약용 식물의 부위에 설탕을 재어 두면 삼투압 작용(滲透壓作用)에 의해 혈액과 같은 수액이 먼저 빠져 나온다. 설탕에 들어 있는 효모와 미생물, 약용 식물 부위에 붙어 있는 야생 미생물들과 공기 중의 미생물들이 당을 먹이로 증식한다. 식물이 가지고 있는 성분과 수액을 통해 정수를 뽑아낸 효소는 고유한 맛과 향을 고스란히 간직하고 있어 인체에 소화·흡수·배설을 돕는다.

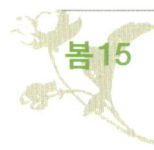

봄 15 양지꽃(장미과)

- **학명** : Potentilla fragarioides L. var. major Maxim.
- **한약명** : 치자연(雉子筵)   · **다른 이름** : 치자연 · 모후자 · 만산홍 · 위릉채 · 표지 · 연위증

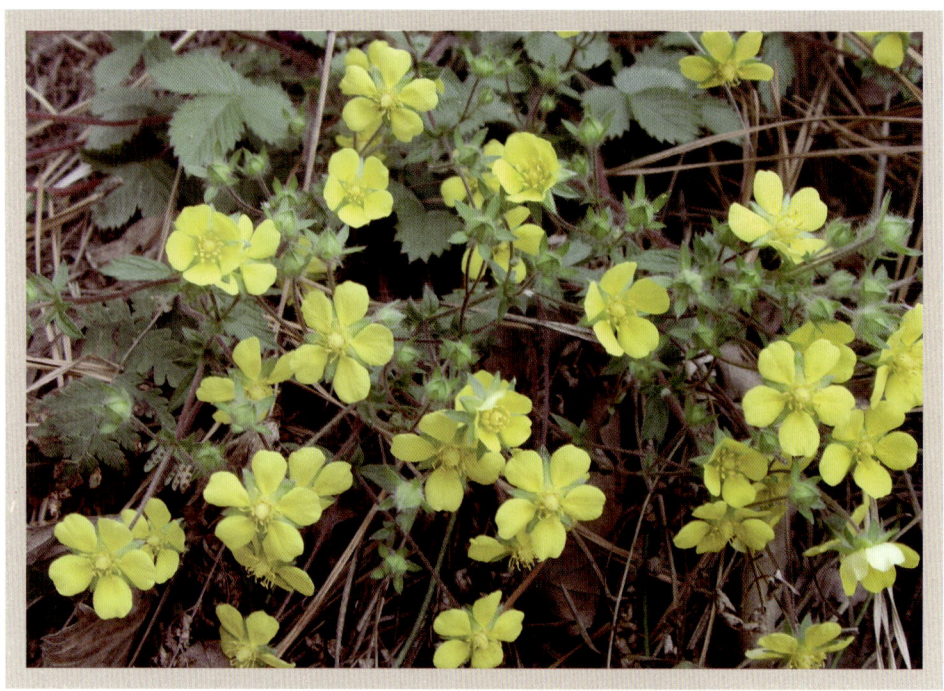

- **분포지** : 전국의 산과 들, 논둑이나 밭둑   · **초장** : 15~30cm 정도   · **생육상** : 여러해살이   · **개화 시기** : 4~6월 노란색   · **채취 시기** : 6~7월 개화기   · **형태** : 전체에 거친 털이 퍼져 있음, 근생엽은 총생, 꽃잎은 꽃받침보다 2배 정도 길고 끝이 오목하게 들어간다.

양지꽃은 장미과의 여러해살이로 꽃은 4~6월에 노란색으로 핀다. 꽃잎은 꽃받침보다 2배 정도 길며 끝이 오목하게 들어간다.

▶ **채취**
1. 전초, 뿌리.
2. 봄에 양지꽃의 전초를 채취하여 그늘에서 말려서 쓴다.

▶ **효소 만들기**
봄에 양지꽃을 채취하여 항아리에 넣고 황설탕으로 만든 시럽이나 황설탕 25%를 넣고 밀봉하여 100일 동안 발효시킨 후 3개월~1년 동안 숙성시킨 후에 효소 1에 생수 5를 희석해서 먹는다.

▶ **식용**
1. 봄에 연한잎을 뜯어 끓은 물에 살짝 데쳐서 나물 무침으로 먹는다.
2. 꽃은 무침이나 샐러드로 먹는다.

▶ **이용 및 효능**
1. 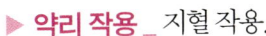에서 전초 말린 것을 치자연(雉子筵)으로 부른다. 신체 허약을 다스리는 데 다른 약재와 처방한다.
2. 신체 허약 · 스태미나 강화 · 월경 과다 · 토혈 · 지혈.

▶ **약리 작용** _ 지혈 작용.

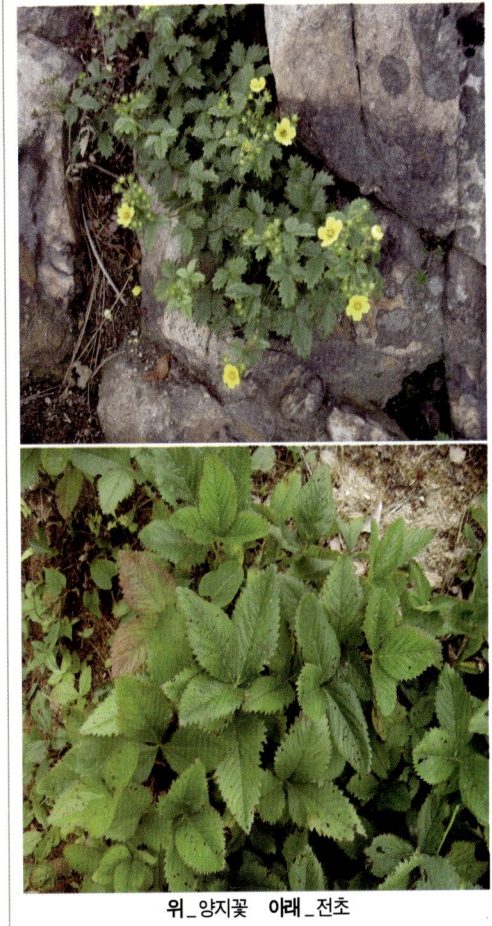

위_양지꽃 아래_전초

>>> **발효와 부패의 차이**   '발효'는 유용균에 의해 변화를 일으킨 것으로 항산화 물질이고 '부패'는 부패균에 의해 썩어 산화된 것이다. 부패균이 활동하면 악취가 난다. 악취의 원인 물질인 유화수소 · 암모니아 · 히스타민 · 인돌 · 페놀 · 스카톨 · 니트로소아민 등이 병원성 물질과 발암성 물질을 만들어 낸다. 악취가 심한 변이나 냄새가 지독한 방귀가 자주 나오면 효소가 부족한 상태다. 이러한 현상은 우리 인체의 장 내에서도 똑같이 일어나 인체의 건강에 지대한 영향을 미친다.

제2장 봄 · 여름 · 가을 · 겨울 · 나무

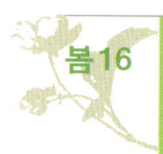

봄16 할미꽃(미나리아재비과)

· **학명** : Pulsatilla Koreana NaKai.
· **한약명** : 백두옹(白頭翁)   · **다른 이름** : 아장인 · 주지화 · 백두공 · 호왕사자

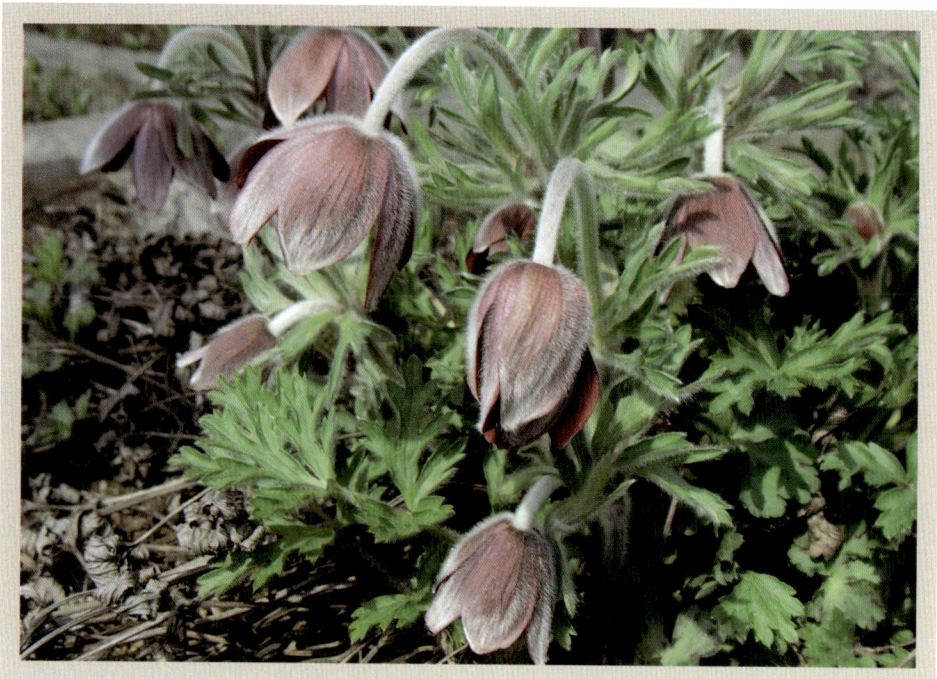

· **분포지** : 중부 이남의 산 밑과 들   · **초장** : 30~40cm   · **생육상** : 여러해살이   · **개화 시기** : 4~5월 검붉은 자주색   · **채취 시기** : 가을~봄 개화 전   · **형태** : 전체에 긴 털이 밀생, 근생엽은 밀생, 꽃받침은 6장, 겉면에 긴 솜털이 밀생, 할미꽃은 미나리아재비과의 여러해살이로 꽃은 4~5월에 길이 3cm 정도로 검붉은 자주색으로 갈래꽃 긴 종형 밑으로 향해 피고, 열매는 달걀 모양의 수과로 여문다.

>>> 상징

할미꽃은 할머니의 하얀 머리카락과 같다 하여 '백두옹(白頭翁)'으로 부른다.

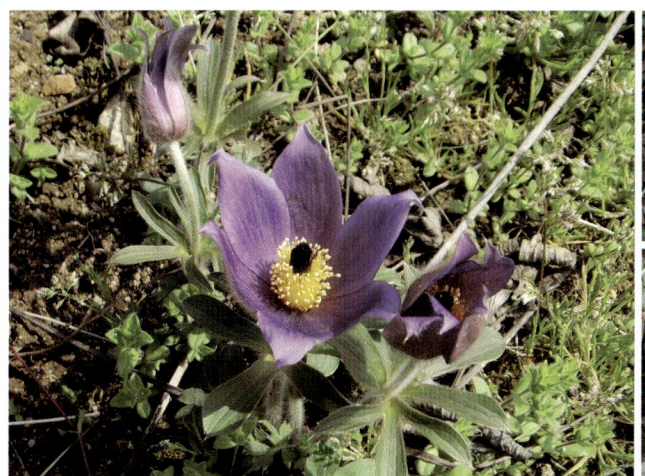
할미꽃

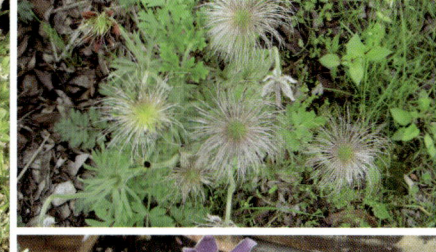
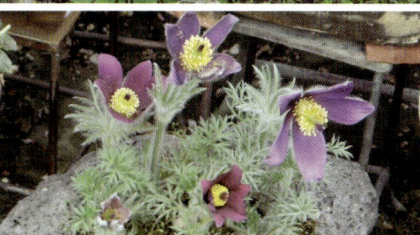
위_씨앗   아래_할미꽃

▶ 채취
1. 뿌리.
2. 봄에 꽃이 피기 전에 뿌리를 캐서 햇볕에서 말려서 쓴다.

▶ 효소 만들기
봄에 백두옹 전체를 채취하여 물에 씻고 물기를 뺀 다음 항아리에 넣고 황설탕으로 만든 시럽이나 황설탕 30%를 넣고 밀봉하여 100일 동안 발효시킨 후에 3개월~1년 동안 숙성시킨 후에 효소 1에 생수 5를 희석해서 먹는다.

▶ 금기 _ 식물 전체에 독성이 있어 나물로 먹으면 안 된다.

▶ 이용 및 효능
1. 한방에서 뿌리를 백두옹(白頭翁)이라 부른다. 장염을 다스리는 데 다른 약재와 처방한다.
2. 장염·설사·신경통·혈리·치질 출혈·월경 곤란·임파선염·수렴·이질.

▶ 약리작용 _ 항암 작용·항균 작용.

> >>> 팁   발효(醱酵) _ 효모에 의해 효모류나 유산균류 등의 미생물이 유기 화합물과 당을 분해하여 알코올과 탄산가스가 발생하게 하여 효소(酵素)를 발(醱)하는 것으로 발효를 통해 미생물인 효모·곰팡이·세균이 번식해서 각각 특유의 효소를 만들어 낸다. 발효식품들은 유산균·효모균·비피더스균 등 사람에게 유익한 균을 배양시켜 체 내에 흡수되어 몸의 신진 대사를 돕는다.

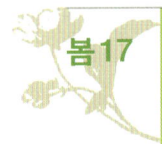

차전자(질경이과)

- **학명** : Plantago asiatica L.
- **한약명** : 차전자(車前子)
- **다른 이름** : 질경이 · 차전초 · 부이 · 마사 · 빼뿌쟁이 · 길장구

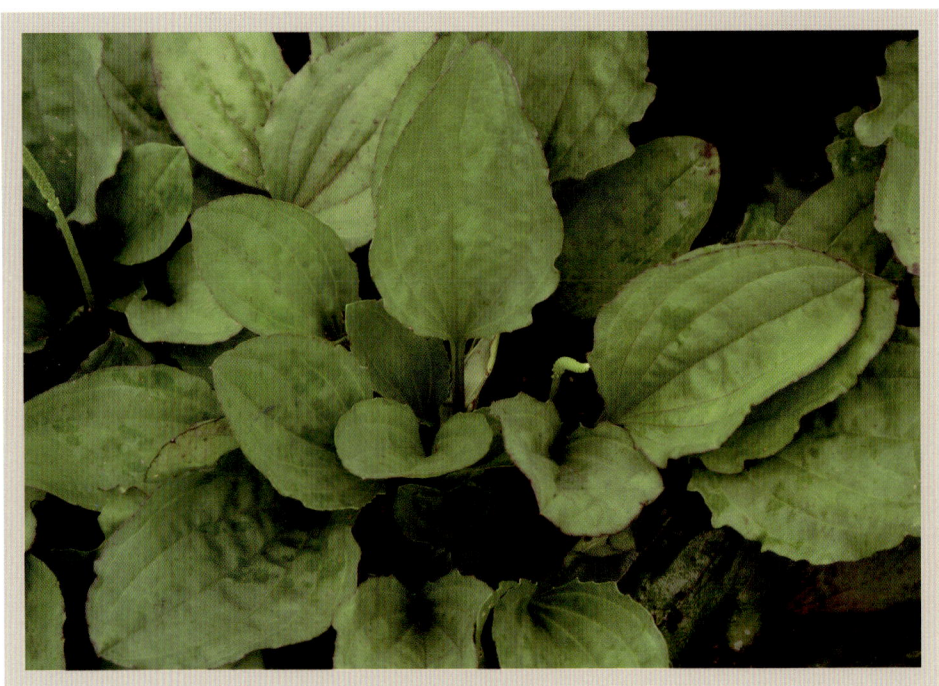

- **분포지** : 전국의 길가나 들 · **초장** : 20~30cm · **생육상** : 한해살이 · **개화 시기** : 6~8월 흰색 · **채취 시기** : 봄~여름 · **형태** : 차전자는 질경이과의 한해살이로 꽃은 6~8월에 흰색으로 피고, 열매는 10월에 삭과(蒴果)가 여물고 검은색 씨앗이 들어 있다.

>>> 상징

차전자(車前子)는 사람이 아무리 밟아도 다시 살아나는 생명력이 강한 약초(草)이다. 예부터 우마차(牛馬車)가 지나간 차바퀴에 눌려도 잘 자란다 하여 '차전초(車前草)'라는 애칭이 있고, 씨앗을 '차전자(車前子)', 전초를 '차전(車前)', 다른 이름으로 '질경이'로 부른다.

▶ **채취**

1. 전초 · 뿌리 · 종자.
2. 전초는 수시로 뜯어 그늘에, 뿌리는 가을부터 이듬해 봄까지 캐서 햇볕에 말려서 쓴다. 종자는 여름~가을에 채취하여 쓴다.

▶ **효소 만들기**

봄에 전초를 뜯어 물에 씻고 물기를 뺀 다음 항아리에 넣고 황설탕으로 만든 시럽이나 황설탕 50%를 넣고 밀봉하여 100일 동안 발효시킨 후 3개월~1년 동안 숙성시킨 후에 효소 1에 생수 5를 희석해서 먹는다.

▶ **식용 및 장아찌 만들기**

1. 봄~여름에 부드러운 잎을 뜯어 고추장이나 쌈장에 싸서 먹는다. 맥분(麥粉)+질경이를 섞어서 떡을 만들어 먹었다. 국을 끓여 먹거나 부침이나 튀김으로 먹는다. 질경이 뿌리는 뜨거운 물에 데쳐서 나물로 무쳐 먹는다.
2. 봄에 부드러운 잎을 뜯어 깻잎처럼 양념에 재어 1개월 후에 먹는다.

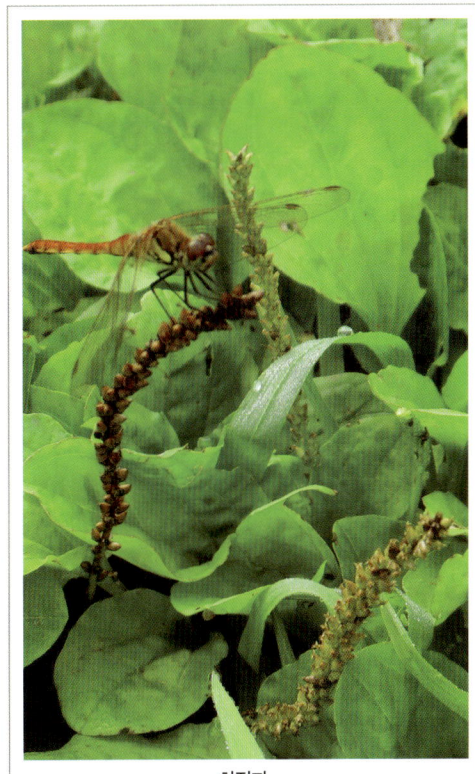

차전자

▶ **이용 및 효능**

1. **한방**에서 전초를 차전(車前), 씨앗을 차전자(車前子)라 부른다. 이뇨를 다스리는 데 다른 약재와 처방한다.
2. **민간**에서 즙을 내어 고기를 먹을 때 즙을 발라서 먹었다.
3. 이뇨제 · 부종 · 소염 · 진해 · 강심 · 난산 · 출혈 · 해열 · 지사제

▶ **약리 작용** _ 항암 작용(씨앗) · 이뇨 작용 · 항염 작용 · 지혈 작용.

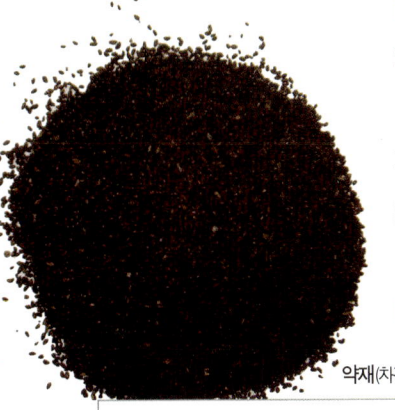

약재(차전자)

>>> 팁   사람은 음식물을 통해 영양소를 이용하여 에너지를 만들고 보존한다. 사람에게 필요한 영양소를 체내에서 정말 도움이 되게 하기 위해서는 효소의 힘이 반드시 필요하다. 사람이 활동을 하기 위해서는 에너지원(源)으로 가장 많이 사용되는 것이 포도당과 효소이다.

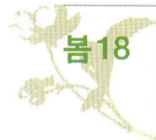

봄 18 참취(국화과)

- **학명** : Aster scaber Thunb.　　**한약명** : 동풍채(東風菜) · 동풍채근(東風菜根)
- **다른 이름** : 선백초 · 산백채 · 백운초 · 산합로 · 나물채 · 암취 · 취

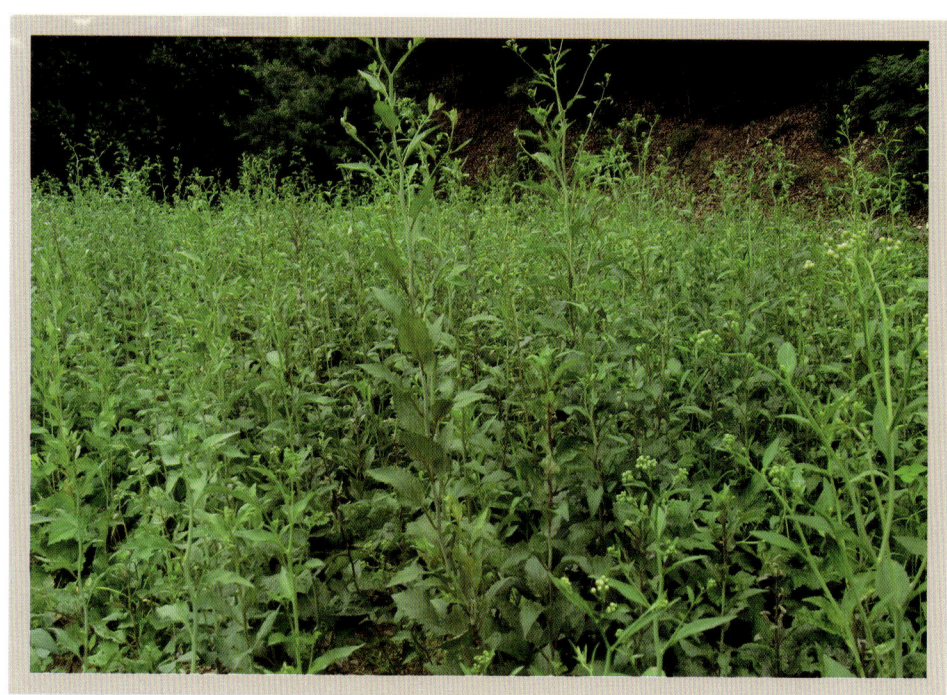

· **분포지** : 전국의 숲속　· **초장** : 1~1.5m　· **생육상** : 여러해살이　· **개화 시기** : 8~10월 흰색　· **채취 시기** : 가을~봄　· **형태** : 참취는 국화과의 여러해살이로 방향성 식물로 꽃은 8~10월에 산방화서로 줄기 끝과 가지 끝에서 산방 화서(繖房花序)로 흰색으로 피고, 열매는 장타원상의 피침형 수과로 여문다.

〉〉〉 상징

참취는 100여 종의 '취' 중에서 으뜸으로 여겨 '참취'라 부른다. 예부터 참취를 먹으면 복(福)이 들어온다고 믿어 정월 대보름에 오곡밥을 지어 김이나 취나물에 싼 것을 먹었다.

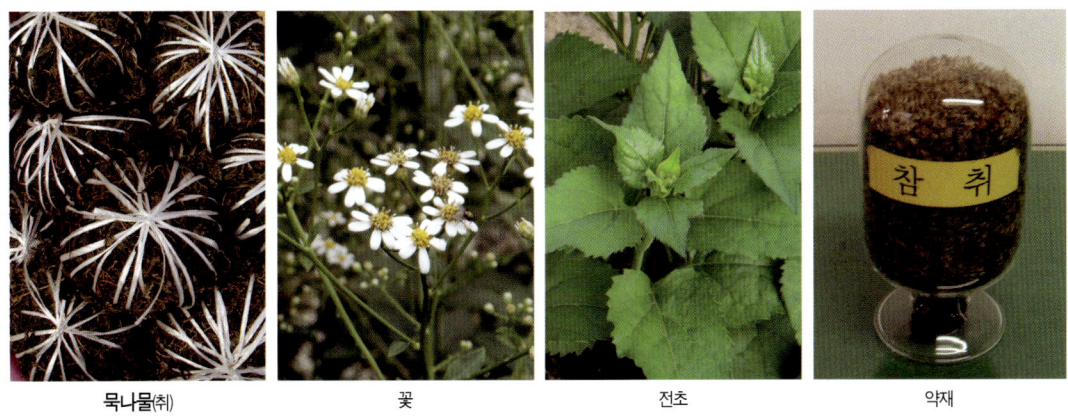

묵나물(취)　　　　　꽃　　　　　전초　　　　　약재

▶ 채취
1. 전초 · 뿌리 · 어린순(식용).
2. 여름에 전초를 채취하여 그늘에, 가을에 뿌리를 캐어 햇볕에 말려서 쓴다.

▶ 효소 만들기
봄에 전초를 채취하여 항아리에 넣고 황설탕으로 만든 시럽이나 황설탕 30%를 넣고 밀봉하여 100일 동안 발효시킨 후 3개월~1년 이상 발효시킨 후에 효소 1에 생수 5를 희석해서 먹는다.

▶ 식용
1. 봄에 어린잎을 채취하여 끓는 물에 살짝 데쳐서 나물로 먹거나 양념장에 무쳐 쌈으로 먹는다.
2. 봄에 전초를 채취하여 말려 두었다가 겨울에도 묵나물로 먹거나 찌개에 넣어 먹는다.

▶ 이용 및 효능
1. **한방**에서 전초를 동풍채(東風菜), 뿌리를 동풍채근(東風菜根)이라 부른다. 통증을 다스리는 데 다른 약재와 처방한다.
2. 독충이나 뱀에 물렸을 때 생뿌리를 짓찧어 즙을 내어 환부에 붙였다.
3. 이뇨 · 방광염 · 장염 · 두통 · 현기증 · 동통 · 복통 · 요통 · 타박상 · 인후 종통.

▶ 약리 작용 _ 발암 물질 억제 작용 · 소염 작용.

> >>> 팁　체내의 효소는 코를 통해 들어온 유익한 산소만을 분류해서 몸에 해로운 이산화탄소를 몸 밖으로 내보내고 적혈구의 헤모글로빈에 결합시켜 전신의 세포에 전달한다.

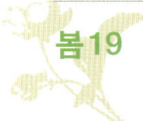

봄19 개미취(국화과)

- 학명 : Aster tataricus L. fil.
- 한약명 : 자원(紫苑) · 다른 이름 : 자완 · 산백채 · 자원

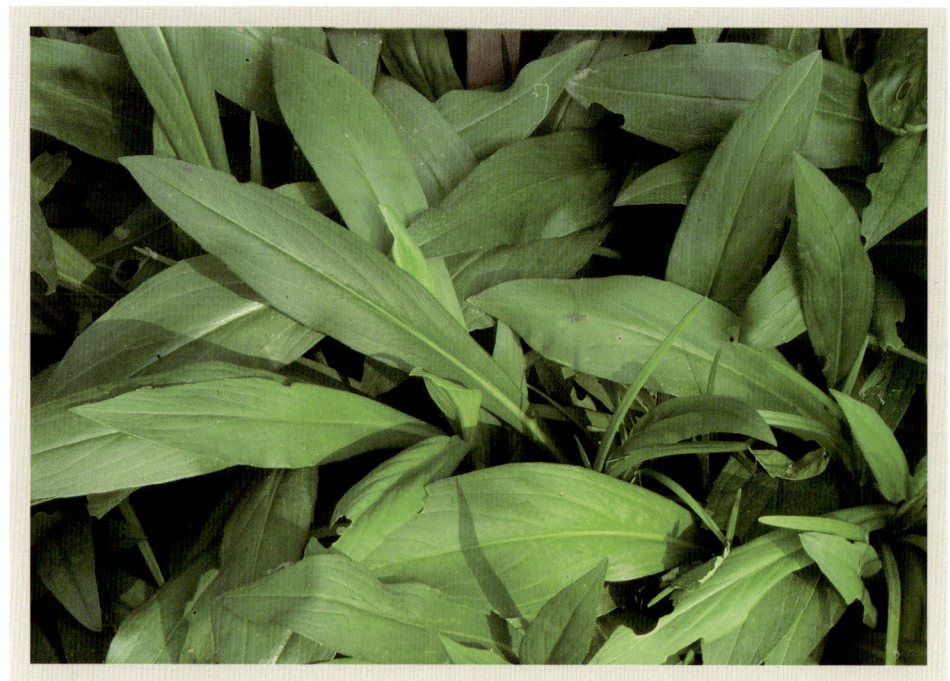

- **분포지** : 전국의 산 습지   · **초장** : 1~1.5m   · **생육상** : 여러해살이   · **개화 시기** : 7~10월 엷은자줏빛   · **채취 시기** : 가을~겨울   · **형태** : 개미취는 국화과의 여러해살이로 꽃은 7~10월에 가지 끝과 원줄기 끝에 산방상으로 엷은 자주색으로 달린다.

▶ **채취**

1. 전초 · 뿌리 · 뿌리줄기.
2. 가을에 뿌리를 캐어 햇볕에 말려서 쓴다.

▶ **효소 만들기**

봄에 전초를 채취하여 항아리에 넣고 황설탕으로 만든 시럽이나 황설탕 30%를 넣고 밀봉하여 100일 후에 동안 발효시킨 시킨 후에 3개월~1년 이상 숙성시킨 후에 효소 1에 생수 5를 희석해서 먹는다.

▶ **식용 및 자원탕 만들기**

1. 봄에 어린잎과 순을 뜯어 쌈으로 먹거나 끓은 물에 살짝 데쳐서 나물 무침으로 먹는다. 전초를 뜯어 그늘에 말려서 묵나물로 먹는다.
2. 자원(말린 개미취 전초)+천문동+길경이+행인+상백피+감초를 배합해서 약한 불로 끓여 자원탕(紫菀湯)을 만든다.

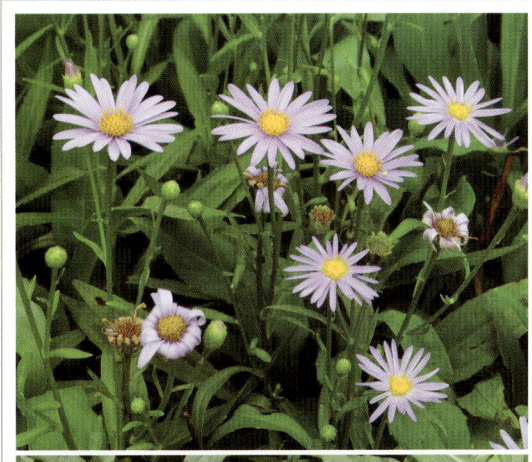

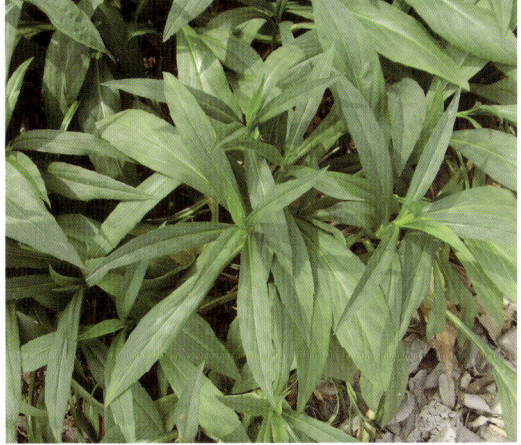

위_꽃 아래_전초

▶ **이용 및 효능**

1. 한방에서 자원(紫菀)이라 부른다. 폐(肺) 질환을 다스리는 데 다른 약재와 처방한다.
2. 토혈 · 이뇨 · 해수 · 천식 · 진해 · 거담 · 소변 불통.

▶ **약리 작용** _ 항암 작용 · 이뇨 작용 · 항균 작용.

>>> 팁   담배 연기에는 카드늄 외에 비소(개미 살충제) · 부탄(점화액) · 일산화가스(배기가스) · 청산가리(쥐약) · 포름알데히드(시체 방부제) · 암모니아(세척제) 등 온갖 발암 물질과 독성 물질이 들어 있다. 담배 1개비를 피울 때마다 비타민 C가 25mg씩 손실된다.

제2장 봄 · 여름 · 가을 · 겨울 · 나무 | 65

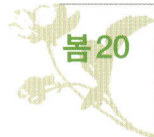

봄 20 바위취(범의귀과)

- 학명 : Saxifraga stolonifera Meerb
- 한약명 : 호이초(虎耳草)   · 다른 이름 : 호이

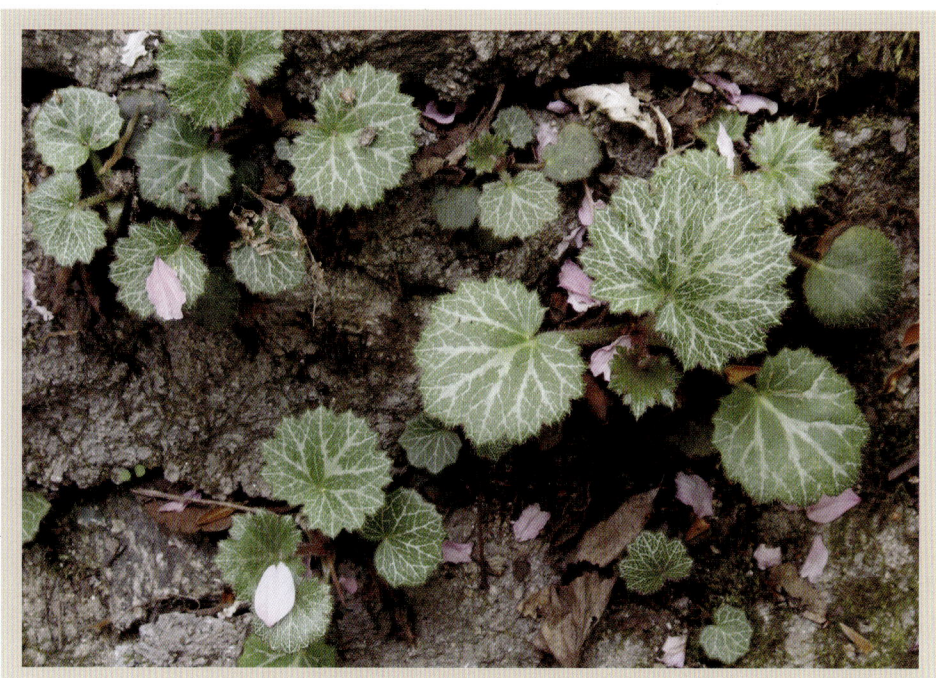

- **분포지** : 전국의 산 바위 곁이나 습지   · **초장** : 60cm   · **생육상** : 여러해살이   · **개화 시기** : 5월 백색   · **채취 시기** : 봄   · **형태** : 바위취는 범의귀과의 여러해살이로 높이는 30~40cm 정도까지 자라고, 꽃은 5월에 백색으로 피고, 열매는 달걀 모양의 삭과로 여문다.

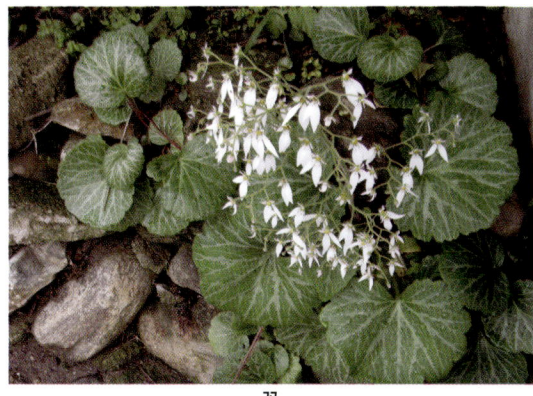 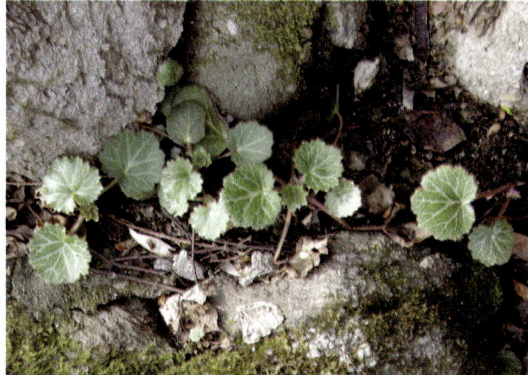

| 꽃 | 전초와 바위 |

▶ 채취
1. 꽃, 전초.
2. 봄에 꽃이 피기 전에 전초를 뜯어 그늘에 말려서 쓴다.

▶ 효소 만들기
봄에 전초를 뜯어 항아리에 넣고 황설탕으로 만든 시럽이나 황설탕 30%를 넣고 밀봉하여 100일 동안 발효시킨 후 에 3개월~1년 동안 숙성시킨 후에 효소 1에 생수 5를 희석해서 먹는다.

▶ 식용
봄에 전초를 뜯어 물에 씻고 물기를 뺀 다음에 쌈을 싸서 먹거나 끓은 물에 살짝 데쳐서 나물로 무쳐 먹는다.

▶ 이용 및 효능
1. **한방**에서 전초를 호이초(虎耳草)라 부른다. 해독을 다스리는 데 다른 약재와 처방한다.
2. **민간**에서 전초를 짓찧어 즙내어 치질에 쓴다.
3. 해독 · 청열 · 거풍 · 습진 · 치질 · 폐종 · 해수 · 토혈 · 중이염.

> >>> 팁 담배 연기를 들이마시면 폐 세포의 유전자인 DNA가 파손된다. 사람마다 니코틴을 해독하는 효소가 다르게 나오기 때문에 파손된 DNA를 수리해 내는 능력이 다르다. DNA를 수리 효소가 작은 사람은 정상인에 비해 폐암에 걸릴 확률이 120배나 높기 때문에 담배를 피우면 안 된다.

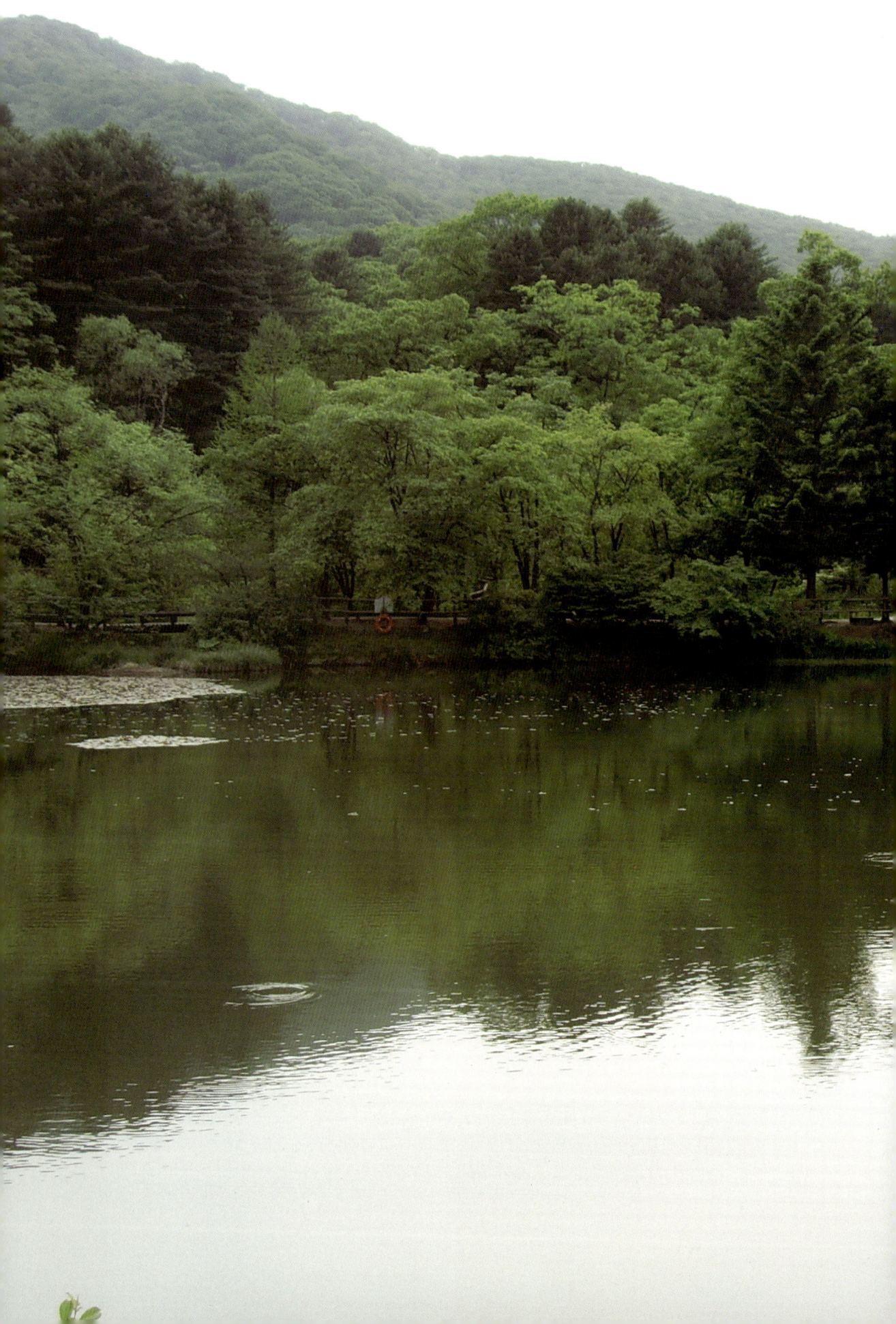

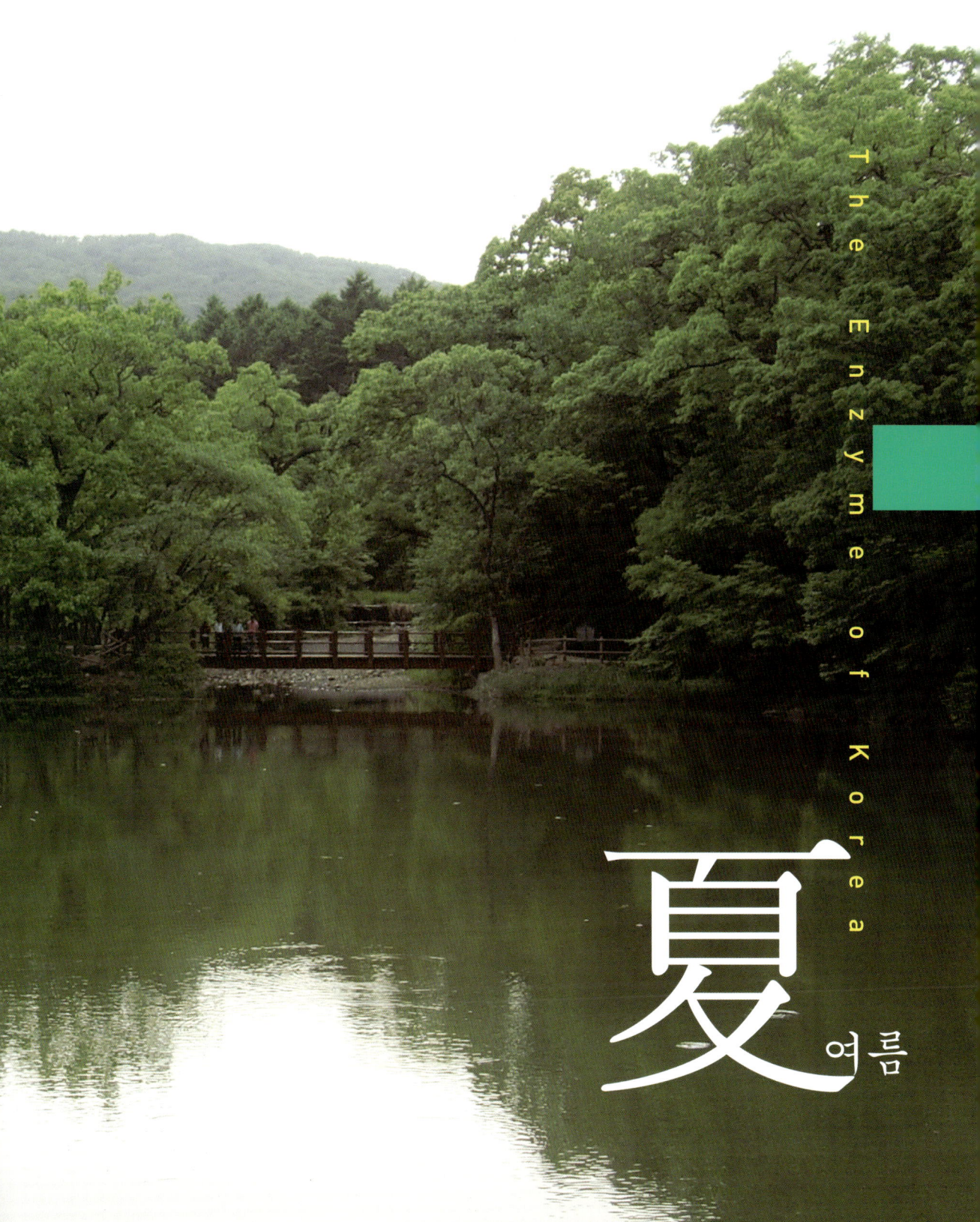

夏 여름

The Enzyme of Korea

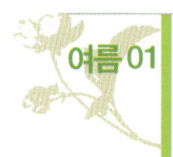

여름 01 미나리(미나리과)

· 학명 : Oenanthe javanica(BL.) DC.
· 한약명 : 수근(水芹)　　· 다른 이름 : 수영(水英) · 근채(根菜) · 수근채(水芹菜)

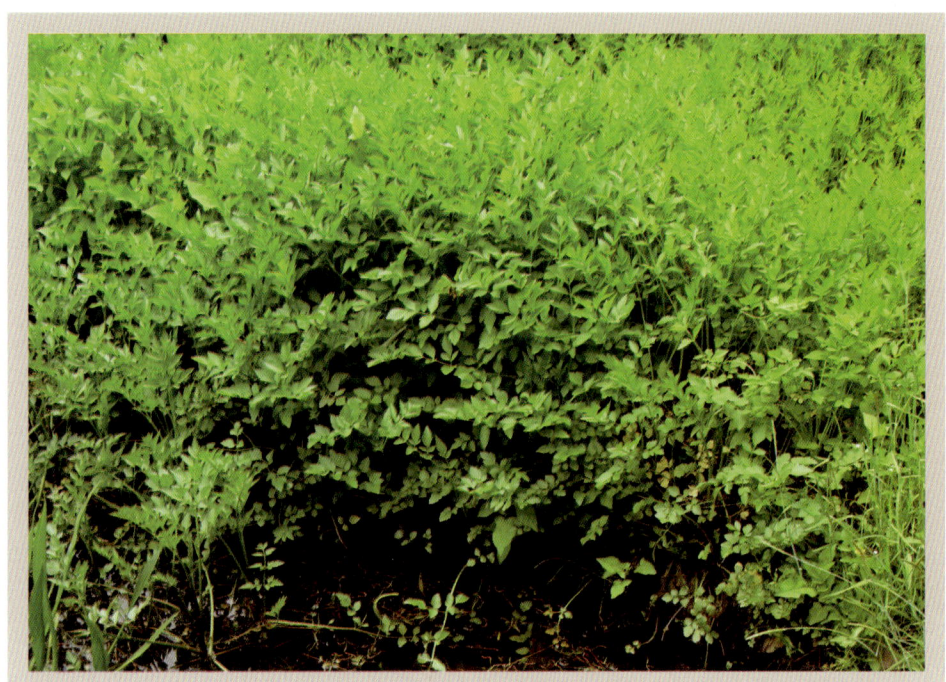

· **분포지** : 논둑이나 계곡 등 습한 곳이나 습지와 물가　· **초장** : 30~60cm　· **생육상** : 여러해살이　· **개화시기** : 봄 · 흰색　· **채취 시기** : 11월부터 이듬해 5월까지　· **형태** : 미나리는 타원형의 열매를 맺고, 줄기는 30cm~80cm 이상 정도까지 자라며, 11월부터 이듬해 5월까지 논둑이나 계곡 등 습한 곳이나 습지와 물가에서 자생한다. 잎은 서로 어긋남, 미나리는 미나리과의 여러해살이로 꽃은 복산형 화서로 피고 열매는 타원형으로 맺는다.

〉〉〉 상징

봄에 미나리의 푸르름과 향긋한 냄새와 맛은 겨우내 잃었던 입맛을 돋우는 데 그만이다. 예로부터 궁중 진상품으로 이름난 '전주 미나리'는 겨우내 물 속에서 자라 줄기가 연하고 맛과 향이 일품으로 알려져 있다.

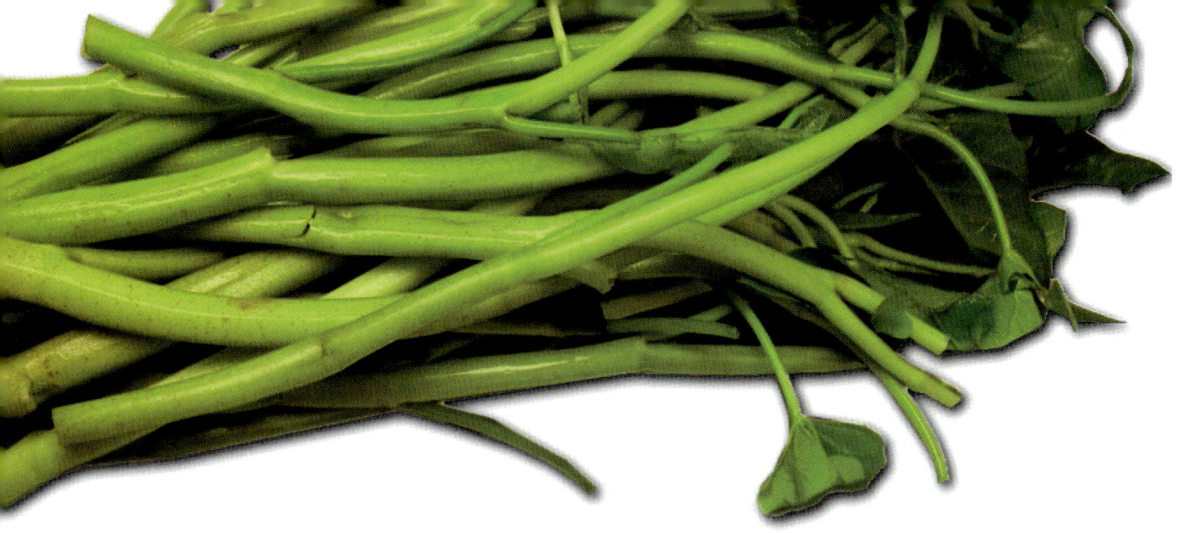

▶ **채취**
1. 전초.
2. 11월부터 이듬해 5월까지 채취하여 잎과 줄기를 그늘에 말려서 쓴다.

▶ **효소 만들기**

미나리를 전초를 채취하여 항아리에 넣고 황설탕으로 만든 시럽이나 황설탕 50%를 넣고 밀봉하여 100일 동안 발효시킨 후 3개월~1년 이상 효소 1에 생수 5를 희석하며 먹는다.

▶ **식용**
1. 봄에 연한 잎과 줄기를 뜯어 김치·나물·쌈·초무침·생으로나 데쳐서 부침·물김·즙·생선찌개 양념·부침개로 먹는다.
2. 생선찌개나 매운탕에 주재료나 부재료인 양념으로 쓴다.

▶ **이용 및 효능**
1. **한방**에서 수근(水芹)·수영(水英)이라 부른다. 잎과 줄기를 독극물의 해독이나 기관지와 폐의 기능을 좋게 할 때 다른 약재와 처방한다.
2. **민간**에서 관절염 통증에 미나리를 짓찧어 무릎에 두껍게 발라 찜질을 했다. 해독 작용이 뛰어나 복어탕을 끓일 때 미나리를 넣어 복어의 독성을 중화시켰다.
3. 고혈압·고열·갈증·이뇨·부종·해독·가래·거담·폐 질환.

▶ **약리 작용** _ 혈압 강하·발암 물질의 활동 억제·해독 작용.

>>> **미나리 역사** 조선 시대 시집 『청구영언』에서 '봄 미나리를 살찐 임금님께 드리고자'라는 구절이 있고, 중국의 『여씨춘추』에서 '살찐 미나리를 임금께 바치고 싶네'라는 노래가 있듯이 식품으로 가치가 높다.

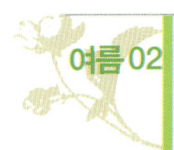

여름02 붉은가시딸기(장미과)

- **학명** : Rubus phoenicolasius Maxim.
- **한약명** : 원매(猿莓) · **다른 이름** : 자모현구자 · 수리딸나무 · 곰딸기 · 복분 · 결분 · 대맥모

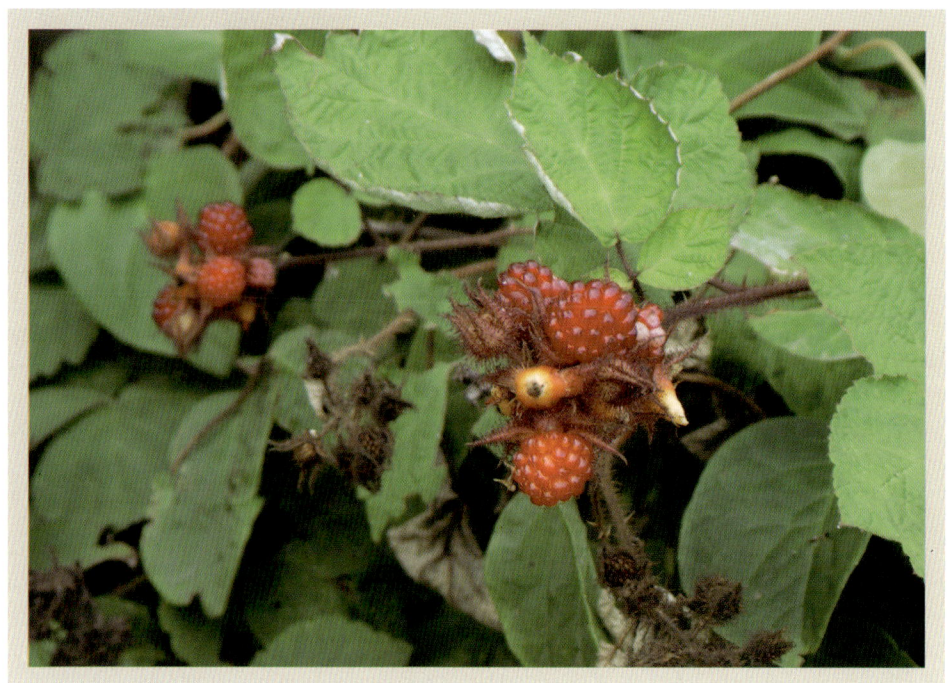

· **분포지** : 전국의 산과 들 · **초장** : 1.5~2m · **생육상** : 여러해살이 · **개화 시기** : 6~7월 담홍색 · **채취 시기** : 7월경 · **형태** : 잎은 호생, 우상복엽, 붉은가시딸기는 장미과의 여러해살이로 꽃은 총상 화서로 6~7월에 담홍색으로 피고, 열매는 핵과가 모인 복과로 여문다.

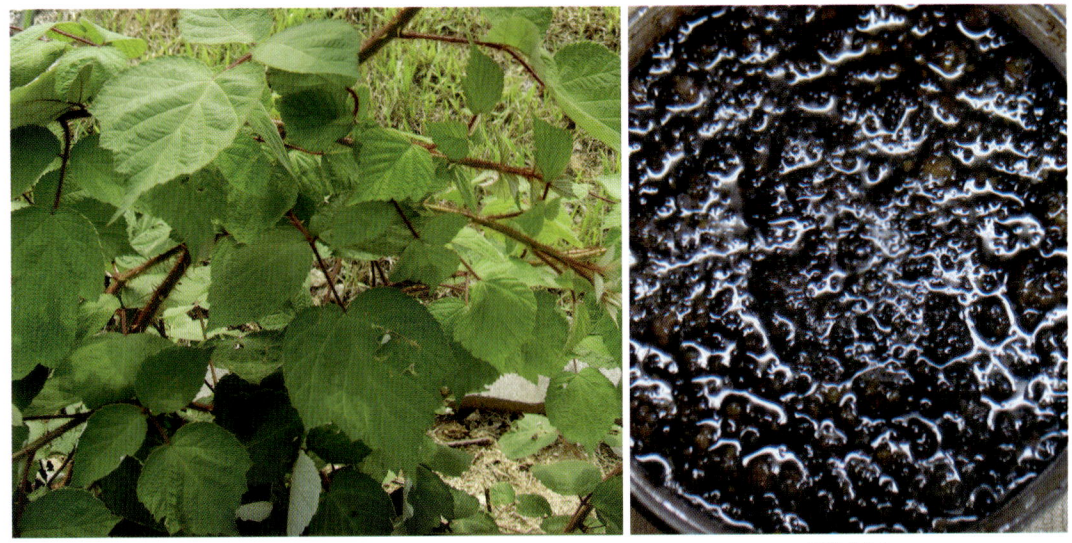

전초 　　　　　　　　　　　　　　　산딸기 효소

▶ **채취**

1. 열매.
2. 열매가 담홍색으로 익었을 채취하여 햇볕에 말려서 쓴다.

▶ **효소 만들기**

늦은 봄에 열매가 담홍색으로 익었을 때 따서 항아리에 넣고 황설탕으로 만든 시럽이나 황설탕 80%를 넣고 밀봉하여 100일 동안 발효시킨 후 3개월~1년 이상 숙성시킨 후에 효소 1에 생수 5를 희석해서 먹는다.

▶ **식용** _ 담홍색으로 성숙된 열매를 따서 생으로 먹는다.

▶ **이용 및 효능**

1. 한방에서 원매(猿莓)라 부른다. 정력을 강화하는 데 다른 약재와 처방한다.
2. 정력 증강 · 원기 회복 · 기혈 순환 · 설사.

> 〉〉〉 팁　영국 속담에 사과 한 개가 상하면 사과 전체를 망친다. 과일과 채소를 포함한 모든 식물은 에틸렌(etbylene)이라는 호르몬을 발산한다. 에틸렌이 가장 많이 분비되는 사과 · 배 · 자두 · 키위 등과 다른 과일이나 채소를 보관하면 빨리 시들고 제 맛을 잃게 하기도 하지만 덜 익은 과일이나 채소를 넣어 두면 빨리 익는다.

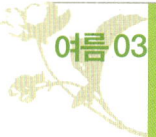

여름 03 엉겅퀴(국화과)

- 학명 : Cirsium Japonicum DC.var.ussuriense(kegel) Kitamura
- 한약명 : 대계(大薊) · 다른 이름 : 자계 · 호계 · 마계 · 야홍화 · 산우방 · 계각자

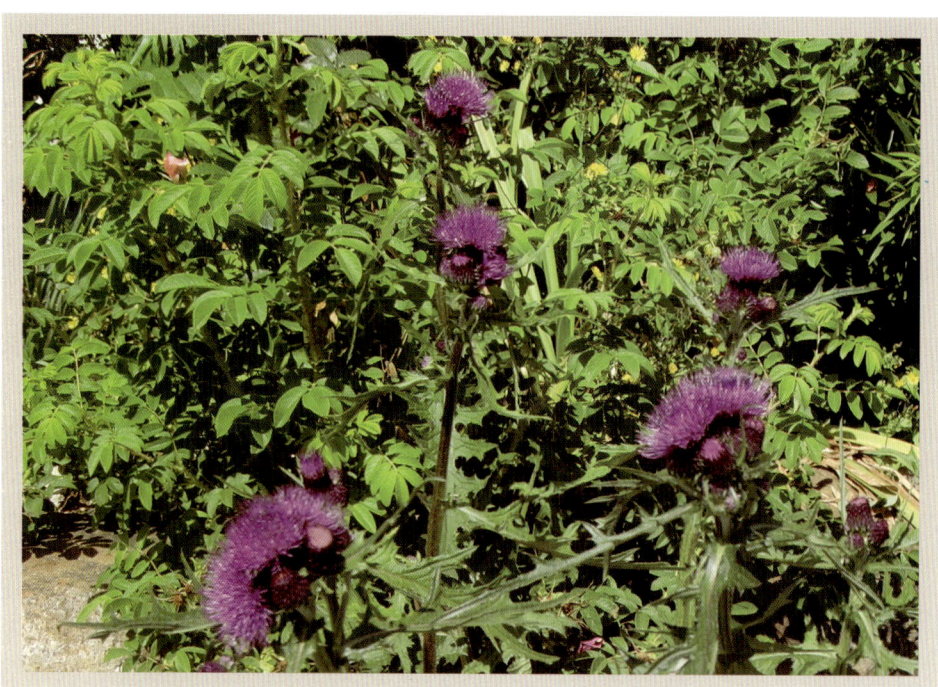

· **분포지** : 전국의 산과 들   · **초장** : 50~100cm   · **생육상** : 여러해살이   · **개화 시기** : 6~8월 자주색 · 붉은색 · 흰색   · **채취 시기** : 전초는 개화기, 뿌리는 가을철   · **형태** : 엉겅퀴는 국화과의 여러해살이로 밑에는 털이 많고, 위쪽에는 흰털과 거미줄 같은 털이 있음. 근생엽은 꽃이 필 때까지 남아 있고, 겹생엽보다 크다. 꽃은 6~월에 두상 화서 자주색 으로 피고, 열매는 7월에 줄기 자방(子房)의 맨 끝에 솜털 같은 관모(冠毛)로 수과(瘦果)로 여문다.

>>> 상징

엉겅퀴의 싹이 호랑이를 닮았다 하여 '대계(大薊)', 뿌리를 산에서 자라는 '산우엉이', 다른 이름으로 '야홍화(野紅花)' 라 부른다.

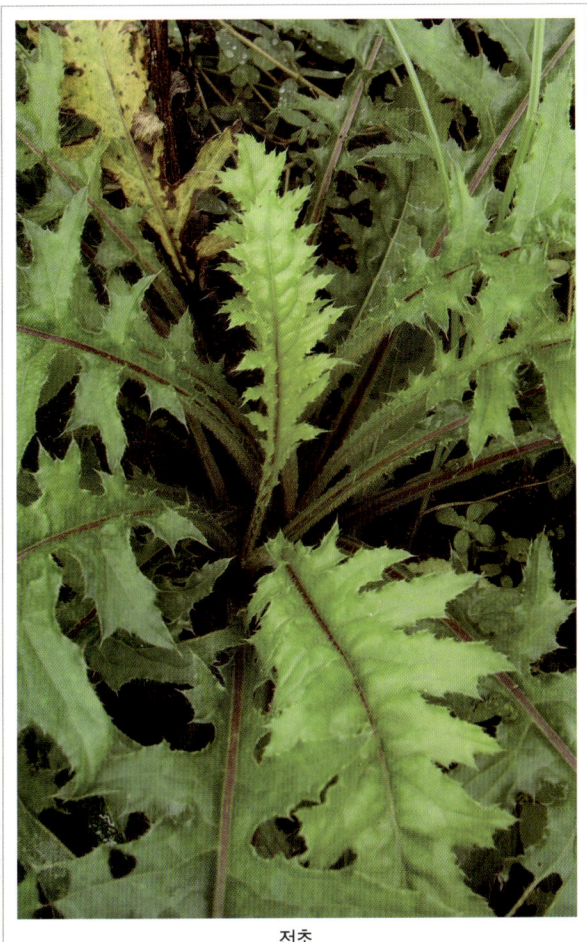
전초

▶ **채취**

1. 전초·뿌리.
2. 여름에 전초를 채취하여 그늘에, 가을에 뿌리를 캐어 햇볕에 말려서 쓴다.

▶ **효소 만들기**

봄에 전초나 가을에 뿌리를 채취하여 물로 씻고 물기를 뺀 다음 항아리에 넣고 황설탕으로 만든 시럽이나 황설탕 50%를 넣고 밀봉하여 발효시킨 후에 3개월~1년 이상 숙성시킨 후에 효소 1에 생수 5를 희석하여 먹는다.

▶ **식용**

1. 봄에 어린잎을 뜯어 끓는 물에 살짝 데쳐서 떫은 맛을 충분히 우려 낸 뒤 잘게 썰어서 깨소금, 초고추장에 무쳐 먹는다. 어린순은 나물로 샐러드로 먹었다.
2. 줄기는 껍질을 벗겨 된장이나 고추장에 박아 두었다가 먹는다.

▶ **이용 및 효능**

1. **한방**에서 식물 전체 및 뿌리를 쓰고 종기와 고혈압을 다스리는 데 다른 약재와 처방한다.
2. **민간**에서 옹종에 짓찧어 환부에 붙였다.
3. 타박상·옹종·고혈압·암종·지혈·토혈·출혈·창종·부종·대하증·감기.

▶ **약리 작용** _ 혈압 강하·항균 작용·이뇨 작용·해독 작용·소염 작용.

> >>> 팁 『본초강목』에서 엉겅퀴는 어혈(瘀血)을 흩어 버리고 또한 옹종(擁腫)을 다스리며 작은 엉겅퀴는 혈통(血統)을 다스린다.『산보방(産寶方)』에서 '부인의 하혈에는 엉겅퀴 뿌리를 즙을 내어 마시면 즉효를 볼 수 있다'고 기록되어 있다.

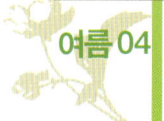

여름 04 차즈기(꿀풀과)

- 학명 : Perilla frutescens(L.) Britton var. acuta Kudo
- 한약명 : 자소엽(紫蘇葉)　· 다른 이름 : 차조기 · 자소 · 적소 · 향소 · 홍자소 · 소엽 · 자소자 · 자소경

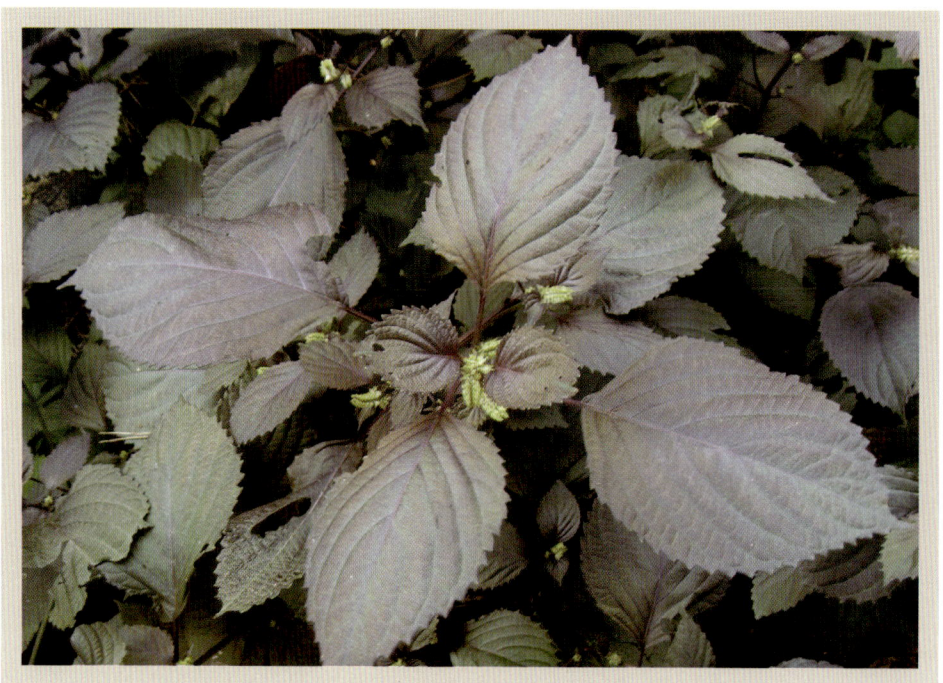

- **분포지** : 전국의 밭에서 재배　· **초장** : 30~100cm　· **생육상** : 한해살이　· **개화 시기** : 8~9월 연한 자주색　· **채취 시기** : 잎은 개화시, 씨앗은 가을 성숙시　· **형태** : 줄기는 곧게 서고 단면이 사각형이며 향기가 있음, 잎은 마주나고 깻잎과 비슷함, 차즈기는 꿀풀과의 한해살이로 꽃은 8~9월에 총상 화서 자주색으로 피고 열매는 분과로 둥글고 그물 무늬가 있다.

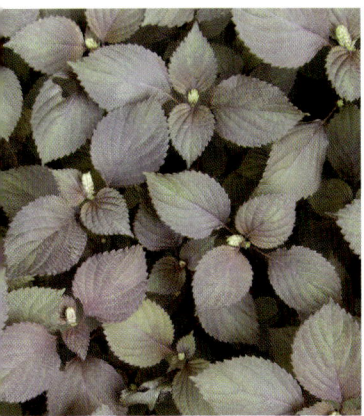 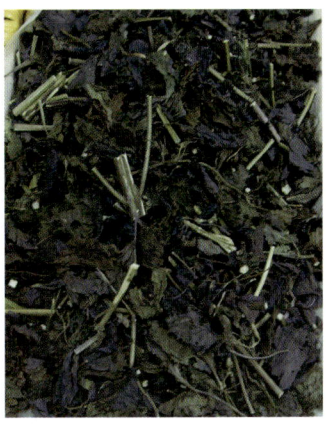 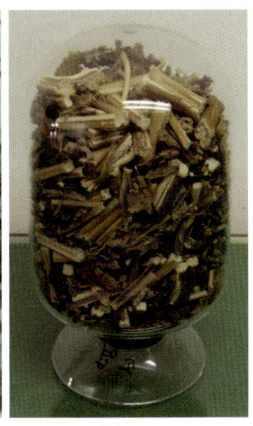 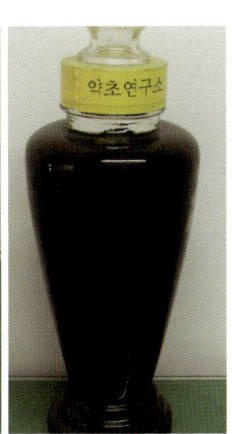

| 전초 | 약재(소엽) | 약재(자소엽) | 소엽 주 |

▶ 채취
1. 잎·종자·줄기.
2. 가을에 잎과 열매를 채취하여 그늘에 말려서 쓴다.

▶ 효소 만들기
봄에 잎을 채취하여 항아리에 넣고 황설탕으로 만든 시럽이나 황설탕 30%를 넣고 밀봉하여 100일 동안 발효시킨 후에 3개월~3년 동안 숙성시킨 후에 효소 1에 생수 5를 희석하여 먹는다.

▶ 식용 및 장아찌 만들기
1. 봄~여름에 부드러운 잎을 뜯어 쌈·비빔밥·튀김·부각으로 먹는다.
2. 봄에 잎을 뜯어 깻잎처럼 양념에 재어 1개월 후에 먹는다.

▶ 이용 및 효능
1. 한방에서 자소엽(紫蘇葉)이라 부른다. 폐질환을 다스리는 데 다른 약재와 처방한다.
2. 민간에서 노화 방지를 위해 인동꽃 5g+전초 10g을 달여서 먹었다.
3. 노화 방지, 잎(건위·오한 발열·해수·구토)·종자(해수·호흡 곤란·변비·윤폐).

>>> 팁 견과류에는 비타민 E, 플라보노이드(flavonoid), 폴리페놀(polybenol)과 같은 항산화 물질이 많이 들어 있다. 견과류 중에서 호두에는 단백질과 철분 등 각종 영양소와 함께 심장 질환 예방에 좋은 오메가 지방산이 듬뿍 들어 있기 때문에 영양학적으로 좋다.

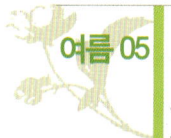

여름 05 강활(미나리과)

- 학명 : Ostericur koreanum(Maxim.) Kitagawa
- 한약명 : 강활(羌活)   · 다른 이름 : 강호리

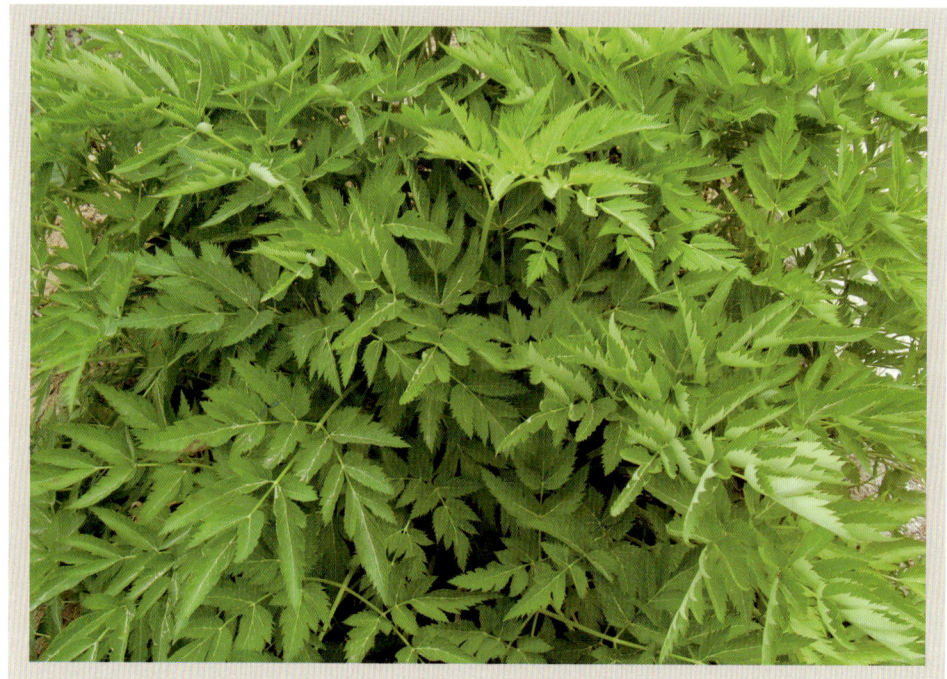

· **분포지** : 전국의 산지   · **초장** : 60~150cm   · **생육상** : 여러해살이   · **개화 시기** : 8~9월, 흰색   · **채취 시기** : 10월~3월   · **형태** : 우산 모양의 톱니가 있다. 잎의 끝이 뾰족하다. 강활은 미나리과의 여러해살이로 8~9월에 우산 모양의 겹산형 화서로 흰색으로 꽃이 피고, 열매는 타원형으로 변두리에 넓은 날개가 있다.

▶ **채취**
1. 전초(식용) · 뿌리(약용).
2. 봄에 전초를 채취하여 그늘에, 겨울에 뿌리를 캐어 햇볕에 말려서 쓴다.

▶ **효소 만들기**
봄에 전초를 채취하여 항아리에 넣고 황설탕으로 만든 시럽이나 황설탕 50%를 넣고 밀봉하여 100일 동안 발효를 시킨 후에 3개월~1년 이상 숙성시킨 후 효소 1에 생수 5를 희석해서 먹는다.

▶ **식용 및 방향제 만들기**
1. 봄에 어린순을 채취하여 끓은 물에 살짝 데쳐서 나물 무침으로 먹는다.
2. 잎을 말려서 방향제로 쓴다.

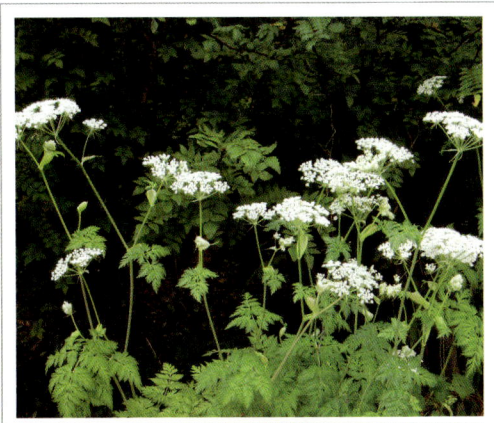
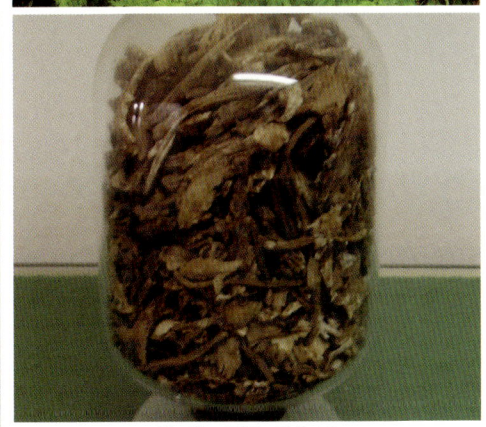
위_꽃   아래_약재(강활)

▶ **이용 및 효능**
1. **한방**에서 뿌리를 강활(羌活)이라 부른다. 강활은 신고(辛苦)하며 온(溫)하여 풍·한·습(風寒濕)으로 인한 근육통과 관절통을 다스리는 데 다른 약재와 처방한다.
2. **민간**에서 혈액 순환이나 땀이 없는 증상에 쓴다.
3. 감기·잦은 두통·오한·발열·구완 와사·피부궤양·신경통·동통.

▶ **약리 작용** _ 해열 작용·항염 작용·진통 작용·항균 작용.

▶ **금기** _ 빈혈이 있는 사람.

>>> 팁   위산은 음식물을 통해 들어온 박테리아를 죽이고 해로운 세균으로부터도 우리 몸을 보호해 주는 역할을 한다. 음식물을 섭취하면 위 벽에서 음식물 분해를 위해 위산이 분비된다. 강한 위산으로부터 스스로를 보호하기 위해 끈끈한 점액질을 분비하여 위 벽을 보호한다. 아스피린이나 진통제가 위에 들어오면 점막은 쉽게 허물어 진다. 위 점막이 허물어지면서 위산에 노출되면 위궤양이 생긴다.

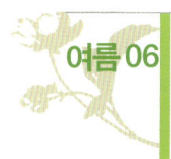

여름06 고삼(콩과)

- 학명 : Sophora flavescens Solander ex Aitom
- 한약명 : 고삼(苦蔘)   · 다른 이름 : 느삼 · 너삼 · 고골 · 수괴 · 지괴 · 야괴 · 천삼 · 고신 · 도둑놈의 지팡이

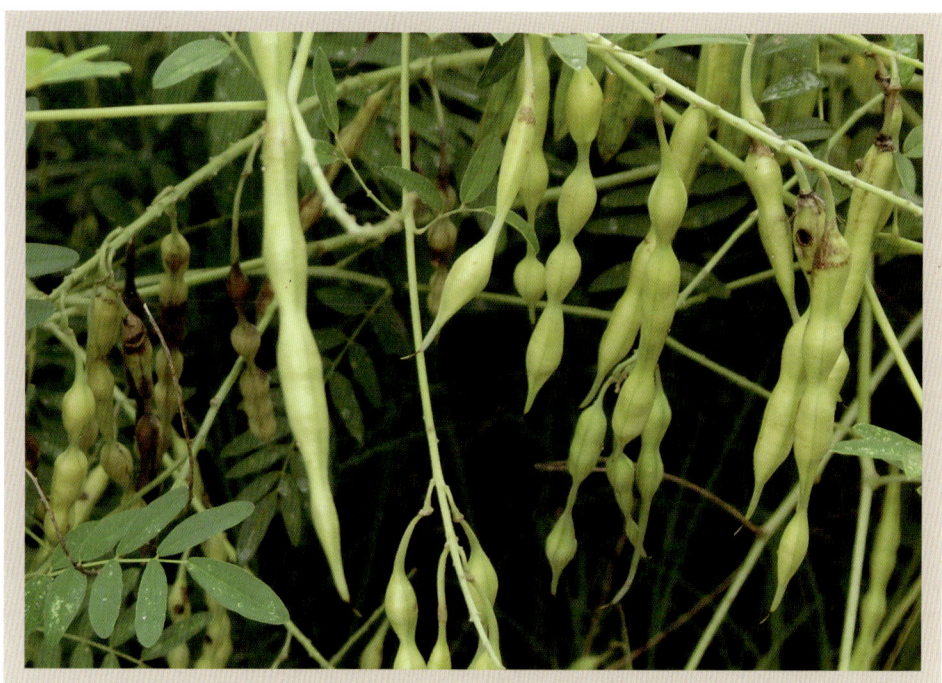

· **분포지** : 전국의 깊은 산기슭   · **초장** : 30~120cm   · **생육상** : 여러해살이   · **개화 시기** : 6~8월, 담황백색   · **채취 시기** : 가을부터 이듬해 봄   · **형태** : 잎은 버들잎 모양의 쪽잎이 6~8쌍 모인 기수우수상 복엽이다. 고삼은 콩과의 여러해살이로 꽃은 6~8월에 나비 모양으로 담황백 노란색으로 피고 열매는 좁은 원추형 협과(莢果)로 여문다.

>>> 상징

고삼(苦蔘)은 '도둑놈의 지팡이 뿌리' 라는 애칭이 있고, 고삼은 맛이 쓰기 때문에 인삼과 같은 효과가 있어 '고삼' 이라 부르고 다른 이름으로 '너삼' 으로 부른다.

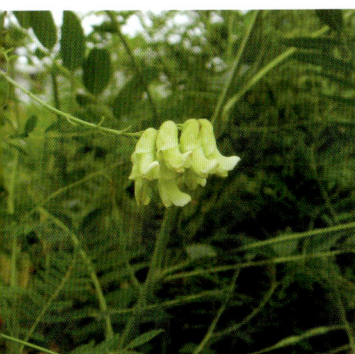 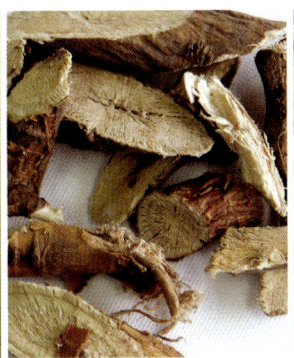 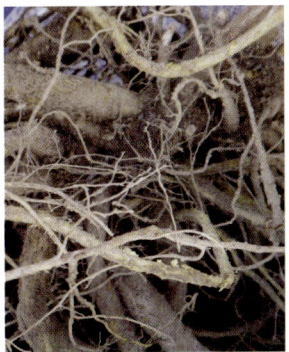 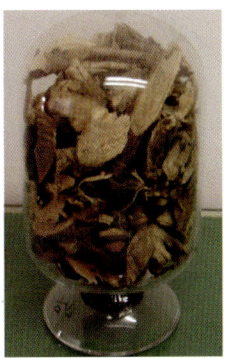

꽃　　　　　　　　뿌리　　　　　　　너삼뿌리　　　　　약재(고삼)

▶ 채취
1. 뿌리.
2. 가을~겨울에 뿌리를 수시로 캐어 껍질을 벗겨 햇빛에 말려서 쓴다.

▶ 효소 만들기
겨울에 고삼 뿌리를 캐어 떡국의 떡 크기로 썰어 황설탕에 버무려 항아리에 넣어 두면 삼투압 작용에 의해 고삼의 진액이 조금씩 빠져 나오면서 발효된 후에 3개월~1년 이상 숙성시킨 후 효소 1에 생수 5를 희석해서 먹는다.

▶ 고약(膏藥) 만들기
고삼의 뿌리를 캐어 햇빛에 말려서 고약을 만들어 트리코모나스 질염 · 습진 · 신경성 피부염에 바른다.

▶ 이용 및 효능
1. **한방**에서 뿌리를 고삼(苦蔘)이라 부른다. 피부 질환을 다스리는 데 다른 약재와 처방한다.
2. **민간**에서 뿌리를 달인 즙으로 창독(瘡毒)을 세척할 때 쓰고, 버짐과 가려움증에는 뿌리를 달인 물로 환부를 세척하였다.
3. 피부염 · 이뇨 · 강장제 · 신장병 · 심장병 · 자궁내막염 · 대하증 · 산후증 · 신경통.

▶ 약리작용 _ 위장과 위궤양에 건위 작용.

> **〉〉〉 삼(蔘) 이야기**　　산에는 산삼(山蔘), 바다에는 해삼(海蔘), 더덕은 삼은 삼인데, 모래가 많은 땅에서 자란다고 하여 모래 사(沙) 자를 써서 사삼(沙蔘)이라 부른다. 더덕 사삼(沙蔘)은 약재보다는 식용으로 먹었다. 오삼(五蔘)은 인삼(人蔘) · 현삼(玄蔘) · 고삼(苦蔘) · 단삼(丹蔘) · 사삼(沙蔘)이다. 인삼은 더운 약성이고 · 더덕은 찬 약성을 가지고 있다.

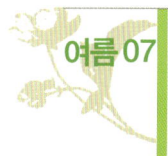

여름 07 인동덩굴(인동과)

- 학명 : Lonicera japonica Thunb
- 한약명 : 금은화(金銀花) · 다른 이름 : 인동·은화·금화·이화·은화자·인동 등

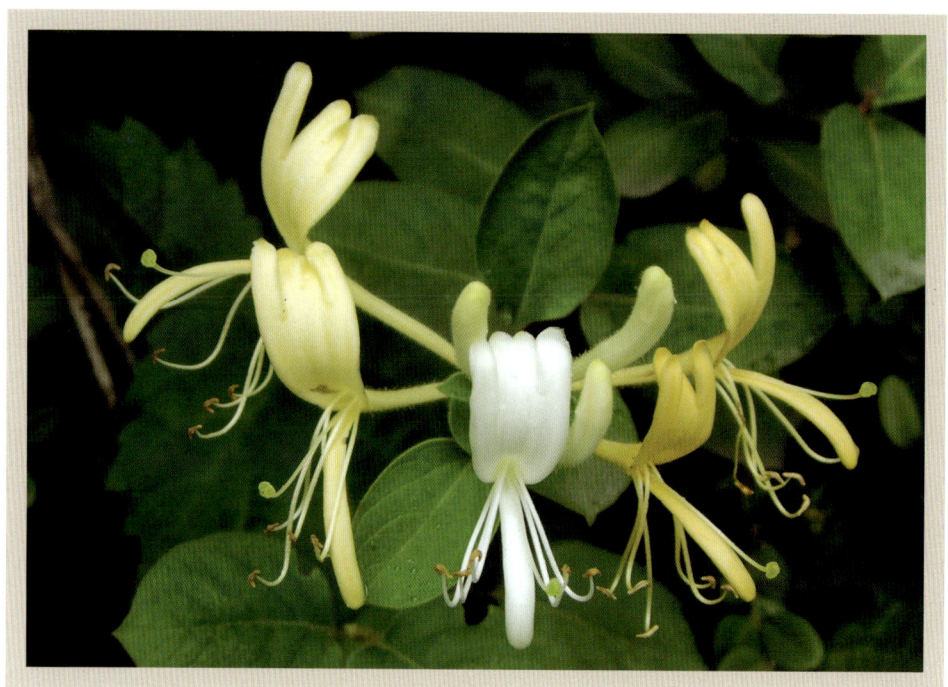

· **분포지** : 전국의 산과 들 · **초장** : 2~5m · **생육상** : 덩굴성 갈잎떨기나무 · **개화 시기** : 6~7월 흰색, 나중에는 노란색 · **채취 시기** : 6~7월 개화시 맑은 날에 이슬이 마른 후에 채취 · **형태** : 꽃은 잎겨드랑이에서 1~2송이씩 붙고, 가지 끝에서 밀생, 인동덩굴은 덩굴성 갈잎떨기나무로 꽃은 6~7월에 흰색으로 피고 열매는 9~10월에 흑색 장과가 여문다.

>>> 상징

인동덩굴은 추운 겨울에도 잘 견디기 때문에 '인동초(忍冬草)'로 부르고, 흰꽃이 노란꽃으로 변하기 때문에 '금은화(金銀花)'으로 부른다.

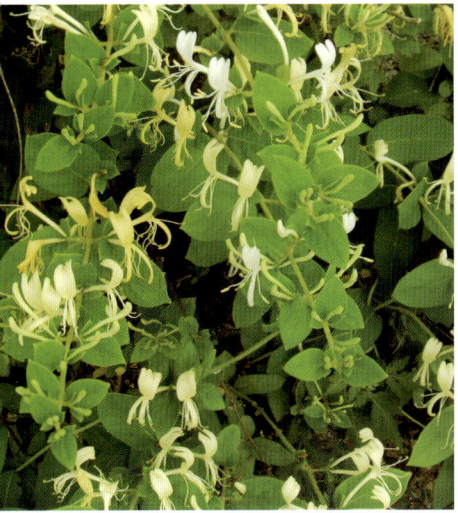 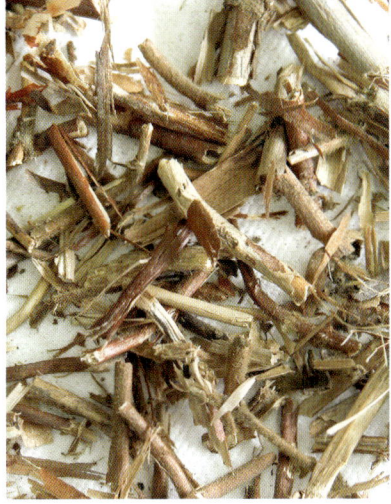 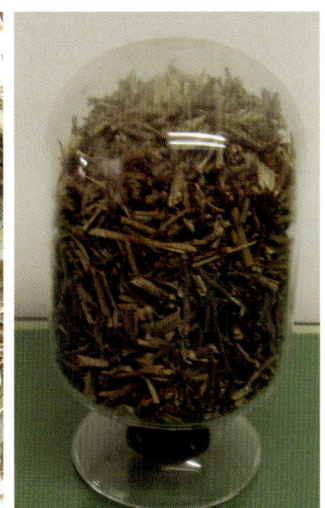

| 인동덩굴 군락 | 약재(금은화) | 약재 |

▶ 채취
1. 꽃봉오리 · 꽃 · 잎 · 경엽 · 줄기 · 과실 · 뿌리.
2. 줄기는 수시로, 꽃은 6월에 채취하여 그늘에서 말려서 쓴다.

▶ 효소 만들기
봄~여름까지 금은화 전체를 채취하여 물에 씻고 물기를 뺀 다음 항아리에 넣고 황설탕으로 만든 시럽이나 황설탕 80%를 넣고 밀봉하여 100일 후 동안 발효시킨 후에 3개월~1년 동안 숙성시킨 후 효소 1에 생수 5를 희석해서 먹는다.

▶ 이용 및 효능
1. 한방에서 금은화(金銀花)라 부른다. 피부 질환을 다스리는 데 다른 약재와 처방한다.
2. 민간에서 인동덩굴 달인 물로 머리를 감고 탈모의 예방에 사용했다.
2. 근골 동통 · 매독 · 피부병 · 악성 부스럼 · 종독 · 나력.

▶ 약리 작용 _ 진경 작용 · 항균 작용 · 항염 작용 · 흥분 작용.

> >>> 팁 효소가 없는 가공식품이나 음식만을 먹다 보면 췌장 · 간 · 위 · 장의 부담이 증가해 빨리 노화가 진행된다. 익힌 음식은 내장을 통과하는 속도가 늦고 발효되는 속성이 강해 가스를 발생시킨다. 평소에 두통 · 복통 · 만성 피로 등을 호소하는 사람은 효소가 결핍되어 오는 증상이다.

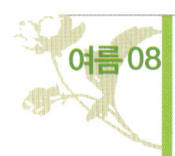

여름 08 구릿대(미나리과)

· 학명 : Angelica dahurica (Fisch.) Benth. et Hooker f.
· 한약명 : 백지(白芷)   · 다른 이름 : 백지

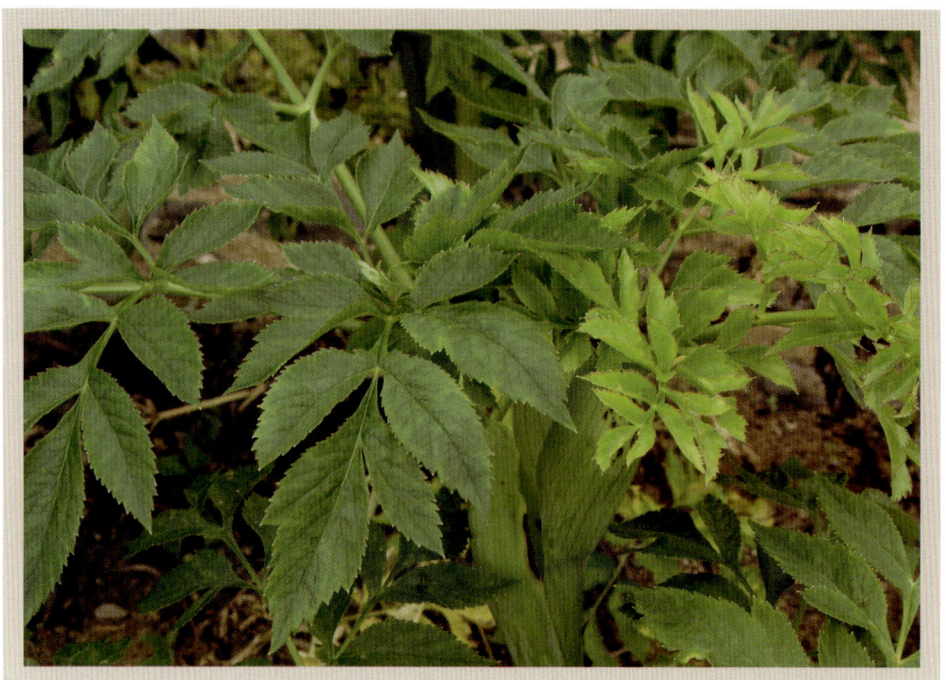

· **분포지** : 전국의 산골짜기   · **초장** : 1~2m   · **생육상** : 여러해살이   · **개화 시기** : 6~8월, 흰색   · **채취 시기** : 9~10월   · **형태** : 구릿대는 미나리과의 여러해살이풀로 꽃은 5~6월에 큰 겹산형 꽃차례 흰색으로 피고, 줄기는 적자색에 흰가루가 덮이고, 열매는 9~10월에 편평한 타원형의 분과로 여문다.

>>> 상징

구릿대 뿌리의 청결함이 스스로 극점까지 가서 그쳤다는 의미로 '백지(白芷)'로 부른다.

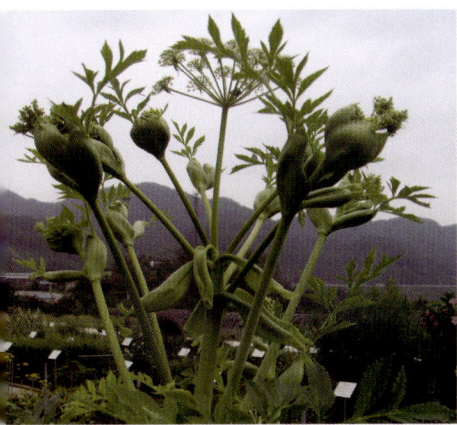 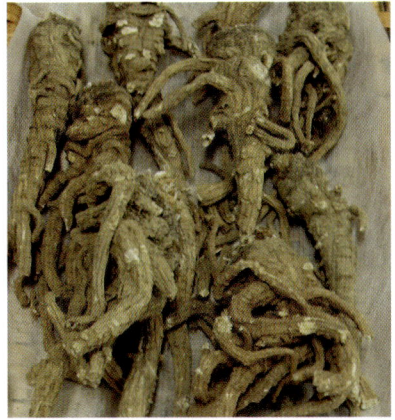 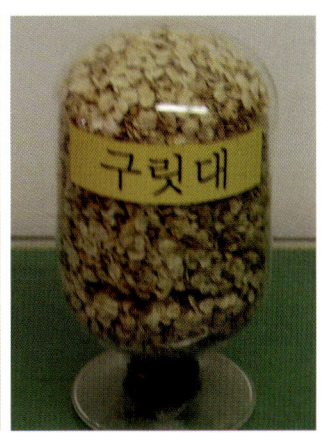

구릿대 　　　　　　　　약재(백지) 　　　　　　　　약재

▶ 채취
1. 뿌리.
2. 가을에 뿌리를 캐어 햇볕에 말려서 쓴다.

▶ 효소 만들기
봄에 전초를 채취하여 항아리에 넣고 황설탕으로 만든 시럽이나 황설탕 30%를 넣고 밀봉하여 100일 동안 발효시킨 후에 3개월~1년 동안 숙성시킨 후 효소 1에 생수 5를 희석하여 먹는다.

▶ 식용
봄~초여름에 부드러운 잎을 뜯어 끓은 물에 살짝 데쳐서 초고추장에 찍어 먹거나 나물 무침으로 먹는다.

▶ 이용 및 효능
1. **한방**에서 뿌리를 백지(白芷)라 부른다. 통증을 다스리는 데 다른 약재와 처방한다.
2. **민간**에서 잎을 달인 물로 피부병이나 두드러기 등을 치료하는 데 썼다.
3. 관절염 · 류머티즘 · 안면신경증 · 대장염 · 대하 · 치루(痔漏) · 지혈 · 산후통.

▶ 약리 작용 _ 향진균 작용 · 지방 분해 촉진 작용.

> >>> 팁　과일을 물로 여러 차례 씻어 내면 껍질에 묻은 농약은 많이 사라지지만 과일 속에 침투한 농약은 제거할 수 없다. 사과 · 배 · 복숭아 등 과일 껍질에 섬유질이 거의 들어 있기 때문에 껍질째 통째로 먹는 게 좋다. 과일은 항상 먹기 전에 씻어야 싱싱하고 영양소 파괴도 적다. 미리 씻어서 보관하면 빨리 상한다.

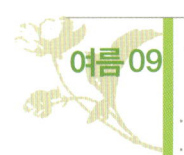

여름09 냉초(현삼과)

- 학명 : Veronicastrum sibiricum(L.) Pennell
- 한약명 : 산편초(山鞭草)   · 다른 이름 : 참룡검 · 낭비파화 · 초본위령선

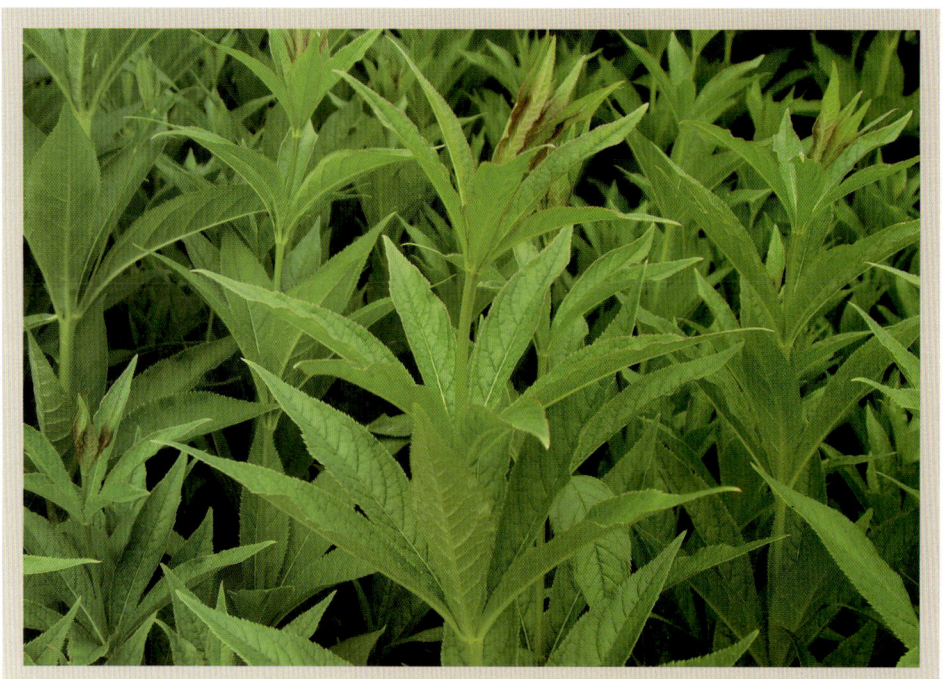

· 분포지 : 강원도 이북 산의 습지   · 초장 : 50~90cm   · 생육상 : 여러해살이   · 개화 시기 : 7~8월 홍자색   · 채취 시기 : 여름철   · 형태 냉초는 현삼과의 여러해살이로 꽃은 7~8월에 홍자색으로 피고, 열매는 달걀 모양의 삭과로 여문다.

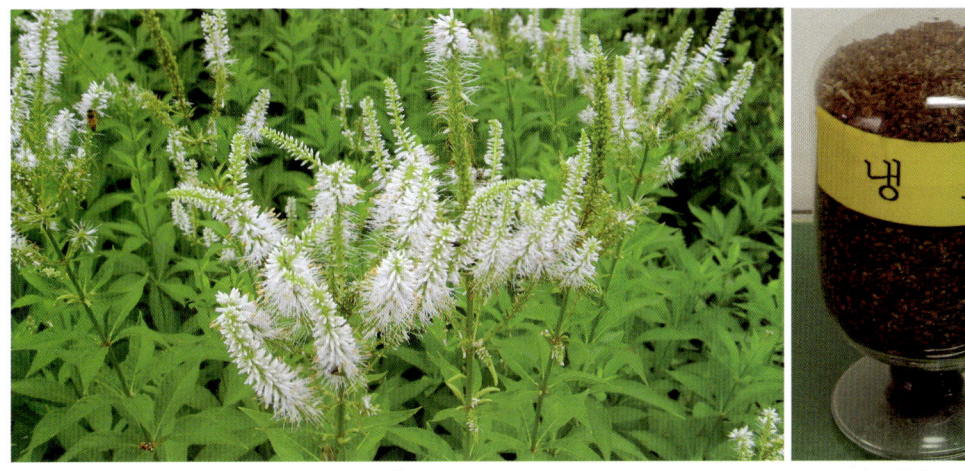 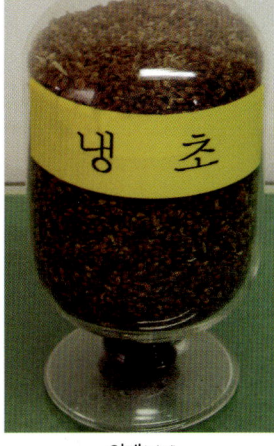

꽃   　　　　　　　　　　　　　　약재(씨앗)

▶ 채취
1. 전초.
2. 여름에 전초를 채취하여 그늘에서 말려서 쓴다.

▶ 효소 만들기
여름에 전초를 채취하여 항아리에 넣고 황설탕으로 만든 시럽이나 황설탕 50%를 넣고 밀봉하여 100일 동안 발효시킨 후에 3개월~1년 동안 숙성시킨 후에 효소 1에 생수 5를 희석하여 먹는다.

▶ 식용
여름에 어린 잎을 채취하여 끓은 물에 살짝 데쳐서 나물 무침으로 먹는다.

▶ 이용 및 효능
1. **한방**에서 산편초(山鞭草)라 부른다. 감기를 다스리는 데 다른 약재와 처방한다.
2. 감기 · 해열 · 소염 · 이뇨 · 지혈 · 진통 · 해독 · 근육통 · 방광염.

▶ 약리 작용 _ 진통 작용 · 해열 작용. 항균 작용.

> >>> 팁 안토시아닌(anthocyanin)은 천연 항산화 물질인 토코페롤보다 무려 7배나 강력한 항산화 작용을 하고 아스피린보다 10배나 더 강력한 소염 작용도 한다. 포도 · 블루베리 · 딸기 · 자두 등 붉은색을 띠는 과일 껍질에도 안토시아닌이라는 항암 물질이 많이 들어 있다.

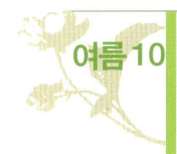

여름10 달맞이꽃 (바늘꽃과)

- **학명** : Oenothera odorata Jacg.
- **한약명** : 월하향(月下香)   • **다른 이름** : 월견초 · 대소초 · 야래향 · 월견자

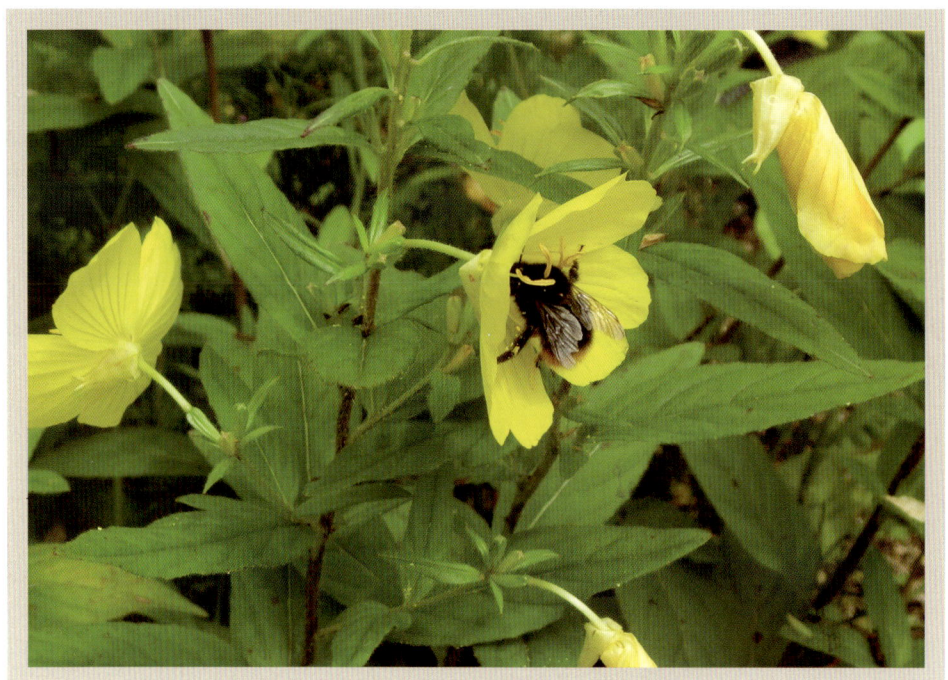

• **분포지** : 전국의 야산   • **초장** : 30~100cm   • **생육상** : 여러해살이   • **개화 시기** : 7~8월 노란색   • **채취 시기** : 9~10월   • **형태** : 꽃은 저녁때 피어 있다가 아침에 시든다. 꽃의 밑에 녹색의 포가 2장 붙어 있다. 달맞이꽃은 한 포기에서 수백만 개의 씨가 쏟아질 만큼 번식력과 생명력이 좋아 전국의 산야에서 자생하는 바늘꽃과의 여러해살이로 꽃은 7~8월에 노랑색으로 피고, 열매는 10월에 삭과(蒴果)가 여문다.

〉〉〉 상징

달맞이꽃은 달과 교감하는 꽃으로 알려져 있다. 밤새 꽃을 피웠다가 아침에 햇살이 비추면 곧 오므라들기 때문에 '월견초(月見草)' 라 부른다.

▶ 채취
1. 꽃 · 전초 · 줄기 · 뿌리 · 종자(씨앗).
2. 여름에 꽃 · 전초 · 줄기를 채취하여 그늘에, 가을에 뿌리를 수시로 캐어 햇볕에 말려서 쓴다.

▶ 효소 만들기
가을에 뿌리를 캐어 물에 씻고 잘게 썰어 말려서 항아리에 넣고 황설탕으로 만든 시럽이나 황설탕 50%를 넣고 밀봉하여 100일 동안 발효시킨 후에 3개월~1년 동안 숙성시킨 후 효소 1에 생수 5를 희석해서 먹는다.

▶ 식용 및 기름 만들기
1. 잎은 몹시 쓰기 때문에 생으로 먹을 수 없고, 봄에 부드러운 순과 곁가지에 생긴 순을 뜯어 끓는 물에 살짝 데쳐서 나물 무침으로 먹는다.
2. 가을에 꼬투리가 터지기 전에 줄기째 햇볕에 말려 털어 기름을 짠다.

▶ 이용 및 효능
1. **한방**에서 종자를 기름을 짠 것을 월견초유(月見草油)라 부른다. 당뇨병이나 당뇨 고혈압을 다스리는 데 다른 약재와 처방한다.
2. **민간**에서 종자로 기름을 짜서 당뇨병과 고혈압에 쓴다.
3. 인후염 · 기관지염 · 피부염 · 당뇨 · 고혈압 · 동맥 경화 · 다이어트 · 갱년기.

▶ 약리 작용 _ 소염 작용.

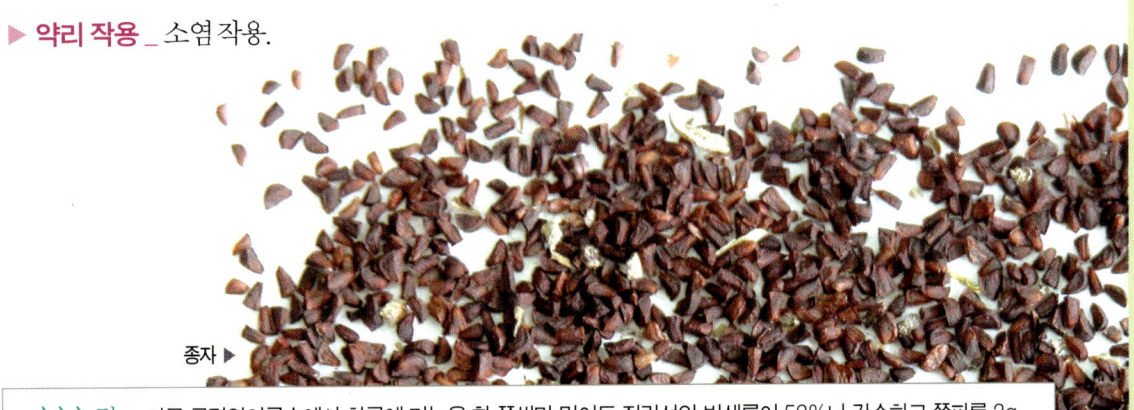

◀ 종자

>>> 팁 미국 국립암연구소에서 하루에 마늘을 한 쪽씩만 먹어도 전립선암 발생률이 53%나 감소하고 쪽파를 3g 정도씩만 먹어도 70%나 줄어드는 것으로 나타났다. 마늘은 몸 속의 나쁜 산소인 유리기(free radical)로부터 DNA가 파괴되거나 암세포가 생성되는 것을 막아 준다. 마늘을 그냥 통째로 먹는 것보다는 으깨서 먹어야 좋다.

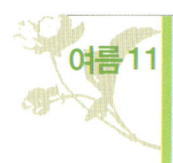

여름11 닭의장풀(닭의장풀과)

· 학명 : Commelina communis L.   · 한약명 : 압척초(鴨跖草)   · 다른 이름 : 벽죽자 · 벽죽초 · 죽절초 · 죽엽채 · 염죽엽 · 압각초 · 형화충초 · 벽선호 · 닭의씨까비 · 달개비 · 취호정

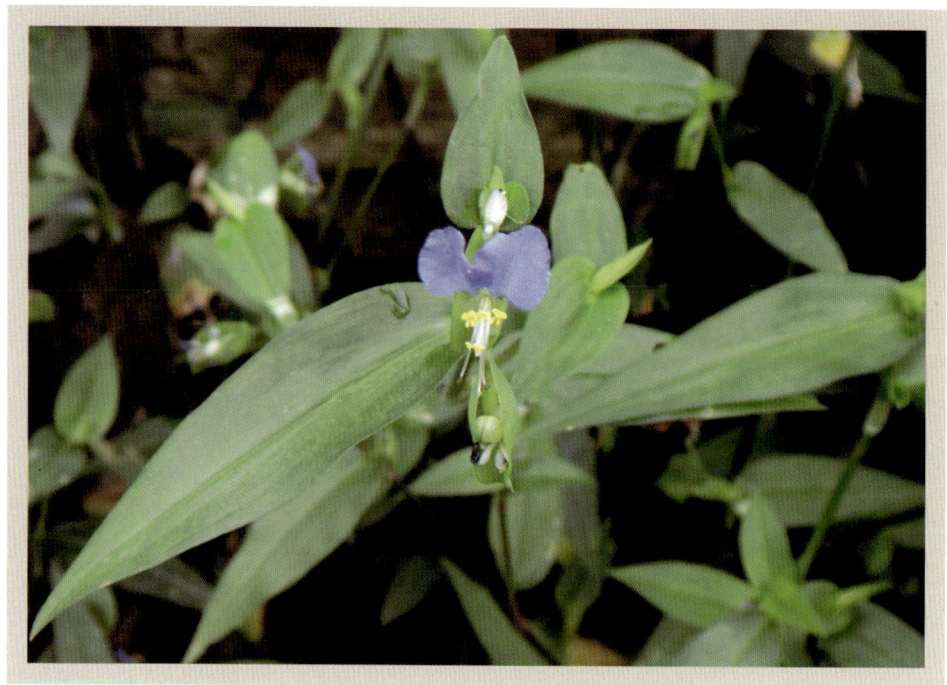

· **분포지** : 전국의 산과 들   · **초장** : 15~50cm   · **생육상** : 한해살이   · **개화 시기** : 7~8월 하늘색   · **채취 시기** : 가을부터 겨울   · **형태** : 꽃은 포에 싸여 있고 · 꽃받침은 3장이다. 꽃잎은 2장이고 밑의 1장은 희고 좁은 난형이다. 닭의장풀은 닭의장풀과의 한해살이로 꽃은 7~8월에 하늘색으로 피고, 열매는 타원형의 삭과로 여문다.

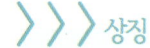 상징

닭장 옆에서도 잘 자란다고 해서 '닭의장풀'이라 부른다.

▶ **채취**
1. 전초.
2. 전초를 채취하여 그늘에 말려서 쓴다.

▶ **효소 만들기**
봄에 전초를 채취하여 항아리에 넣고 황설탕으로 만든 시럽이나 황설탕 30%를 넣고 밀봉하여 100일 동안 발효시킨 후에 3개월~1년 이상 숙성시킨 효소 1에 생수 5를 희석해서 먹는다.

▶ **식용**
늦봄~여름에 부드러운 순을 뜯어 끓은 물에 살짝 데쳐서 나물 무침으로 먹는다.

▶ **이용 및 효능**
1. 한방에서 압척초(鴨跖草)라 부른다. 당뇨를 다스리는 데 다른 약재와 처방한다.
2. 당뇨병·볼거리·소변 불리·수종·간염·황달·요혈·인후염·옹저·창종·종기.

▶ **약리작용** _ 혈당 강하·이담 작용.

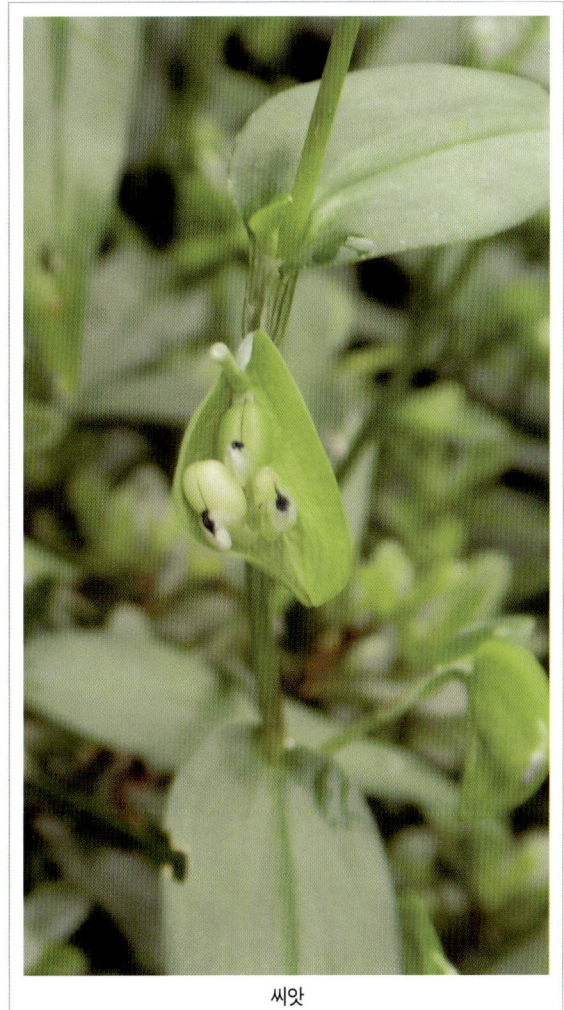

씨앗

>>> 팁 프랑스인들은 평소 버터·치즈·크림·거위 간 등 기름진 식사를 즐겨 먹어 미국인들보다 무려 3배나 더 지방질이 많은 식사를 함에도 불구하고 심장 질환은 미국인들의 ⅓에 불과한 이유는 붉은 포도주와 마늘을 먹기 때문이다.

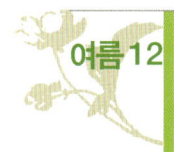

여름12 둥굴레(백합과)

- **학명** : Polygonatum odoratum(Mill.) Druse var · pluriflorum(Miq.) Ohwi
- **한약명** : 옥죽(玉竹)   · **다른이름** : 여위 · 황지 · 지절 · 옥술 · 위유

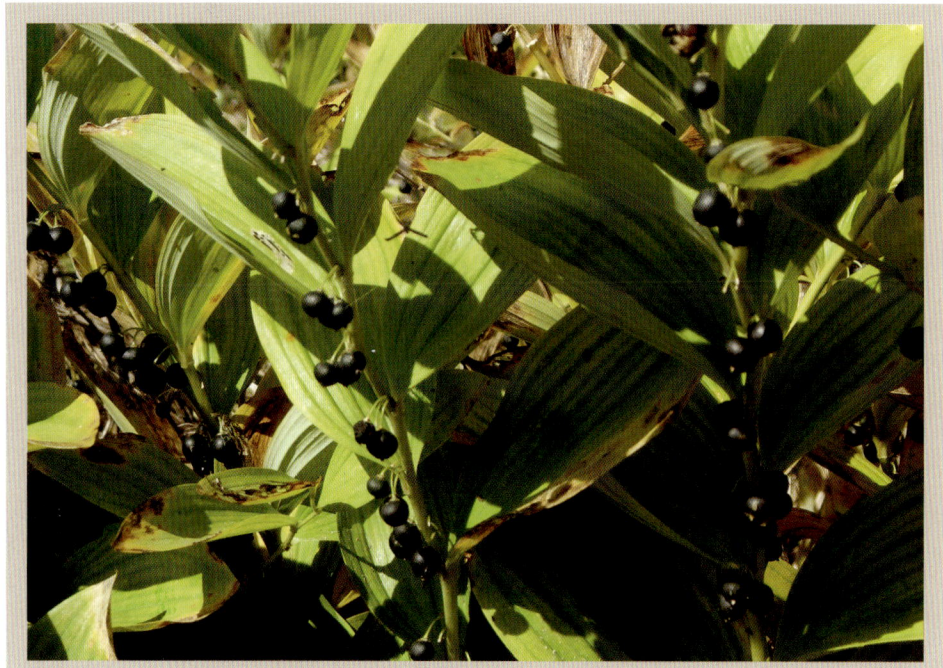

· **분포지** : 낮은 산의 숲 속   · **초장** : 40~65cm   · **생육상** : 여러해살이   · **개화 시기** : 6~7월 흰색   · **채취 시기** : 8~9월   · **형태** : 둥굴레는 백합과의 여러해살이로 꽃은 6~7월에 잎 겨드랑이에서 1~2송이씩 흰색 바탕에 녹색으로 피고, 잎은 어긋나는데 한 쪽으로 치우치며 퍼져 있고 8월에 열매는 둥글게 흑색으로 장과(漿果)로 여문다.

〉〉〉 상징

둥굴레의 새순을 임금이 즐겨 먹었다 하여 '옥죽(玉竹)' 이라는 애칭이 있고, 도가(道家)의 선인(仙人)들이 밥 대신에 먹는다 하여 '선인반(仙人飯)' 이라 부른다. 『황제내경(皇帝內經)』에서 둥굴레를 '자양지초(滋養之草)' 라고 하여 300일을 먹으면 귀신을 볼 수 있고, 신선(神仙)이 되어 승천한다고 기록되어 있을 정도로 약초 중에서 상식품(上食品)으로 귀한 대접을 받았다.

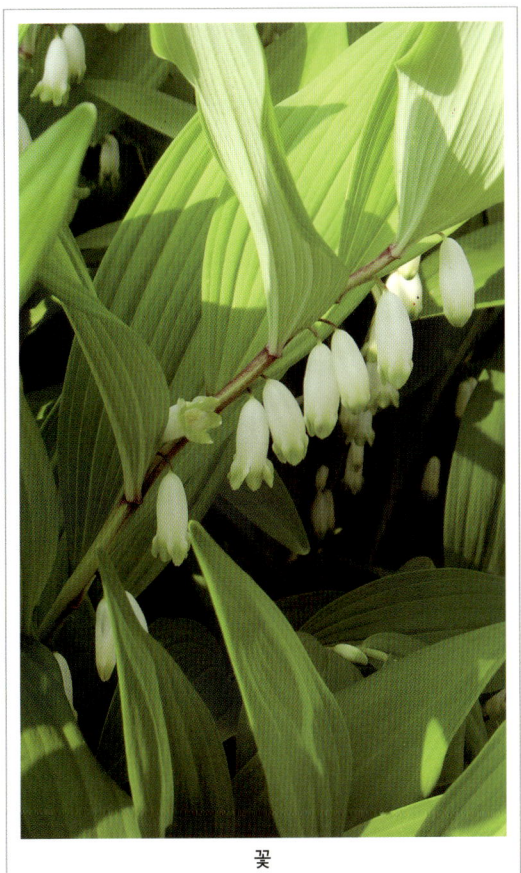

꽃

▶ 채취
1. 꽃·잎·줄기·뿌리.
2. 봄과 가을에 뿌리줄기는 채취하여 잔뿌리를 제거하고 황색으로 될 때까지 햇볕에 말려서 쓴다.

▶ 효소 만들기
봄에 둥굴레 전초를 채취하거나 가을부터 이듬해 봄까지 뿌리를 캐서 잔뿌리는 제거한 후에 항아리에 넣고 황설탕으로 만든 시럽이나 황설탕 50%를 넣고 밀봉하여 100일 동안 발효시킨 후에 3개월~1년 동안 숙성시킨 후 효소 1에 생수 5를 희석해서 먹는다.

▶ 식용
봄에 어린순을 뜯어 끓은 물에 살짝 데쳐 나물로 무쳐 먹거나 튀김·부침·샐러드로 먹는다.

▶ 이용 및 효능
1. **한방**에서 뿌리 줄기를 옥죽(玉竹)이라 부른다. 고혈압과 당뇨병을 다스리는 데 다른 약재와 처방한다.
2. **민간**에서 둥굴레 뿌리에 식초를 짓찧어 허리 통증에 붙였다.
3. 고혈압·당뇨·정력 증진·유정·불감증·요통·빈뇨.

▶ 약리 작용 _ 혈압 강하·혈당 강하.

약재(뿌리) ▶

>>> 팁 다이옥신은 219가지 독성 물질의 합성체로 암과 당뇨병을 유발하고 신경과 면역 체계를 손상시키며 내분비계를 교란시킬 수 있다. 사람이 동물의 지방을 통해 섭취한 다이옥신은 사람의 지방세포에 그대로 축적된다. 다이옥신이 가장 많이 든 지방은 쇠기름이고 그 다음은 치즈와 버터·우유·돼지기름이다.

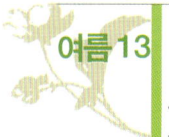
여름13 비수리(콩과)

- **학명** : Lespedeza cuneata(Dumont d.Cours.)G. Don
- **한약명** : 야관문(夜關門)　· **다른 이름** : 맞추 · 백마편 · 철소파(鐵掃把) · 삼엽초

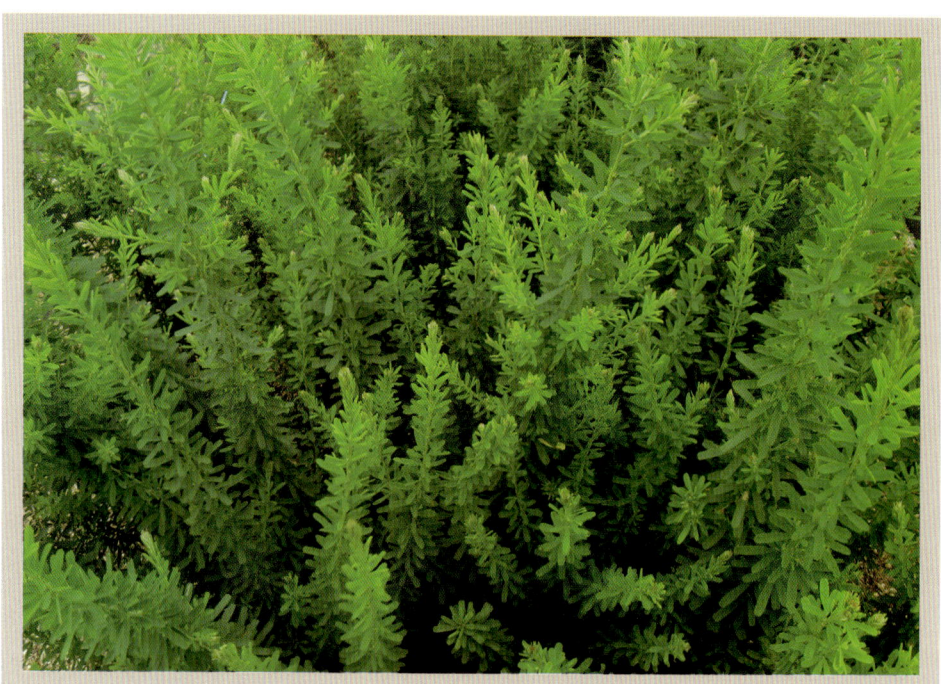

- **분포지** : 전국의 들　· **초장** : 1m 정도　· **생육상** : 여러해살이　· **개화 시기** : 7~9월 백색(기부에 자색 반점)　· **채취 시기** : 8~9월 개화기　· **형태** : 비수리는 콩과의 여러해살이로 꽃은 7~8월에 흰색으로 피고, 열매는 10월에 둥근 협과로 여문다.

>>> 상징

약초의 '비아그로'로 정력과 스태미나를 좋게 한다고 하여 '야관문'이라 부른다.

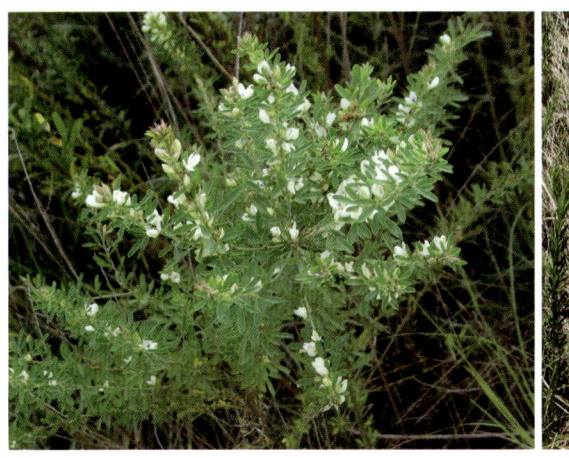
꽃

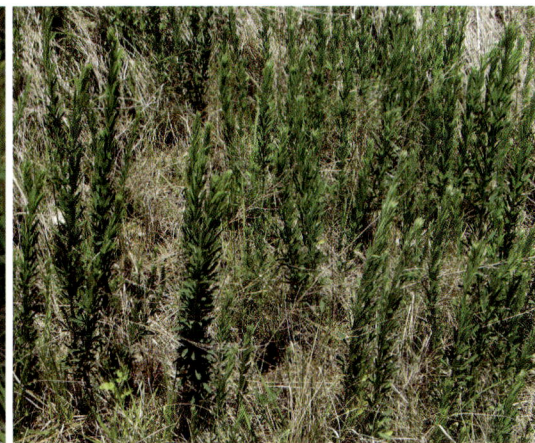
비수리

▶ 채취
1. 전초, 뿌리.
2. 전초를 꽃이 피기 전에 채취하여 그늘에, 겨울에 뿌리를 캐어 햇볕에 말려서 쓴다.

▶ 효소 만들기
봄~가을에 꽃이 피기 전에 야관문 전초를 채취하여 항아리에 넣고 황설탕으로 만든 시럽이나 황설탕 50%를 재어 100일 동안 발효를 시킨 후에 3개월~1년 동안 숙성시킨 후에 효소 1에 생수 5를 희석하여 먹는다.

▶ 이용 및 효능
1. **한방**에서 뿌리가 달린 전초를 야관문(夜關門)이라 부른다. 신장과 폐를 다스리는 데 다른 약재와 처방한다.
2. **민간**에서 비수리를 짓찧어 벌에 쏘였을 때나 동물에 물렸을 때 환부에 붙였다.
3. 유정·유뇨·백대하·해수·천식·유방염·종기·시력.

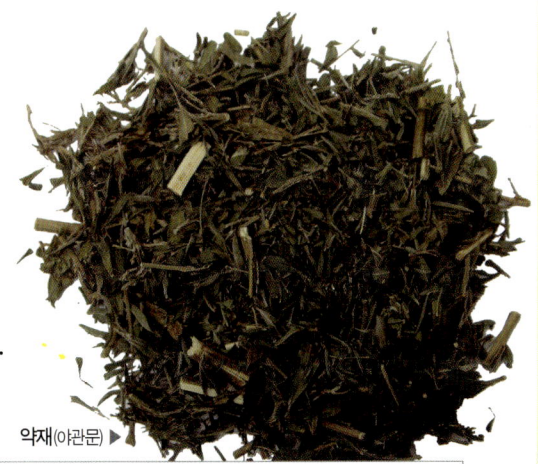
약재(야관문) ▶

>>> 팁 탄산음료를 마신 경우에는 최소한 30~60분 정도 기다렸다가 양치질을 해야 침에서 치아 보호 물질이 분비돼 손상된 치아 표면이 회복된다. 반면에 엿이나 초콜릿 등 설탕이 많이 든 식품은 즉시 양치질하는 게 좋다. 충치가 가장 많이 활동하는 시간이기 때문에 저녁 식사 후 반드시 이를 닦아야 한다.

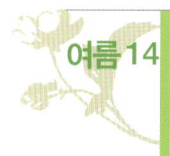

여름14 토사자(메꽃과)

- 학명 : Cuscuta japonica Choisy
- 한약명 : 토사자(兎絲子) · 다른 이름 : 토사자 · 실새삼

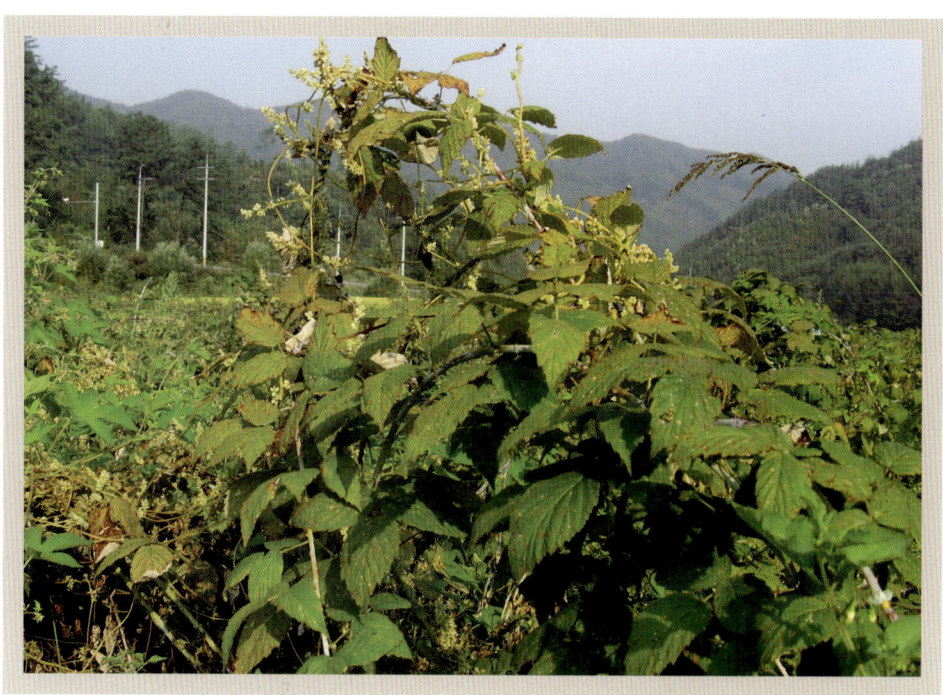

· **분포지** : 전국의 들 · **초장** : 2~3m 정도 · **생육상** : 덩굴성 한해살이 · **개화 시기** : 8~9월 황백색 · **채취 시기** : 10월 가을 · **형태** : 토사자는 메꽃과의 덩굴성 한해살이로 꽃은 8-9월에 황백색으로 피고, 열매는 10월에 달걀 모양의 삭과(蒴果)로 여문다. 씨앗은 땅에서 발아하지만 기주 식물에 붙게 되면 뿌리가 없어진다.

>>> 상징

토끼의 다리와 허리를 고쳤다 하여 '토사자(兎絲子)' 로 부른다. 토끼 토(兎) 자에 실처럼 엉켜 있는 실 사(絲)와 씨앗 자(子)가 합쳐져 '새샴', 새샴의 싹이 토끼와 비슷하고 실 모양으로 가늘게 자라기 때문에 '토사', '실새샴' 이라부른다.

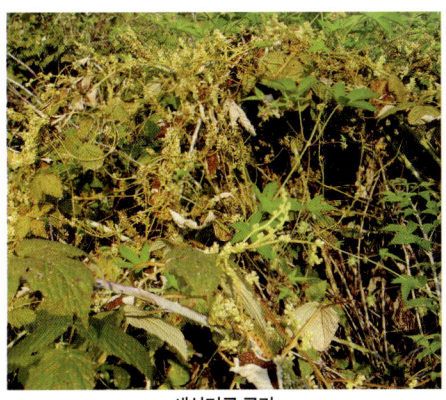 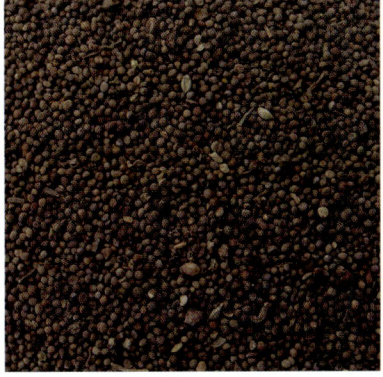 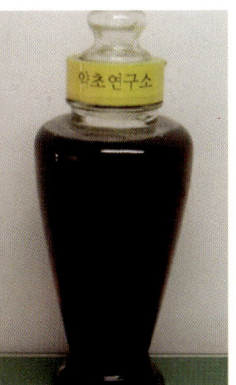

새삼덩굴 군락   약재(토사자)   토사자 주

▶ 채취
1. 종자.
2. 가을에 종자를 채취하여 햇볕에 말려서 쓴다.

▶ 효소 만들기
여름~가을에 토사자를 채취하여 항아리에 넣고 황설탕으로 만든 시럽이나 황설탕 80%를 넣고 100일 동안 발효를 시킨 후에 3개월~1년 동안 숙성시킨 후에 효소 1에 생수 5를 희석하여 먹는다.

▶ 식용 및 토사병 만들기
1. 토사자 종자를 냄비에 넣고 삶아 죽이 되면 으깨어 떡을 만들어 먹는다.
2. 토사자+막걸리+밀가루를 배합해서 만들어 말려 토사병을 만든다.

▶ 이용 및 효능
1. **한방**에서 씨앗을 토사자(兎絲子)라 부른다. 신허(腎虛)로 인한 증상을 다스리는 데 다른 약재와 처방한다.
2. 정력 감퇴 · 요슬 산통 · 고혈압 · 유정 · 음위 · 당뇨병 · 요실금 · 조루 · 시력.

▶ 약리 작용 _ 혈압 강하.

>>> 팁   근육과 뼈를 관장하고 움직이게 하는 것도 효소가 영향을 준다. 인체를 지지하게 해 주는 것이 뼈라면 근육은 뼈에 붙여 수축과 신장 작용한다. 나이가 들면서 몸이 점점 자유롭게 움직이지 어렵게 되는 것은 신경 전달 물질을 만드는 효소와 근육을 컨트롤하는 효소가 감소하기 때문이다.

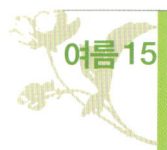

여름 15 이질풀 (쥐손이풀과)

· 학명 : Geranium thunbergii Sieb. et Zucc.
· 한약명 : 현초(玄草) · 다른 이름 : 오엽초 · 오엽련 · 즙우아 · 태양화 · 노학초 · 노관초

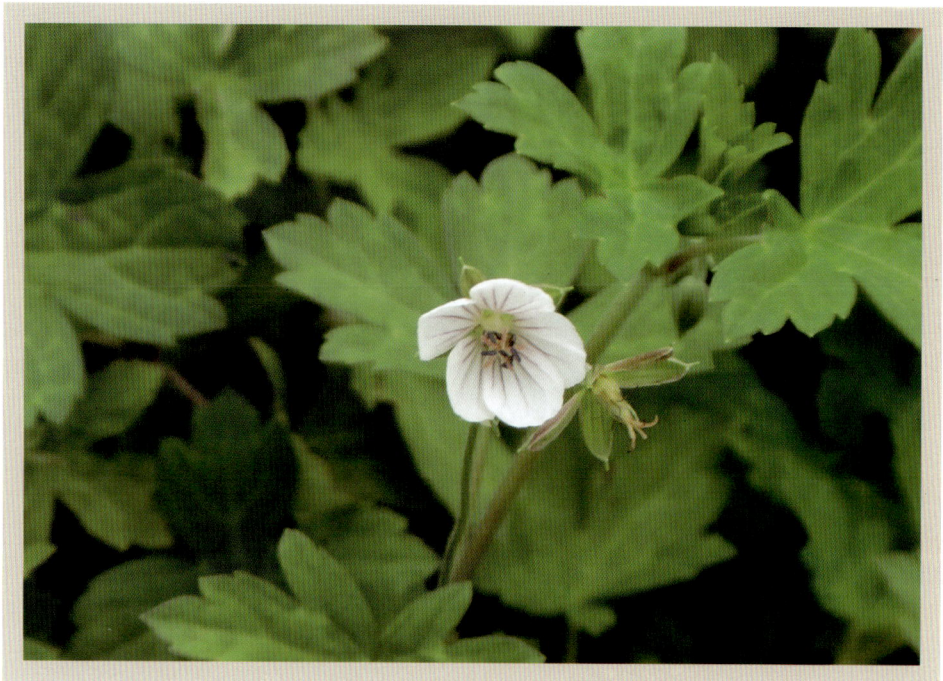

· **분포지** : 전국의 산 속 · **초장** : 50~100cm · **생육상** : 여러해살이 · **개화 시기** : 7~9월 분홍색 또는 흰색 · **채취 시기** : 10월 · **형태** : 이질풀은 쥐손이풀과의 여러해살이로, 8~9월에 홍색·홍자색·분홍색·흰색의 꽃을 여름부터 가을까지 피고 열매는 10월에 삭과(蒴果)로 여문다. 씨앗은 5섯 개 들어 있다.

〉〉〉 상징

예부터 이질을 잘 낫게 한다 하여 '이질풀'이라는 애칭을 가지고 있다. 이질풀은 부인병으로 고생하는 사람, 불임 여성이 복용하면 임신이 된다는 속설이 있다.

▶ **채취**

1. 전초.
2. 가을에 전초를 채취하여 그늘에 말려서 쓴다.

▶ **효소 만들기**

봄에 전초와 줄기를 채취하여 항아리에 넣고 황설탕으로 만든 시럽이나 황설탕 25%를 넣고 밀봉하여 100일 동안 발효시킨 후에 3개월~1년 이상 숙성시킨 후 효소 1에 생수 5를 희석해서 먹는다.

▶ **식용**

여름에 어린잎을 채취하여 끓은 물에 살짝 데쳐서 나물로 무쳐 먹는다.

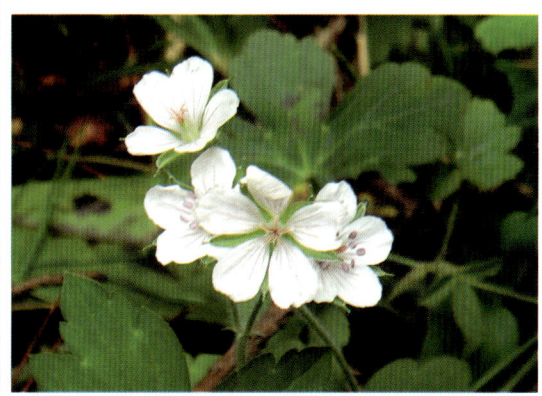
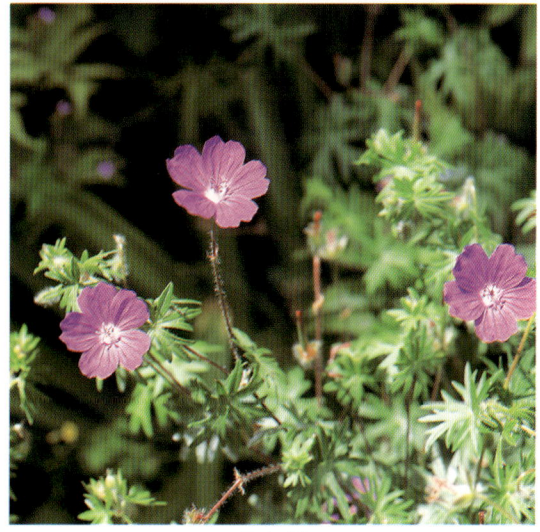

꽃과 전초

▶ **이용 및 효능**

1. 한방에서 전초를 현초(玄草), 지상부의 열매를 노관초라 부른다. 만성 설사 복통과 장염을 다스리는 데 다른 약재와 처방한다.
2. 민간에서 피부 가려움과 악창에 짓찧어 환부에 붙였다.
3. 위장 복통 · 생리통 · 산후통 · 위궤양 · 장염 · 식중독 · 변비.

▶ **약리 작용** _ 항균 작용 · 수렴 작용 · 살균 작용.

>>> 독소를 배출하는 방법 채소와 과일을 먹는다. 효소를 꾸준히 먹는다. 숲을 산책을 한다. 장 청소를 한다. 운동을 한다. 자주 목욕을 한다. 자주 웃는다. 느림을 추구하며 산다.

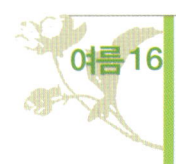

여름16 일당귀(미나리과)

- **학명** : Ligusticum acutilobum Sieb. et Zucc.
- **한약명** : 일당귀(日當歸) · **다른이름** : 왜당귀 · 화당귀 · 동당귀

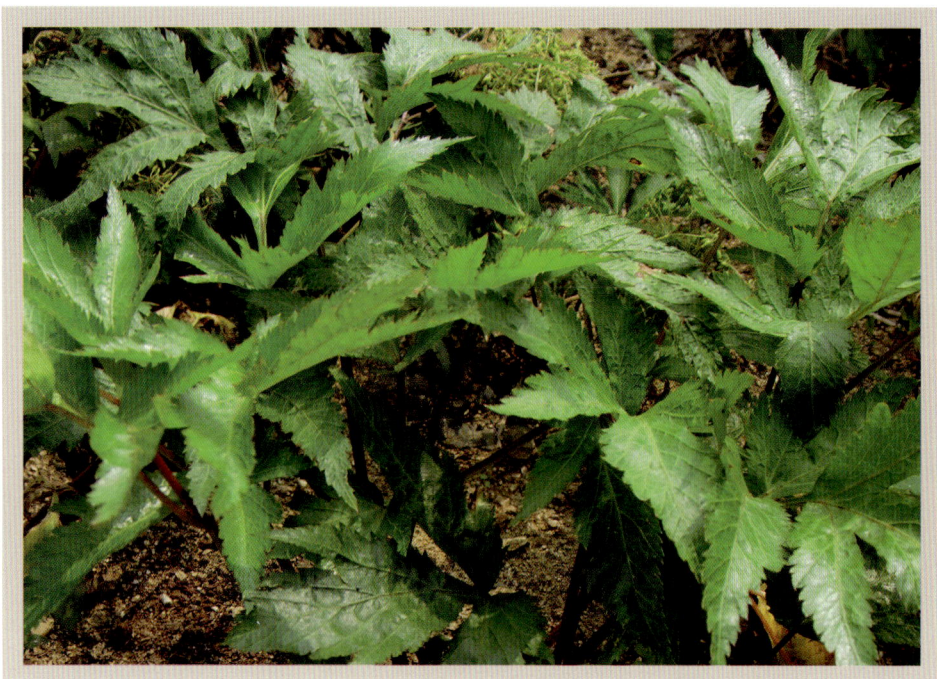

· **분포지** : 전국에서 재배 · **초장** : 60~90cm · **생육상** : 여러해살이 · **개화 시기** : 6~8월 흰색 · **채취 시기** : 가을 · **형태** : 일당귀는 미나리과의 여러해살이로 꽃은 6~8월에 원줄기 가지 끝에 겹산형 꽃차례로 달리고, 열매는 납작한 긴 타원형의 분과로 여문다.

>>> 상징

인체의 흩어진 기혈(氣血)을 제자리로 돌아오게 한다고 하여 '당귀'라 부른다. 당귀를 먹으면 '사랑하는 사람이 돌아온다' 는 속설이 있다.

▶ **채취**

1. 뿌리.
2. 가을에 뿌리를 캐어 햇볕에 말려서 쓴다.

▶ **효소 만들기**

여름에 전초를 채취하여 항아리에 넣고 황설탕으로 만든 시럽이나 황설탕 50%를 넣고 밀봉하여 100일 동안 발효시킨 후 3개월~1년 이상 숙성신킨 후에 효소 1에 생수 5를 희석해서 먹는다.

▶ **식용**

여름에 어린순을 뜯어 끓는 물에 살짝 데쳐서 나물 무침으로 먹는다.

▶ **이용 및 효능**

1. **한방**에서 뿌리를 일당귀라 부른다. 생리통을 다스리는 데 다른 약재와 처방한다.
2. 신체 허약 · 빈혈 · 월경 불순 · 월경통 · 전신 동통

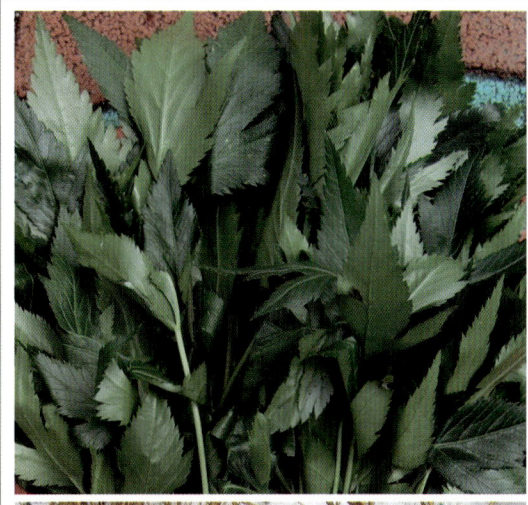
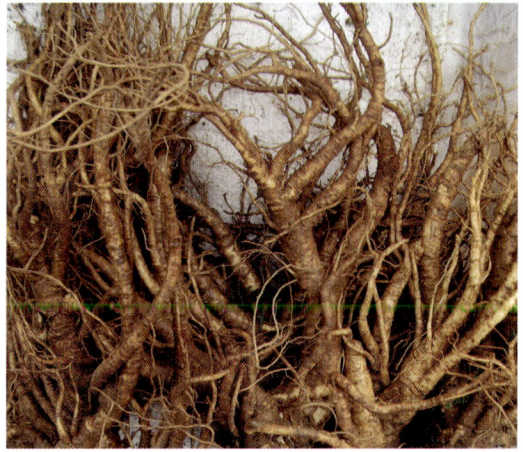

위_전초   아래_당귀 뿌리

▶ **약리 작용** _ 항균 작용 · 진경 작용 · 진통 작용 · 자궁 수축 작용.

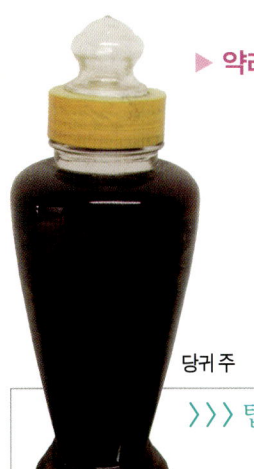

당귀주

>>> 팁 음식을 소식을 하는 사람이 오래 사는 이유는 효소의 소모량이 적기 때문이다. 몸 안의 신진 대사를 촉진하여 체내의 효소를 빨리 소모하면 소모한 만큼 건강과 수명이 영향을 받는다. 몸 안에 효소가 풍족한 사람은 자연치유력으로 스스로 치유할 수 있다.

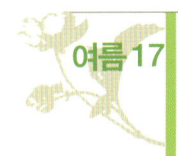

여름 17 진황정 (백합과)

- **학명** : Polygonatum falcatum A. Gray
- **한약명** : 황정(黃精) · **다른 이름** : 황지 · 중루 · 비격 · 마전 · 수죽 · 자급

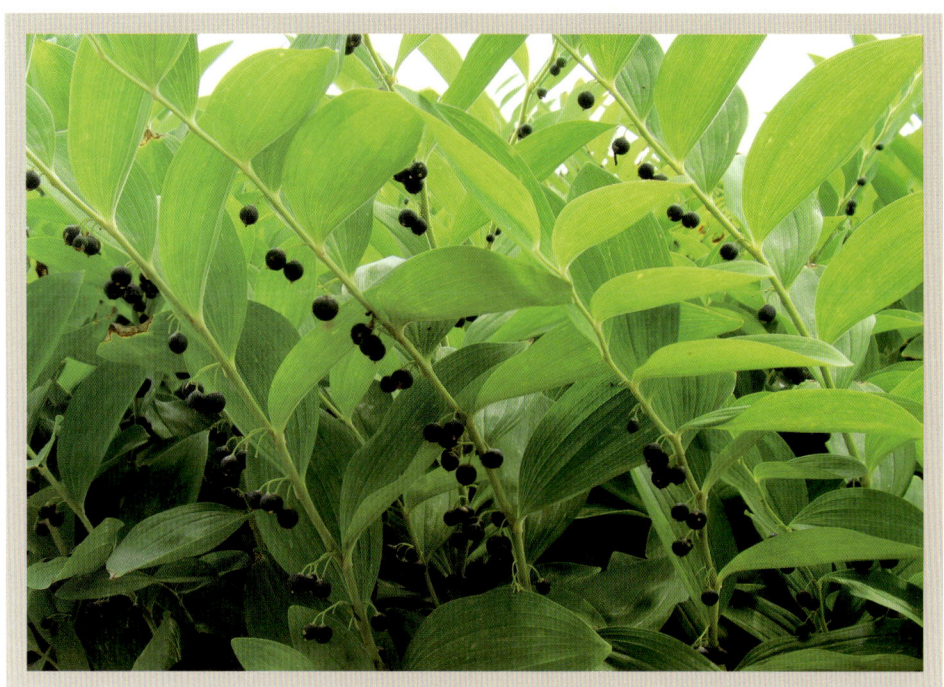

· **분포지** : 남부, 중부 지방의 산 숲 가장자리 · **초장** : 50~80cm · **생육상** : 여러해살이 · **개화 시기** : 5~6월 백색 또는 녹색 · **채취 시기** : 가을~봄 · **형태** : 진황정은 백합과의 여러해살이로 꽃은 5~6월에 잎 겨드랑이에서 1~2송이씩 흰색 바탕에 녹색으로 꽃이 피고, 열매는 8월에 둥글고 검은색으로 장과(漿果)로 여문다.

>>> 상징

진황정의 새순을 임금이 즐겨 먹었다 하여 '옥죽(玉竹)' 이라는 애칭이 있고, 도가(道家)의 선인(仙人)들이 밥 대신에 먹는다 하여 '선인반(仙人飯)' 이라 부른다.

▶ **채취**

1. 뿌리.
2. 전초와 뿌리 전체를 채취하여 햇볕에서 말려서 쓴다.

▶ **효소 만들기**

봄에 전초를 따서 항아리에 넣고 황설탕으로 만든 시럽이나 황설탕 50%를 넣고 밀봉하여 100일 동안 발효시킨 후 3개월~1년 동안 숙성시킨 후에 효소 1에 생수 5를 희석해서 먹는다.

▶ **식용**

봄에 어린잎을 끓은 물에 살짝 데쳐서 나물 무침으로 먹는다.

▶ **이용 및 효능**

1. 한방에서 뿌리줄기를 옥죽(玉竹)이라 부른다. 기혈이 정체된 혈액 순환과 신진 대사를 활성화 시킬 때 다른 약재와 처방한다.
2. 민간에서 잎과 줄기를 짓찧어 기미·죽은·검버섯에 팩을 한다.
3. 신체 허약·빈혈·월경 불순·월경통.

▶ **약리 작용** _ 혈압 강하·심장 박동 억제.

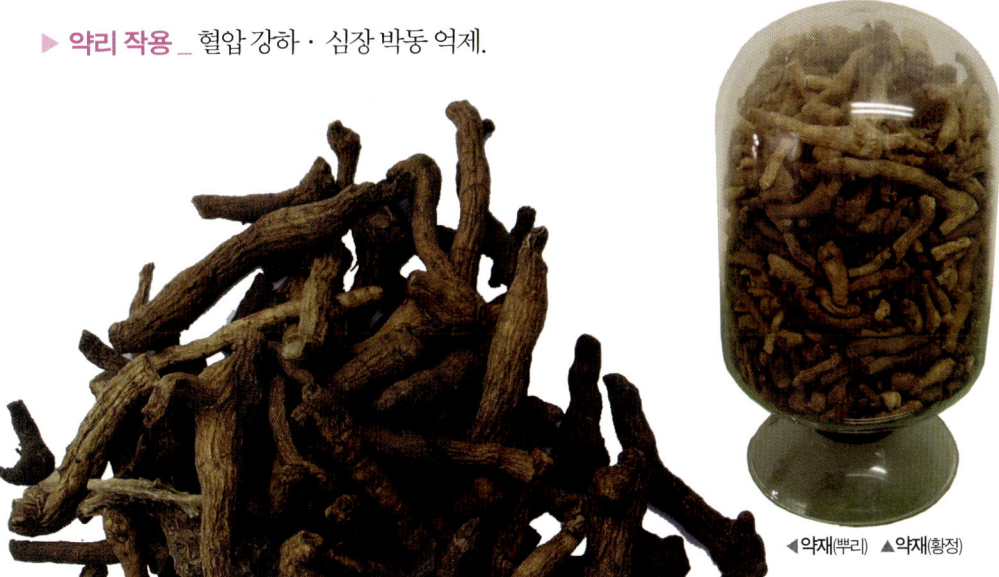

◀약재(뿌리) ▲약재(황정)

>>> 팁 미국 툴레인 대학의 버치(Burch) 박사는 쥐의 실험을 통해 소식(小食)을 한 쥐가 과식(過食)을 한 쥐보다 더 오래 산다는 것을 밝혀 냈듯이, 우리 몸 안의 신진 대사를 촉진하는 육식 위주의 기름진 음식과 과식은 음식을 소화해 내기 위해 더 많은 효소가 필요하다.

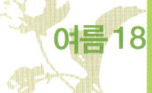

용담(용담과)

- 학명 : Gentiana scabra Bunge   · 한약명 : 용담(龍膽)
- 다른 이름 : 담초 · 고담 · 초용담 · 자담초 · 선용담 · 만병초 · 초담 · 천용담 · 과남풀

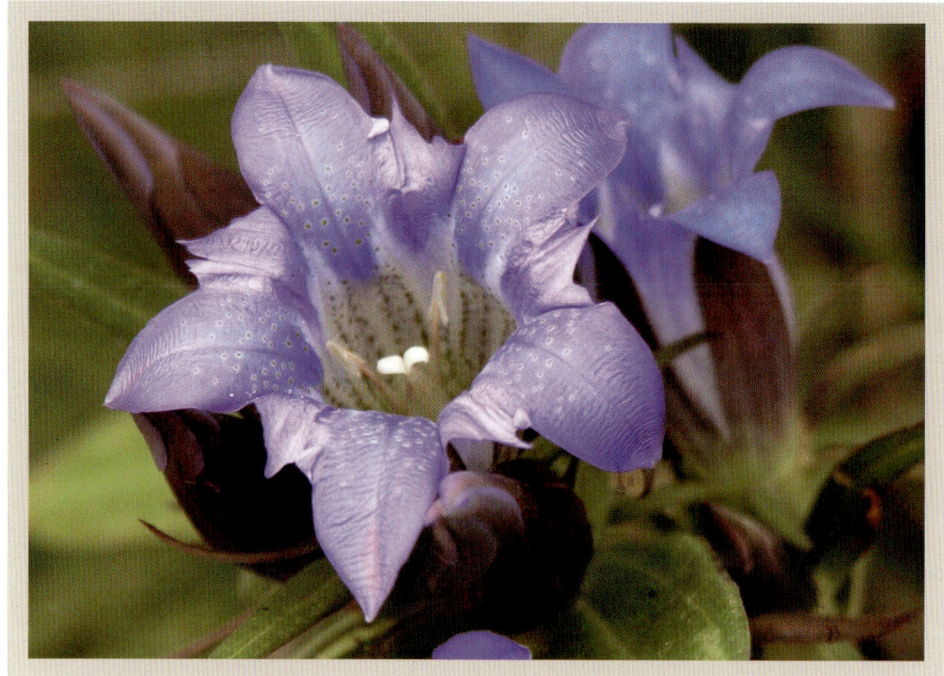

사진 _ 특화작물연구소

· **분포지** : 전국의 산과 들, 산기슭 초원   · **초장** : 30~60cm 정도   · **생육상** : 여러해살이
· **개화 시기** : 8~10월 보라색,   · **채취 시기** : 가을 · **형태** : 용담은 용담과의 여러해살이로 꽃은 8~10월에 보라색으로 피고, 열매는 가을에 시든 꽃통과 꽃받침이 달린 삭과로 여문다.

〉〉〉 상징

용담은 뿌리가 웅담보다 더 쓴맛이 나는 용(龍)의 쓸개(膽)라는 의미로 불렀다.

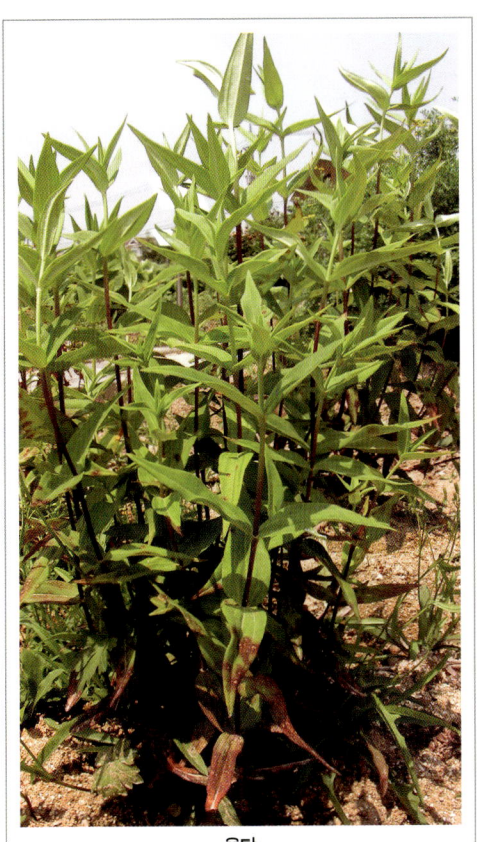

용담

▶ 채취
1. 꽃·잎·줄기·뿌리(근경).
2. 꽃봉오리가 맺혔을 때 따고, 줄기는 봄부터 가을까지 채취하여 그늘에, 가을에 뿌리를 캐어 햇볕에 말려서 쓴다.

▶ 효소 만들기
가을에 뿌리를 캐어 물로 씻고 항아리에 넣고 황설탕으로 만든 시럽이나 황설탕 50%를 넣고 밀봉하여 100일 동안 발효시킨 후에 3개월~1년 동안 숙성 시킨 후 효소 1에 생수 5를 희석해서 먹는다.

▶ 식용
어린잎은 끓은 물에 살짝 데쳐서 나물로 무쳐 먹는다.

▶ 이용 및 효능
1. 한방에서 용담(龍膽)이라 부른다. 간(肝) 질환을 다스리는 데 다른 약재와 처방한다.
2. 항암·간염·건위·해열·이담·소염·간염·황달·강장·위장 질환·요통.

▶ 금기
임산부·냉한 사람·원기가 허약한 사람·비위가 허약해 설사를 할 때.

▶ 약리 작용
항암 작용·위액 분비 촉진 작용·항염 작용·혈압 강하·진통 작용.

약재

> 〉〉〉 팁 생명체는 신진 대사의 속도를 재촉하면 체내 효소를 더 사용하기 때문에 수명이 더 짧아진다. 생명체가 가지고 있는 생명의 근원인 체내의 효소량을 어떻게 적절하게 사용하느냐에 따라서 건강에 직접 영향을 받는다. 사람이 체내의 효소를 적정량을 사용하면 100세를 넘겨 120세 까지 살 수 있지만 필요 이상으로 과식을 하고 몸 안의 에너지를 과다하게 사용하면 거기에 맞는 효소를 소모하게 되어 생명이 단축된다.

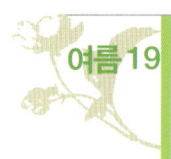

여름 19 우산나물 (국화과)

- 학명 : Syneilesis palmata (Thunberg) Maxim.
- 한약명 : 토아산(兎兒傘) · 다른 이름 : 삿갓나물 · 남대선 · 산파초 · 파양산 · 양산채 · 칠리마

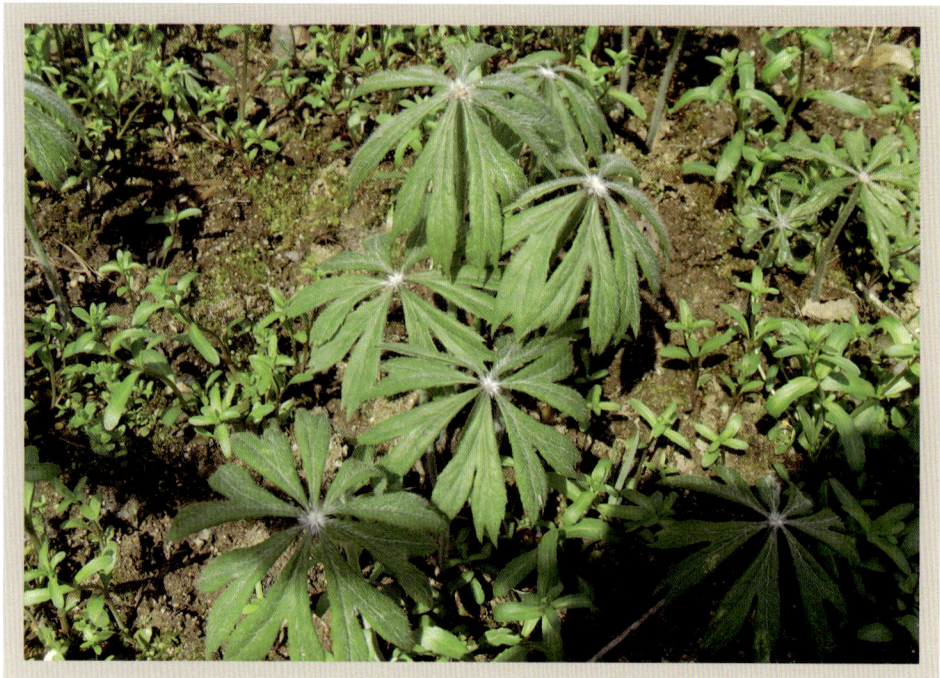

· **분포지** : 주로 깊은 산 · **초장** : 60~90cm · **생육상** : 여러해살이 · **개화 시기** : 7~8월 연한 분홍색 · **채취 시기** : 가을 · **형태** : 우산나물은 국화과의 여러해살이로 꽃은 7~9월에 연한 분홍색으로 피고, 열매는 가을에 수과로 여문다.

>>> 상징

잎은 방패 모양이나 손바닥 모양으로 깊게 5~6갈래로 우산 모양을 하기 때문에 '우산나물' 이라 부른다.

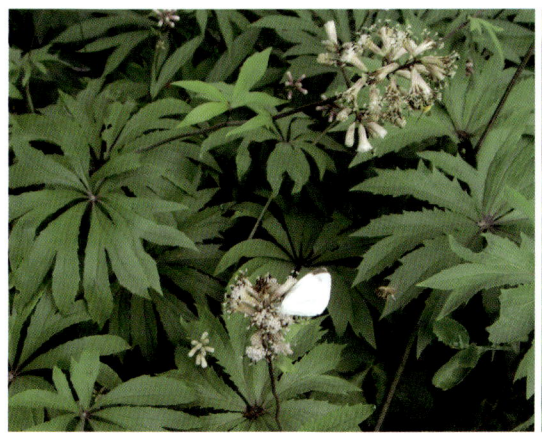
우산나물

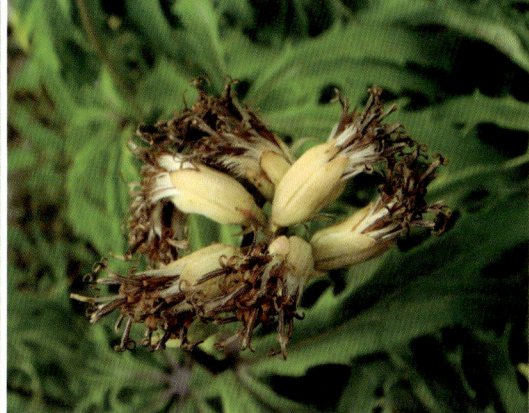
꽃(사진_특화작물연구소)

▶ **채취**

1. 전초 · 뿌리 · 어린순(식용).
2. 봄에 전초를 채취하여 그늘에, 가을에 뿌리를 캐어 햇볕에 말려서 쓴다.

▶ **효소 만들기**

봄에 전초를 채취하여 항아리에 넣고 황설탕으로 만든 시럽이나 황설탕 30%를 넣고 밀봉하여 100일 동안 발효시킨 후 3개월~1년 이상 숙성시킨 후에 효소 1에 생수 5를 희석해서 먹는다.

▶ **식용**

봄에 어린순을 잎자루째 채취하여 끓은 물에 살짝 데쳐서 나물로 무쳐 먹는다. 전초를 뜯어 그늘에 말려서 묵나물로 먹는다.

▶ **이용 및 효능**

1. <u>한방</u>에서 토아산(兔兒傘)이라 부른다. 관절염을 다스리는 데 다른 약재와 처방한다.
2. 관절 동통 · 관절염 · 마목 · 옹저 · 창독 · 타박상 · 지통.

▶ **약리 작용** _ 항암 작용.

> >>> **팁**   현미는 도정 과정이 생략된 쌀로 배아(胚芽)와 쌀겨 부분이 그대로 남아 있어 각종 영양소와 효소가 풍부하다. 백미를 물에 장시간 담가 두면 썩어 버리지만 현미는 며칠 후에 발아하는 것은 영양 성분이 충분히 들어 있다는 증거다. 자연식인 생식이 일반식에 비해 에너지 효율도 높지만 효소가 풍부하다.

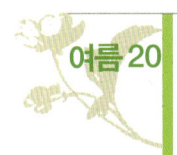

여름 20 | 익모초(꿀풀과)

- 학명 : Leonurus Japonicus Houtt.
- 한약명 : 익모초(益母草) · 충위자(茺蔚子) · 다른 이름 : 세엽익모초 · 곤초 · 야고초

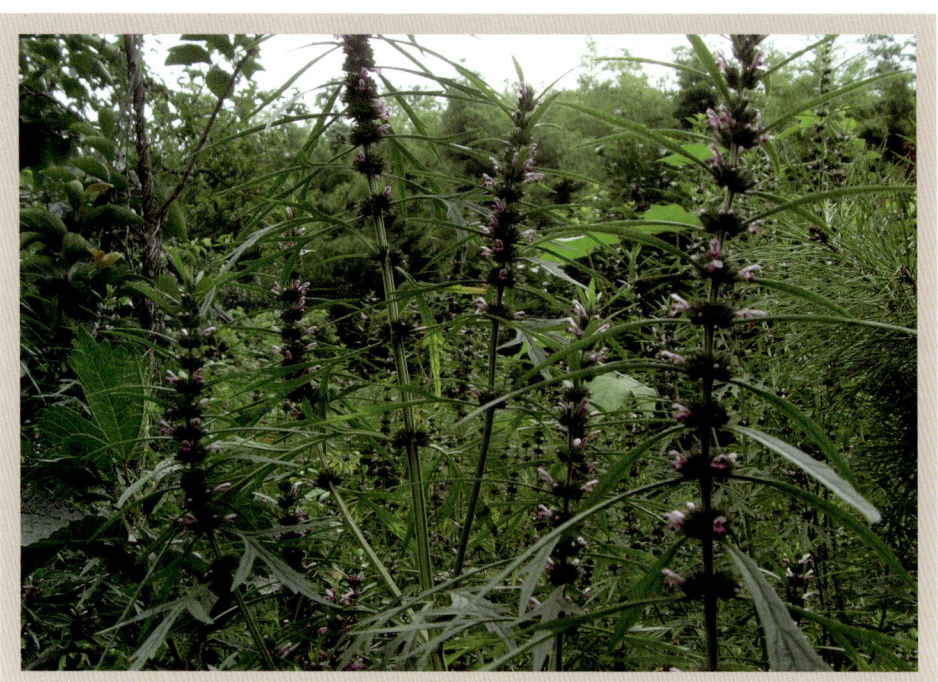

- **분포지** : 들과 밭둑   **초장** : 1m 정도   **생육상** : 두해살이   **개화 시기** : 6~9월 연한 홍자색   **채취 시기** : 9~10월   **형태** : 잎은 대생, 꽃은 소형으로 수송이가 잎 겨드랑이에 모여 붙고, 붉은색 줄이 있음, 익모초는 꿀풀과의 두해살이로 꽃은 6~9월에 홍자색으로 피고, 열매는 9~10월에 삭과로 여문다.

〉〉〉 상징

익모초는 여성에게 좋은 풀이라 하여 '익모초(益母草)'라는 애칭이 있고, 죽을 사람을 살릴 수 있다 하여 '환혼단'이라 부른다.

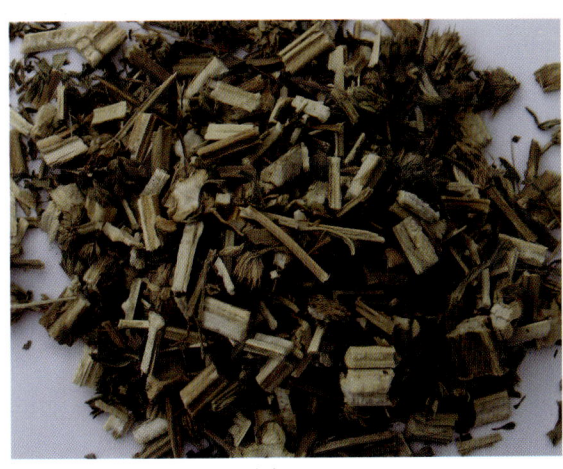
약재(익모초)

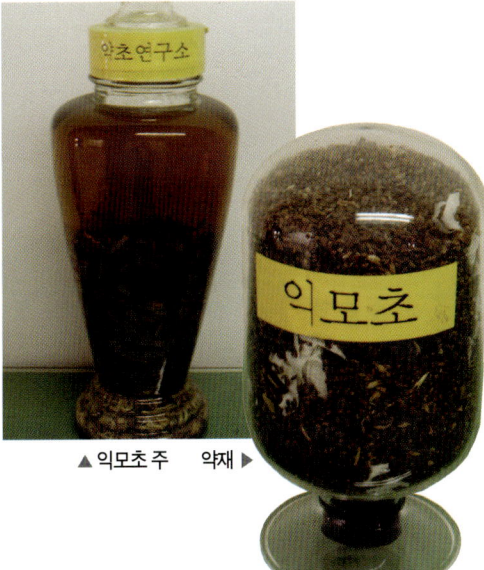
▲ 익모초 주   약재 ▶

▶ 채취
1. 전초, 종자.
2. 가을에 전초를 채취하여 그늘에 말려서 쓴다.

▶ 효소 만들기
봄에 전초를 채취하여 항아리에 넣고 황설탕으로 만든 시럽이나 황설탕 30%를 넣고 밀봉하여 100일 동안 발효시킨 후에 3개월~1년 이상 숙성시킨 후에 효소 1에 생수 5를 희석해서 먹는다.

▶ 이용 및 효능
1. 한방에서 전초를 익모초(益母草)로 부른다. 냉증을 다스리는 데 다른 약재와 처방한다.
2. 민간에서 식욕 부진으로 입맛이 없을 때 줄기를 채취하여 생즙을 내어 먹었다.
3. 혈액 순환 · 냉증 · 생리통 · 어혈 · 부종 · 보정(補精) · 사독 · 정혈 · 대하증.

▶ 금기 _ 간혈(肝血)이 부족한 사람 · 임산부.

▶ 약리 작용 _ 혈압 강하.

>>> 팁   일본 스모 선수들은 일반인보다 몇 배를 더 먹기 때문에 음식을 소화시키기 위해 효소를 많이 쓰기 때문에 평균수명이 50살을 넘지 않는다. 위(胃) 양의 60% 정도로 소식을 하는 사람 중에는 소화 효소를 조금 쓰기 때문에 장수자가 많다. 쥐에게 135일 동안 80% 정도 익힌 음식을 먹이면 췌장의 무게가 20~30%가 증가하였고, 가공식품만 먹은 고양이들은 얼굴 모양이 갈수록 갸름해지고 턱이 좁아지고 뼈와 근육이 점점 약해진다.

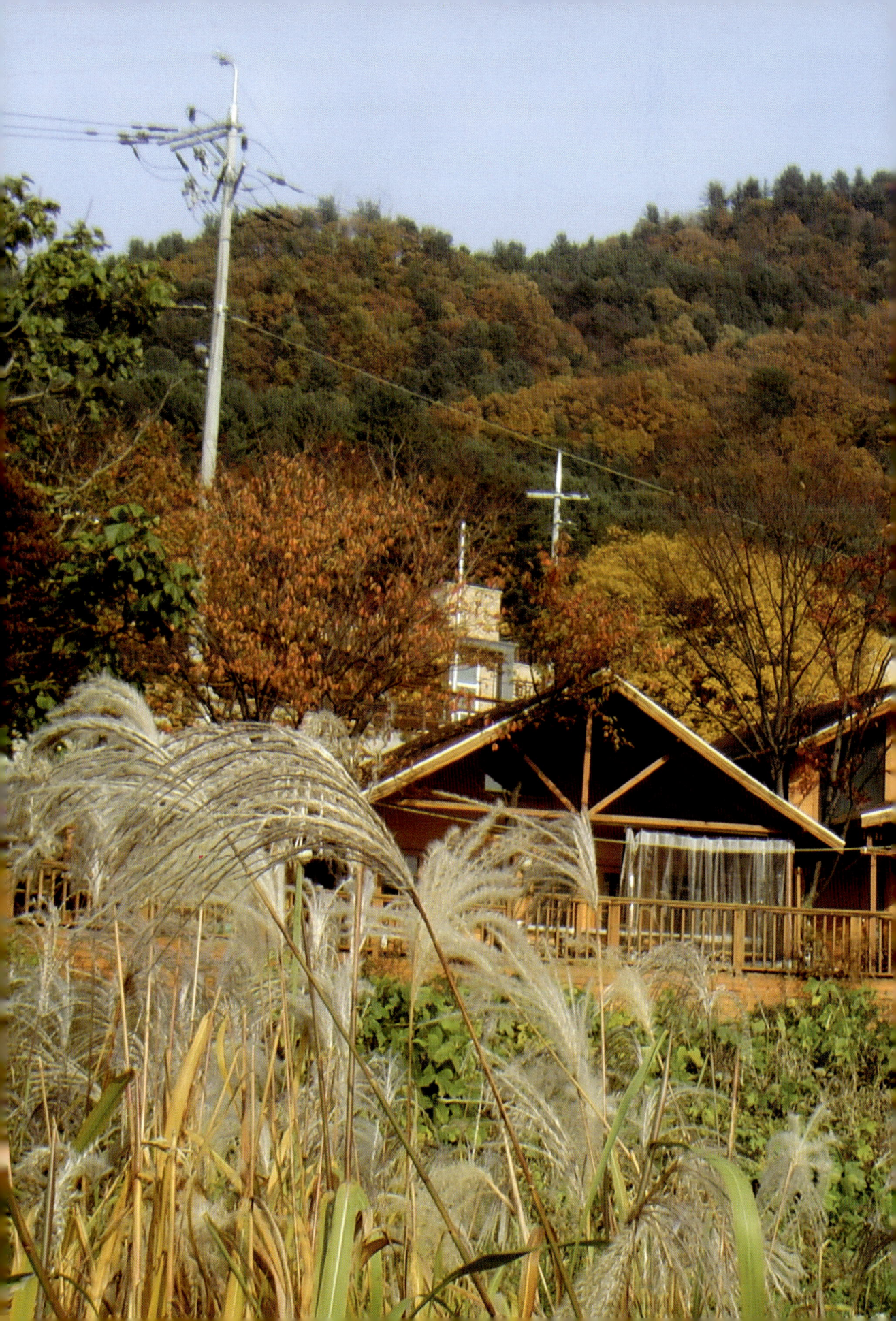

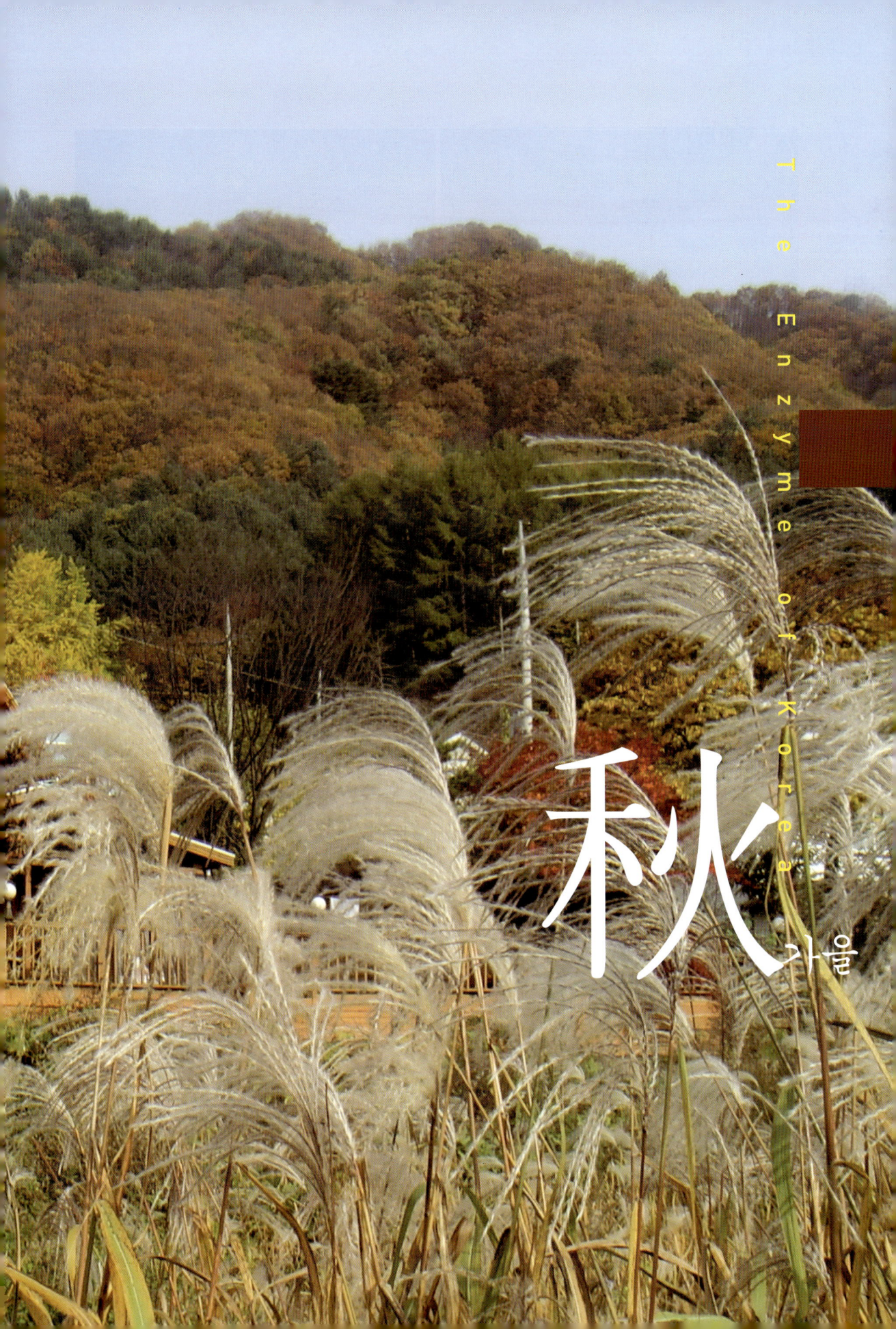

The Enzyme of Korea

秋 가을

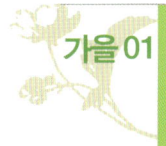

가을 01 가시오갈피 (두릅나무과)

- 학명 : Acanthopanax senticosus(Rupr.et Maxim.) Harms
- 한약명 : 오가피(五加皮) · 자오가근(刺五加根)   · 다른 이름 : 자오가 · 가시오가피

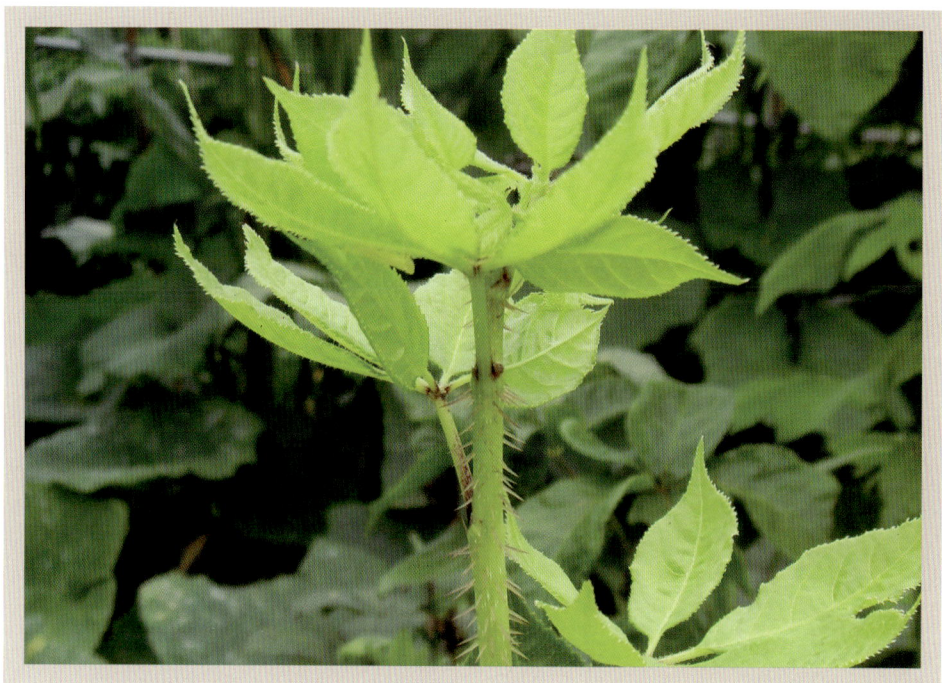

· **분포지** : 전국의 깊은 산   · **초장** : 3~5m   · **생육상** : 갈잎떨기나무   · **개화 시기** : 4월, 자황색   · **채취 시기** : 4월(새순) · 10월(열매) · 수시(뿌리)   · **형태** : 가시오갈피는 두릅나무과에 속하는 갈잎떨기나무로 높이는 약 3~4m 정도까지 자라고, 가지에는 가시가 있고, 꽃은 가지 끝에 산형 화서로 4월에 자황색으로 작은 꽃들이 공처럼 꽃이 피고, 꽃자루가 갈라지는 곳에 꿀샘이 있다. 열매는 핵과 장과 둥근 모양으로 10월에 콩알만한 작은 구형이 검은색으로 여문다.

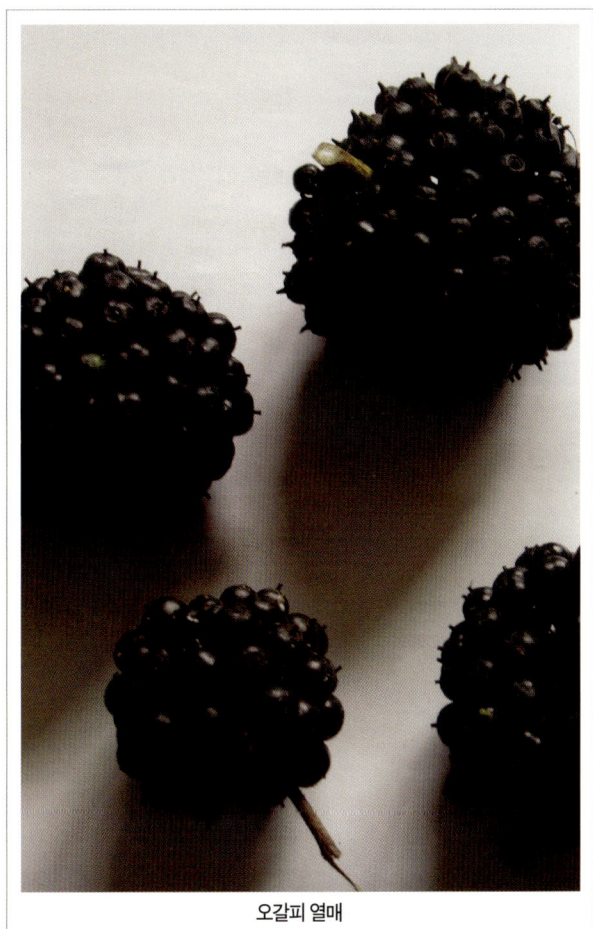

오갈피 열매

▶ 채취
1. 꽃 · 잎 · 줄기 · 열매 · 뿌리.
2. 봄에 전초, 가을에 열매, 줄기는 수시, 뿌리를 캐어 물로 씻고 햇볕에 말려서 쓴다.

▶ 효소 만들기
봄에 전초를 채취하고, 가을에 검은색으로 익은 열매를 따서 항아리에 넣고 황설탕으로 만든 시럽이나 황설탕 50~70%를 재어 100일 동안 발효시킨 후에 3개월~3년 동안 숙성시킨 후 효소 1에 생수 5를 희석해서 먹는다.

▶ 식용 및 장아찌 만들기
1. 봄에 부드러운 잎을 따서 끓은 물에 살짝 데쳐 나물로 무쳐 먹는다.
2. 봄에 전초를 따서 깻잎처럼 양념에 재어 1개월 후에 먹는다.

▶ 이용 및 효능
1. 한방에서 오가피라 부른다. 오로(五勞 : 심로(心勞) · 간로(肝勞) · 비로(脾勞) · 폐로(肺勞) · 신로(腎勞)와 칠상(七傷:일곱 종류의 과로로 인한 병)을 다스리는 데 다른 약재와 처방한다.
2. 암 · 당뇨병 · 근골(筋骨) · 근육통 · 요통 · 관절염 · 간장과 신장개선 · 골다공증 · 냉증 · 스태미나 · 원기 회복.

▶ 약리 작용
항암 작용 · 혈당 강하 · 성장 촉진 · 요통 · 하지무력 · 골다공증 · 신장 사구체 개선.

약재

>>> 팁 『동의보감』에서 '한 줌의 오가피를 얻으니 금은보화를 얻은 것보다 낫다'고 할 정도로 약초로써 가치가 높다.

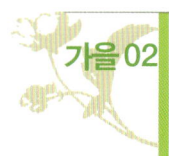

가을 02 오미자(목련과)

· 학명 : Schizandra chinensis(Turcz.) Baillon
· 한약명 : 오미자(五味子) · 다른 이름 : 문합 · 현급 · 북미 · 금령자 · 홍내소 · 오매자 · 북오미자

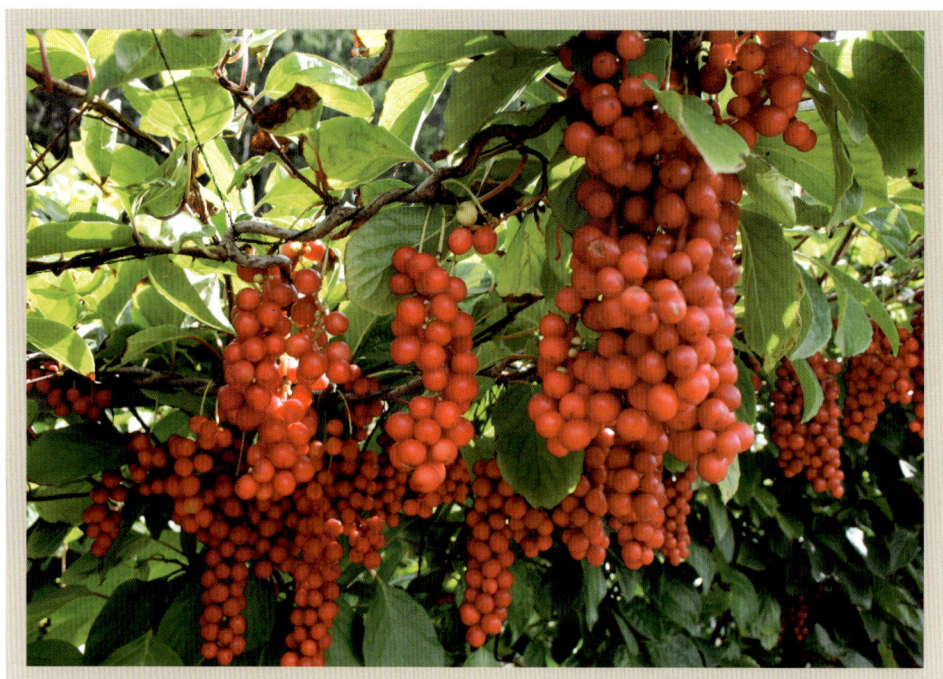

· **분포지** : 중부 지방 산지의 경사면, 남부 지방과 섬(남오미자), 제주도(흑오미자) · **초장** : 5~8m · **생육상** : 여러해살이 · **개화 시기** : 6~7월 황백색 · **채취 시기** : 9월 · **형태** : 오미자는 목련과의 여러해살이로 꽃은 6~7월에 붉은빛이 도는 황백색으로 피고, 열매는 9월에 작은 입자의 작은 구형으로 20~30개 낱알이 한 송이에 장과(漿果)로 여문다.

>>> 상징

오미자는 신맛(껍질) · 단맛(과육) · 짠맛(전체) · 매운맛(씨) · 쓴맛(씨) 5가지 맛이 있어 '오미자(五味子)' 라 부른다.

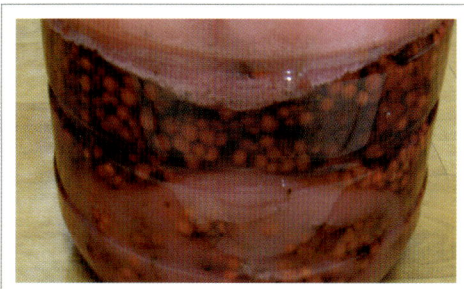
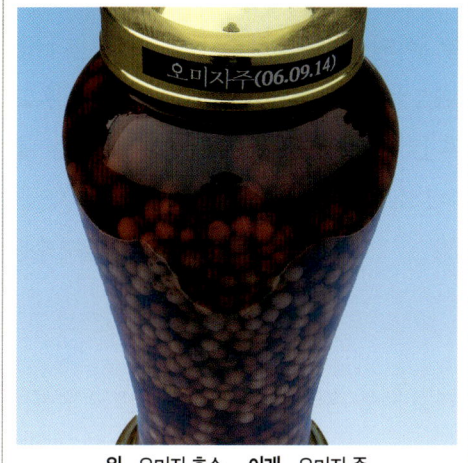

위_오미자 효소   **아래**_오미자 주

▶ 채취
1. 잎·줄기·열매·뿌리.
2. 여름에 잎과 줄기를 채취하여 그늘에, 가을~겨울에 성숙된 잘 익은 열매를 따서, 뿌리를 캐어 햇볕에 말려서 쓴다.

▶ 효소 만들기
1. 붉은색으로 성숙된 열매를 항아리에 넣고 황설탕으로 만든 시럽이나 황설탕 100%를 항아리에 재어 밀봉하여 100일 동안 발효시킨 후에 효소 1에 생수 5를 희석해서 먹는다.
2. 발효된 오미자를 3개월~1년 이상 저온 냉장에서 숙성시킨 후 효소 1에 생수 5를 희석해서 먹는다.

▶ 식용
봄에 어린순을 따서 끓는 물에 살짝 데쳐서 나물로 무쳐 먹는다.

▶ 이용 및 효능
1. **한방**에서 오미자(五味子)로 부른다. 당뇨를 다스리는 데 다른 약재와 처방한다.
2. **민간**에서 열매로 차(茶)·와인·식초(食醋)·음료·빵·과자의 원료로 쓰고, 가을에 잘 익은 오미자 씨를 제거한 후 액상차·캔·팩·캡슐·티백을 만든다.
3. 당뇨병·고혈압·폐·해수·유정·양위·정력 부족·구갈·도한·급성 간염

▶ 금기
신맛이 강하므로 과다하게 복용하면 기혈이 율체된다.

▶ 약리 작용
혈압 강하. 항균 작용·흥분 작용.

효소

>>> **팁** 오미자는 해발 300~500m에서 재배한 것이 생육이 좋다. 오미자는 겉껍질이 약하기 때문에 수확한 즉시 동결 건조시켜 보관해야 하고, 오미자는 겨울철에 가지를 절반쯤 솎아 주면 수확량이 늘고 나무 수명이 길고 아치형 울타리 재배가 유리하다. 전국의 오미자 생산의 45%를 차지하는 경북 문경시는 2006년 오미자산업특구로 지정된 이후 특화 작물 육성책을 마련하여 오미자 생산 농가를 적극 지원하고 있다. 전북 장수군·무주군·진안군은 고품질 친환경 오미자 생산으로 오미자 농축액 상차·오미자 효소·오미자 와인·기능성 식품 등의 산지로 알려져 있다.

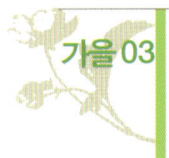

가을 03 블루베리(진달래과)

- **학명**: Vaccinium spp. · **외국명**: blueberry   · **다른 이름**: 하이부시블루베리(highbush blueberry) · 로부시블루베리(lowbush blueberry) · 크랜베리(cranberry) 외 20여 종

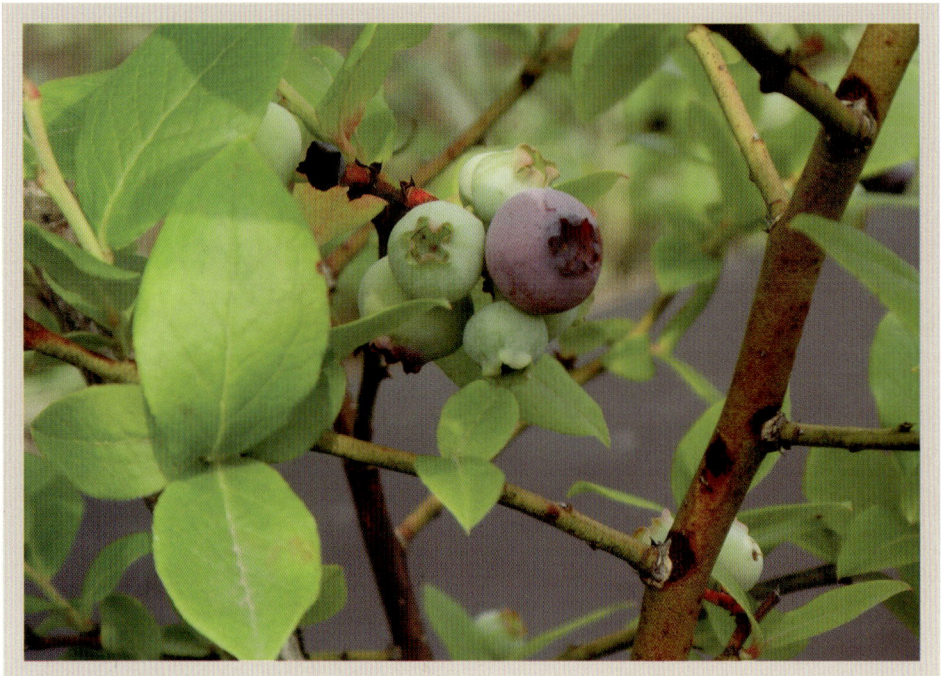

· **분포지**: 중부이남 산지와 들   · **초장**: 30cm~5m   · **생육상**: 여러해살이   · **개화 시기**: 4~5월(흰색)   · **채취 시기**: 여름~가을   · **형태**: 블루베리는 진달래과의 여러해살이로 꽃은 4~5월에 작은 종 모양의 흰색으로 피고 열매는 여름부터 가을까지 구형으로 표면에 회백색으로 덮고 진한 흑청색으로 여문다.

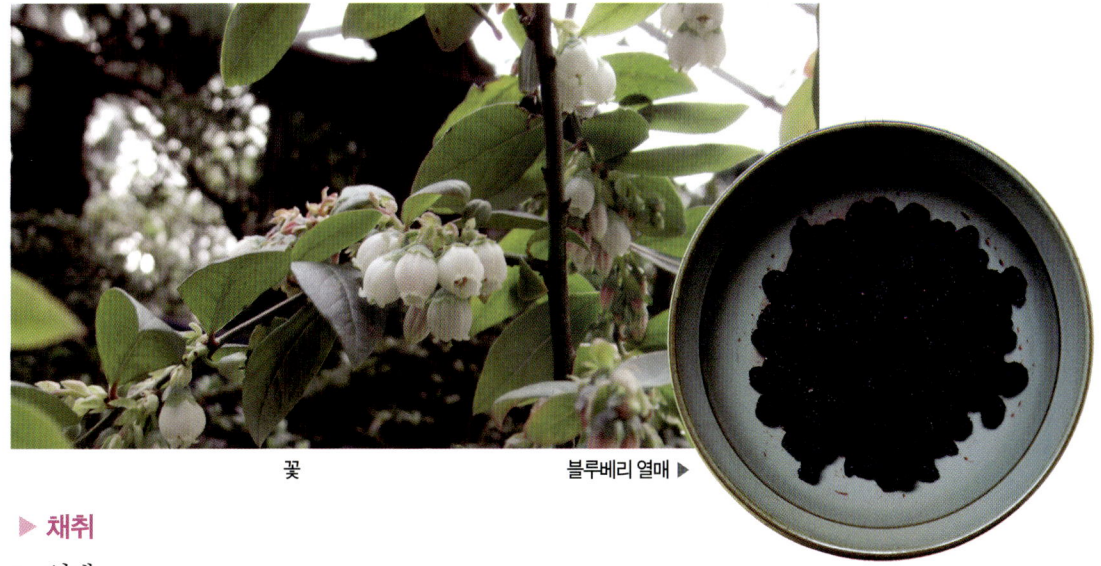

꽃　　　　　블루베리 열매 ▶

▶ **채취**

1. 열매.
2. 여름부터 가을까지 열매를 따서 햇볕에 말려서 쓴다.

▶ **효소 만들기**

여름~가을까지 진한 흑청색으로 잘 익은 성숙된 열매를 따서 항아리에 넣고 황설탕으로 만든 시럽이나 황설탕 50%를 넣고 밀봉하여 100일 동안 발효시킨 후에 6개월~1년 이상 숙성시킨 후에 효소 1에 생수 5를 희석해서 먹는다.

▶ **이용 및 효능**

1. 외국 이름은 'blueberry'라 부른다. 시력 개선에 효소를 만들어 수시로 먹는다.
2. **민간**에서 열매를 갈아 즙을 내어 먹는다.
3. 항암 · 시력 회복 · 고혈압 · 노화 방지 · 요로 감염 예방 · 원기 회복 · 인지 능력 감퇴 예방.

▶ **약리 작용** _ 항암 작용 · 혈압 강하.

>>> 건강 이야기　블루베리는 미국 〈타임지〉가 발표한 10대 건강식품이다. 블루베리에는 안토시아닌이라는 보라색 색소가 면역 체계를 증진시키고 항암 작용을 한다. 이탈리아에서는 안토시아닌 효능을 인정해 1970년부터 의약품으로 사용하고 있다. 사람의 안구 망막에는 시력을 관여하는 '로돕신'이라는 색소채가 있는데 노화가 진행되면서 로돕신이 부족할 경우 시력 저하와 각종 안 질환이 생긴다. 블루베리를 꾸준히 상복하면 안토시아닌 색소가 로돕신의 재합성을 촉진시키기 때문에 시력 회복은 물론 눈의 피로 · 시력 저하 · 시각 장애 등을 예방할 수 있다.

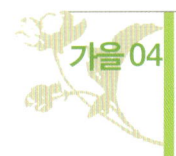

가을 04 복분자딸기(장미과)

- 학명 : Rubus coreanus Miq.
- 한약명 : 복분자(覆盆子)   · 다른 이름 : 산딸기 · 곰딸 · 복분자딸기

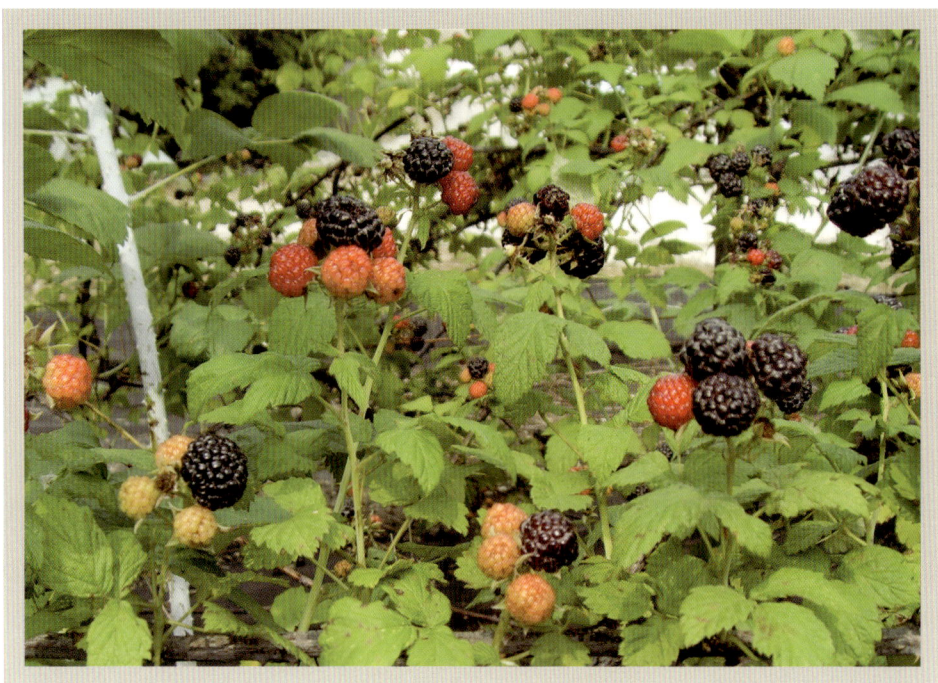

· 분포지 : 중부 남부 지방 이남 산기슭   · 초장 : 1.5m   · 생육상 : 갈잎떨기나무   · 개화 시기 : 5~6월 연한 분홍색   · 채취 시기 : 7~8월   · 형태 : 잎은 깃 모양의 겹잎, 줄기는 자줏빛이 돌며 갈고리 같은 가시가 있다. 복분자딸기는 장미과의 갈잎떨기나무로 높이는 3m 정도까지 자라고 굽은 가지에 가시가 촘촘히 돋고, 꽃은 5~6월에 연한 분홍색으로 피고 열매는 7~8월에 둥글고 적색으로 익지만 나중에는 흑색으로 여문다.

>>> 상징

전통 의서에서 산딸기인 복분자를 '성인이 먹으면 오줌줄기가 세어져 요강이 엎어진다' 하여 '엎어질 복(覆)과 요강 분(盆)'이 합쳐 복분자(覆盆子)라 부른다. 고창 선운사 앞 하천에서 잡히는 자연산 풍천장어와 함께 먹으면 좋다.

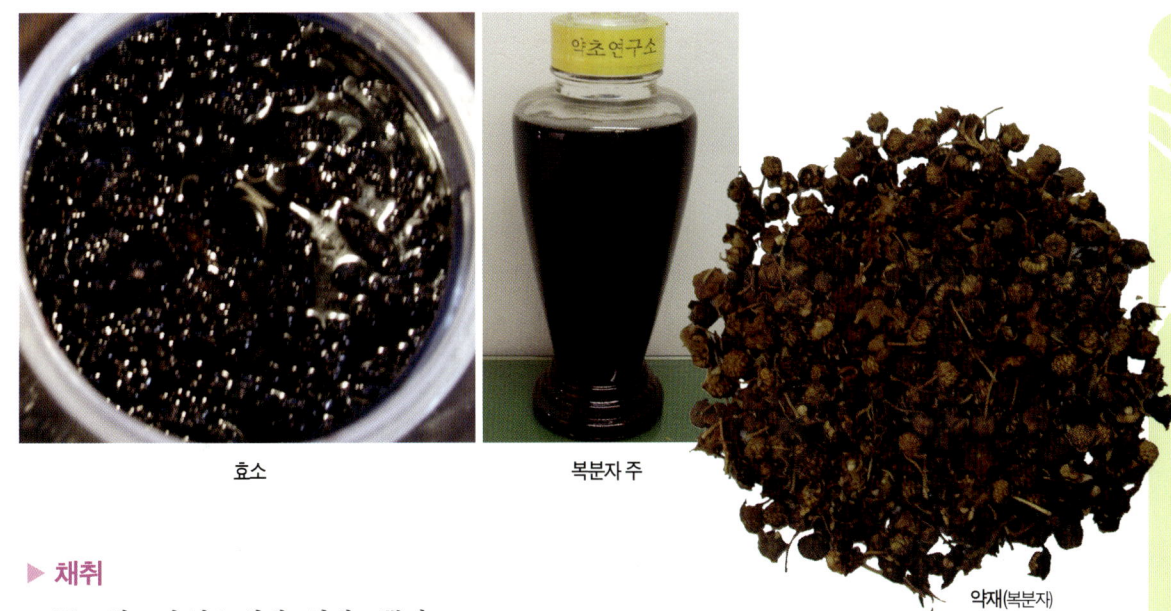

효소 복분자 주

약재(복분자)

▶ **채취**

1. 꽃·잎·덜 익은 열매. 열매·뿌리.
2. 6월에 덜 익은 열매를 따서 햇볕에 말려서 쓴다.

▶ **효소 만들기**

검은색으로 잘 익은 열매를 6~7월에 따서 항아리에 넣고 황설탕으로 만든 시럽이나 황실탕 80%를 넣고 밀봉하여 100일 동안 발효된 후에 3개월~1년 동안 숙성시킨 후에 효소 1에 생수 5를 희석해서 먹는다.

▶ **이용 및 효능**

1. 한방에서 미성숙 열매를 복분자(覆盆子)라 부른다. 정력을 개선하는 데 다른 약재와 처방한다.
2. 민간에서 복분자 과자·캔·와인을 만든다.
3. 발기 부전·정력 감퇴·신장·유정·소변 빈삭·시력 감퇴·간염.

▶ **약리 작용** _ 항염 작용.

> >>> 제안 복분자(覆盆子)는 2000년 ASEM, 2005년 APEC 정상회의, 노벨평화상 수상자 정상회의, 청와대 행사 때마다 만찬 주(酒)로 선정이 될 정도로 한국 전통 와인의 맛과 향을 알리는 건강식품으로 알려져 있다. 최근 복분자의 폴리페놀이 혈관을 이완시키는 효과가 있고, 미국 농무부(USDA)에서 항산화 성분이 가장 풍부한 식품으로 선정되었고, 항산화 효과와 심혈관 질환에 좋은 플라보노이드와 안토시안 색소가 함유되어 있고, 항암 효과가 있는 트리테르펜 사포닌이 함유되어 있는 것으로 밝혀졌다.

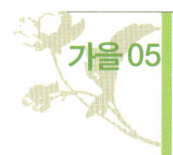

가을 05 더덕(초롱꽃과)

- **학명** : Codonopsis lanceolata(Sieb.Set z.)Trautr   **한약명** : 산해라(山海螺)
- **다른 이름** : 사삼 · 백삼 · 노삼 · 산해라(山海螺) · 지황 · 통유초 · 산해라 · 행엽채근 · 행엽 · 행엽채

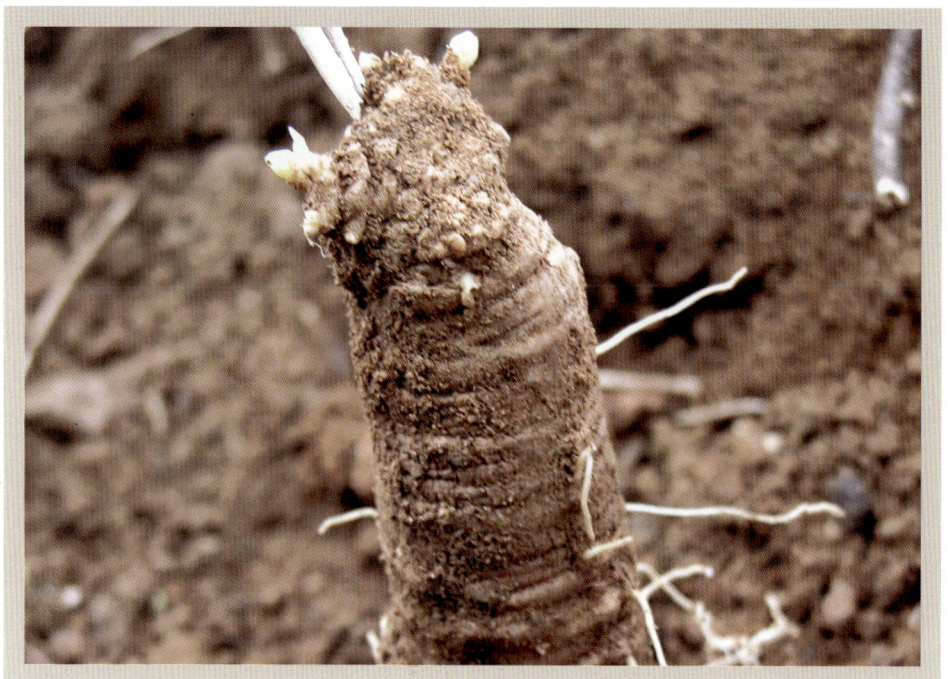

사진_특화 작물 연구소

· **분포지** : 전국의 숲속   · **초장** : 2m 이상   · **생육상** : 덩굴성 여러해살이   · **개화 시기** : 8~9월 연한 겉은 녹색, 속은 자갈색 반점이 있음   · **채취 시기** : 10월   · **형태** : 더덕은 초롱꽃과의 덩굴성 여러해살이로 8~9월에 연한 녹색으로 꽃이 피고 화관(花冠) 끝에 안쪽으로 자갈색 반점이 있고 짧은 가지 끝에 밑을 향해 달려 있다. 11월에 삭과(蒴果)가 여물며 꽃받침 그대로 남아 삭과 속에 씨앗이 들어 있다.

〉〉〉 상징

더덕(沙蔘)은 산삼의 사촌이라는 애칭을 가지고 있고, 모래가 많은 땅에서 자란다고 하여 모래 사(沙) 자를 써서 '사삼(沙蔘)', '양각채(羊角菜)', 뿌리를 삼의 일종인 '만삼(蔓蔘)'이라 부른다. 더덕은 깊은 산속 그늘진 곳에서 자생을 하기 때문에 벌이나 나비 같은 곤충을 만나기가 쉽지가 않아 바람에 흔들리면 자신의 향기를 뿜어 꽃가루받이를 마친다.

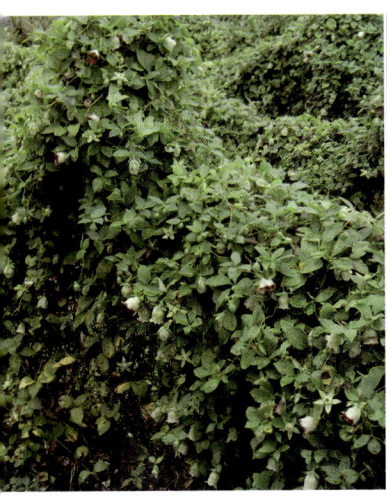 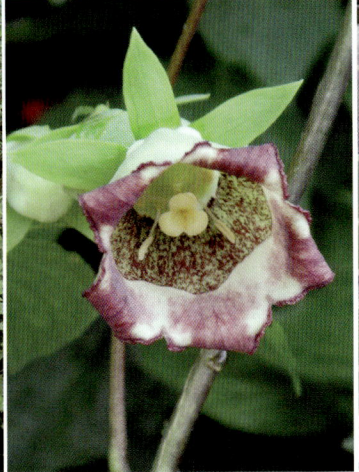 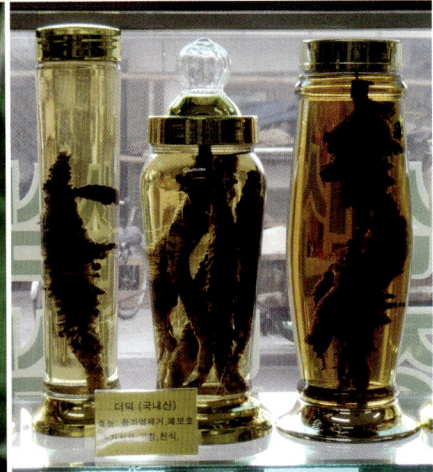

더덕 군락   꽃   더덕주

▶ 채취
1. 뿌리(약용과 식용)・잎(방향제).
2. 봄에 잎, 여름에 꽃, 가을에 뿌리를 캐어 햇볕에 말려서 쓴다.

▶ 만들기
더덕 6kg을 떡국의 떡 크기로 썰어 설탕 3kg에 버무려 항아리에 넣어 두면 삼투압 작용에 의해 더덕의 진액이 조금씩 빠져 나오면서 발효가 시작되면 먹는다.

▶ 식용 및 장아찌 만들기
1. 꽃은 샐러드로 먹고, 부드러운 잎과 순을 뜯어 쌈으로 먹거나 끓은 물에 살짝 데쳐서 나물 무침으로 먹는다. 뿌리의 껍질을 벗겨 초고추장이나 된장을 찍어 먹는다.
2. 더덕을 말려서 삼베주머니에 넣고 고추장 항아리에 박아 1개월 후에 장아찌로 먹는다.

▶ 이용 및 효능
1. 한방에서 뿌리를 산해라(山海螺)라 부른다. 폐(肺) 질환을 다스리는 데 다른 약재와 처방한다.
2. 민간에서 잎으로 방향제로 쓰고, 천식에는 말린 뿌리를 가루내어 밥물로 먹는다.
3. 천식・해수・인후염・보익(補益)・보폐(補肺)・경풍(驚風).

▶ 약리 작용 _ 거담 작용・강심 작용.

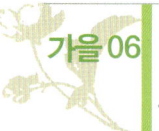
가을 06 독활(두릅나무과)

·학명 : Aralia cordata Thunb.
·한약명 : 독활(獨活)   ·다른 이름 : 땃두릅·땅두릅·독골·강청·독요초·구안독활

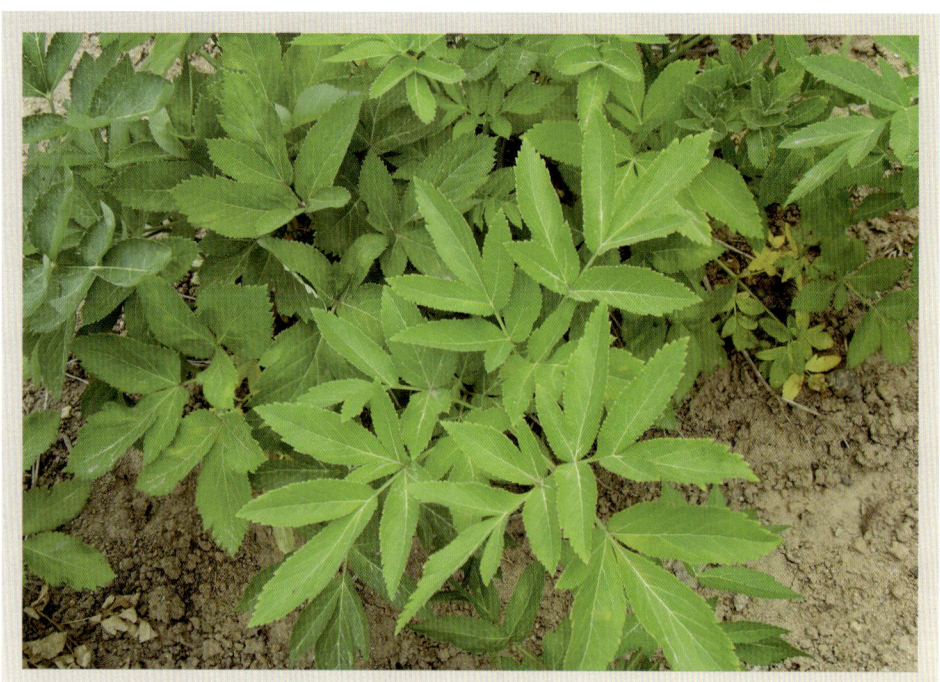

·분포지 : 전국의 산지   ·초장 : 1.5m 정도   ·생육상 : 여러해살이   ·개화 시기 : 7~8월 연한 자주색   ·채취 시기 : 9~10월   ·형태 : 독활은 두릅나무과의 여러해살이로 꽃은 7~8월에 연한 자주색으로 피고 열매는 9~10월에 흑색의 핵과로 여문다.

▶ **채취**

1. 뿌리.
2. 가을에 뿌리를 수시로 캐어 햇볕에 말려서 쓴다.

▶ **효소 만들기**

가을에 뿌리 전체를 물로 씻고 항아리에 넣고 황설탕으로 만든 시럽이나 황설탕 50%를 재어 밀봉하여 100 동안 발효시킨 후에 3개월~1년 이상 숙성시킨 후에 효소 1에 생수 5를 희석해서 먹는다.

▶ **식용**

1. 봄에 어린순을 끓는 물에 살짝 데쳐 된장이나 초고추장에 찍어 먹는다.
2. 봄부터 가을까지 잎과 줄기를 채취하여 그늘에 말려서 묵나물로 먹는다.

▶ **이용 및 효능**

1. 한방에서 뿌리를 독활(獨活)이라 부른다. 통증을 다스리는 데 다른 약재와 처방한다.
2. 민간에서 독활을 생즙을 내어 강장제로 쓴다.
3. 강장 · 음위 · 해열 · 거담 · 소갈병 · 두통 · 요통 · 류머티즘.

▶ **약리 작용**

소염 작용 · 진통 작용.

▶ **구분하기**

독활은 풀이고, 땃두릅과 두릅은 나무다.

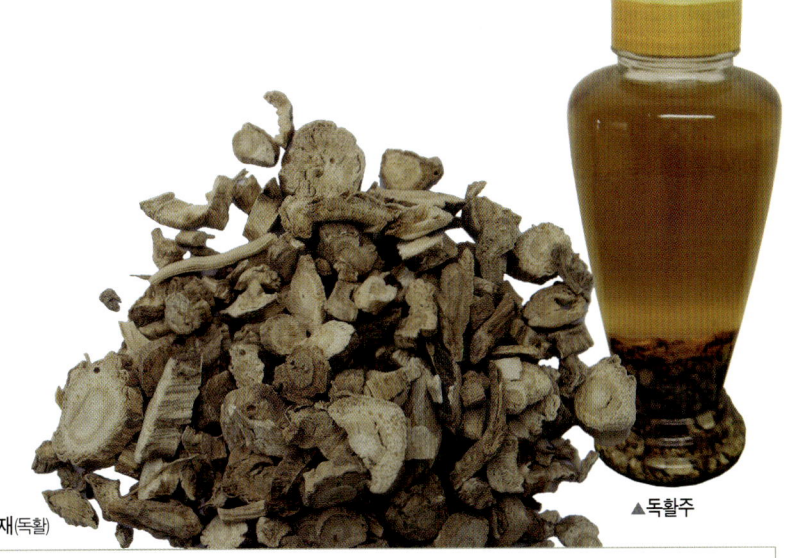

약재(독활) ▲독활주

>>> **팁** 예부터 양생(養生)의 으뜸은 '치아(齒牙)에 있다'라 한다. 건강이란 모름지기 오복(五福) 중에 치아가 음식물을 잘 씹는 것부터 출발한다. 입 안에서 씹는 저작(咀嚼) 활동은 음식물을 잘게 부수어 소화액(효소)의 작용할 면적을 넓히는 것이다. 입 안에서 음식을 씹을 때 16가지의 효소가 나온다. 건강한 사람은 치아가 좋다. 이빨이 없으면 씹지 않고 위로 음식을 넘기기 때문에 위장 내에 효소가 많이 필요하고 부담을 준다.

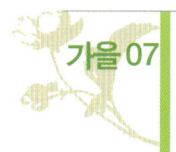

가을 07 삽주(국화과)

• **학명** : Atractylodes japonica Koidz.   • **한약명** : 창출(蒼朮) · 백출(白朮)   • **다른 이름** : 회창출 · 창두채 · 복창출 · 천생출 · 동출 · 산연 · 백출 · 적출 · 창두초 · 산계

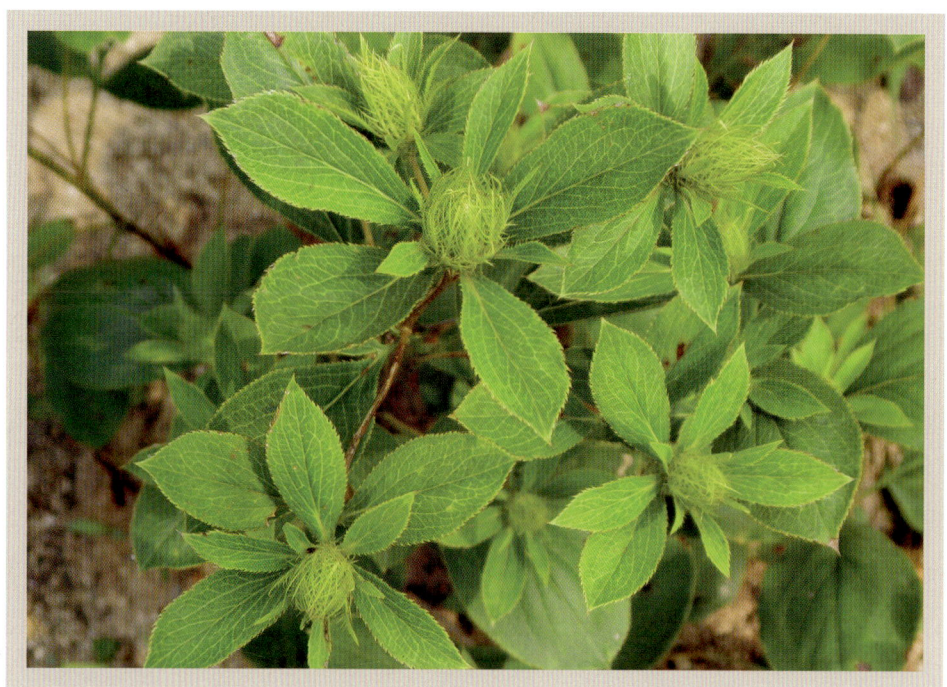

• **분포지** : 전국의 산과 들   • **초장** : 30~50cm   • **생육상** : 여러해살이   • **개화 시기** : 7~10월 흰색, 붉은색   • **채시 시기** : 9~10월   • **형태** : 삽주는 국화과의 여러해살이로 꽃은 7~10월에 흰색이나 붉은색의 두상화로 피고, 열매는 9~10월에 갈색의 관모(冠毛)로 수과(瘦果)가 여문다.

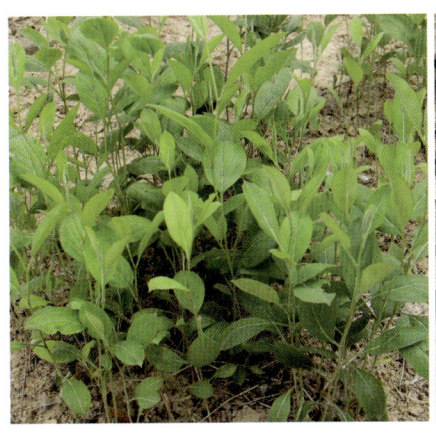 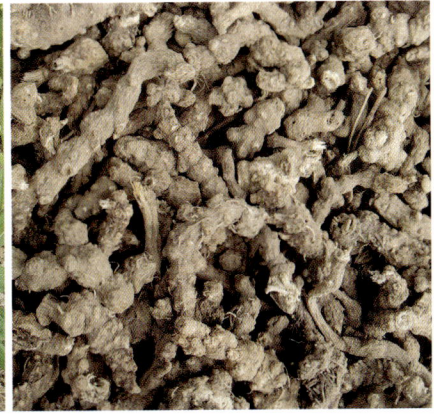 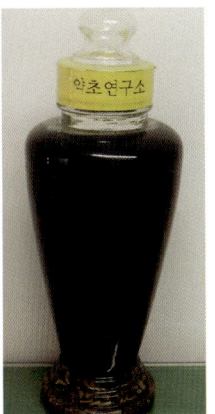

삽주 약재(창출) 삽주 주

▶ **채취**

1. 뿌리(근경)·어린 둥근 뿌리.
2. 가을에 뿌리를 캐어 햇볕에서 말려서 쓴다.

▶ **효소 만들기**

봄~가을에 삽주 새싹이나 뿌리를 캐어 항아리에 넣고 황설탕으로 만든 시럽이나 황설탕 30%를 재어 밀봉하여 100일 동안 발효시키고, 3개월~1년 동안 숙성시킨 후 효소 1에 생수 5를 희석하여 먹는다.

▶ **식용**

봄에 부드러운 잎을 뜯어 쌈으로 먹거나 끓은 물에 살짝 데쳐서 나물 무침으로 먹는다.

▶ **이용 및 효능**

1. 한방에서 뿌리줄기를 창출(蒼朮)이라 부른다. 위장을 다스리는 데 다른 약재와 처방한다.
2. 민간에서 잦은 감기에는 창출+생강+감초를 넣어 달여 먹는다.
3. 만성 위장병·소화 불량·복통·방향 건위제·해열·이뇨·고혈압·현기증.

▶ **약리 작용** _ 혈압 강하·혈관확장 작용·방부 작용.

약재(백출)

>>> **창출과 백출 구분법** 창출은 뿌리를 캐어 씻은 후 건조시킨 것을 말하고, 백출은 창출의 껍질을 벗긴 것을 말한다.

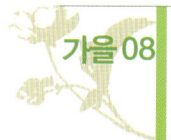

가을 08 왕머루(포도과)

- **학명** : Vitis amurensis Rupr.　· **한약명** : 산등등앙(山藤秧)
- **다른 이름** : 산포도 · 조선산포도 · 야포도 · 머루 · 모래순 · 머래순 · 왕머루 · 멀구덩굴

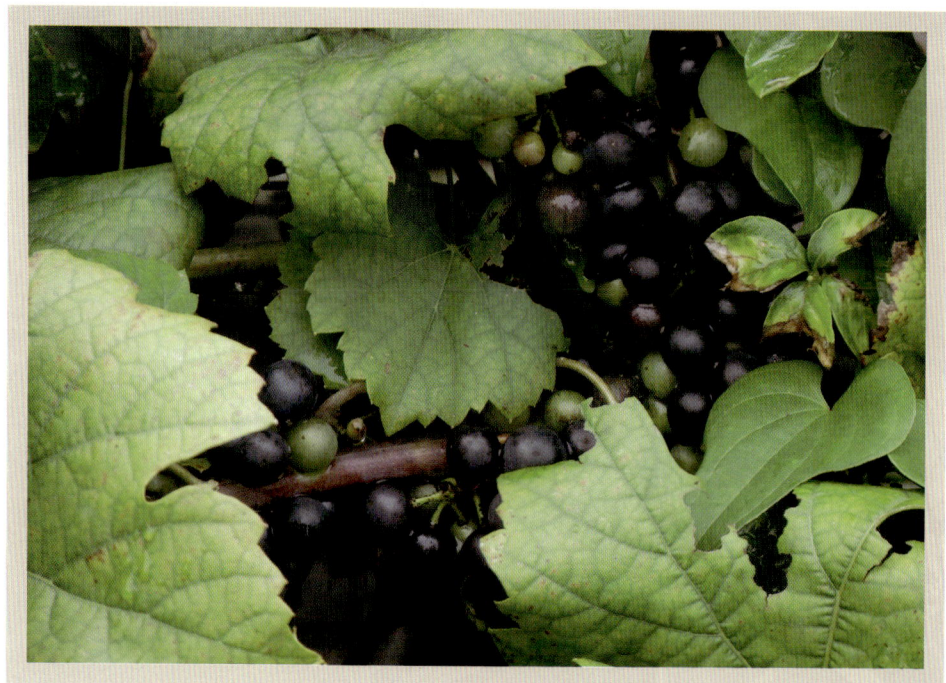

· **분포지** : 전국의 산기슭 및 산골짜기　· **초장** : 10m　· **생육상** : 갈잎덩굴나무　· **개화시기** : 5~6월 황록색　· **채취 시기** : 9~10월　· **형태** : 왕머루 포도과의 갈잎덩굴나무로 잎은 호생, 심장상 원형, 끝이 뾰족하며, 꽃은 암수 다른 그루, 잎자루 끝에 덩굴손이 발달, 꽃은 5~6월에 황록색으로 피고, 열매는 9~10월에 포도처럼 장과(漿果)가 흑색으로 여문다. 2~3개의 씨앗이 들어 있다.

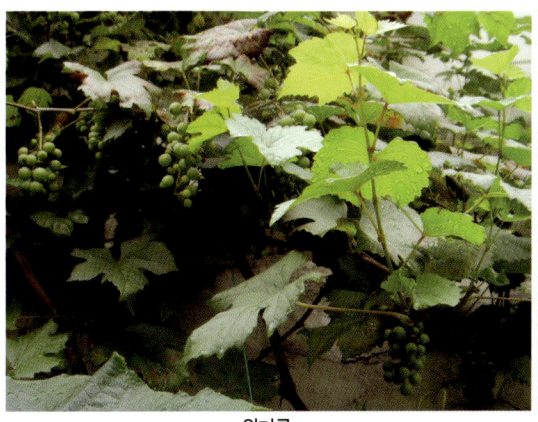 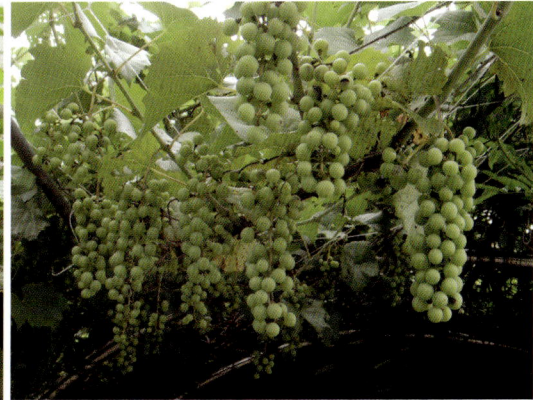

왕머루 / 미성숙 머루 열매

▶ **채취**
1. 열매(식용)·뿌리와 덩굴.
2. 가을에 뿌리를 캐어 햇볕에 말려서 쓴다.

▶ **효소 만들기**
늦은 여름에 검게 잘 익은 머루 열매를 항아리에 넣고 황설탕으로 만든 시럽이나 황설탕 80%를 재어 밀봉하여 100일 동안 발효시킨 후에 3개월~1년 이상 숙성된 효소 1에 생수 5를 희석해서 먹는다.

▶ **식용** _ 검게 잘 익은 성숙된 열매를 생으로 먹는다.

▶ **이용 및 효능**
1. <u>한방</u>에서 뿌리 및 줄기를 말린 것을 산등등앙(山藤藤秧), 산포도(山葡萄)라 부른다. 강장제나 보혈제로 쓸 때 다른 약재와 처방한다.
2. <u>민간</u>에서 머루의 덩굴을 짓찧어 옴이나 두창 환부에 발랐다. 액상차·와인을 만든다.
3. 식욕 촉진·원기 회복·창종·동상·금창·지통. 두통.

▶ **약리 작용** _ 강심 작용.

>>> 팁   최근 포도의 껍질·석류 껍질·복분자·왕머루가 혈관을 튼튼하게 해 준다. 최근 약리 실험에서 적포도주에 들어 있는 레스베라트롤 성분은 강력한 노화 방지에 효과가 있는 것이 밝혀졌고, 붉은 포도주에는 타닌과 페놀 성분은 혈관병인 고혈압·동맥 경화·심장병에 좋고 체지방을 분해시켜 다이어트에도 좋다.

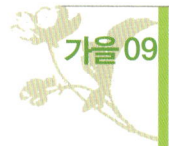

가을 09 잔대 (초롱꽃과)

· **학명** : Adenophora trihylia (Thunb.) A. DC. var. japonica (Regel) Hara   · **한약명** : 상륙(商陸) · 상륙화(商陸花)   · **다른 이름** : 제니 · 지모 · 호수 · 문희 · 문호 · 백사삼 · 딱주 · 사삼.

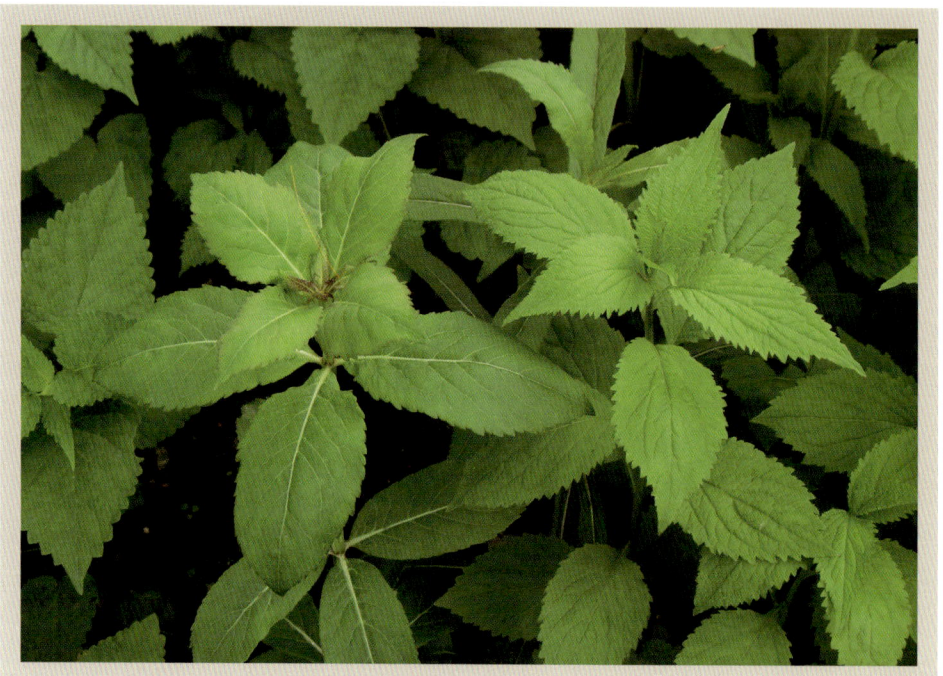

사진 _ 특화작물연구소

· **분포지** : 전국의 각지   · **초장** : 50~100m   · **생육상** : 여러해살이   · **개화 시기** : 7~9월 보라색   · **채취 시기** : 가을   · **형태** : 잔대는 초롱꽃과의 여러해살이로 꽃은 7~9월에 종 모양으로 원추 화서 보라색으로 피고 열매는 가을에 꽃받침이 달린 채로 여문다.

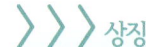 상징

예부터 잔대는 100가지 독(毒)을 풀어주는 약초로 알려져 있다.

▶ **약초 만들기**

1. 전초·뿌리(식용·약용).
2. 가을에 큰 뿌리를 캐어 햇볕에 말려서 쓴다.

▶ **효소 만들기**

봄에 새싹을 따서 항아리에 넣고 황설탕으로 만든 시럽이나 황설탕 30%를 재어 밀봉하여 100일 동안 발효시킨 후에 3개월~1년 이상 숙성시킨 후 효소 1에 생수 5를 희석해서 먹는다.

▶ **식용 및 장아찌 만들기**

1. 봄에 어린순과 줄기를 채취하여 끓는 물에 살짝 데쳐서 나물로 무쳐 먹는다.
2. 가을에 뿌리를 캐서 껍질을 벗기고 소금에 비벼 씻은 후 생채를 하거나 더덕처럼 양념을 발라 구워 먹는다.
3. 잔대 뿌리를 캐서 물로 씻은 후 물기를 빼고 삼베주머니에 넣고 고추장 항아리에 박아 1개월 후에 장아찌로 먹는다.

▶ **이용 및 효능**

1. 한방에서 상륙(商陸)으로 부른다. 거담을 다스리는 데 다른 약재와 처방한다.
2. 진해·거담·천식·폐 질환·심장 질환·경기·불임증·강장·고혈압·인후통.

▶ **약리 작용** _ 거담 작용·강심 작용.

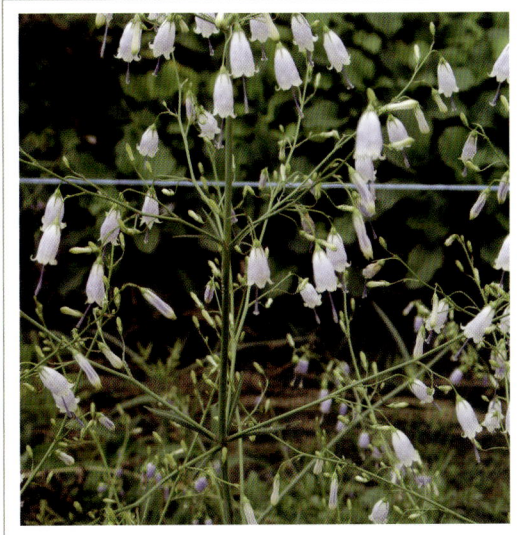

잔대 꽃

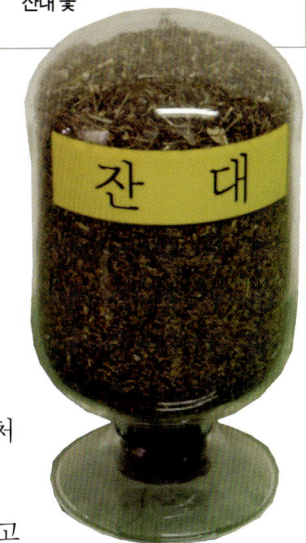

약재(씨앗)

>>> 팁   음식물을 오래 씹으면 씹을수록 단 것은 침 속에 '아밀라아제'라는 효소가 전분을 분해하여 단 것으로 바꾸기 때문이다. 침에는 전분을 분해하는 효소인 아밀리아제(amylase), 지방을 분해하는 효소인 리파아제(lipase) 등이 하루에 약 1~1.5리터나 분비된다.

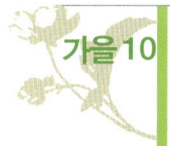

가을 10 참당귀(미나리과)

- **학명** : Angelica gigas Nakai   · **한약명** : 당귀(當歸)
- **다른 이름** : 토당귀 · 문귀 · 건귀 · 대근 · 상마 · 지선원 · 신감채 · 승검초

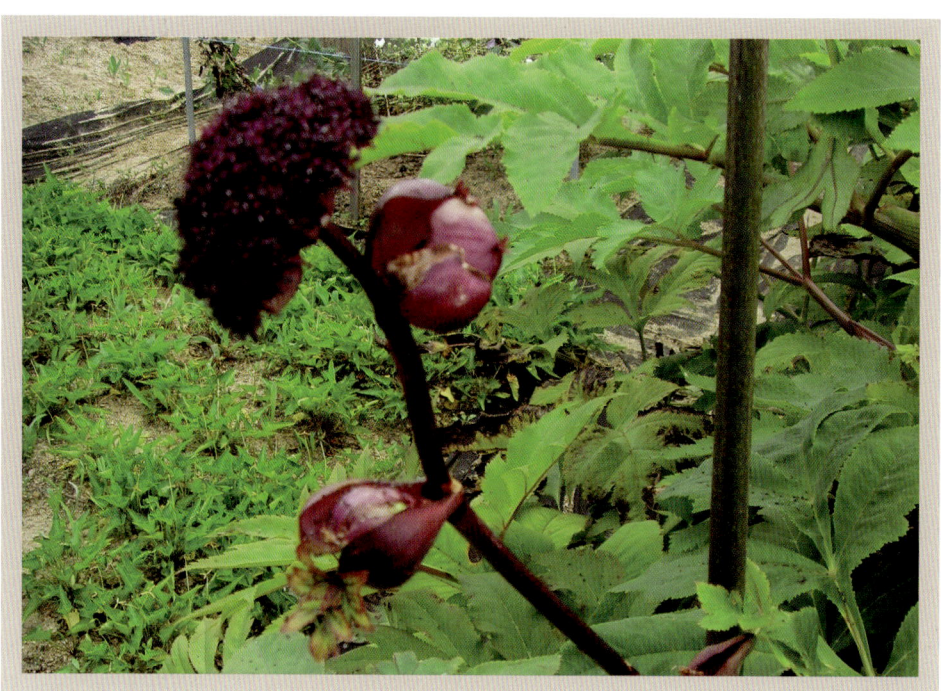

· **분포지** : 전국의 깊은 산 속   · **초장** : 1~2m   · **생육상** : 여러해살이   · **개화 시기** : 8~9월 자색   · **채취 시기** : 가을~봄 · **형태** : 참당귀는 미나리과의 여러해살이로 꽃은 8~9월에 자주색으로 피고, 열매는 타원형의 분과로 여문다.

>>> 상징

당귀(當歸)를 먹으면 '사랑하는 사람이 돌아온다'는 애칭을 가지고 있고, 사찰 주변에서 잘 자란다 하여 '승암초', 흩어진 기혈(氣血)을 제자리로 돌아오게 한다고 하여 '당귀'라 부른다.

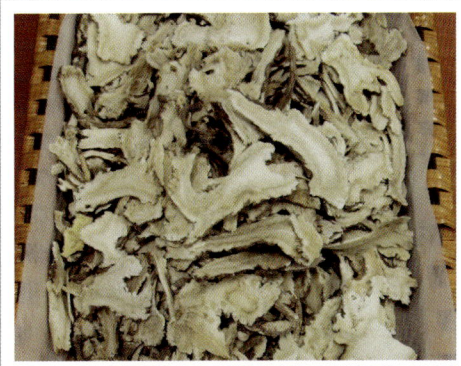

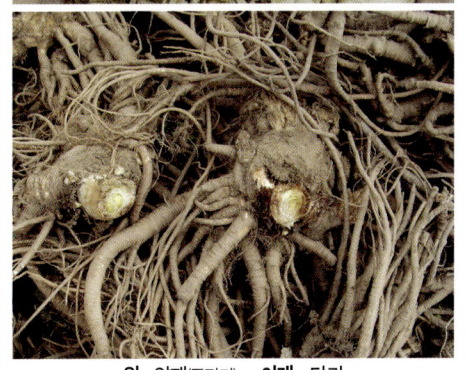

위_약재(토당귀)　　아래_당귀

▶ 채취
1. 뿌리.
2. 가을에 뿌리를 캐어 햇볕에 말려서 쓴다.

▶ 효소 만들기
봄에는 전초를, 가을에는 뿌리를 캐어 항아리에 넣고 황설탕으로 만든 시럽이나 황설탕 50%를 넣고 100일 동안 발효시킨 후에 3개월~1년 이상 숙성 시킨 후 효소 1에 생수 5를 희석해서 먹는다.

▶ 식용 및 장아찌 만들기
1. 봄~여름까지 잎을 따서 끓은 물에 살짝 데쳐서 나물 무침으로 먹는다.
2. 참당귀 뿌리를 캐서 물로 씻은 후 물기를 빼고 삼베주머니에 넣고 고추장 항아리에 박아 1개월 후에 장아찌로 먹는다.

▶ 이용 및 효능
1. 한방에서 뿌리를 당귀(當歸)라 부른다. 심혈(心血)과 간혈(肝血)이 허해서 보혈(補血)을 할 때 다른 약재와 처방한다.
2. 민간에서 통증 개선과 혈액 순환에는 당귀를 우린 물로 목욕을 하였다.
3. 어혈·생리통·생리가 없을 때·산후 조리·혈액 순환 장애·빈혈·고혈압·신체 허약.

▶ 약리작용 _ 혈압 강하·호흡 억제 작용·흥분 작용.

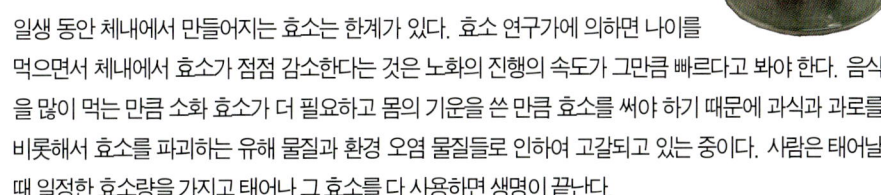

약재(씨앗)

>>> 팁　일생 동안 체내에서 만들어지는 효소는 한계가 있다. 효소 연구가에 의하면 나이를 먹으면서 체내에서 효소가 점점 감소한다는 것은 노화의 진행의 속도가 그만큼 빠르다고 봐야 한다. 음식을 많이 먹는 만큼 소화 효소가 더 필요하고 몸의 기운을 쓴 만큼 효소를 써야 하기 때문에 과식과 과로를 비롯해서 효소를 파괴하는 유해 물질과 환경 오염 물질들로 인하여 고갈되고 있는 중이다. 사람은 태어날 때 일정한 효소량을 가지고 태어나 그 효소를 다 사용하면 생명이 끝난다.

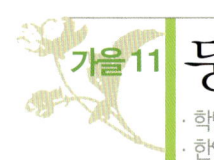

뚱딴지 (국화과)

- **학명** : Helianthus tubero년 L.
- **한약명** : 국우(菊芋)　　· **다른 이름** : 돼지 감자

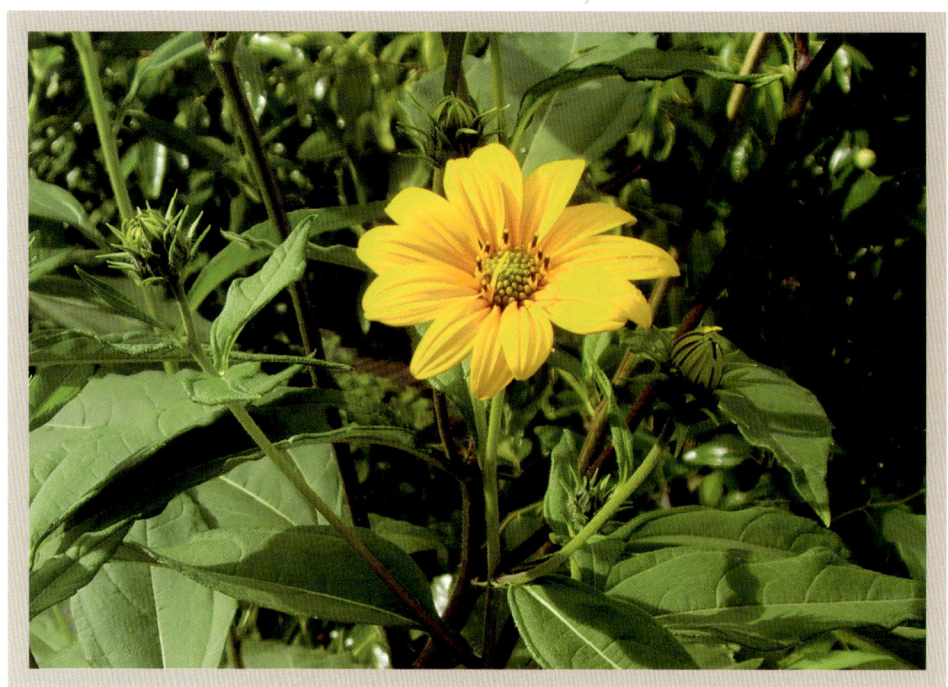

- **분포지** : 전국　　· **초장** : 1.5~3m　　· **생육상** : 여러해살이　　· **개화 시기** : 8~10월 황색
- **채취 시기** : 가을　　· **형태** : 뚱딴지는 국화과의 여러해살이로 꽃은 8~10월에 황색으로 가지와 줄기 끝에 달리며, 두상화는 지름 8cm 정도로 가장자리에 10개 이상의 설상화가 달린다. 가을에 덩이 뿌리가 여문다.

>>> 상징

뚱딴지뿌리가 돼지를 닮아 '돼지 감자' 라 부른다. '천연 인슐린' 이라는 애칭이 있어 당뇨에 좋다.

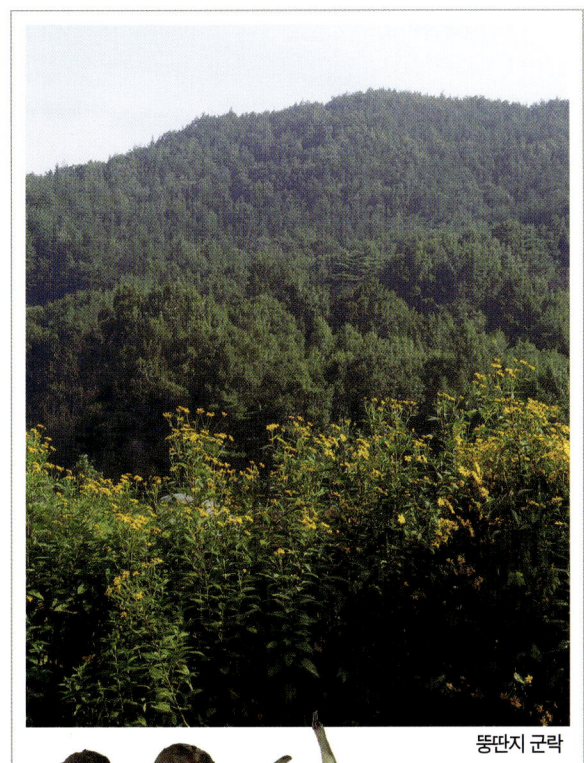

뚱딴지 군락

뚱딴지 뿌리

▶ 채취
1. 덩이 뿌리.
2. 가을에 덩이뿌리를 캐어 햇볕에 말려서 쓴다.

▶ 효소 만들기
가을에 덩이 뿌리를 캐어 물로 씻고 물기를 뺀 다음 떡국 크기로 잘라 항아리에 넣고 황설탕으로 만든 시럽이나 황설탕 80%를 넣고 100일 동안 발효시킨 후에 3개월~1년 이상 숙성시킨 후 효소 1에 생수 5를 희석해서 먹는다.

▶ 식용 및 장아찌 만들기
1. 가을에 덩이 뿌리를 캐어 생으로 먹거나 쪄서 먹는다. 샐러드, 조림으로 먹는다.
2. 덩이 뿌리를 캐서 물로 씻은 후 물기를 빼고 삼베주머니에 넣고 고추장 항아리에 박아 1개월 후에 장아찌로 먹는다.

▶ **이용 및 효능** _ 당뇨병 · 골절 · 청열 · 양혈 · 활혈 · 거어

▶ **약리 작용** _ 혈당 강하.

약재(뚱딴지)

>>> 팁   백혈구의 방어력은 인체의 다양한 효소의 양에 달려 있다. 사람은 스스로 자연치유력을 가지고 있지만 체내 효소의 양이 많은 사람은 자연치유력이 강하고 부족한 사람은 자연치유력이 약하다. 사람이 생명을 유지하는 데 필요한 5대 영양소는 '탄수화물 · 지방 · 단백질 · 비타민 · 미네날'이다. 사람이 기본적으로 생명을 유지하기 위해서는 공기 · 물 · 음식을 꾸준히 섭취해야 한다. 사람은 공기는 몇 분, 물이나 음식은 몇 일을 먹지 않으면 죽는 것으로 알고 있지만 생명을 유지하는 데 꼭 필요한 것이 효소다.

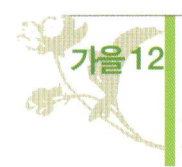

마늘 (백합과)

- **학명** : Allium scorodoprasm L.
- **한약명** : 대산(大蒜)   · **다른 이름** : 호·호산·산채·훈신채

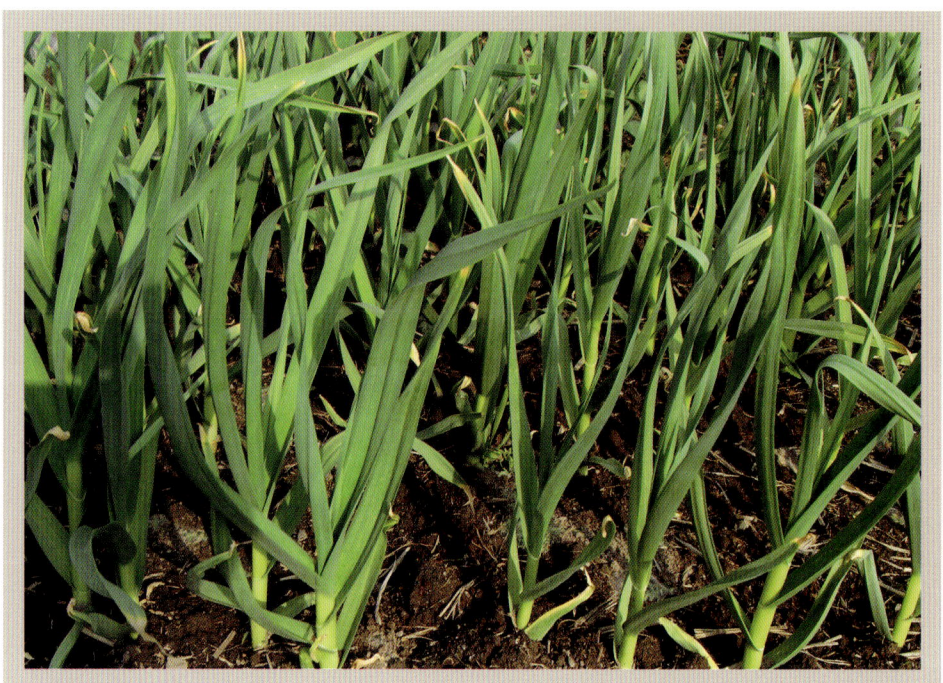

- **분포지** : 전국에서 재배   · **초장** : 60cm   · **생육상** : 여러해살이   · **개화 시기** : 7월 연한 자주색   · **채취 시기** : 9월   · **형태** : 마늘은 백합과의 여러해살이로 꽃은 7월에 잎 속에서 나온 꽃대 끝에 1개의 산형 꽃 차례가 연한 자주색으로 피고 자방은 상위가 달걀 모양이고 끝은 오목하고 3실로 9월에 삭과로 여문다.

>>> 상징

마늘은 쑥과 함께 벽사와 신화가 있다. 일본 민속에는 마늘은 음욕(淫慾)을 상징하고 그리이스에서 축제 기간 동안 여인이 마늘을 먹는다. 불교와 도교에서 익혀서 먹으면 발음하고, 날것으로 먹으면 마음속에 화가 생긴다 하여 '성(性)'을 강화시켜 수련에 방해가 된다' 고 하여 먹지 않는다. 불교(佛敎)의 오신채(五辛菜)는 '마늘·달래·무릇·김장파·실파' 이고, 도교(道敎)의 오신채는 '마늘·부추·자총·유채·무릇' 이다.

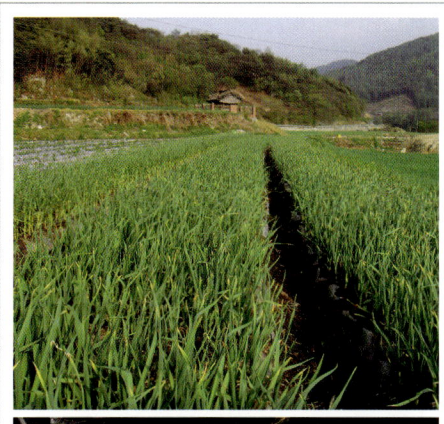

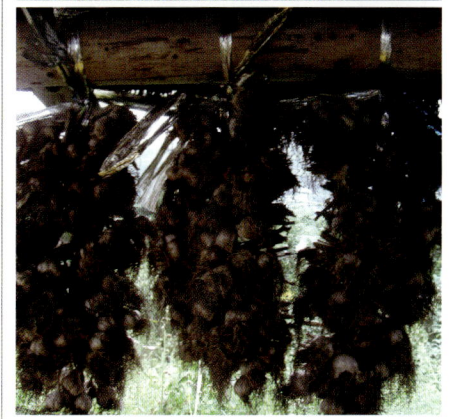

위_마늘밭 아래_동마늘

▶ 채취
1. 비늘줄기, 통마늘.
2. 가을에 마늘줄기를 채취하여 햇볕에 말려서 쓴다.

▶ 효소 만들기
껍질을 제거한 통마늘을 녹즙기에 갈거나 절구에 빻아서 항아리에 넣고 황설탕으로 만든 시럽이나 황설탕 30%를 넣고 밀봉하여 100일 동안 발효를 시킨 후에 3개월~1년 이상 숙성시킨 후에 효소 1에 생수 5를 희석해서 먹는다.

▶ 식용 및 장아찌 만들기
1. 마늘을 생으로, 익혀서, 반찬으로 다양하게 먹거나 양념 재료로 쓴다.
2. 마늘줄기를 채취하여 초고추장에 찍어 먹는다.
3. 껍질을 제거한 통마늘을 간장에 재어 먹는다.
4. 여름에 마늘줄기를 채취하여 양념에 재어 1개월 후에 장아찌로 만들어 먹는다.

▶ 이용 및 효능
1. **한방**에서 대산(大蒜)이라 부른다. 정력(精力)을 강화할 때 다른 약재와 처방한다.
2. **민간**에서 마늘을 상비약으로 쓴다. (마늘즙 : 버즘·탈모증)
3. 암·강정·해독·냉통·이질·구충·이뇨·곽란·건위·진통.

▶ 약리 작용 _ 항암 작용·항균 작용·강심 작용

>>> 팁   알리신(allicin)은 비타민 B와 결합하면 '알리타아민'으로 변한다. '알리타아민'은 비타민 B_1 분해 효소의 작용을 받아 체내 흡수가 잘 되기 때문에 마늘은 원기 회복이 빨라 정력 증강에 좋다. 알리신은 콜레스테롤이 산화되는 것을 방지하여 동맥 경화를 예방하고 수치를 떨어뜨려 준다. 지난 30년간 1,000편 이상의 연구 논문이 발표되었을 정도로 전 세계적으로 전통적으로 모든 문화권에서 사용하는 가장 잘 알려진 생약초로 10대 영양 식품으로 선정되었고, 구미에서는 혈압 강하제, 혈액의 항응고 효과, 면역력 향상, 일부 암 예방 효과에 사용되고 있다.

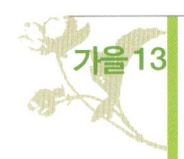

가을 13 산마늘 (백합과)

- 학명 : Allium victorialis L.
- 한약명 : 각총(茖蔥)   · 다른 이름 : 맹이 · 멩이 · 명이

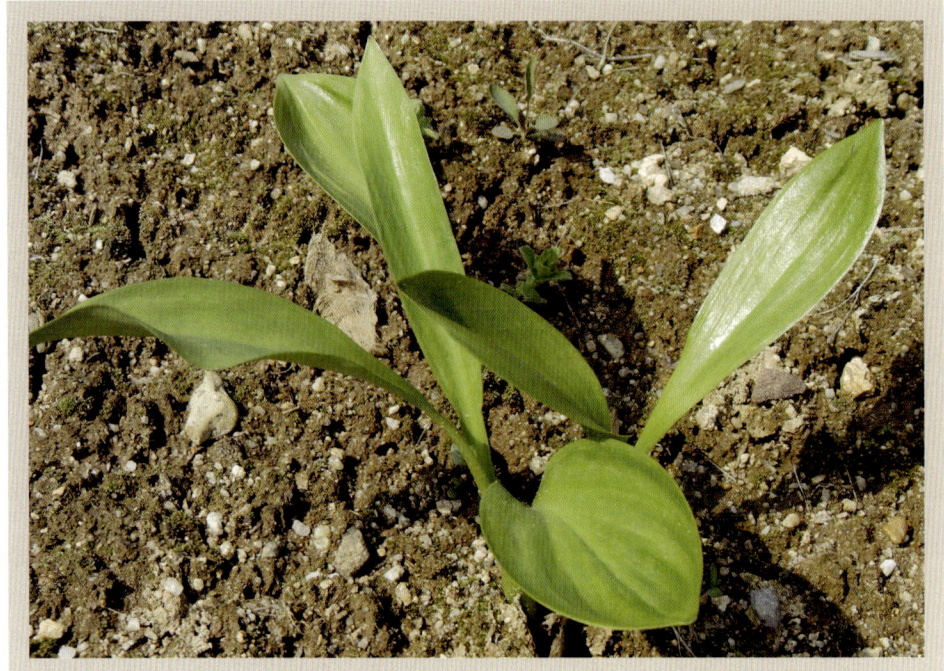

· **분포지** : 울릉도 · 지리산 · 설악산 · 북부 지방의 깊은 산 숲속   · **초장** : 60cm   · **생육상** : 여러해살이   · **개화 시기** : 5~7월 연한 자주색   · **채취 시기** : 8월   · **형태** : 산마늘은 백합과의 여러해살이로 꽃은 5~7월에 자주색으로 피고 열매는 3개의 심피로 되어 있고 씨앗은 흑색이다.

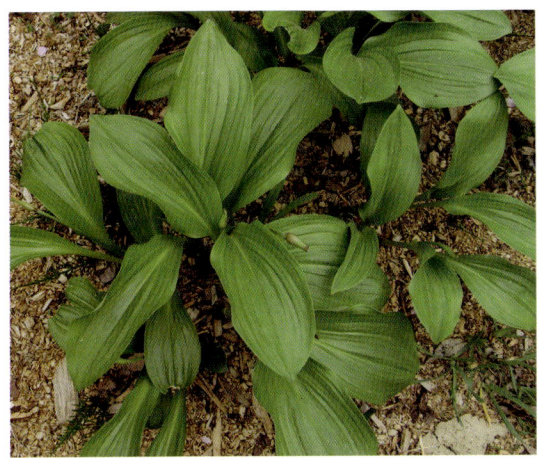 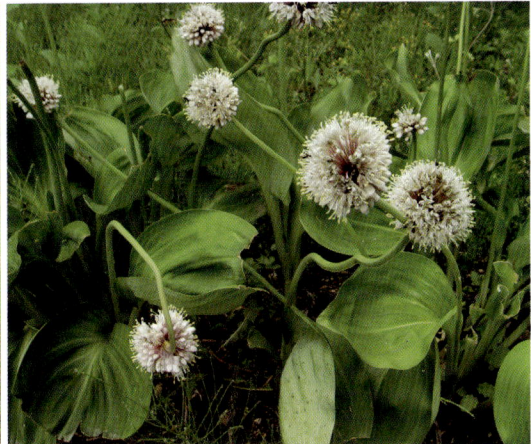

산마늘   산마늘 씨앗

▶ 채취
1. 비늘줄기, 전초.
2. 비늘줄기를 채취하여 햇볕에 말려서 쓴다.

▶ 효소 만들기
봄에 전초를 뜯어 항아리에 넣고 황설탕으로 만든 시럽이나 황설탕 30%를 넣고 밀봉하여 100일 동안 발효시킨 후 3개월~1년 이상 저온에서 숙성시킨 후 효소 1에 생수 5를 희석해서 먹는다.

▶ 식용 및 장아찌 만들기
1. 봄에 연한 잎을 잎자루째 뜯어 끓는 물에 살짝 데쳐서 나물로 무쳐 먹는다.
2. 된장에 절여 장아찌를 담가 1개월 후에 먹는다.

▶ 이용 및 효능
1. 한방에서 격총(茖蔥)으로 부른다. 위장을 다스리는 데 다른 약재와 처방한다.
2. 온중 · 건위 · 해독 · 소화불량 · 심복통 · 창독 · 구충 · 이뇨 · 강장 · 해독.

> >>> 『동의보감』에서의 마늘의 효능   성질이 따뜻하고 맛이 매우며 독(毒)이 있다. 종기를 제거하고 풍습과 나쁜 기운을 없앤다. 냉증과 풍증을 제거하고 비장을 튼튼하게 하고 위를 따뜻하게 한다. 토하고 설사하면서 근육이 뒤틀리는 것을 치료한다. 전염병을 예방하고 해충을 죽인다.

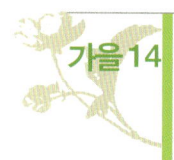

가을14 오갈피(두릅나무과)

- **학명** : Acanthopanax sessiliflorus (Rupr.et Maxim) Seem
- **한약명** : 오가피(五加皮) · 추풍사(追風使)   · **다른 이름** : 자오가(刺五加) · 남오가피

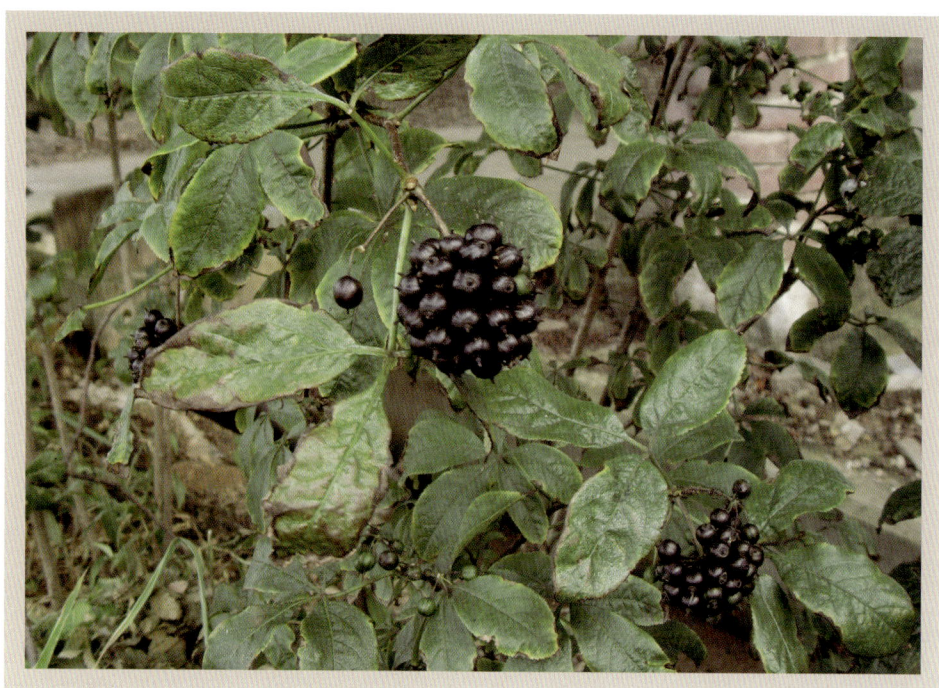

· **분포지** : 그늘지고 습기가 많은 곳   · **초장** : 3~4m   · **생육상** : 갈잎떨기나무   · **개화 시기** : 8~9월 자주색   · **채취 시기** : 여름~가을   · **형태** : 오갈피는 두릅나무과의 갈잎떨기나무로 뿌리 근처에서 가지가 많이 갈라져 사방으로 퍼진다. 잎은 호생하고 장상복엽이며 꽃은 8~9월에 자주색으로 가지 끝에 산형 꽃 차례로 달려 피고 열매는 10월에 둥글게 장과로 여문다.

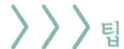

KBS '생로병사의 비밀'에서 오갈피가 '신장의 사구체나 뇌세포의 변조를 활성화시켜 준다는 효능을 입증' 했다.

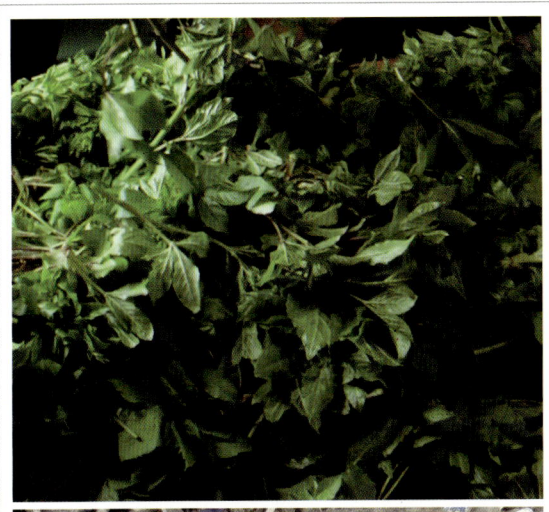

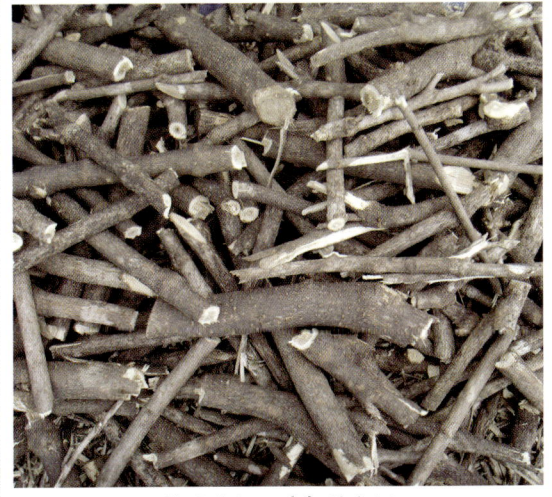

위_오갈피　　아래_약재(가지)

▶ 채취
1. 열매・줄기・뿌리.
2. 잎・줄기・뿌리를 수시로 채취하여 적당한 크기로 잘라서 햇볕에 말려서 쓴다.

▶ 효소 만들기
봄에 잎이나 가을에 검은색으로 성숙된 잘 익은 열매를 항아리에 넣고 황설탕으로 만든 시럽이나 황설탕 50%를 넣고 100일 동안 발효시킨 후에 3개월~3년 동안 숙성시킨 후 효소 1에 생수 5를 희석해서 먹는다.

▶ 식용 및 장아찌 만들기
1. 봄에 부드러운 잎을 따서 끓은 물에 살짝 데쳐 나물로 무쳐 먹는다.
2. 봄에 전초를 따서 깻잎처럼 양념에 재어 1개월 후에 먹는다.

▶ 이용 및 효능
1. 한방에서 오가피(五加皮)라 부른다. 신장(腎臟)을 다스리는 데 다른 약재와 처방한다.
2. 암・간장과 신장 개선・당뇨병・근골(筋骨)・근육통・요통・관절염・골다공증・냉증・스태미너・원기 회복.

▶ **약리 작용** _ 항암 작용・혈당 저하・혈압 강하・해열 작용・진통 작용성장 촉진・요통・하지무력・골다공증・신장 사구체 개선.

>>> 팁　최근 웰빙 시대를 맞이하여 건강이 최대 화두로 떠오르며 건강식품과 약초로 각광을 받고 있는 오갈피는 '나무 인삼' 이란 애칭을 가지고 있다. 오가피는 2002년 월드컵 4강 신화를 이룩한 태극 천사들이 스태미나(stamina)를 강화하기 위하여 상복하였고, 구 소련의 약리학자에 의하면 오갈피가 산삼과 인삼을 능가한다는 실험 결과를 발표하여 주목을 받았고, 현재 오갈피 추출물로 우주인의 식량을 만들고 있다.

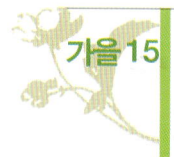

가을 15 청미래덩굴(백합과)

· 학명 : Smilax china Linne   · 한약명 : 토복령(土茯苓)
· 다른 이름 : 명감나무 · 맹감나무 · 명개나무 · 산귀래 · 발계(菝葜) · 발계엽(菝葜葉) · 철능각 · 매발톱가시

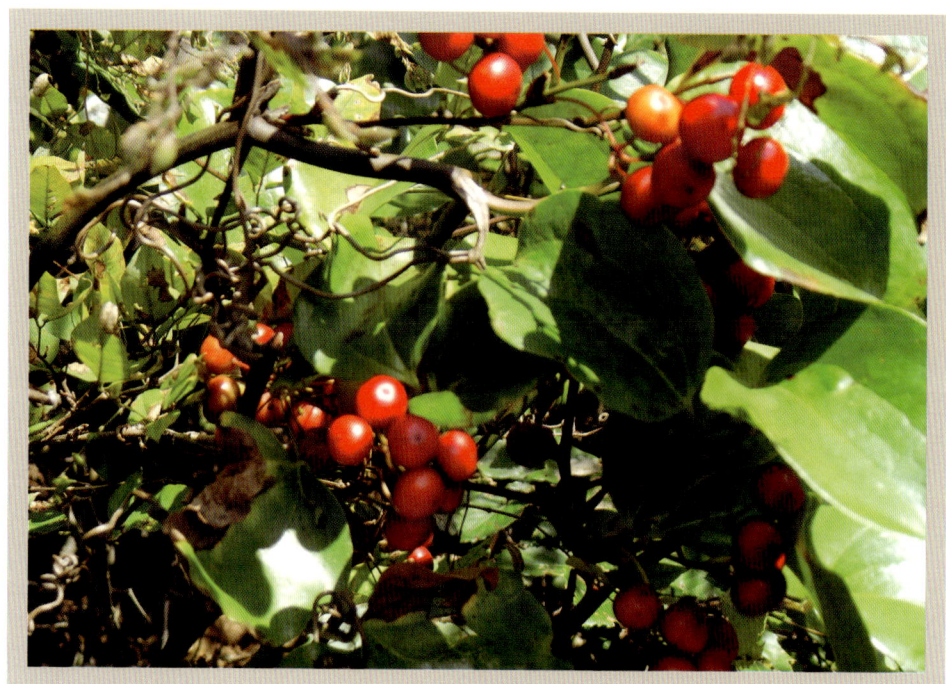

· 분포지 : 전국의 산기슭   · 초장 : 3m   · 생육상 : 덩굴성 갈잎떨기나무   · 개화 시기 : 5~8월 황록색   · 채취 시기 : 9~10월   · 형태 : 청미래덩굴은 백합과의 덩굴성 갈잎떨기나무로 뿌리는 길이 3m 정도까지 자라고, 굵고 꾸불꾸불 옆으로 뻗으며, 줄기에 갈고리 같은 가시가 있음, 잎은 호생, 광택이 나고 그물맥이 있음. 꽃은 암수 다른그루, 꽃은 5~8월에 잎 겨드랑이 황록색으로 우산처럼 꽃이 피고, 10월에 붉은 장과(漿果)가 지름 1cm 정도로 여문다.

〉〉〉 상징

토복령은 신선(神仙)이 남겨 놓은 양식이라고 해서 '선유량(仙遺糧)'이라는 애칭이 있고, 죽게 된 사람이 산에서 돌아왔다고 하여 '산귀래(山歸來)', 넉넉한 요깃거리가 된다 하여 '우여량(禹餘糧)', 산에 있는 기이한 음식이라 하여 '산기량(山寄糧)' · 수명을 늘려 주는 명과(明果) 열매로 큰병을 고쳤다 하여 '명감나무'라 부른다.

▶ **채취**
1. 잎·줄기·열매·근경(뿌리줄기).
2. 여름에 잎과 줄기는 채취하여 그늘에, 가을~겨울에 성숙된 열매와 뿌리를 채취하여 햇볕에 말려서 쓴다.

▶ **효소 만들기**
여름에 잎, 가을에 열매가 빨갛게 익었을 때, 겨울에 뿌리를 채취하여 항아리에 넣고 황설탕으로 만든 시럽이나 황설탕 80%를 넣고 100일 동안 발효시킨 후에 3개월~1년 동안 숙성시킨 후에 효소 1에 생수 5를 희석하여 먹는다.

▶ **식용**
봄에 어린순과 잎을 따 끓은 물에 살짝 데쳐서 나물로 무쳐 먹는다. 잎으로 떡을 만들어 먹는다. 순으로 무침, 데쳐서 무침, 튀김으로 먹는다.

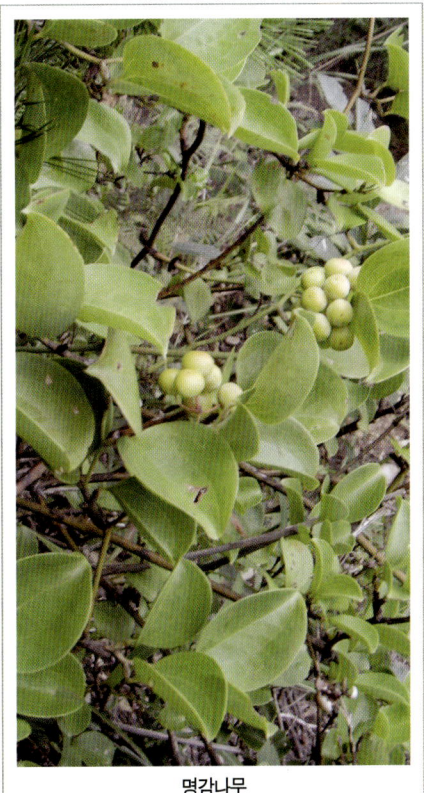
명감나무

▶ **이용 및 효능**
1. 한방에서 뿌리를 토복령(土茯苓)이라 부른다. 중금속 해독을 할 때 다른 약재와 처방한다.
2. 가을에 절화용으로 꽃꽂이 소재로 이용하고, 줄기는 세공용(細工用), 젓가락 재료로 쓴다.
3. 중금속 해독·금연·매독·임질·암·관절동통·하리·다소변증·종독·치창.

▶ **금연 약초**
여름에 청미래덩굴의 잎을 따서 잎을 담배처럼 말아 불을 붙여 담배처럼 한두 달 정도 피우거나 가루내어 파이프에 넣어 피우면 담배를 피우고 싶은 마음이 사라지고 금단 현상이 없이 담배를 끊을 수 있다.

▶ **약리작용** _ 항암 작용·종양 억제 작용·소염 작용.

▶ **금기** _ 토복령 뇌두(腦頭)를 제거하고 먹어야 한다.

> **>>> 구분하기** 소나무 뿌리에서 기생하는 균이 혹 모양으로 자란 것이 복령(茯苓)이고, 청미래덩굴의 뿌리가 복령을 닮아서 토복령(土茯苓)이라 부른다.

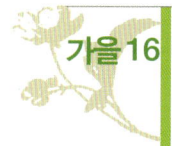

가을16 으름덩굴 (으름덩굴과)

· **학명** : Akebia quinata(Thunb.) Decaisne   · **한약명** : 목통(木通)
· **다른 이름** : 통초 · 통초자 · 연복자 · 팔월창 · 예기자 · 통초근 · 목통실 · 연록자 · 으흠 · 으름나무

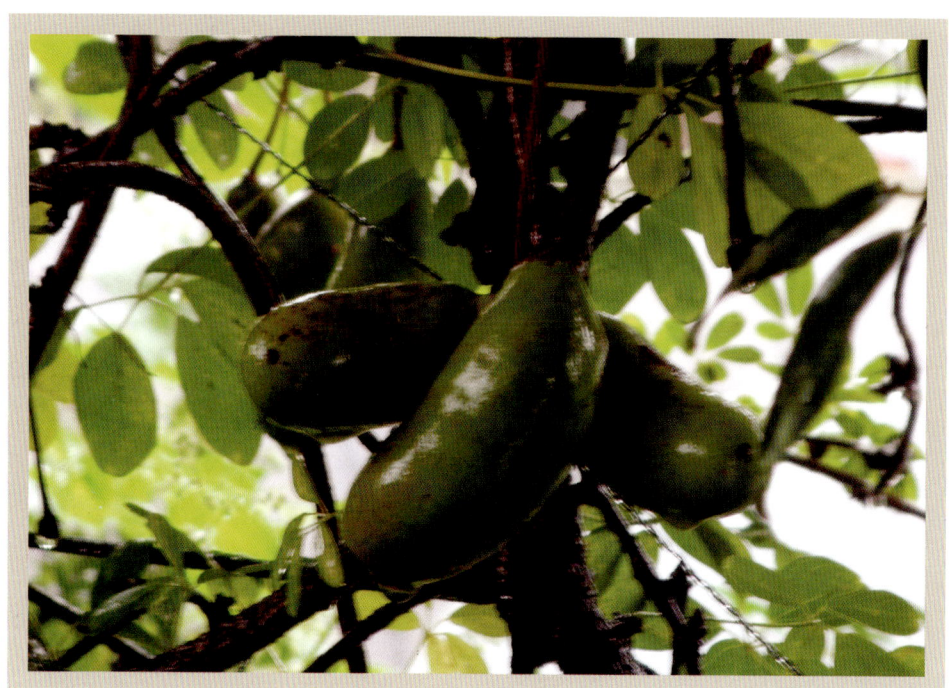

· **분포지** : 전국의 숲속 · 산비탈 · 산기슭 · 산골짜기   · **초장** : 5~7m 정도   · **생육상** : 갈잎 덩굴나무   · **개화 시기** : 4~5월 암자색   · **채취 시기** : 9~10월   · **형태** : 으름덩굴은 으름덩굴과의 갈잎 덩굴나무로 꽃은 암수 다른 그루로 5~6월에 잎 겨드랑이에 총상 꽃차례로 황색으로 피고, 열매는 6~10cm의 자갈색의 장과로 여문다.

〉〉〉 상징

덜 익은 으름 열매는 남성의 성기를 닮아 '남성'을 상징하고, 익은 열매가 스스로 벌어지면 여성의 은밀한 곳을 닮아 '여성'을 상징한다. 그 모습이 여자의 음부(淫部)와 같아 '숲 속의 여인'이라 부르고, 다른 이름으로 만등(蔓藤)은 목통실(木通實)이라 부른다.

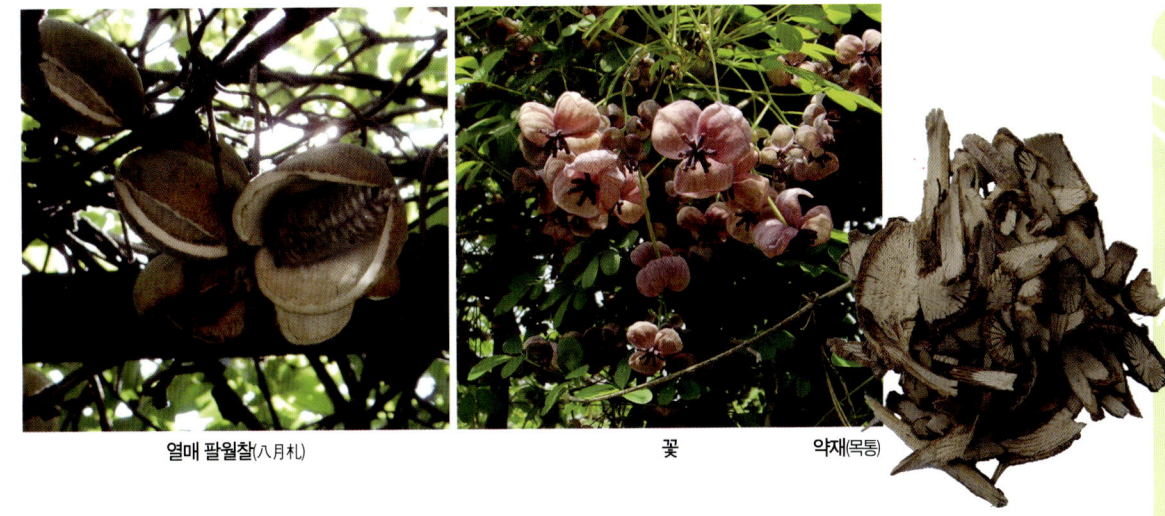

열매 팔월찰(八月札)　　　　꽃　　약재(목통)

▶ 채취
1. 꽃·잎·줄기·열매·뿌리·씨앗.
2. 꽃은 5월, 잎은 수시·열매·줄기·종자를 가을에 채취하여 그늘에 말려서 쓴다.

▶ 효소 만들기
가을에 으름덩굴 열매를 채취하여 항아리에 넣고 황설탕으로 만든 시럽이나 황설탕 80%를 재어 밀봉하여 100일 동안 발효시킨 후에 3개월~1년 동안 숙성시킨 후 효소 1에 생수 5를 희석해서 먹는다.

▶ 식용
1. 봄에 연한 잎을 따서 끓는 물에 살짝 데쳐서 나물로 무쳐 먹는다.
2. 열매의 껍질을 벗겨내고 과육만을 생으로 먹는다.

▶ 이용 및 효능
1. 한방에서 목통(木通)이라 부른다. 이뇨제나 진통제로 쓸 때 다른 약재와 처방한다.
2. 당뇨병·구갈증·이뇨·부종·소변 불리·진통·신장염·소염·요도염·관절염.

▶ 금기
임산부·설사를 자주 하는 사람·입과 혀가 마른 사람·몽정하는 사람.

▶ 약리 작용 _ 항암 작용·이뇨 작용.

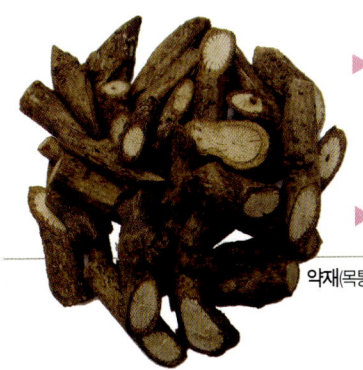

약재(목통)

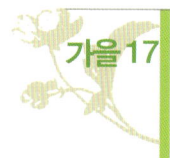
가을 17 구기자(가지과)

- **학명** : Lycium chinense   **한약명** : 구기자(枸杞子) · 지골피(地骨皮) · 구기엽(枸杞葉)
- **다른 이름** : 지골자 · 적보 · 청정자 · 천정자 · 선인장 · 구기 · 구기묘

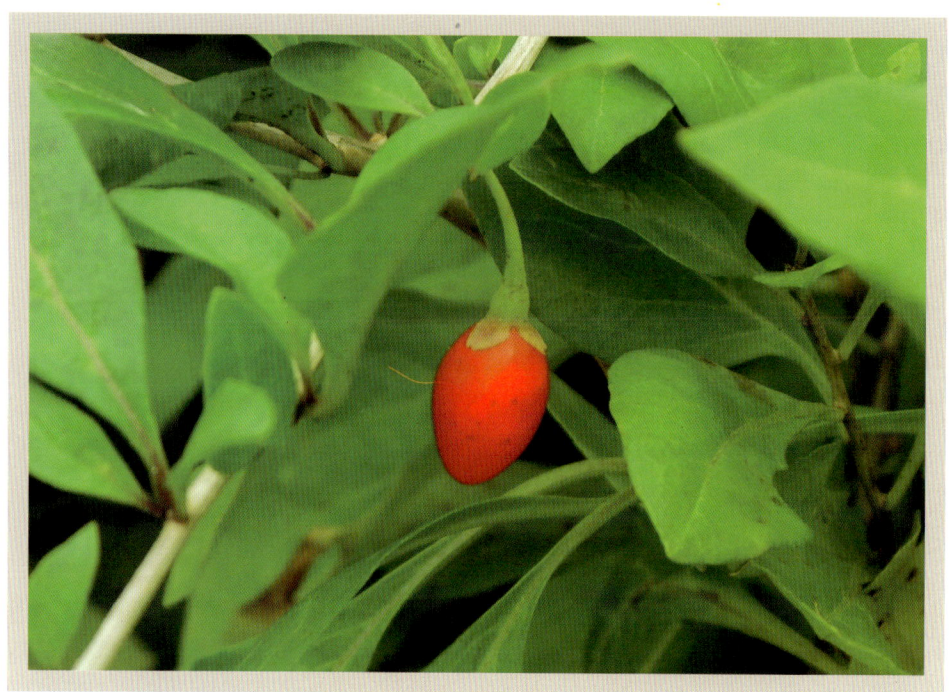

- **분포지** : 전국의 인가 부근이나 길가   **초장** : 1~4m   **생육상** : 갈잎떨기나무   **개화 시기** : 6~9월, 연한 자주색   **채취 시기** : 성숙시(구기자), 봄과 가을(지골피)   **형태** : 꽃은 연한 자줏빛으로 6~9월에 1~4개씩 잎 겨드랑이에서 피고, 구기자는 가지과의 갈잎떨기나무로 열매는 9월에 달걀 모양의 붉은색 장과로 여문다.

〉〉〉 상징

중국 의서에서 구기자(枸杞子)를 매일 상복하면 병약자가 건강해 지고 정력이 증강되고 불로장수(不老長壽)의 선약(仙藥)으로 기록되어 있을 정도로 늙지 않게 한다 하여 '각로(却老)'라는 애칭이 있고, 구기자 줄기로 만든 지팡이를 짚고 다니면 장수한다는 속설이 있다.

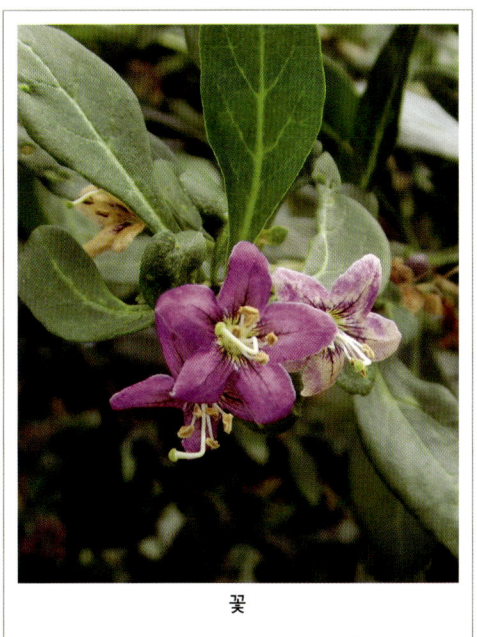

꽃

▶ 채취
1. 꽃・잎・줄기・열매・뿌리껍질・뿌리.
2. 꽃은 피기 전에 따서 그늘에・열매는 빨갛게 익었을 때 따서 햇볕에, 줄기와 뿌리껍질은 가을에 채취하여 잘게 썰어 햇볕에 말려서 쓴다.

▶ 효소 만들기
구기자꽃은 피기 전에, 열매는 붉은색으로 익었을 때, 줄기와 뿌리는 가을에 채취하여 항아리에 넣고 황설탕으로 만든 시럽이나 황설탕 30~80%를 재어 밀봉하여 100일 동안 발효시킨 후 3개월~1년 이상 숙성 시킨 후 효소 1에 생수 5를 희석해서 먹는다.

▶ 식용 및 장아찌 만들기
1. 봄에 어린순을 따 끓는 물에 살짝 데쳐서 찬물에 우려내 나물로 무쳐 먹는다.
2. 봄에 잎을 뜯어 깻잎처럼 양념에 재어 1개월 후에 먹는다.

▶ 이용 및 효능
1. 한방에서 열매를 구기자(枸杞子), 뿌리 껍질을 지골피(地骨皮)라 부른다. 간장과 신장의 음기를 보(補)할 때 다른 약재와 처방한다.
2. 구기자 뿌리 한 줌에 식초를 넣고 달여서 치통에 썼고, 눈이 아플 때 열매 달인 물로 눈을 씻었다.
3. 당뇨병・고혈압・강장・면역력 강화・음양(陰痒)・세안(洗眼)・식은땀・해수・천식・토혈・코피・소변 출혈.

▶ 금기 _ 위장이 약한 사람・설사를 자주 하는 사람.

▶ 약리 작용 _ 면역 강화 및 혈압 강하 작용.

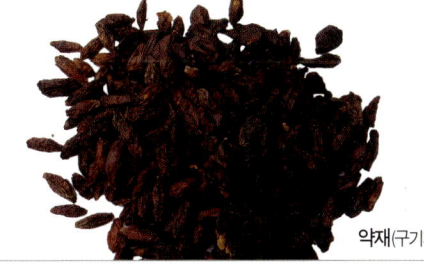

약재(구기자)

>>> **구분하기** 봄에 나오는 잎은 천정초(天精草), 여름 꽃은 장생초(長生草), 겨울의 뿌리는 지골피(地骨皮)로 구분한다.

>>> **팁** 구기자는 혈전을 용해하여 피를 맑게 하고 콜레스테롤 수치를 떨어뜨린다. 구기자는 부작용이 전혀 없다. 열매에는 비타민 A・B_1・B_2・C를 비롯하여 칼슘・인・철・단백질・타닌・미네랄 등이 함유되어 있다.

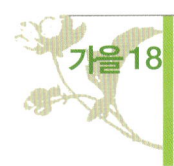

가을 18 보리수나무 (보리수나무과)

- **학명** : Elaeagnus umbellata Thunb
- **한약명** : 우내자(牛奶子)   · **다른 이름** : 호퇴자 · 호퇴목 · 보리똥나무 · 볼테나무 · 보리장나무 · 목우내

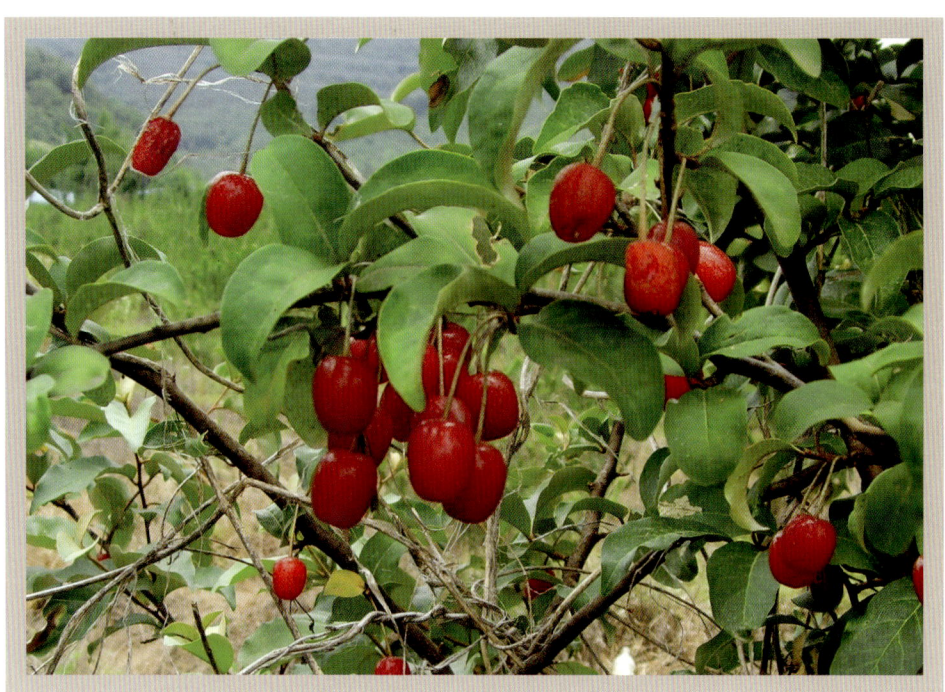

· **분포지** : 제주도 및 남부 지방 산기슭 및 평야지   · **초장** : 15m   · **생육상** : 갈잎떨기나무   · **개화 시기** : 6월 연한 노란색   · **채취 시기** : 9~10월   · **형태** : 보리수나무는 보리수나무과의 갈잎떨기나무로 꽃은 5~6월에 연한 노란색으로 피고 열매는 둥글고 비늘 모양의 털로 덮여 있으며 10월에 붉은 장과로 여문다.

〉〉〉 상징

석가가 보리수나무 아래서 성도(成道)하여 진리를 터득한 나무로 알려져 있어 보리수나무는 이상을 실현하고자 하는 시인의 갈망을 나타내는 상징물로 등장한다. 석가가 진리를 터득한 보리수 나무는 열대 지방에 30m 정도 자라는 '아슈밧다(asvatta) · 피팔(pipal)'로 우리나라에서 자생하는 보리수나무와는 다르다.

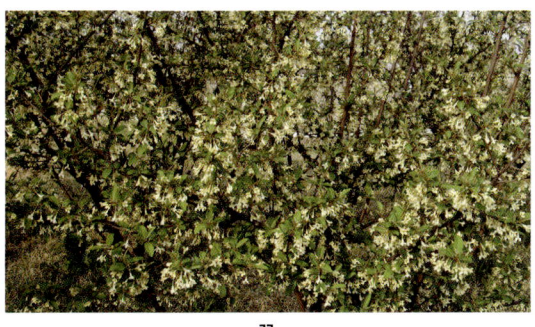 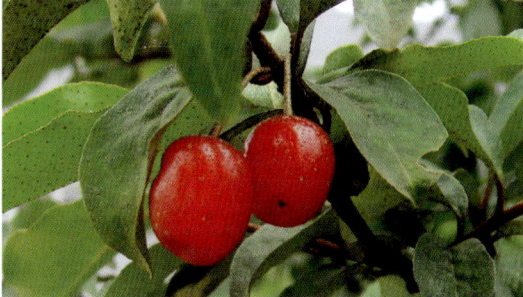

꽃   열매

▶ **채취**

1. 잎 · 줄기 · 잔가지 · 열매 · 뿌리.
2. 봄에 잎을 채취하여 그늘에, 가을에 뿌리를 캐어 햇볕에 말려서 쓴다.

▶ **효소 만들기**

가을에 잘 익은 붉은 열매를 따서 항아리에 넣고 황설탕으로 만든 시럽이나 황설탕 80%를 넣고 밀봉하여 100일 동안 발효시킨 후에 3개월~1년 동안 숙성시킨 후에 효소 1에 생수 5를 희석해서 먹는다.

▶ **식용**

1. 봄에 어린잎을 따서 물에 씻고 끓은 물에 살짝 데쳐서 나물로 무쳐 먹는다.
2. 열매를 따서 잼을 만들어 먹는다.

▶ **이용 및 효능**

1. **한방**에서 우내자(牛奶子)라 부른다. 폐(肺) 질환을 다스리는 데 다른 약재와 처방한다.
2. **민간**에서 천식에는 열매를 설탕에 재어 두었다가 마시면 천식에 쓰고, 월경이 멈추지 않을 때는 물에 달여 복용하였고, 뿌리의 껍질을 벗겨 설탕에 재어 두면 자양, 강장 효과가 있는 것으로 알려져 있다.
3. 해수 · 천식 · 편도선염 · 인후염 · 진해 , 지사 · 이질 · 대하증.

▶ **약리 작용** _ 소염 작용 · 모세 혈관 확장 작용 · 항염증 작용.

> 〉〉〉 팁   아무리 좋은 음식을 먹는다 해도 효소가 없는 음식은 몸에 흡수되지 않거나 잘 소화되지 않아 몸 속에서 대장에 달라붙은 채 썩어 간다. 이렇게 썩은 음식은 독소로 변해 혈액을 타고 온몸으로 퍼진다. 효소가 없는 가공식품이나 음식만을 먹다 보면 췌장 · 간 · 위 · 장의 부담이 증가해 빨리 노화가 진행된다.

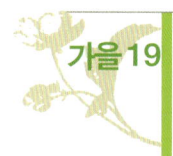

가을 19 호박(박과)

- 학명 : Cucurbita moscchata Ducchesne
- 한약명 : 황과(黃瓜)   · 다른 이름 : 황과등(黃瓜藤) · 남과근(南瓜根) · 남과자(南瓜子)

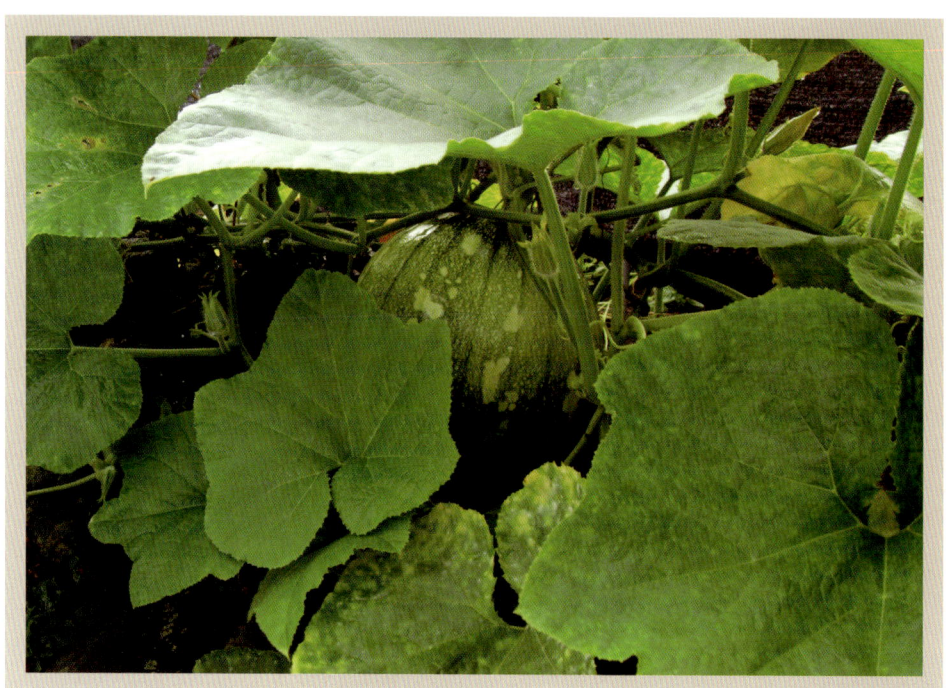

- **분포지** : 전국 재배   · **초장** :   · **생육상** : 덩굴성 한해살이   · **개화 시기** : 5~6월 황색
- **채취 시기** : 봄~가을   · **형태** : 호박은 박과의 덩굴성 한해살이로 꽃은 암수 한 그루 · 단성화 · 황색으로 잎 겨드랑이에 1개씩 피고 열매는 황갈색으로 씨앗이 많이 들어 있는 장과(漿果)로 여문다.

〉〉〉 상징

호박은 자손을 상징한다. 뜻밖의 재물이 들어오거나 좋은 일이 생기면 '호박이 덩굴째 굴러 떨어졌다'고 했고, 여성이 호박을 먹으면 딸을 낳는다는 속설이 있다. 서양에서 귀여운 아이를 호박으로 부르고, 미국에서 호박파이는 전통적인 추수감사절(感謝節) 음식이다. 엿 중에서 '울릉도 호박엿'을 상품으로 친다. 우리 속담에 '호박 꽃도 꽃이냐'이라는 말은 호박꽃이 투박한 모양과 색상 때문에 못생긴 여성을 비유할 때 쓴다. '호박씨 까서 한 입에 털어 넣는다' 것은 애써 푼푼이 모은 것을 한꺼번에 낭비하는 것을 의미한다.

▶ **약초 만들기**

1. 뿌리와 종자(약용) · 열매(식용).
2. 애호박이나 늙은 호박을 얇게 썰어서 햇볕에 말려서 쓴다.

▶ **효소 만들기**

가을에 늙은 호박을 따서 항아리에 넣고 황설탕으로 만든 시럽이나 황설탕 80%를 넣고 밀봉하여 100일 동안 발효시킨 후에 3개월~1년 동안 숙성시킨 후에 효소 1에 생수 5를 희석해서 먹는다.

▶ **식용**

1. 애호박은 말려서 무침으로 먹거나 호박전 부침이나 된장국에 넣어 먹는다.
2. 늙은호박은 얇게 썰어서 햇볕에 말려서 호박떡을 만들어 먹거나 삶아서 호박죽(粥)으로 먹는다.
3. 호박잎을 따서 끓은 물에 살짝 데쳐서 된장에 쌈을 먹는다.
4. 호박씨의 겉껍실을 벗겨 내고 속알갱이를 먹는다.

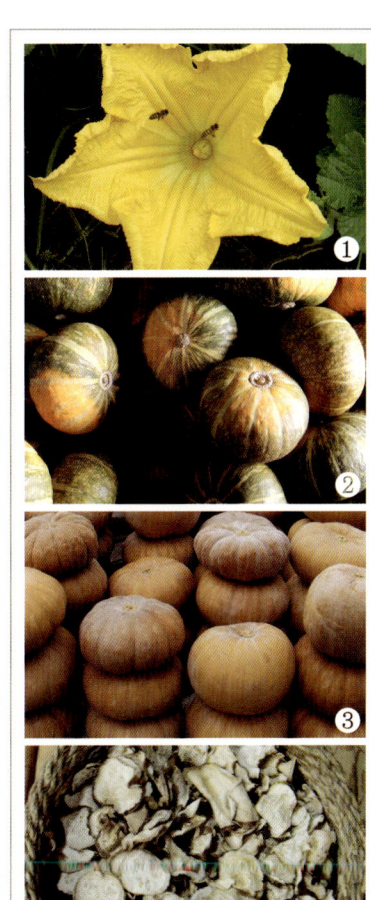

▶ **이용 및 효능**

1. 한방에서 늙은호박을 황과(黃瓜), 뿌리를 남과근(南瓜根)이라 부른다. 간(肝) 질환을 다스리는 데 다른 약재와 처방한다.
2. 민간에서 어린잎을 짓찧어 벌레에 물렸을 때 환부에 붙였다.
3. 황달 · 부종 · 해독 · 이질 · 통유즙 · 이습열 · 경풍 · 감모 · 풍습열에 쓴다.

1_꽃 · 2_단호박 · 3_늙은 호박 · 4_말린 호박

▶ **약리작용** _ 구충 작용 · 살충 작용 · 해독 작용.

>>> 팁   식물이 싹을 틔우는 온도가 36.5℃이고 사람의 평균 온도도 36.5℃다. 건강한 사람은 36.5~38℃이다. 37.5℃가 되었을 때 정자와 난자가 만나 임신이 된다. 온도가 0.5℃만 떨어져도 한기를 느끼고 감기에 쉽게 걸리고, 1도가 떨어지면 면역력이 30% 떨어지고 변비나 설사를 하고, 1.5℃가 떨어지면 암세포가 활동을 시작하여 정상적인 세포를 공격하여 몸을 장악하게 된다. 암세포는 차가운 것을 좋아하고 열을 싫어하기 때문에 평소에 손발이 따뜻하고 머리는 차갑고 배는 따뜻하도록 건강관리에 힘써야 하는 이유다.

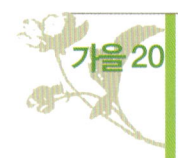
가을 20 인삼 (두릅나무과)

- **학명** : Panax ginseng C. A. Meyer
- **한약명** : 인삼(人蔘) · **다른 이름** : 인신 · 인위 · 토정 · 지정 · 귀개 · 신초

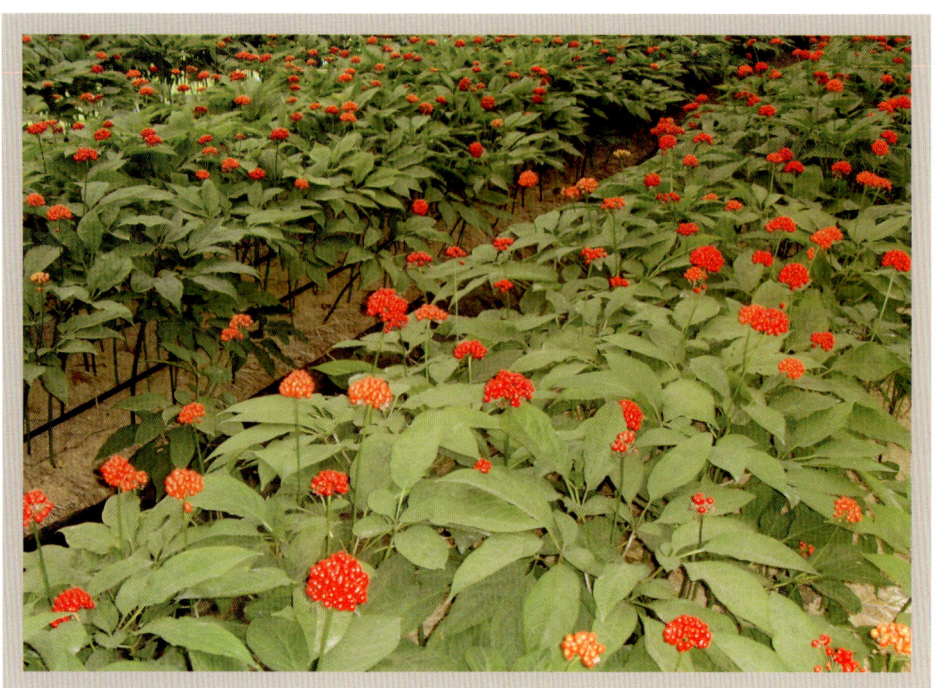

· **분포지** : 주로 산 · 전국 재배   · **초장** : 60cm 정도   · **생육상** : 여러해살이   · **개화 시기** : 4월 연한 녹색   · **채취 시기** : 가을   · **형태** : 인삼은 두릅나무과의 여러해살이로 뿌리는 봉상 · 근경은 짧고 곧거나 비스듬히 서고, 끝에서 1개의 원줄기가 나옴, 줄기 끝에 3~4장의 잎은 윤생, 꽃은 4월에 연한 녹색으로 줄기 끝에 윤생엽 가운데서 긴 화축 끝에 산형화서가 1개 달린다. 열매는 가을에 납작하고 둥글게 붉은색으로 여문다.

>>> 상징

인삼의 뿌리가 사람 '人' 자 모양을 하고, 사람과 비슷하기 때문에 인삼으로 부른다. 인삼을 수(壽) · 복(福) · 평안(平安) · 여의(如意) · 다손(多孫) · 다남자(多男子) 등을 상징한다.

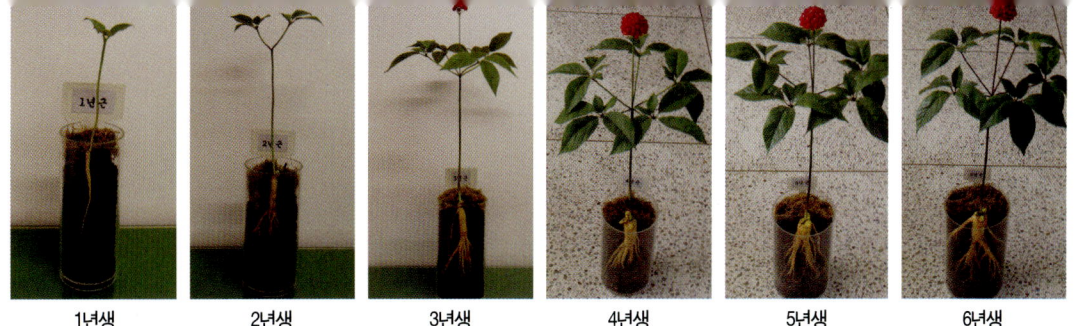

| 1년생 | 2년생 | 3년생 | 4년생 | 5년생 | 6년생 |

▶ 채취
1. 새순·뿌리.
2. 봄에 새순을 가을에 뿌리를 캐어 잔뿌리는 떼어 내고 겉껍질을 칼로 긁어 말려서 쓴다.

▶ 효소 만들기
1. 봄에 새순을 뜯어 물로 깨끗이 씻고 물기를 뺀 후 항아리에 넣고 황설탕을 만든 시럽이나 황설탕 80% 넣고 100일 동안 발효시킨 후에 3개월~1년 이상 숙성 시킨 후에 효소 1에 생수 5를 희석해서 먹는다.
2. 가을에 4년근 이상된 뿌리를 캐어 잔뿌리는 떼어 내고 겉껍질을 칼로 긁어 떡국의 떡 크기로 썰어 황설탕에 버무려 항아리에 넣어 두면 삼투압 작용에 의해 인삼의 진액이 조금씩 빠져 나오면서 발효가 시작되면 먹는다.

▶ 식용
1. 봄에 부드러운 어린순을 따서 쌈으로 먹거나 끓은 물에 살짝 데쳐서 무쳐서 나물로 먹는다.
2. 잔뿌리를 제거한 수삼을 튀김으로 먹는다.

▶ 이용 및 효능
1. **한방**에서 뿌리를 인삼(人蔘), 가는 뿌리를 인삼수(人蔘鬚), 잎을 인삼엽(人蔘葉)으로 부른다. 주로 강장·강심·건위보정(健胃補精)·진정약으로 처방되고, 위장 기능의 쇠약에 의한 신진 대사 기능의 저하에 진흥약(振興藥)으로 사용되며, 병약자의 위부정체감(胃部停滯感)·소화 불량·구토·흉통(胸痛)·이완성 하리(弛緩性下痢)·식욕 부진에 다른 약재와 처방한다.
2. **민간**에서 인삼은 다양하게 식용과 약초로 먹었고, 인삼은 차(茶)로 먹거나, 꿀에 담가 정과로 먹거나, 생즙을 내어 먹기도 하고, 삼계탕이나 백숙 등에 넣어 식용으로 먹는다.
3. 신체 허약·원기 부족·기혈 부족·심혈관 기능·항암·자한·양위·건망·지갈·지사.

▶ **약리 작용** _ 항암 작용·진정 작용·혈압 강하·항궤양 작용·중추 신경 흥분 작용.

▶ **금기** _ 고혈압.

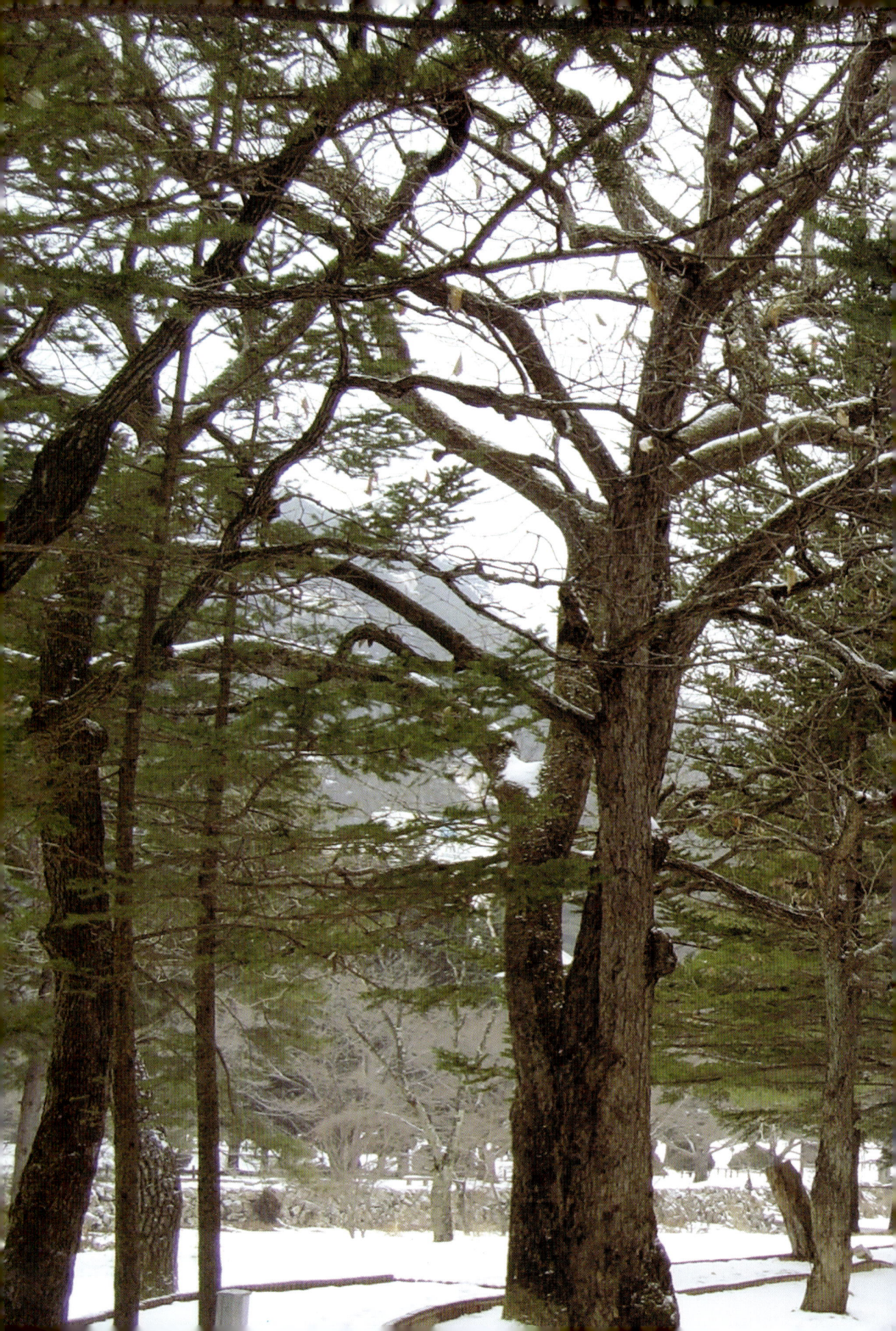

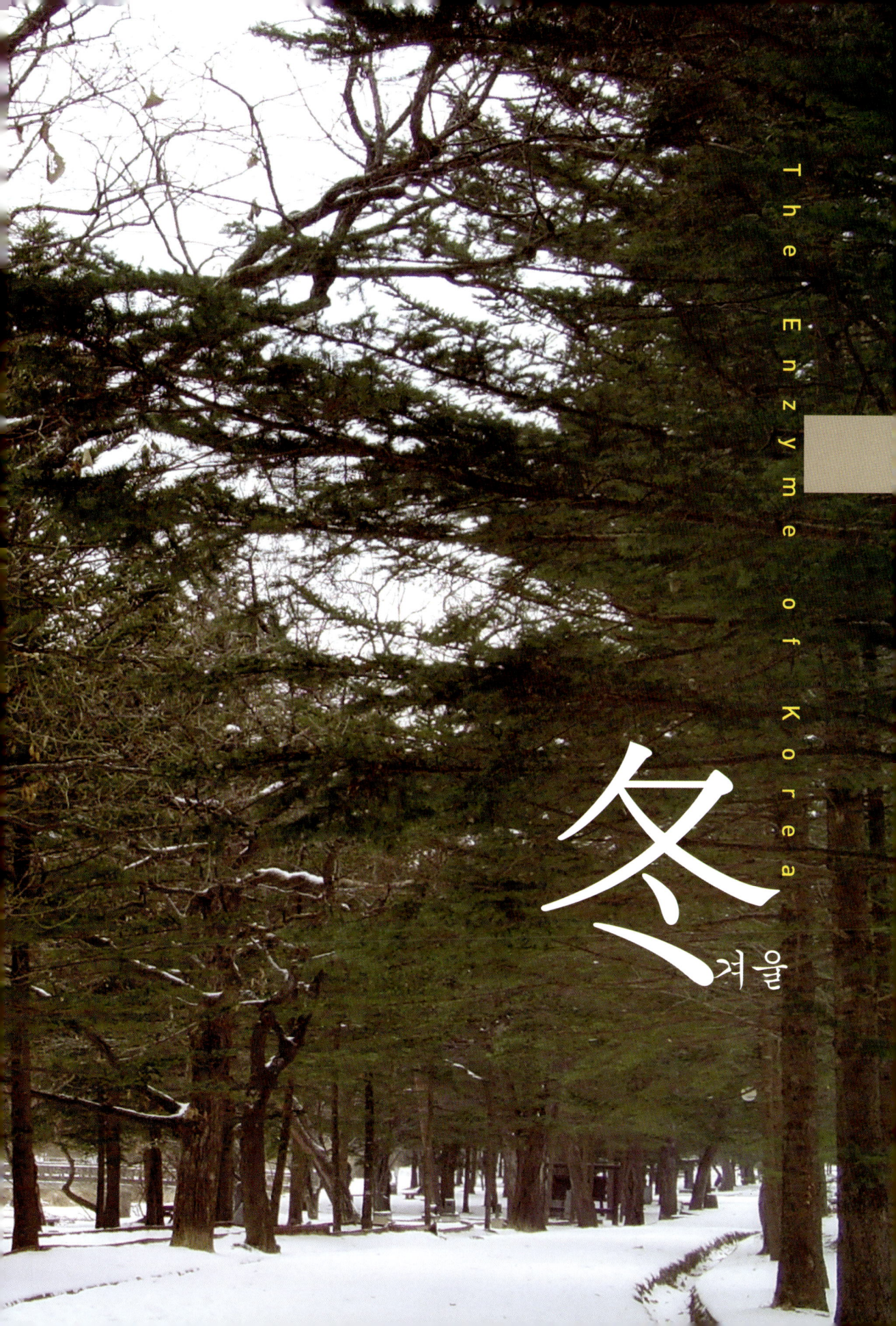

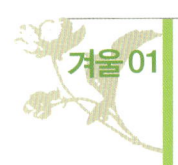

겨울 01 함초 (명아주과)

- 학명 : Salicornia europaea
- 한약명 : 퉁퉁마디(鹹草)   • 다른 이름 : 신초 · 복초 · 염초

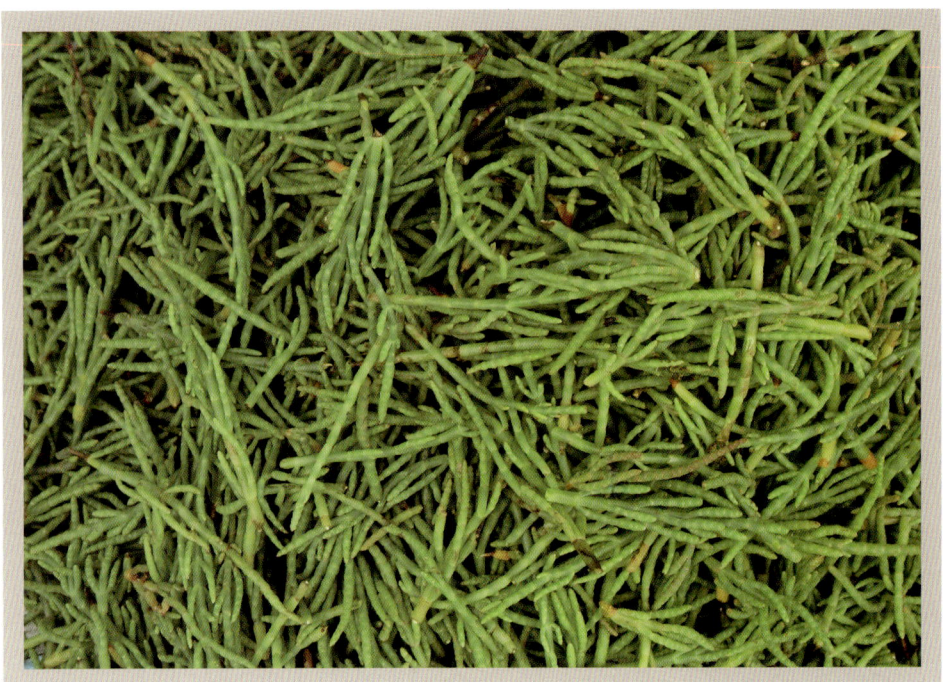

• **분포지** : 경기 강화 · 전남 해남 · 신안군, 전북 부안 서해, 남해 해안 지대 갯벌   • **초장** : 10~30cm 이상   • **생육상** : 여러해살이   • **개화 시기** : 8~9월 녹색   • **채취 시기** : 6~10월   • **형태** : 염전이나 갯벌에서 자라고, 함초는 명아주과의 여러해살이로 꽃은 8~9월에 녹색으로 한 곳에 3송이씩 피고, 열매는 10월에 납작한 달걀 모양으로 여문다. 씨앗은 검은색이다.

>>> 상징

함초(鹹草)는 우리말로는 '퉁퉁마디'라 부른다. 중국의 『신농본초경』에서 신령스러운 풀로, 일본의 『동의보감』이라고 할 수 있는 『대화본초』에서는 신초(神草) · 복초(福草) · 염초(鹽草)로 기록되어 있다. 일본에서는 1921년에 천연기념물로 지정하여 보호를 하고 해마다 일본의 홋카이도 아바시리 함초 축제를 42년째 열리고 있으며, 1986년 일본 천황이 방문한 이후 붉은 비단을 펼쳐 놓은 장관을 구경하기 위해 20만 명의 관광객이 찾는다. 프랑스에서는 최고의 요리를 만들 때 재료로 쓰일 정도로 귀한 대접을 받는 식물이다.

▶ **채취**
1. 뿌리 · 줄기 · 생초.
2. 6월에 채취하여 생초나 줄기를 통째로 채취하여 그늘에, 뿌리는 수시로 캐어 햇볕에 말려서 쓴다.

▶ **효소 만들기** _ 봄~가을에 생초를 통째로 뜯고 물에 씻고 물기를 뺀 다음 항아리에 넣고 황설탕으로 만든 시럽이나 황설탕 80%를 재어 밀봉하여 100일 동안 발효시킨 후 3개월~1년 이상 숙성시킨 후에 효소 1에 생수 5를 희석해서 먹는다.

▶ **식용**
1. 6월에 생초를 채취하여 끓은 물에 살짝 데쳐서 나물로 무쳐 먹는다.
2. 함초 김치 · 함초 비빔밥 · 함초 수제비 · 함초 냉면에 넣어 먹는다.

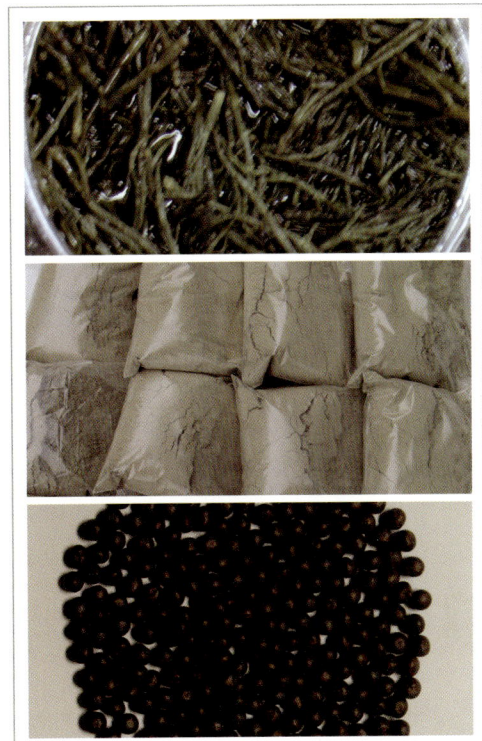

위_효소   중간_함초가루   아래_함초환

▶ **이용 및 효능**
1. <u>한방</u>에서 퉁퉁마디(鹹草)라 부른다. 숙변을 다스리는 데 다른 약재와 처방한다.
2. 함초 효소로 만들어 고기를 먹을 때 소스로 찍어 먹는다.
3. 숙변 · 다이어트 · 당뇨병 · 소장 · 대장 · 피부 미용 · 면역력 · 만성 피로 · 간장 · 고혈압.

▶ **약리 작용** _ 항암 작용 · 연동 작용 · 혈당 강하 · 혈압 강하.

▶ **구분** _ 함초는 하루에 1~2번 바닷물이 들고 나는 곳에서 4~9월까지 채취가 가능하다. '4월은 녹색, 6월은 노란색, 8~9월은 붉은색, 10월은 갈색'이다. 갯벌에는 함초와 엇비슷한 나문재 · 방석나물 · 해홍나물 · 큰비축 · 기수초 갯당근 · 사대풀 등과 구분할 수 있어야 한다.

> >>> **팁** 함초는 바닷물 속에 있는 다양한 미네랄 성분을 농축 함유하고 있어 건강에 좋다. 함초의 섬유질은 장(腸)의 연동 운동을 돕고, 함초에 농축되어 있는 효소는 지방과 단백질을 분해하는 작용을 하여 장의 벽에 붙어 있는 끈적끈적한 노폐물인 숙변을 분해하여 주기 때문에 다이어트에 최적이다. 함초의 주성분은 섬유질 · 다당체 · 미네랄 · 아미노산 · 베타인이다. 함초에는 칼륨 · 마그네슘 · 칼슘 · 철분 · 요오드 외 90여 종이 함유되어 있다. 최근 실험을 통해 김의 40배, 시금치의 200배, 칼슘은 우유의 5배, 철분은 해조류의 2~5배, 요오드는 일일 권장량의 8배가 함유되어 있다.

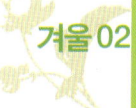

겨울 02 하수오 (여뀌과)

- 학명 : Pleuropterus multiflorus Thunberg · 한약명 : 적하수오(赤何首烏) · 백하수오(白何首烏)
- 다른 이름 : 수오 · 지징 · 진지백 · 마간석 · 은조롱 · 진지백 · 산웅 · 산정 · 야합

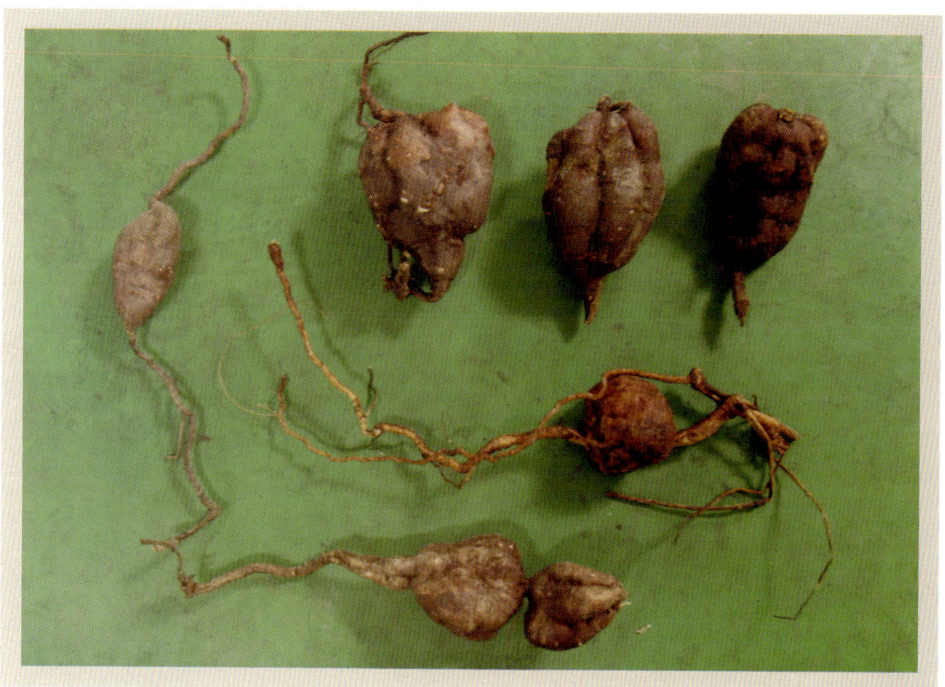

- **분포지** : 백하수오는 내륙 능선이나 산비탈, 적하수오는 남쪽의 섬 지방, 농장 재배도 가능하다.   **초장** : 1~3m(덩굴 식물)   **생육상** : 덩굴성 여러해살이   **개화 시기** : 8~9월 흰색   **채취 시기** : 가을~봄   **형태** : 하수오는 여뀌과의 덩굴성 여러해살이로 잎은 어긋나고 하트 모양으로 가장자리가 밋밋함, 줄기나 잎을 자르면 하얀 즙이 나온다. 뿌리는 땅 속으로 뻗으며, 둥근 괴근(塊根)을 형성, 잎은 호생, 꽃은 8~9월에 총상으로 서로 가지 끝에 흰색으로 피고, 열매는 달걀모양의 수과로 여문다.

〉〉〉 상징

중국에서 대표적인 3대 약초는 '인삼 · 구기자 · 하수오' 이다. 『향약집성방』〈신선방(神仙房)〉에서 '하수오' 를 먹고 신선(神仙)이 되는 방법이 나온다. 중국의 '하수오(何首烏)' 라는 사람이 '하수오를 먹고 흰 머리가 검게 되고 160살까지 살았다' 는 전설이 있다.

▶ **채취**
1. 잎, 줄기, 뿌리(괴근).
2. 가을~겨울까지 덩이 뿌리를 캐어 햇볕에 말려서 쓴다.

▶ **효소 만들기**
봄에 하수오 어린잎과 줄기를 채취하여 항아리에 넣고 황설탕으로 만든 시럽이나 황설탕 80%를 넣고 100일 동안 발효시킨 후에 3개월~1년 이상 숙성시킨 후 효소 1에 생수 5를 희석해서 먹는다.

▶ **식용** _ 봄에 어린잎과 줄기를 채취하여 끓은 물에 살짝 데쳐서 나물로 무쳐 먹는다.

▶ **이용 및 효능**
1. 한방에서 둥근 덩이 뿌리를 하수오(何首烏), 덩이 줄기를 야교등(夜交藤), 잎은 하수오엽(何首烏葉)이라 부른다. 원기를 보(補)하는 데 다른 약재와 처방한다.
2. 정력 부족·강장·모발 조백·근골허약·신체허약·불면증·신장·요통·골다공증·노화 방지

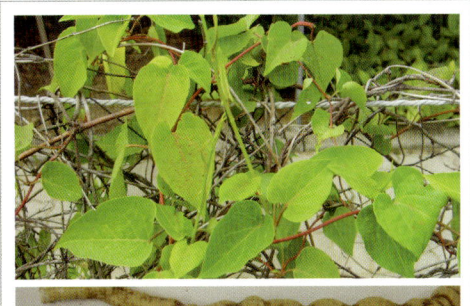
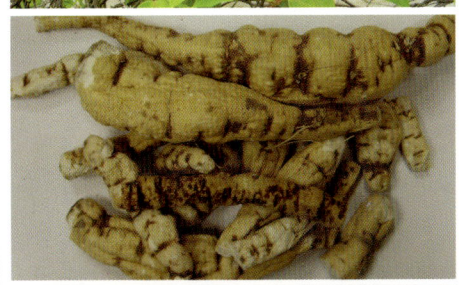
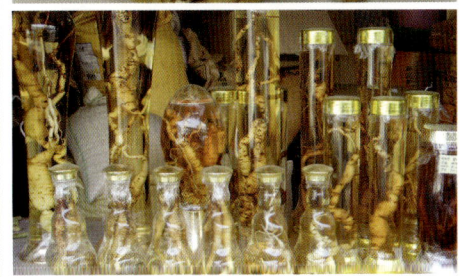

위_전초 중간_백하수오(이엽우피소) 아래_백하수오 주

▶ **약리 작용** _ 항균 작용·혈압 강하·강심 작용·장 운동 강화 작용·장에서 콜레스테롤 흡수 억제 작용·억균 작용.

▶ **구분하기** _ 하수오는 적하수오(赤何首烏)와 백하수오 두 종류가 있다. 적하수오는 붉은 조롱이라고 부르는 덩굴식물의 뿌리를 말하고, 백하수오는 은조롱이라고 부르는 식물의 뿌리를 말한다.

>>> 팁 『동의보감』에서 '하수오를 오래 복용하면 수염과 머리카락이 검어지고 정력이 강해져서 골수가 넘치고 불로장생한다'고 할 정도로 독성이 전혀 없는 생약으로 피를 맑게 하고 원기를 회복하여 준다. 하수오에는 '레시틴'이라는 성분이 있어 내분비선을 향상시키기 때문에 흰 머리 때문에 고민을 하는 사람은 '하수오 200g+참깨 200g+꿀'을 배합해서 하루에 세 숟갈을 먹는다.

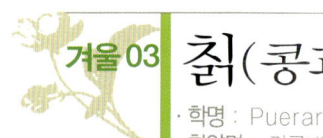

칡(콩과)

- **학명**: Pueraria lobata (Willd.) Ohwi (P. thunbergiana Benth.)
- **한약명**: 갈근(葛根) · **다른 이름**: 갈화 · 칡넝쿨 · 갈마 · 곡불히 · 달근

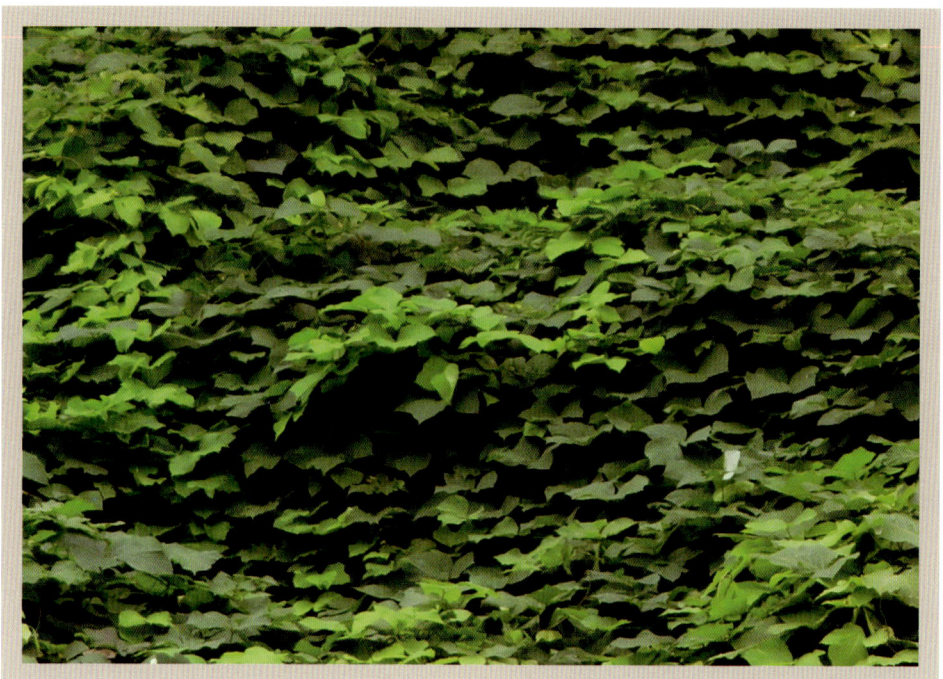

· **분포지**: 전국의 산기슭 양지   · **초장**: 10m 이상   · **생육상**: 갈잎덩굴나무   · **개화 시기**: 8월 홍자색   · **채취 시기**: 뿌리는 3월, 꽃은 8월   · **형태**: 칡은 콩과의 갈잎덩굴나무로 꽃은 8월에 잎 겨드랑이에서 총상 꽃 차례 홍자색으로 꽃이 피고, 열매는 9~10월에 콩 꼬투리 모양의 갈색의 털이 많은 협과로 여문다.

〉〉〉 상징

전통 고서에서 칡을 '갈(葛)' 자로 쓰는 것을 볼 때 '풀(草)' 로 보았고, 『성경통지(盛京通志)』에서 '갈등(葛藤)', 뿌리를 갈근(葛根), 꽃을 갈화(葛花), 칡 덩굴 · 갈마 · 곡불히 · 달근 등 다른 이름으로 부른다.

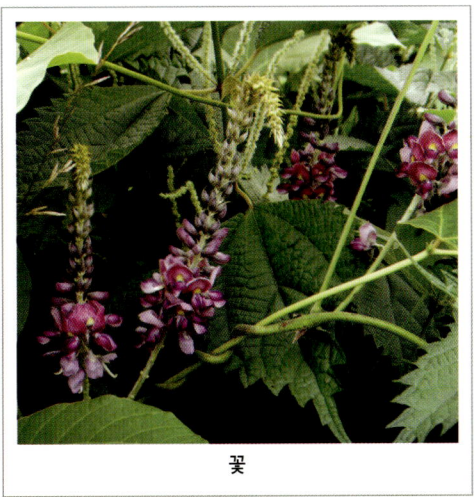
꽃

▶ 채취
1. 꽃·줄기·뿌리.
2. 꽃은 8월에 따서 그늘에·겨울에 뿌리 덩이를 통째로 캐어 잘게 잘라서 햇볕에 말려서 쓴다.

▶ 효소 만들기
봄에 어린순을 따서 항아리에 넣고 황설탕으로 만든 시럽이나 황설탕 30%를 재어 밀봉하여 100일 동안 발효시킨 후 3개월~1년 이상 숙성시킨 후 효소 1에 생수 5를 희석해서 먹는다.

▶ 식용
1. 봄~여름에 부드러운 순을 따서 쌈·튀김·나물밥로 먹는다.
2. 칡을 가루로 만들어 묵·죽(粥)·국수·다식(茶食)·엿을 만든다.
3. 어린순을 따서 양념으로 재어 1개월 후에 장아찌로 먹는다.

▶ 이용 및 효능
1. 한방에서 뿌리를 갈근(葛根), 꽃은 갈화(葛花)라 부른다. 숙취를 다스리는 데 다른 약재와 처방한다.
2. 민간에서 해독이나 지혈을 할 때 잎을 짓찧어 환부에 붙였다.
3. 숙취·당뇨병·발한·고혈압·식욕 부진·어혈·편도선염·중풍·해열·구토·진통·지혈·해독.

▶ 약리 작용 _ 발암 물질 억제 작용·진경 작용·해열 작용.

▶ 금기 _ 땀을 많이 흘리는 시기.

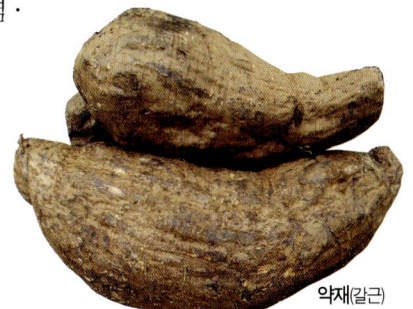
약재(갈근)

>>> 주독해소 명약   중국에서 학회의 발표에 의하면 칡즙을 2~4주간 상복한 알코올 중독자 80%가 술을 마시고 싶다는 생각이 사라졌다.

>>> 팁   인체의 세포질 속에는 수천 가지의 단백질을 만들어 내는 공장 역할을 하는 '리보솜' 이 생명이 다할 때까지 효소를 만들어 낸다. 산소의 운반, 단백질의 분해, 탄수화물의 분해, 비타민과 미네랄이 세포 속에까지 흡수될 수 있도록 작용하는 것도 효소이고, 이들을 이용하여 에너지로 만드는 것은 물론 몸에 해로운 물질을 제거하고 병든 세포를 분해하여 처리하는 것도 효소이다. 새로운 생성 세포도 효소에 의해서 이루어진다.

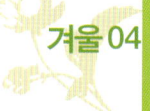

겨울 04 와송(돌나물과)

- 학명 : Orostachys japonica (Maxim.) A. Berger
- 한약명 : 와송(瓦松)   · 다른 이름 : 바위솔·지붕지기·옥상무근오·와상·와연화

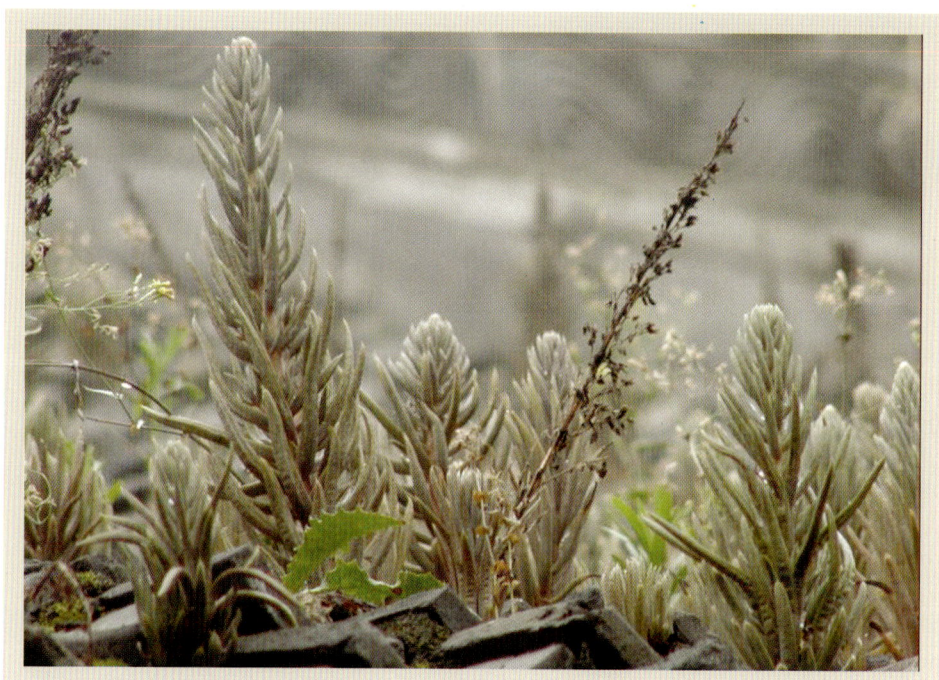

· **분포지** : 제주·경남·경북·강원·바닷가의 바위·지붕 위   · **초장** : 30cm 이상   · **생육상** : 여러해살이   · **개화 시기** : 9월 백색   · **채취 시기** : 가을   · **형태** : 육질이 있고, 잎은 다닥다닥 달리며 잎자루가 없다. 와송은 돌나물과의 여러해살이로 꽃은 9월에 백색으로 피고 꽃받침은 5개로 연녹색이다. 꽃밥은 적자색이다.

▶ **채취**

1. 전초·줄기·뿌리.
2. 가을에 전초를 채취하여 그늘에 말려서 쓴다.

▶ **효소 만들기**

가을에 와송의 잎·줄기·뿌리를 통째로 채취하여 항아리에 넣고 황설탕으로 만든 시럽이나 황설탕 30~80%에 재어 밀봉하여 100일 동안 발효시킨 후에 3개월~1년 이상 숙성시킨 후 효소 1에 생수 5를 희석해서 먹는다.

▶ **식용**

와송을 통째로 채취하여 끓은 물에 살짝 데쳐서 나물로 먹거나 튀김으로 먹는다.

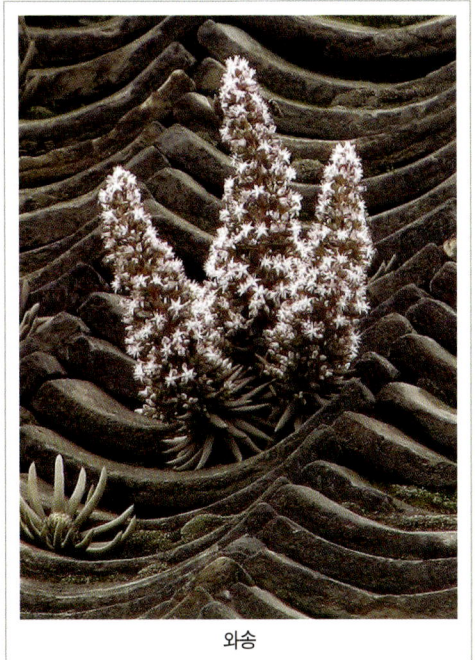

와송

▶ **이용 및 효능**

1. **한방**에서 전체를 와송(瓦松)이라 부른다. 암(癌)을 다스리는 데 다른 약재와 처방한다.
2. **민간**에서 와송을 끓여서 차로 먹는다.
3. 암·청열·해독·지열·토혈·간염·습진·화상.

▶ **약리 작용** _ 항암 작용·해열 작용·해독 작용.

▶ **금기** _ 땀을 많이 흘리는 사람.

> >>> **팁** 효소는 암의 진행을 막는다. 병이나 암 진행을 막는 것도 효소가 한다. 실질적으로 암환자에게는 효소가 고갈되어 있기 때문에 밥 맛도 없고 기력이 떨어지고 병을 이길 수 있는 면역력이 생기지 않기 때문에 기간 차이는 있지만 죽는다. 최근 암환자에게 효소가 없다는 것이 밝혀졌다. 암환자에게 체외에서 효소를 공급해 주거나 억지로라도 웃으면 백혈구의 한 종류인 NK 세포(natural killer cell)는 퍼포린(perforin)이라는 분해 효소로 암세포의 세포막에 구멍을 내고 그 구멍을 통하여 그랜자임(granzyme)이라는 단백질 분해 효소를 분비하여 암세포를 살상한다.

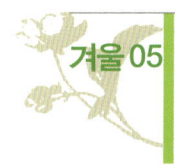

겨울 05 부처손(부처손과)

· 학명 : Selaginella tamariscina (Beauv). Spring
· 한약명 : 권백(卷柏)   · 다른 이름 : 장생불사초 · 불로초 · 불사초

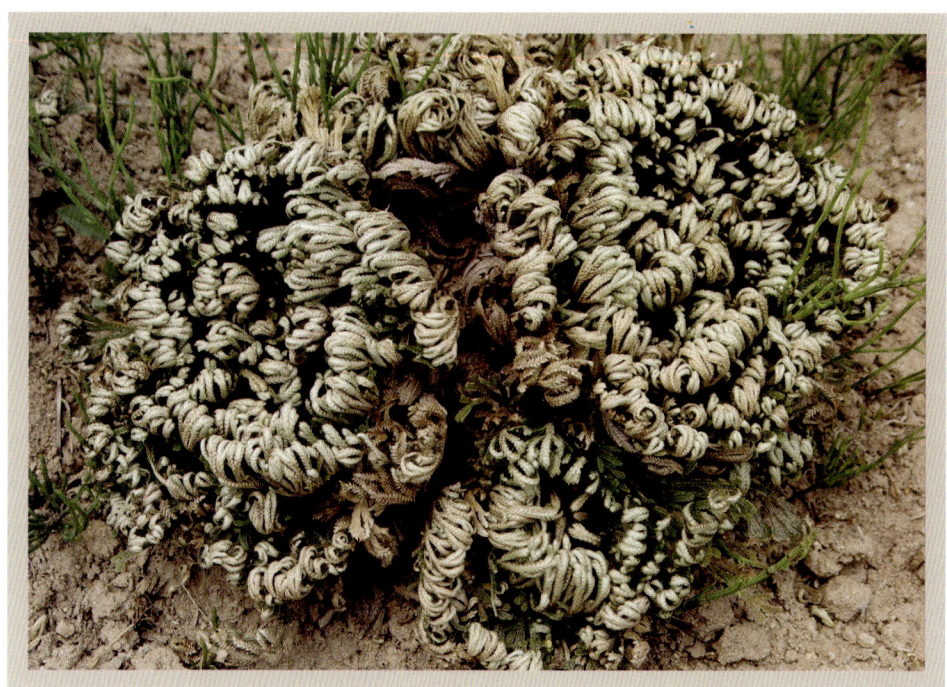

· **분포지** : 전국 산지의 바위 곁이나 암벽   · **초장** : 20cm 정도   · **생육상** : 늘푸른 여러해살이   · **개화 시기** : 포자 식물로 꽃이 없음   · **채취 시기** : 1년 내내   · **형태** : 부처손은 부처손과의 늘푸른여러해살이로 포자낭수는 작은 가지 끝에 1개씩 달리고, 비늘 조각 같은 잎이 4줄로 늘어서 있고, 포자엽은 달걀 모양 삼각형으로 가장자리에 톱니가 있다. 가는 뿌리가 서로 엉켜 실타래처럼 생김. 밑동에서 줄기가 나온다.

>>> 상징

중국 고서에서 '부처손'은 '천금(千金)과도 바꿀 수 없는 영혼을 살리는 신비의 약초이다'라고 할 정도로 신비를 간직한 약초이다. '부처손'은 닭발처럼 오므라진 것 같고 측백잎과 흡사하여 '권백'이라 불린다. 권백은 주로 사람의 손길이 닿지 않는 바위에 자생한다.

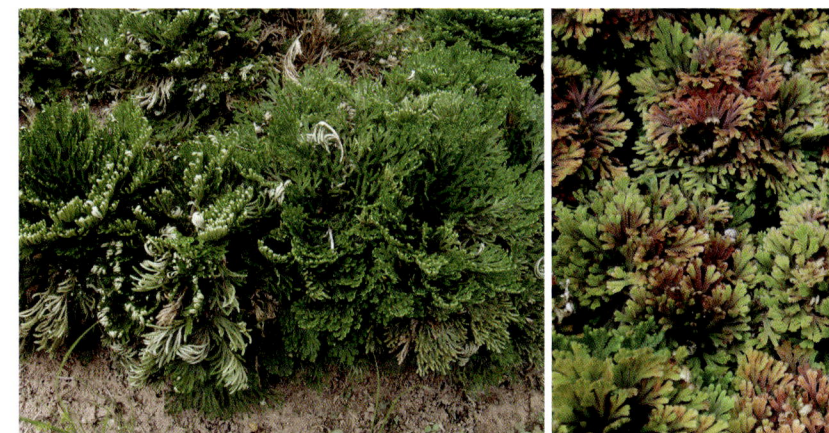

부처손

▶ 채취
1. 전초·줄기·뿌리.
2. 가을에 전초를 채취하여 그늘에 말려서 쓴다.

▶ 효소 만들기
가을에 잎·줄기·뿌리를 몸째로 채취하여 항아리에 넣고 황설탕으로 만든 시럽이나 황설탕 30~80%를 넣고 밀봉하여 100일 동안 발효시킨 후에 3개월~1년 이상 숙성시킨 후 효소 1에 생수 5를 희석해서 먹는다.

▶ 이용 및 효능
1. 한방에서는 권백(卷柏), 전초를 뿌리채 채취하여 씻어서 말린 것을 연주권백(兗州卷柏)이라 부른다. 암을 다스리는 데 다른 약재와 처방한다.
2. 민간에서 혈액 순환과 어혈을 제거하는 데 쓴다.
3. 암·청열·해독·지혈·토혈·간염·습진·화상·탈항·빈혈.

▶ 금기 _ 땀을 많이 흘리는 사람.

▶ 약리 작용 _ 항암 작용·해열 작용·해독 작용.

>>> 팁 『동의보감』에서 부처손은 '신장을 이롭게 하고, 달여서 즙을 상복하면 하혈에 효과가 있다'고 했고, 성경통지(盛京通志)에서 '장생불사초(長生不死草)·불로초(不老草)·불사초(不死草)'로 기록되어 있다.

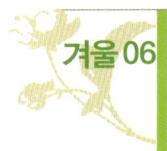

겨울 06 조릿대(벼과)

- **학명** : Sasa borealis(Hack.) Makino
- **한약명** : 죽엽(竹葉) · **다른 이름** : 제주 조릿대 · 섬조릿대 · 산죽 · 죽실 · 죽미 · 야맥

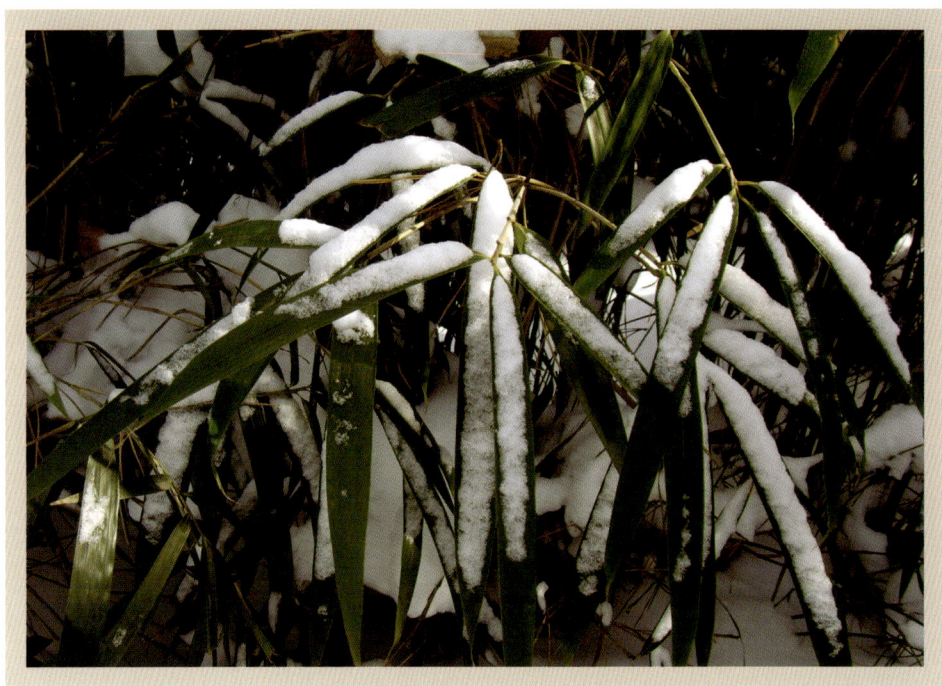

- **분포지** : 전국 산지 · 한라산 · 지리산 · 무등산   · **초장** : 1~2m 이상   · **생육상** : 늘푸른 떨기나무   · **개화 시기** : 4월   · **채취 시기** : 5~6월   · **형태** : 조릿대는 벼과의 늘푸른 떨기나무로 꽃은 4월에 원추 꽃 차례 녹색으로 핀다.

〉〉〉 상징

조릿대는 기(氣)가 많은 곳에서 자생하기 때문에 주위에 다른 식물은 거의 자라지 못한다. 중국에서 판다곰이 산죽순을 즐겨 먹는다.

▶ **채취**

1. 잎·줄기·열매·뿌리.
2. 잎은 사시사철, 줄기와 뿌리는 가을부터 이듬해 봄까지 채취하여 잘게 썰어 말려서 쓴다.

▶ **효소 만들기**

조릿대의 잎·줄기·뿌리를 항아리에 넣고 황설탕으로 만든 시럽이나 황설탕 30%를 넣고 항아리에 재어 밀봉하여 100일 동안 발효시킨 후에 6개월~1년 이상 숙성시킨 후 효소 1에 생수 5를 희석해서 먹는다.

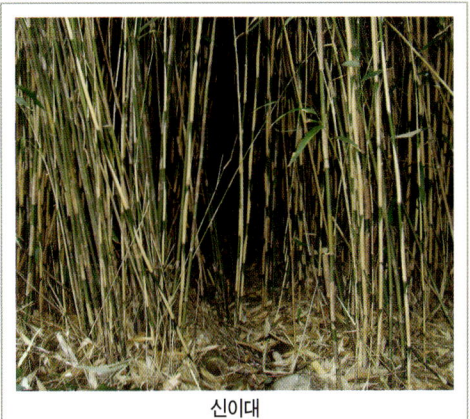

신이대

▶ **식용 및 장아찌 만들기**

1. 죽순을 쌀뜨물에 삶아 낸 뒤 길게 칼집을 내 발라 낸 닭고기살을 끼워 넣어 간장 소스에 조리를 하면 별미 죽순찜이 된다.
2. 녹말을 내어 떡이나 죽을 만들어 먹는다.
3. 죽순을 잘게 썰어 삼베주머니에 넣고 고추장 항아리에 박아 1개월 후에 장아찌로 먹는다.

▶ **이용 및 효능**

1. 한방에서 죽엽(竹葉)이라 부른다. 화를 다스리는 데 다른 약재와 처방한다.
2. 화병·당뇨병·암·이뇨·기천담해·토혈·월경 불순·지혈·유방염.

▶ **약리 작용** _ 항암 작용.

▶ **금기** _ 손 발이 너무 차가운 사람·저혈압 환자.

>>> 팁 우리 몸에 효소가 얼마가 있는지 어떻게 알 수 있을까? 가장 쉽게 판단하는 방법을 밥 먹고 소화가 잘 안 되면 효소가 부족하다고 보면 된다. 통계에 의하면 국민 4명 중 1명꼴로 소화 불량으로 고통을 당하고 있다. 소화 능력이 떨어짐과 동시에 근육에 탄력이 없어지고 주름이 생기고 흰 머리가 나고 얼굴에 기미나 검버섯이 자리를 잡고 변에서 악취가 나면 몸 안이 썩고 있다는 것을 반증한다. 이 모두가 효소의 부족에서 생긴다는 것을 깨닫는 게 시급하다. 노화의 진행을 늦추고 건강을 회복하기 위해서는 지금부터라도 체외에서 효소를 공급하고 채식 위주로 식습관을 바꾸고 소식을 해야 한다. 그리고 제일 좋은 방법은 효소가 많이 들어 있는 과일이나 야채 혹은 된장이나 젓갈 같은 발효식품을 직접 먹고 효소를 만들어 먹든지 아니면 효소를 구입해서 수시로 매일같이 꾸준히 먹으면 된다.

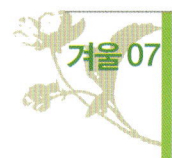

겨울 07 생강(생강과)

- 학명 : Zingiber officinale Rose.
- 한약명 : 생강(生薑) · 다른 이름 : 건강(乾薑)

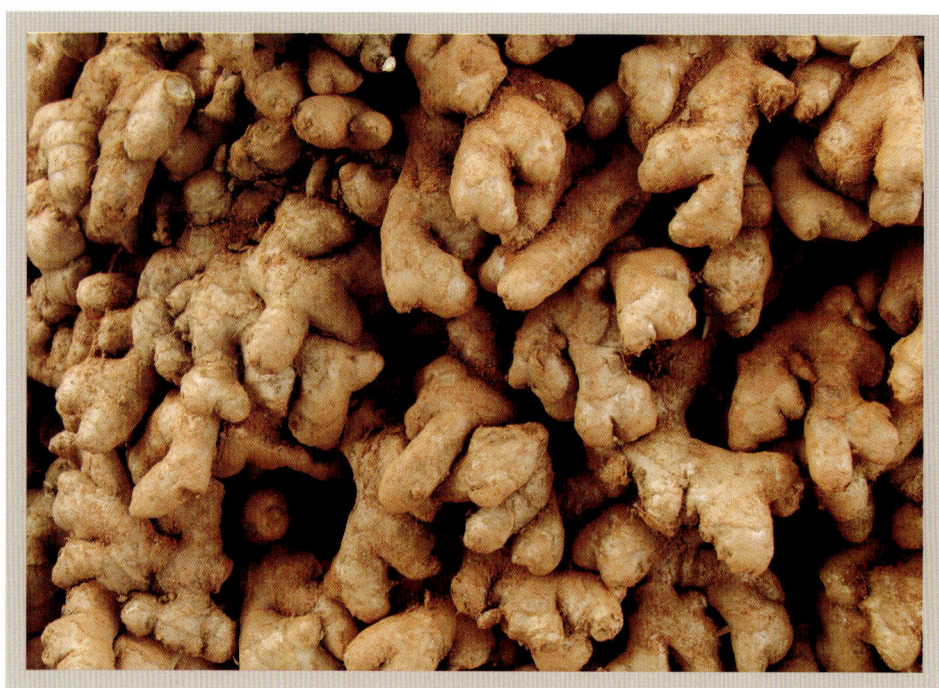

· **분포지** : 남부 지방, 고온 다습한 비옥한 지역 · **초장** : 30~50cm   · **생육상** : 여러해살이   · **개화 시기** : 8~9월 황색   · **채취 시기** : 가을   · **형태** : 생강은 생강과의 여러해살이로 잎은 선상피침형이며 밑부분은 긴 엽초이고, 생강은 생강과의 여러해살이로 꽃은 8~9월에 황색으로 피고, 꽃대는 드물게 나며 높이는 20~30cm이다.

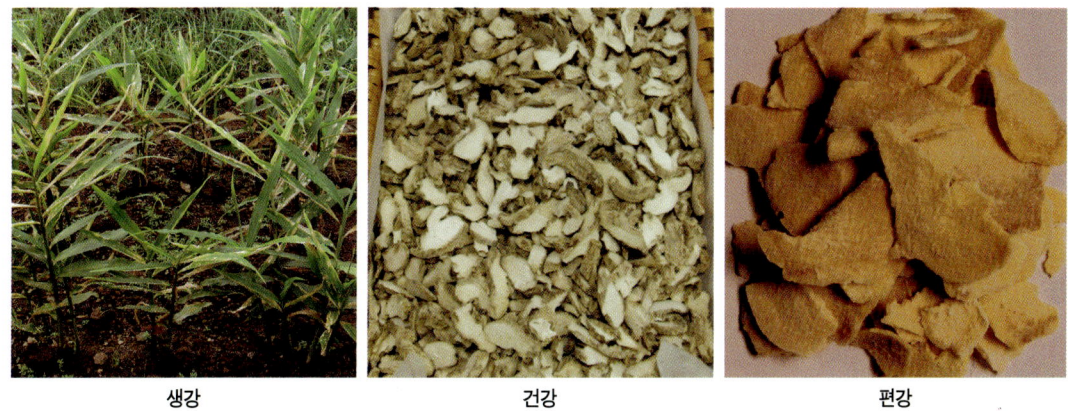

생강　　　　　　　　　건강　　　　　　　　　편강

▶ **채취**

1. 뿌리줄기
2. 가을에 뿌리줄기를 채취하여 햇볕에 말려서 쓴다.

▶ **효소 만들기**

가을에 생강 뿌리를 녹즙기에 갈거나 절구에 빻아서 항아리에 넣고 황설탕으로 만든 시럽이나 황설탕 30%를 재어 밀봉하여 100일 동안 발효시킨 후에 3개월~1년 이상 숙성시킨 후 효소 1에 생수 5를 희석해서 먹는다.

▶ **식용** _ 생강을 짖찧어 나물에 첨가해서 먹거나 음식의 양념으로 쓴다.

▶ **이용 및 효능**

1. 한방에서 생강(生薑)으로 부른다. 감기를 다스리는 데 다른 약재와 처방한다.
2. 생강을 얇게 썰어서 설탕에 버므려 말린 후 편강으로 먹는다. 생강껍질은 냉하고 속살은 열성이 있다.
3. 감기 · 몸살 · 온중 · 구토 · 담음 · 천해 · 심복 냉통 · 구토 하리 · 사지 냉미맥

▶ **약리 작용** _ 항균 작용.

>>> 제안　감기에 걸리면 약을 먹어도 2주일 약을 먹지 않아도 14일이면 낫는다는 말이 있다. 생강을 먹으면 온도가 상승되어 감기에 좋다. 감기에 걸렸을 때 비타민 C가 많이 들어 있는 귤이나 과일을 섭취하면 빨리 회복되는 것은 비타민 C가 면역 기능을 활성화하는 보효소의 역할을 하기 때문이다.

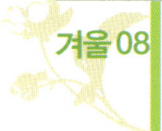

겨울 08 도라지 (초롱꽃과)

- 학명 : Platycodon grandiflorum(Jacq.) A. DC
- 한약명 : 길경(桔梗) · 다른 이름 : 백약 · 경초 · 이노 · 제니 · 고경 · 복경 · 도

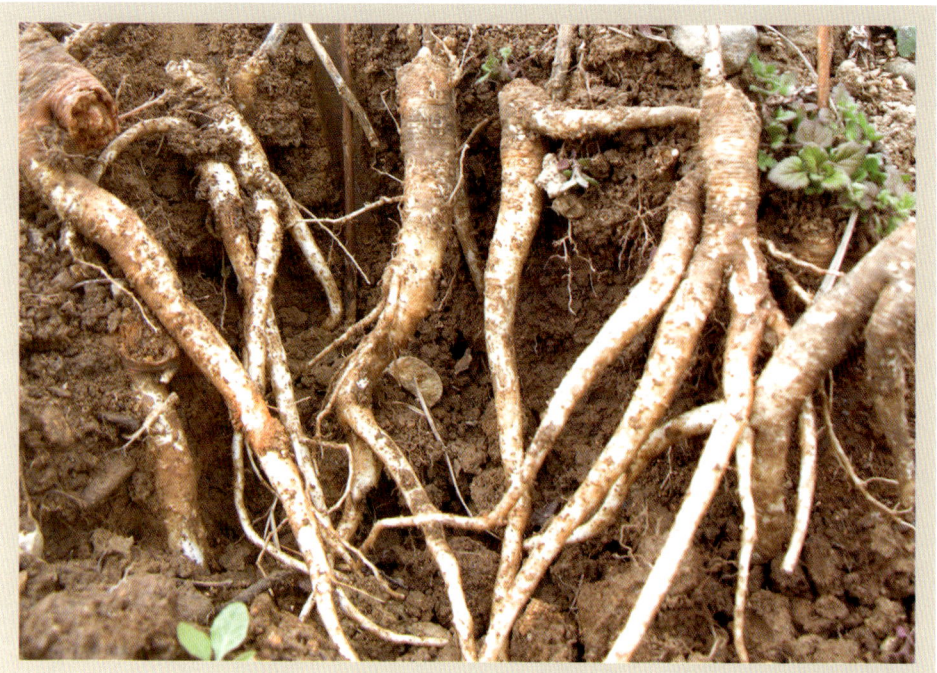

사진 _ 특화작물연구소

· **분포지** : 전국의 야산 양지바른 풀숲 · **초장** : 40~100cm · **생육상** : 여러해살이 · **개화 시기** : 7~8월 보라색이나 흰색 · **채취 시기** : 9~10월 · **형태** : 뿌리는 다육질로 원주형 또는 가지가 갈라진다. 입은 거의 엽병이 없고 대생이며 난상피침형이다. 도라지는 초롱꽃과의 여러해살이로 꽃은 7~8월에 보라색이나 흰색으로 피고 열매는 삭과로 여문다.

>>> 상징

도라지는 영원한 사랑과 남근(男根)을 상징한다. 도라지가 '100년을 묵으면 그 약효가 산삼보다 낫다'고 할 정도로 백도라지를 최상품으로 친다. 민요 도라지 타령에 '심심산천에 백 도라지, 한두 뿌리만 캐어도 대바구니가 반실만 되누나'라는 구절과, 노래에서 '도라지 도라지 백~도라지~' 하듯이, 심마니가 산에서 백도라지를 만나면 그 자리에서 먹는다는 도라지가 '백도라지' 이다.

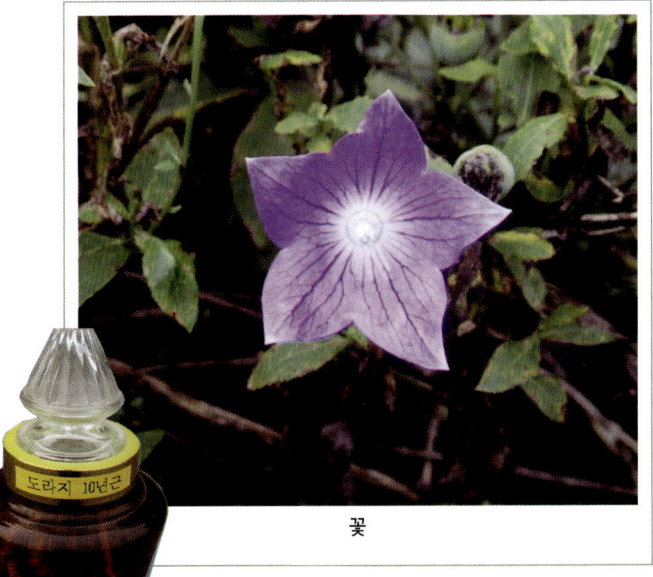

꽃

도라지 주

▶ 채취
1. 뿌리.
2. 늦가을에 2~3년 묵은 뿌리를 채취하여 껍질을 벗겨 햇빛에 말려서 쓴다.

▶ 효소 만들기
밭 도라지 6kg+산 도라지 2kg을 떡국의 크기로 썰어 설탕 2kg에 버무려 항아리에 재어 두면 삼투압 작용에 의해 도라지의 진액이 조금씩 빠져나오면서 발효가 되면 먹는다.

▶ 식용
1. 도라지 뿌리껍질을 벗겨 낸 후 초고추장에 찍어 생으로 먹는다.
2. 어린잎은 나물이나 튀김으로 먹고, 뿌리를 생채·숙채·정과 등 요리에 쓴다.
3. 도라지 뿌리를 캐서 껍질을 벗기고 삼베주머니에 넣고 고추장 항아리에 박아 1개월 후에 장아찌로 먹는다.

▶ 이용 및 효능
1. **한방**에서 뿌리를 길경(桔梗)이라 부른다. 인삼과 함께 강장제로 쓸 때 다른 약재와 처방한다.
2. 도라지 꽃잎은 생으로 무쳐 먹고 뿌리로 강정을 만든다.
3. 잦은 기침·거담·기관지염·편도선염·비염·해수·풍사·하리·부인병·산후통·감기·진해 거담.

▶ 약리 작용
항암 작용·용혈 작용·국소 자극 작용·거담 작용·항염증 작용·항알레르기 작용. 위액 분비 억제 작용·항궤양 작용·말초 혈관 확장 작용.

> >>> 팁 도라지는 3년이 지나면 그 도라지 뿌리가 썩기 때문에 매 3년마다 다른 곳으로 옮겨 주어야 한다. 도라지는 땅의 기운(氣運)을 먹고 사는 식물이기 때문에 지력(地力)이 다하면 반드시 옮겨 심어야 한다.
> **동의보감**에서 도라지는 "약간 찬 성질에 맛은 맵고 쓰며 독(毒)이 약간 있다"고 하여 폐와 기관지에 좋기 때문에 거담제(祛痰劑)로 쓴다. '용각산'은 도라지를 분말로 만든다.

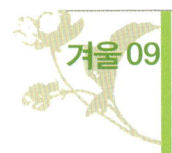

겨울 09 지치 (지치과)

- 학명 : Lithospermum erythrorhizon S. et Zucc.
- 한약명 : 자초(紫草)　・다른 이름 : 칙금잔・촉기근・호규근

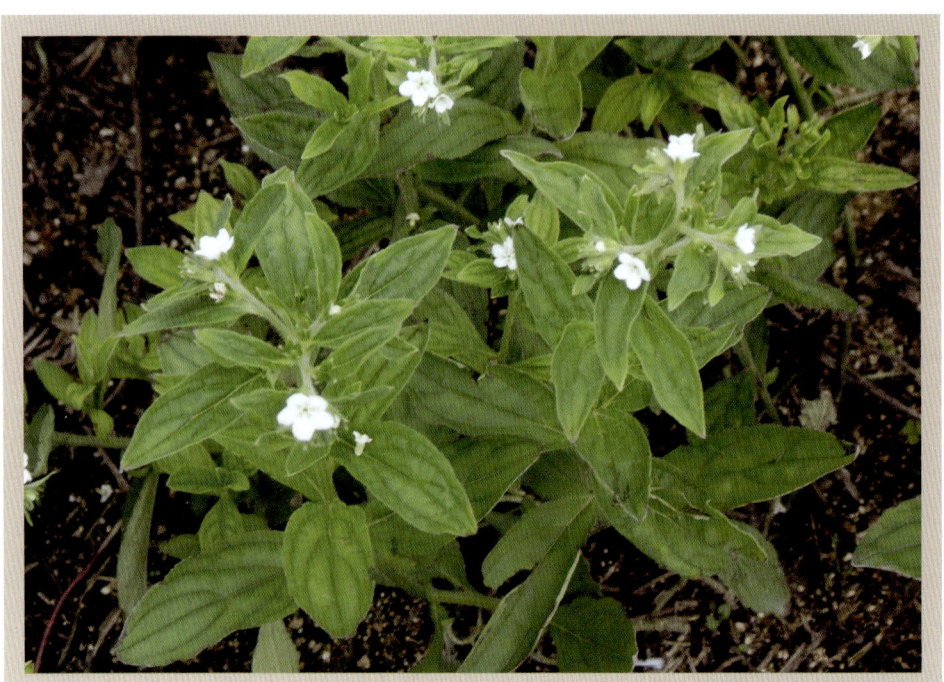

- **분포지** : 전국의 들과 길가　・**초장** : 2m 정도　・**생육상** : 여러해살이　・**개화 시기** : 6월 분홍색・자주색・흰색　・**채취 시기** : 가을철　・**형태** : 지치는 지치과의 여러해살이로 줄기는 곧게 서고, 줄기와 잎은 털이 있고, 뿌리가 땅 속 깊이 들어가고, 굵고 자주색, 꽃은 5~6월에 흰색으로 피고, 열매는 7월에 회색으로 소견과로 여문다.

>>> 상징

예로부터 불로자생(不老長生)을 추구하는 도교(道敎)에서 말하는 불로초는 지치이다. 지초(芝草)는 예부터 산삼(山蔘)을 능가하는 약초로 잘 알려져 있다. 지치는 독(毒)을 해독하고 새살과 피를 돋게 하는 뛰어난 약초로 다른 이름으로 자초(紫草)로 불린다.

▶ 채취
1. 뿌리
2. 겨울에 뿌리를 캐어 소주로 분무하며 칫솔로 흙을 제거한 후에 햇볕에 말려서 쓴다.

▶ 효소 만들기
겨울에 뿌리를 캐어 소주로 분무하며 칫솔로 흙을 제거한 후에 잘게 썰어 항아리에 넣고 항설탕을 만든 시럽이나 황설탕 80% 넣고 100일 동안 발효시킨 후에 3개월~1년 이상 숙성 시킨 후에 효소 1에 생수 5를 희석해서 먹는다.

▶ 식용
1. 뿌리를 캐어 뿌리에 소주로 분무하며 칫솔로 흙을 제거한 후에 햇볕에 말려서 가루내어 물에 타서 먹거나, 차관이나 주전자에 지치 뿌리 10g을 넣고 약한 불로 끓여서 건더기는 건져내고 국물만을 용기에 담아 냉장고에 보관하여 먹을 때마다 대추나 잣을 띄워서 먹는다.
2. 뿌리를 캐어 소주로 분무하며 칫솔로 흙을 제거한 후에 항아리에 넣고 소주를 붓고 밀봉하여 3개월 후에 먹는다.

위_지치(뿌리) 중간_지치 주 아래_효소

▶ 이용 및 효능
1. **한방**에서 자초(紫草)로 부른다. 관절염 · 여성 질환 · 간장병 · 동맥 경화 등에 효과가 있어 지치의 뿌리를 건위 강장제로 쓰고, 위장을 좋게 하는데 다른약재와 처방한다.
2. **민간**에서 몸이 냉할 때 지치 주(酒)를 담가 먹었고, 지치 뿌리는 잘 말려서 고약으로 만들어 환부에 붙여서 종기 · 상처 · 피부병을 치료할 때 쓴다.
3. 관절염 · 간염 · 황달 · 위장병 · 토혈 · 요혈 · 해수 · 구갈 · 소변불리 · 당뇨병.

▶ 약리 작용 _ 항염증 작용 · 항종양 작용.

>>> 팁 『동의보감』에서 5가지의 황달을 낫게 한다고 했을 정도로 간염과 황달에 좋은 약초이다. 또한 뿌리는 혈관벽을 튼튼하게 하고 피를 정화하기 때문에 암 치료의 성약(聖藥)으로 각광을 받고 있다. 지치를 오래 복용하면 얼굴이 고아지고 노화를 더디게 할 수 있다.

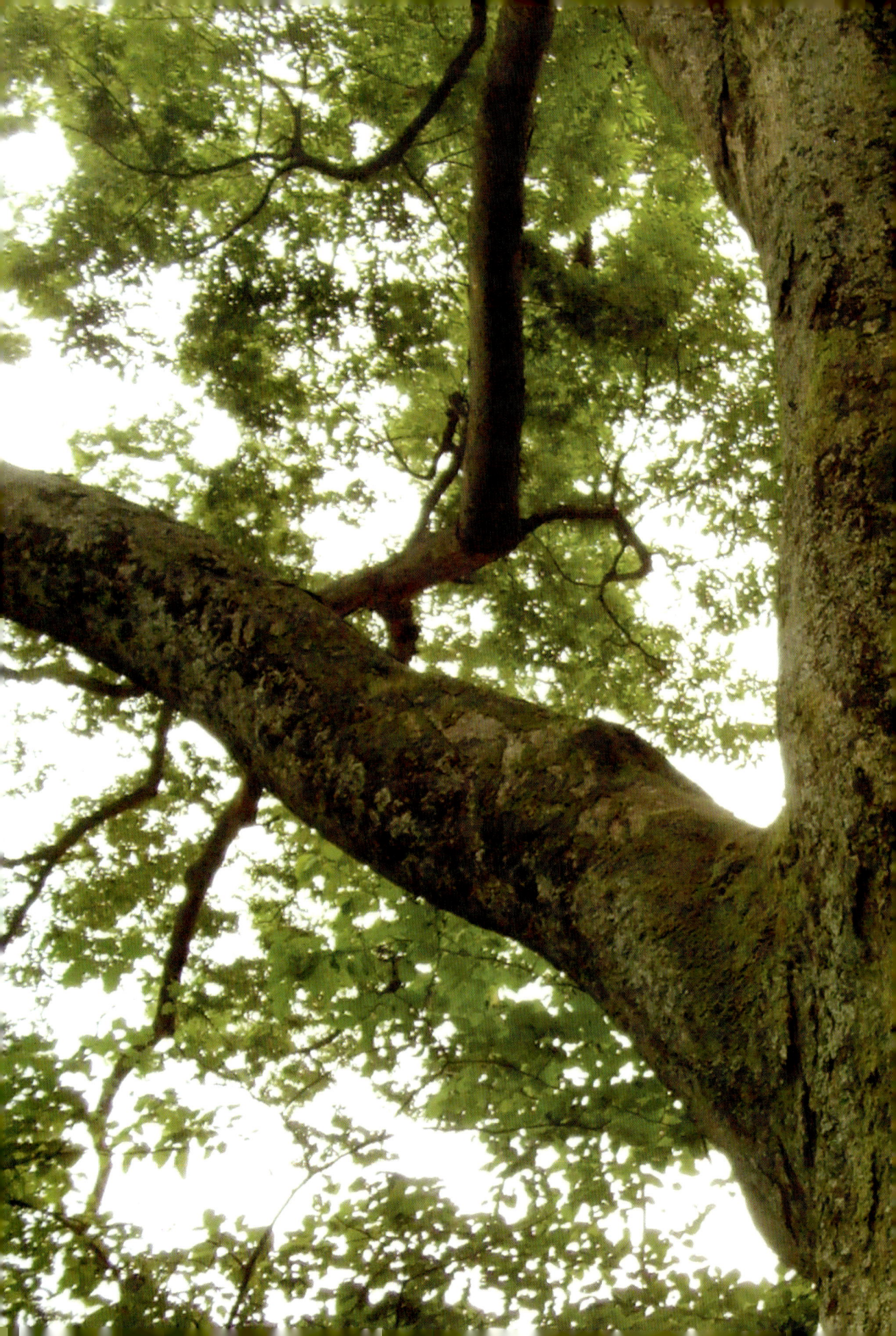

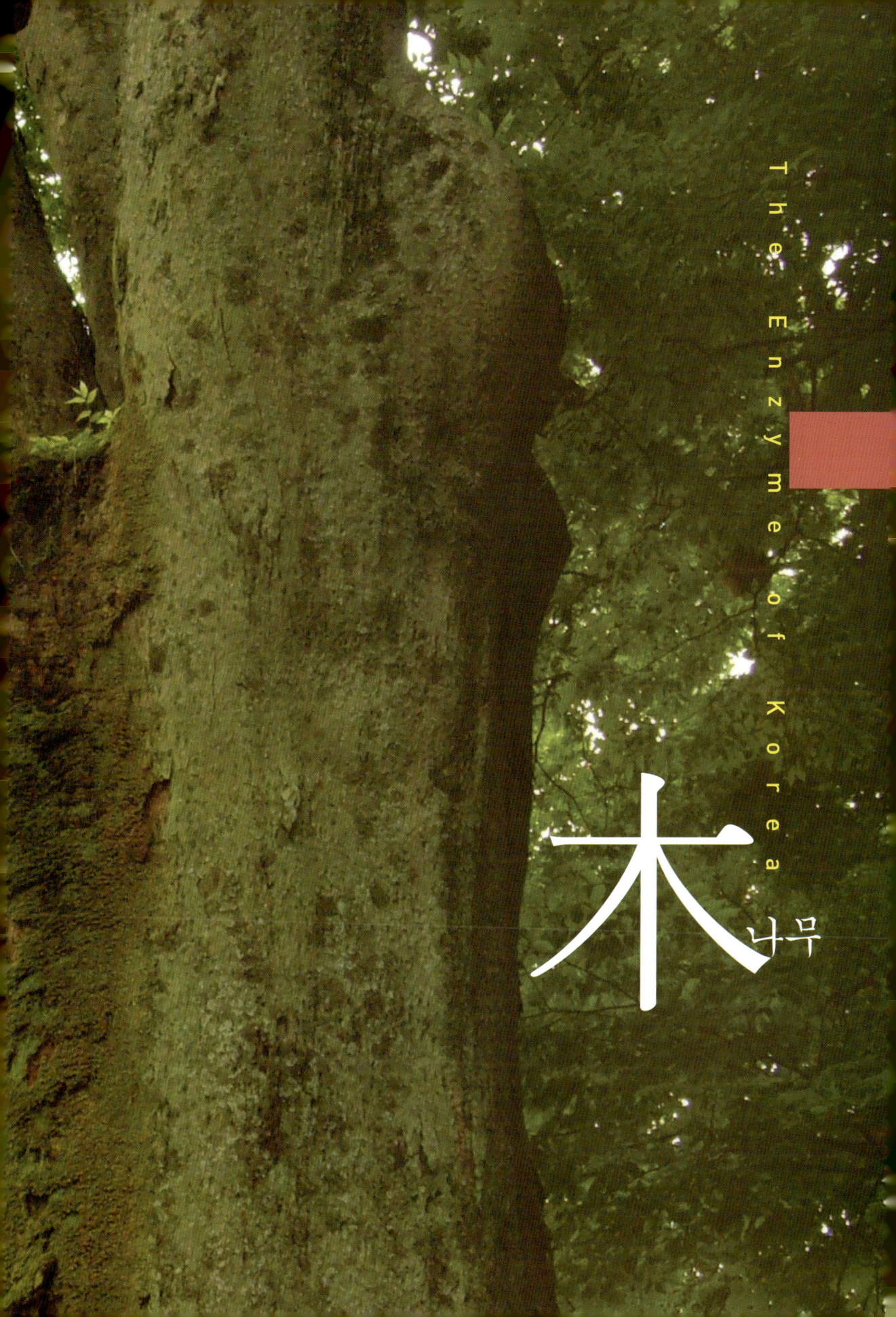

The Enzyme of Korea

木 나무

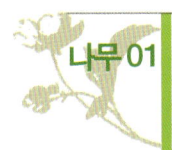

나무 01 매화나무(장미과)

- **학명**: Prunus mume Siebold et Zuc.
- **한약명**: 오매(烏梅)
- **꽃말**: 고결 · 미덕 · 정정 · 고귀 · 결백
- **다른 이름**: 매화수 · 품자매 · 녹갈매

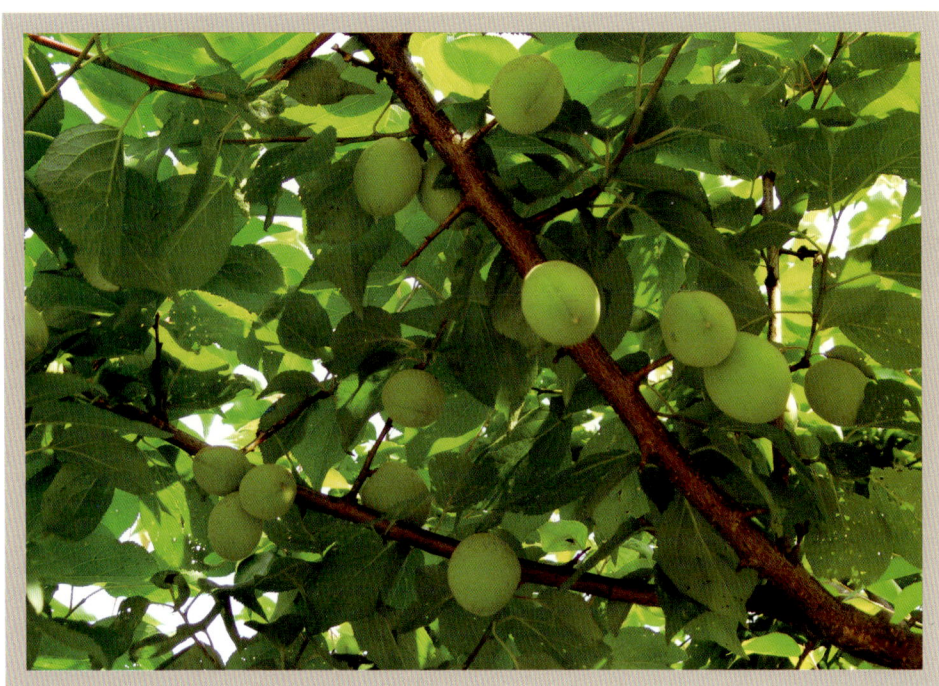

- **분포지**: 중부 이남의 마을 근처 야산 · **초장**: 4~5m · **생육상**: 갈잎큰키나무 · **개화 시기**: 2~4월, 흰색 또는 연한 홍색 · **채취 시기**: 7~8월 · **형태**: 잎은 호생이고, 꽃잎은 달걀 모양으로 털이 없다. 꽃피는 봄엔 매화나무로 열매가 맺는 여름엔 매실나무라 부르기도 한다. 매실나무는 장미과의 갈잎큰키나무로 꽃은 2~3월에 암수딴그루로 5~6월에 흰색이나 연한 홍색으로 피고, 열매는 7~8월에 녹색의 핵과로 둥글게 여문다.

〉〉〉 상징

매화는 봄을 가장 먼저 알린다 하여 '춘고초(春告草)' 라는 애칭이 있고, 매화는 눈꽃에서도 꽃을 피우고 은은한 향기인 암향(暗香)과 산뜻함으로 사람의 마음을 사로잡는다. 매화는 '빙기옥골(冰肌玉骨)' 이라 하여 천진하고 순결한 처녀에 비유되기도 하고, 매화의 잎사귀는 정월 초에 행운과 운수를 예측하는 데 사용했고, 매화나무는 많은 씨를 퍼트린다 하여 다산을 상징하고, 민화의 화조도(花鳥圖)와 여성의 비녀 그림에 가장 많이 등장하고 사랑을 상징하기도 한다.

▶ 채취
1. 열매 · 뿌리.
2. 매실은 6월 중순 이후에 푸른 청매(青梅)를 따서 쓴다.

▶ 효소 만들기
1. 푸른 청매를 따서 물로 씻고 물기를 뺀다.
2. 푸른 청매 양만큼 흰 설탕을 넣는다.
3. 100일 동안 재어 발효를 시킨다.
4. 100일 후 매실의 씨를 제거하여 버리고 저온으로 숙성하여 효소 1에 생수를 5를 희석해서 먹는다.

▶ 식용
1. 매실은 신맛 때문에 진액이 빠져 나가고 치아나 뼈가 상할 수 있기 때문에 생으로 먹지 않는다.
2. 일본인은 생선회 · 주먹밥 · 도시락에 매실장아찌(우메보시)를 곁들이거나 넣어 먹는다.

▶ 매실 고추장 장아찌 만들기
1. 푸른 청매를 따서 물로 씻고 물기를 뺀다.
2. 청매가 물에 잠길 정도의 물에 소금을 푼 다음 청매를 넣고 하룻밤을 재운다.
3. 소금물에 재워 둔 청매를 건져 씨앗을 뺀 후 햇볕에 3~4일 정도 바싹 말린다.
4. 바싹 말린 청매를 고추장에 넣고 꼭꼭 눌러 놓는다.
5. 100일 정도 지나 먹는다.

▶ 오매(烏梅) 만들기
덜 익은 열매를 채취하여 항아리에 넣고 뚜껑을 덮은 다음 진흙으로 봉합하여 검게 될 때까지 가열한다.

▶ 이용 및 효능
1. 한방에서 오매(烏梅)라 부른다. 위(胃)를 다스리는 데 다른 약재와 쓴다.
2. 위장병 · 소화 불량 · 복통 · 구갈 · 해수 · 이질 · 설사 · 수렴 · 구충.

▶ 금기 _ 덜 익은 매실의 씨에는 아미그달린이란 독성 물질이 들어 있다.

▶ 약리 작용 _ 항진균 작용 · 살충 작용.

약재(오매)

>>> 구분 1. 오매(烏梅)는 매실 껍질을 벗기고 씨를 발라 낸 뒤 짚불 연기에 그슬려 말린다. 가래를 삭이고, 갈증 · 이질 · 폐결핵 · 술독에 쓴다. 2. 백매(白梅)는 매실을 하룻밤 소금에 절인 뒤 햇볕에 말린다. 구취(口臭)와 가래에 쓴다. 3. 금매(金梅)는 매실을 증기로 찐 뒤 말린다. 술의 원료로 쓴다.

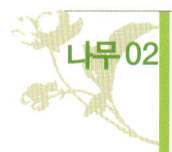

나무 02 뽕나무(뽕나무과)

- **학명** : Morus alba Linne
- **한약명** : 상근피(桑根皮) · 상백피(桑白皮) · 상심(桑심) · 상지(桑枝) · 상화(桑花) · 상엽(桑葉)
- **다른 이름** : 상 · 상수 · 지상 · 백상 · 오디나무 · 뽕 · 오디 · 상토 · 상목

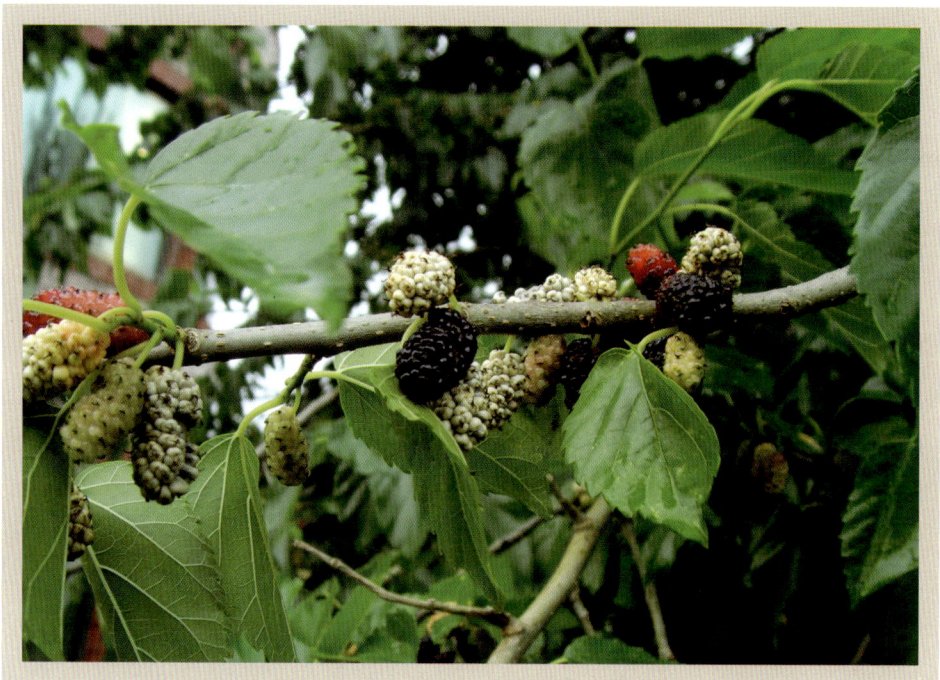

- **분포지** : 전국의 야산 · **초장** : 3~4m · **생육상** : 갈잎큰키나무 · **개화 시기** : 4~6월, 황록색 · **채취 시기** : 6~7월 · **형태** : 수꽃 이삭은 햇가지 밑부분의 잎 겨드랑이에 밑으로 처져 달리고 암꽃 이삭은 길이 5~10mm이고 암술머리는 2개, 자방에 털이 없다. 뽕나무는 뽕나무과의 갈잎큰키나무로 꽃은 암수 다른 그루로 6월에 황록색으로 피고, 열매인 오디는 6~7월에 집합과로긴 구형의 흑색으로 여문다.

〉〉〉 상징

뽕나무는 '임도 보고 뽕도 딴다' 는 남녀의 애정관계를 논할 때 등장하는 나무이다. 천충을 먹이는 뽕잎은 천약(天藥)이며, 뽕나무는 천목(天木)이 된다. 누에는 뽕잎을 먹고 사는 실을 토하는 많은 곤충 중에서 사람의 생활에 가장 유익한 대표적인 견사곤충(絹紗昆蟲)으로 비단을 만든다. 암에 좋은 상황버섯이 나온다.

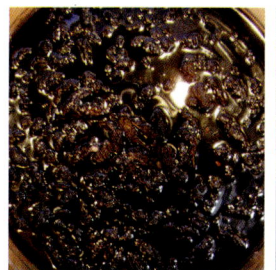 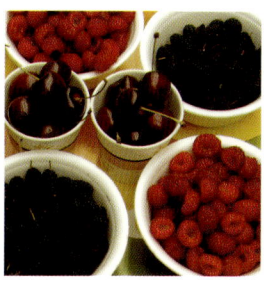 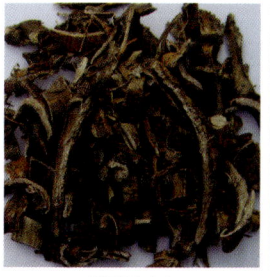 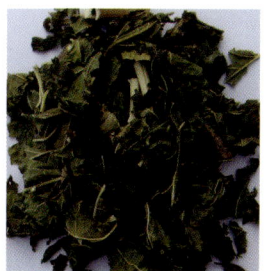

효소　　　　　　오디　　　　　약재(상백피)　　　　약재(상엽)

▶ **채취**

1. 꽃 · 잎 · 줄기껍질 · 뿌리껍질 · 열매.
2. 가을에 잎은 서리가 내린 뒤 따서 그늘에, 뿌리는 수시로 캐어 껍질을 벗겨 햇볕에 말려서 쓴다.

▶ **효소 만들기**

여름에 검게 익은 오디를 채취하여 항아리에 넣고 황설탕으로 만든 시럽이나 황설탕 80%를 재어 밀봉하여 100일 동안 발효시킨 후에 3개월~1년 동안 숙성시킨 후 효소 1에 생수 5를 희석해서 먹는다.

▶ **식용 및 장아찌 만들기**

1. 봄에 어린순을 따서 그늘에 말려서 용기에 담아 놓고 보관하여 차로 먹거나 검게 잘 익은 오디를 따서 생으로 먹는다.
2. 뽕잎을 뜯어 깻잎처럼 양념에 재어 1개월 후에 먹는다.

▶ **이용 및 효능**

1. <u>한방</u>에서 잎을 상엽(桑葉), 줄기를 상지(桑枝), 뿌리를 상백피(桑白皮)라 부른다. 당뇨병이나 폐질환을 다스리는 데 다른 약재와 처방한다.
2. 당뇨병 · 관절염 · 류머티즘 · 해열 · 진해 · 거담 · 기침 · 해수 · 구갈(口渴) · 수종(水腫) · 두통 · 발열(發熱).

▶ **약리 작용** _ 혈압 강하 · 이뇨 작용 · 진정 작용 · 항균 작용.

약재(상지)

>>> 팁　뽕나무 뿌리인 상백피(桑白皮)는 '식품의약품안전청'이 정한 식용 가능한 식품으로 당뇨의 혈당을 내리고, 혈압 강하 작용 · 항산화 · 이뇨 작용 · 미백 등으로 다양한 효능이 입증되어 각광을 받고 있다. 최근에 뽕잎에 들어 있는 폴리페놀 성분이 노화를 억제하고, 루틴(rutin) 성분은 모세 혈관을 튼튼하게 하여 뇌졸중을 예방하고, 혈당 저하 성분이 있어 당뇨 환자에게 좋다.

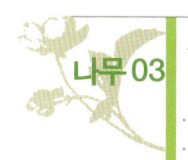

나무 03 | 마가목(장미과)

- **학명** : Sorbus commixta Hedl.
- **한약명** : 천산화추(天山花楸)   · **다른 이름** : 정공피 · 정공등 · 백화화추 · 산화추

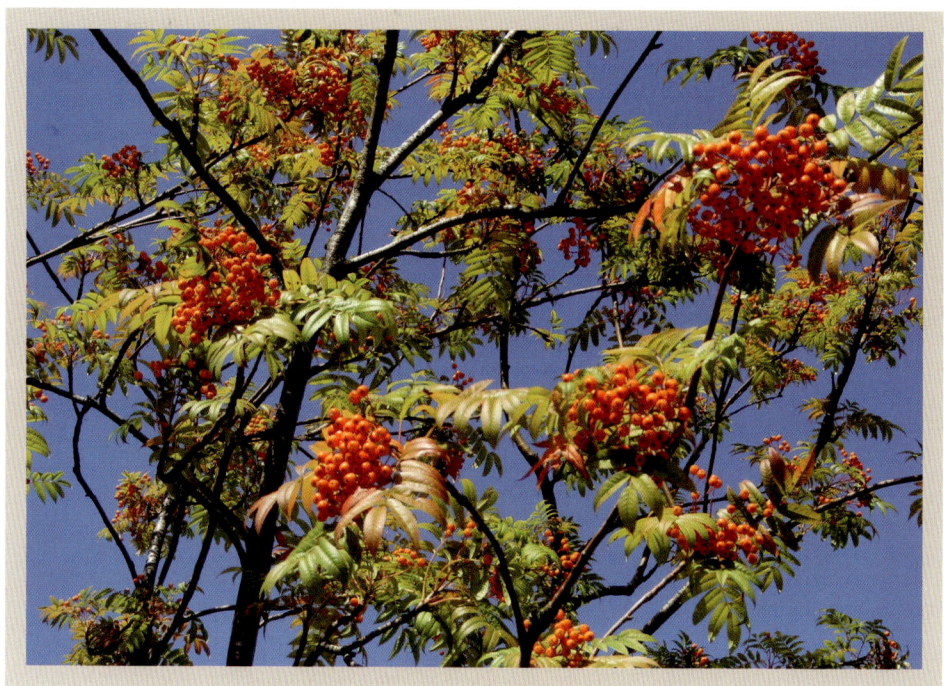

- **분포지** : 중부 이남 지방 및 강원도 깊은 산 숲속   · **초장** : 6~8m 정도   · **생육상** : 갈잎 작은큰나무   · **개화 시기** : 5~6월 노란색   · **채취 시기** : 가을   · **형태** : 잎은 가장자리에 톱니 모양, 마가목은 장미과에 속하는 갈잎작은크기나무로 꽃은 5~6월에 백색으로 피고, 열매는 10월에 붉은색 이과로 여문다.

〉〉〉 상징

이른 봄에 새싹이 눈을 틔우려고 할 때 마아목(馬芽木)의 모습이 말굽, 줄기 껍질이 말가죽을 닮아 '마가목' 이라 부른다.

▶ **채취**
1. 꽃·잎·줄기·뿌리껍질·열매.
2. 봄에 신선한 잎을 채취하여 그늘에, 가을에 줄기 껍질과 성숙된 붉은 열매를 채취하여 햇볕에 말려서 쓴다.

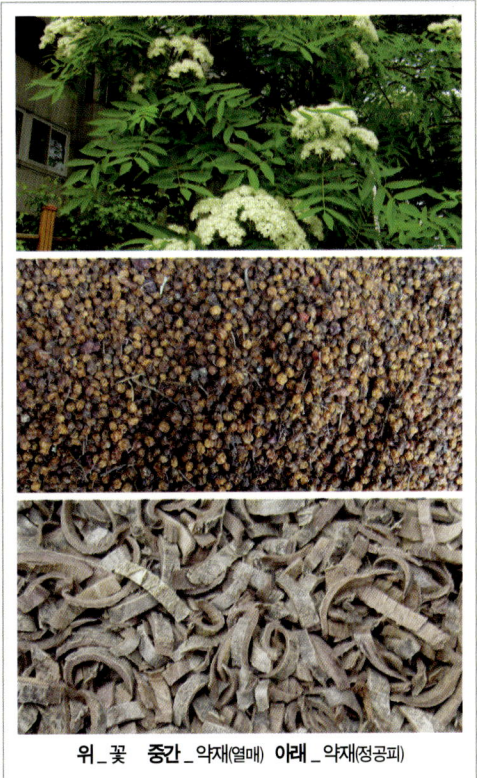

위_꽃 중간_약재(열매) 아래_약재(정공피)

▶ **효소 만들기**
가을에 빨갛게 익은 열매를 항아리에 넣고 황설탕으로 만든 시럽이나 황설탕에 70%를 재어 밀봉하여 100일 동안 발효시킨 후에 3개월~1년 이상 숙성시킨 후에 효소 1에 생수 5를 희석해서 먹는다.

▶ **식용**
봄에 새순을 채취하여 끓는 물에 살짝 데쳐 나물로 무쳐 먹는다.

▶ **이용 및 효능**
1. 한방에서는 줄기 껍질을 정공피(丁公皮)로 기관지염과 폐(肺) 질환을 다스리는 데 다른 약재와 처방한다.
2. 기침·기관지염·비염·폐질환·강장·진해·이뇨·거담·중풍·신체허약·요슬통.

▶ **약리 작용**_ 항염 작용.

▶ **건강 이야기**_ 조선 시대 이경화의 『광제비급(廣濟秘級)』에서 마가목으로 '술을 담가 먹으면 서른여섯 가지 중풍을 모두 고칠 수 있다'고 기록되어 있다.

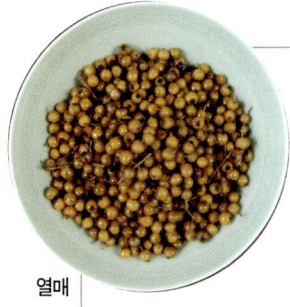
열매

>>> 팁 효소를 음용할 때 재료에 따라 다르기 때문에 와인처럼 오래 숙성한 것이 다 좋은 것은 아니다. 효소를 장기간 숙성시키면 화학 변화에 의해 효능이 감소하기 때문에 100일 동안 발효 후에 바로 물로 희석해서 음용할 수 있고 일정 기간 저온에서 보관한 상태에서 숙성시킨 후 찬물에 타서 먹는다. 용기를 개봉한 후 몇 개월씩 두고 음용하는 것보다 가능한 한 빠른 시일에 먹는 것이 좋다. 장기간 보존하면 효소의 활성력이 저하되기 때문에 1년 안에 음용을 권한다.

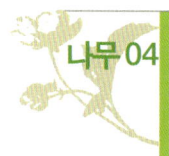

나무 04 무화과(뽕나무과)

- 학명 : Ficus carica L.
- 한약명 : 무화과(無花果) · 다른 이름 : 천생자(天生子)

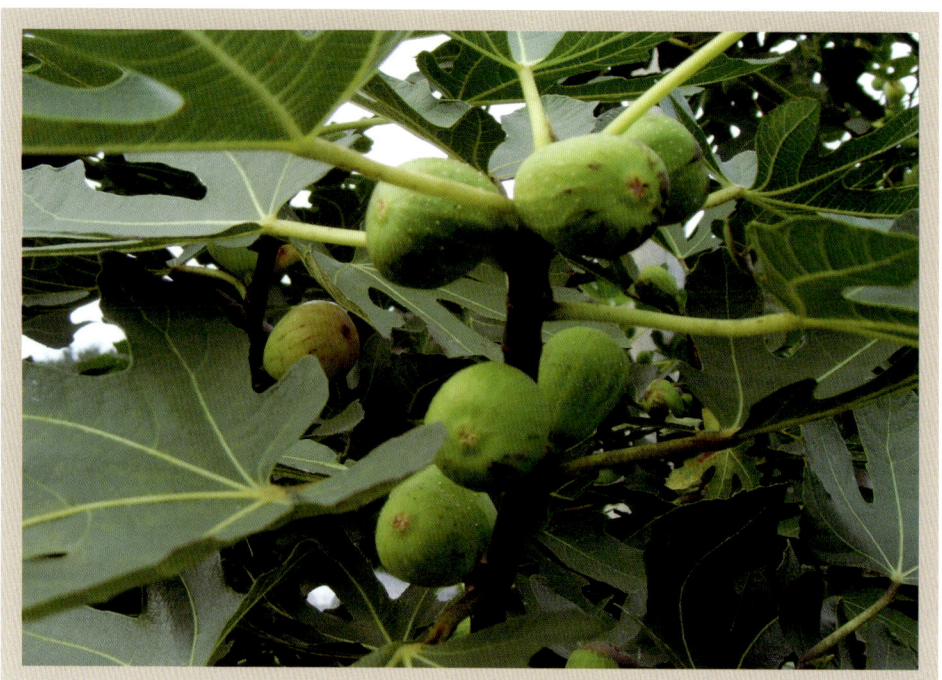

· **분포지** : 전남 영암 · **초장** : 3m · **생육상** : 갈잎떨기나무 · **개화 시기** : 봄 · **채취 시기** : 8~10월 · **형태** : 중동 전 지역과 지중해 지역이 원산지, 팔레스타인 · 시리아 · 갈릴리 연안 디베랴 부근 골짜기에서 주로 자란다. 무화과는 뽕나무과의 갈잎떨기나무로 봄부터 여름에 걸쳐 잎 겨드랑이에서 주머니 같은 꽃 차례가 발달하며 · 그 속에서 많은 꽃이 들어 있는 내화(內花)이며 내화(內花)로 핀다. 열매는 8~10월에 길이 5~8cm로 달걀 모양의 흑색으로 여문다.

>>> 상징

무화과는 고대 이집트나 이스라엘 왕족과 귀족의 애용식품이었고, 클레오피트라가 즐겨 먹었다고 알려진 과일로 이국적인 맛과 향이 좋고, 로마 시대에는 검투사들이 강장제로 쓰일 정도로 좋은 것으로 알려져 있다.

▶ **채취**
1. 열매 · 잎
2. 초여름에 열매가 익기 시작해서 여름 내내 쉬지 않고 열매를 맺기 때문에 열매가 익으면 금세 무르고 상하기 때문에 바로바로 따서 쓴다.

▶ **효소 만들기**
초여름에 잘 익은 열매를 따서 항아리에 넣고 황설탕으로 만든 시럽이나 황설탕에 70%를 재어 밀봉하여 100일 동안 발효시킨 후에 3개월~1년 이상 숙성시킨 후에 효소1에 생수5를 희석해서 먹는다.

▶ **식용 및 고약 만들기**
1. 초여름에 잘 익은 열매를 따서 껍질째 먹거나 껍질을 벗겨 먹는다.
2. 초여름에 잘 익은 열매를 따서 잼으로 먹는다.
3. 초여름에 열매를 따서 햇빛에 말려서 고약을 만든다.

▶ **이용 및 효능**
1. 한방에서 말린 것을 무화과라 부른다. 종기를 다스리는 데 다른 약재와 처방한다.
2. 암 · 종양 · 이뇨 · 부종.

▶ **약리 작용** _ 항암 작용.

▶ **주산지** _ 최근 특용 작목으로 각광을 받기 시작하면서 재배 면적이 증가하고 있다. 전남 영암이 전국 생산량의 70%에 달한다.

위_이스라엘 무화과나무　중간_무화과　아래_건무화과

>>> 팁　무화과에 함유되어 있는 'ficin' 이라는 효소는 해독 작용이 있어 각종 종기나 등창에 고약(膏藥)으로 만들어 썼고, 암종(癌腫)에 쓴다. 성경에서 히스기야 왕이 죽음에 이르는 한 피부의 종기(암종:癌腫)을 무화과로 치료했다는 기록이 있는 것으로 볼 때 피부에 좋은 것으로 알려져 있다. 무화과는 단백질 분해 효소인 f 'icin' 이 함유되어 있어 소화를 촉진하고 변비에 좋다. 무화과에는 항산화 기능을 하는 '폴리페놀' 이 함유되어 있어 콜레스테롤의 수치를 떨어트린다.

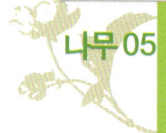

두릅나무(두릅나무과)

- **학명** : Aralia elata (Miq.) Seem.   · **한약명** : 자노아(刺老鴉)
- **다른 이름** : 총목피(惚木皮) · 두릅나무 · 민두릅나무 · 총목 · 자노아 · 총근피

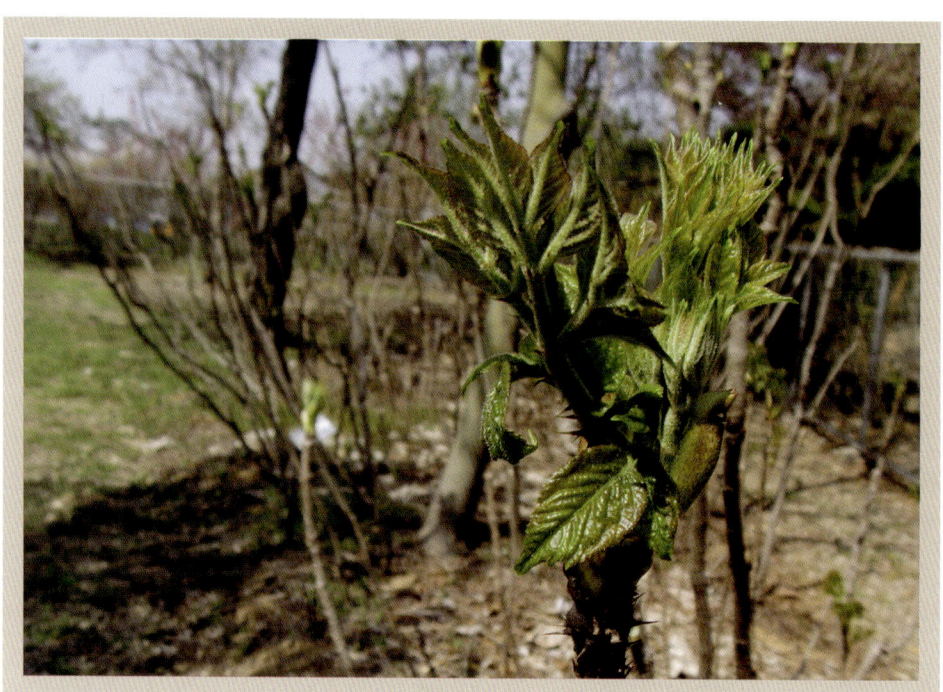

· **분포지** : 전국의 숲 가장자리   · **초장** : 5m   · **생육상** : 갈잎떨기나무   · **개화 시기** : 8~9월 백색   · **채취 시기** : 봄   · **형태** : 원줄기는 거의 갈라지지 않고, 가지에는 가시가 있고, 두릅나무는 두릅나무과의 갈잎떨기나무로 꽃은 8~9월에 양성화로 흰색으로 피고, 10월에 납작하고 둥근 모양의 검은색 핵과(核果)로 여문다.

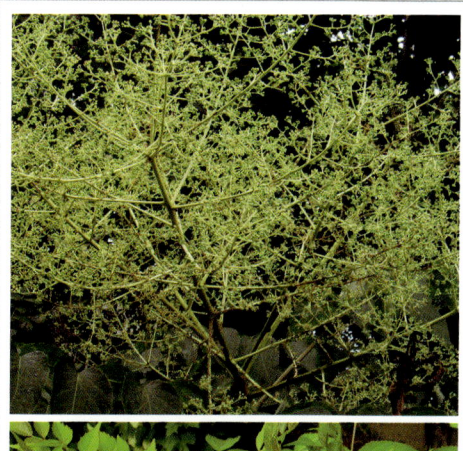

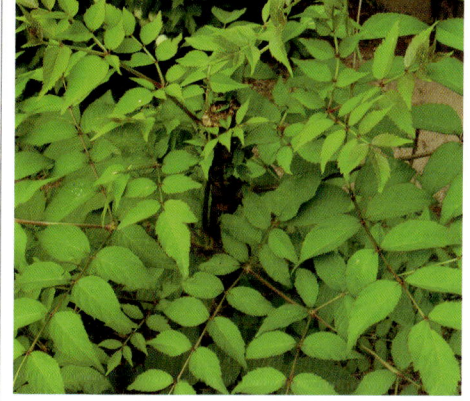

위_꽃 아래_두릅나무

▶ 채취
1. 새싹·줄기껍질·뿌리껍질·열매.
2. 이른 봄에 새싹은 2번 딸 수 있다. 10cm 미만으로 잎이 피기 전에 채취해야 향과 맛이 좋다. 줄기껍질과 뿌리껍질은 가을부터 이듬해 봄에 채취하여 껍질을 벗겨 잘게 썰어 그늘에 말려서 쓴다.

▶ 효소 만들기
봄에 새싹을 따서 항아리에 넣고 황설탕으로 만든 시럽이나 황설탕 30%를 재어 밀봉하여 100일 동안 발효시킨 후 3개월~1년 동안 숙성시킨 후 효소 1에 생수 5를 희석해서 먹는다.

▶ 식용
이른 봄에 새싹을 따서 끓는 물에 살짝 데쳐서 초고추장에 찍어 먹거나 석쇠에 구워서 양념장에 찍어 먹는다.

▶ 이용 및 효능
1. **한방**에서 부리 껍질 또는 줄기 껍질을 총목피(樬木皮)라 부른다. 주로 기운이 허약하고 신경 쇠약이나 신(腎)의 기능 허약으로 양기가 부족할 때 다른 약재와 처방한다.
2. 당뇨병·신장병·기관지 천식·신경통·당뇨병·간염·류머티즘 관절염·이뇨·숙변 제거·냉증.

▶ 금기
줄기껍질이나 뿌리껍질은 성질이 따뜻하기 때문에 고혈압 환자는 먹지 않는다. 껍질과 뿌리에는 소량의 독성이 함유되어 장복을 금함.

▶ 약리 작용
혈당 강하·항염 작용·발암 물질 활동 억제.

>>> 팁 100일 발효 기간 중에는 미생물이 폭발적인 발효를 하기 때문에 효소의 활성력이 정점일 때는 탄산가스인 기포에 의해 용기를 터트릴 수 있기 때문에 용기에 넣어 이동을 하거나 흔든 상태에서는 폭발하기 때문에 주의를 요한다.

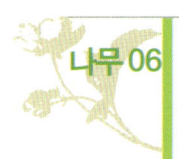

담쟁이덩굴(포도과)

- 학명 : Parthenocis-sus tricuspidata(S. et Z.) Plinch.
- 한약명 : 지금(地錦)   · 다른 이름 : 석벽려

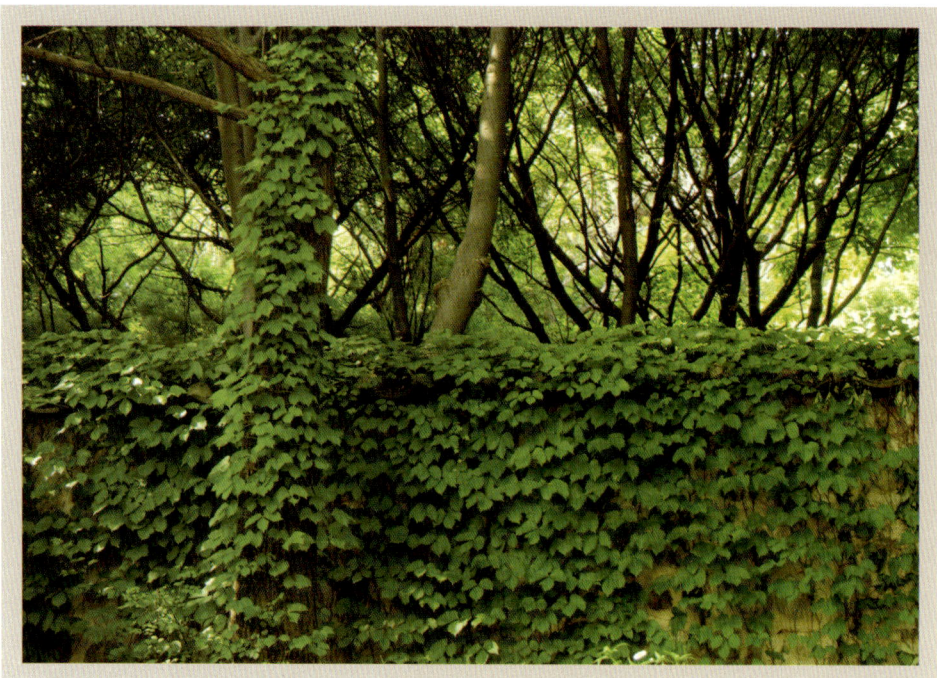

· **분포지** : 전국의 산과 들   · **초장** : 3~4m   · **생육상** : 갈잎덩굴나무   · **개화 시기** : 6~7월 황녹색   · **채취 시기** : 가을   · **형태** : 잎은 3갈래로 갈라지는 홑잎이거나 잔잎 3개로 이루어진 겹잎이고 서로 어긋난다. 줄기마다 다른 물체에 달라붙는 흡착근이 있어 바위나 나무에 기어 오른다. 담쟁이덩굴은 포도과에 속하는 갈잎덩굴나무로 꽃은 6~7월에 황록색으로 피고, 열매는 8~9월에 머루송이처럼 흑색 장과로 여문다.

>>> 상징

담쟁이덩굴은 땅·바위·나무를 감고 비단금침을 수를 놓기 때문에 땅을 덮는 비단이라는 '지금(地錦)' 이라는 애칭이 있고, '토수(土樹)', 산에 오르는 호랑이라는 '파산호(爬山虎)', 한자로는 '우목(寓木)', '완동(宛童)', '석벽려' 라 부른다.

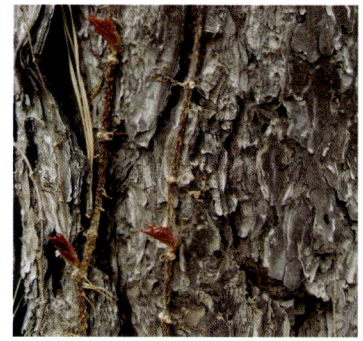 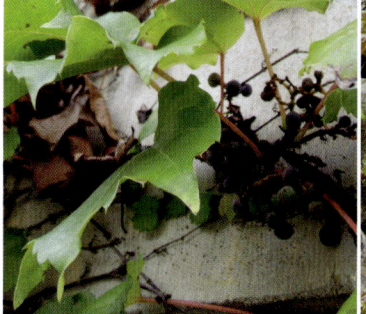 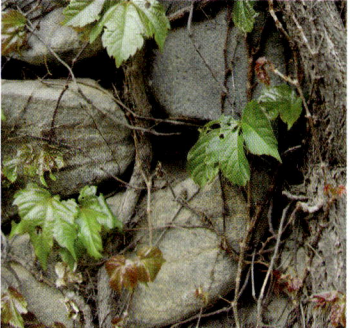

| 새싹 | 열매 | 담쟁이덩굴 |

▶ 채취
1. 줄기 · 열매 · 뿌리.
2. 도심이나 도로가에서 시멘트를 타고 올라간 것은 약초로 쓰지 않는다. 산 속에서 소나무나 참나무를 타고 올라가는 것을 겨울에 줄기는 겉껍질을 벗겨 버리고 속껍질과 열매 · 뿌리를 캐서 햇볕에 말려서 쓴다.

▶ 효소 만들기
줄기는 속껍질을, 열매는 검게 익었을 때 항아리에 넣고 황설탕으로 만든 시럽이나 황설탕 80%를 재어 밀봉하여 100일 동안 발효시킨 후 3개월~1년 이상 숙성시킨 후에 효소 1에 생수 5를 희석해서 먹는다.

▶ 식용 _ 일본에서는 담쟁이덩굴 줄기에서 나오는 즙액으로 감미료의 재료로 쓴다.

▶ 이용 및 효능
1. 한방에서 뿌리와 줄기를 말린 것을 지금(地錦)이라 부른다. 종양을 다스리는 데 다른 약재와 처방한다.
2. 암 · 관절염 · 진통 · 통증 · 이뇨 · 요로감염증 · 신우신염 · 고혈압 · 편두통.

▶ 약리 작용 _ 이뇨 작용 · 혈당 강하 · 지혈 작용.

> >>> 팁 우리의 일상 생활은 활성 산소를 일으키는 요인으로 가득 차 있다고 해도 과언이 아니다. 활성 산소를 중화시키기 위해서는 마음을 넉넉하게 하고 풍부한 발효식품을 통해 효소를 충분히 섭취하고 삼림욕과 음이온이 풍부한 숲속을 산책하면 좋다.

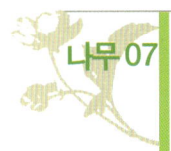

골담초(콩과)

- 학명 : Caragana sinica(Buchoz) Rehder
- 한약명 : 골담근(骨擔根)   · 다른 이름 : 판삼 · 금작근(金雀根) · 토항기 · 야황기 · 금작화 · 금작목

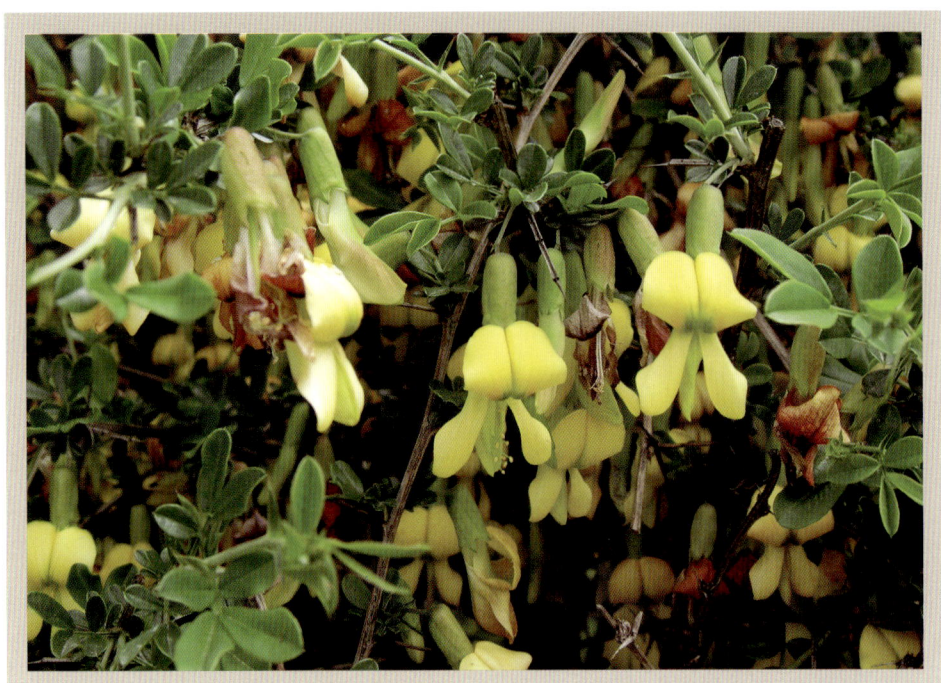

· 분포지 : 산지와 마을 부근   · 초장 : 1m   · 생육상 : 여러해살이   · 개화 시기 : 5~6월 · 노란색   · 채취 시기 : 9~11월   · 형태 : 줄기에는 가시가 있고, 잎은 잎 겨드랑이에 1송이씩 붙여서 밑으로 늘어진다. 골담초는 콩과의 여러해살이로 꽃은 5~6월에 노란색으로 피고, 열매는 9월에 협과로 여문다.

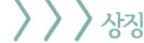 상징

뼈에 좋아 뼈를 튼튼하게 한다고 하여 '골담초' 라 부른다.

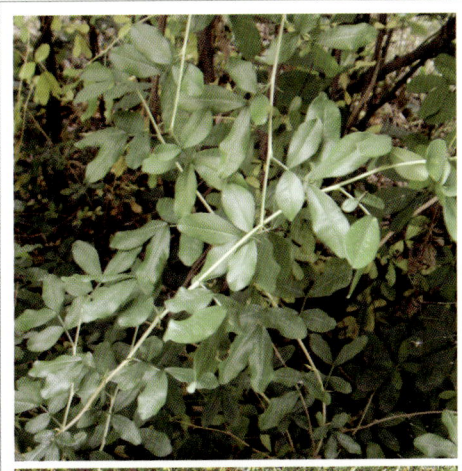

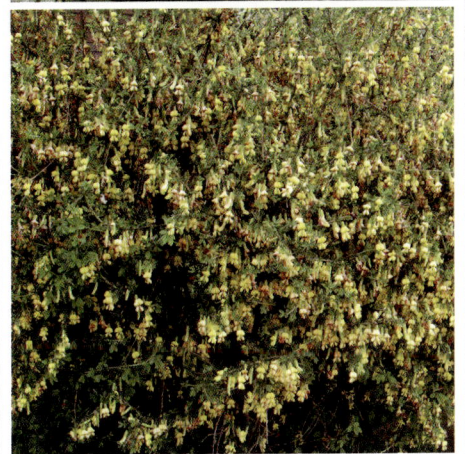

위_골담초   아래_꽃

▶ 채취
1. 꽃·뿌리.
2. 가을에 뿌리를 캐어 햇볕에 말려서 쓴다.

▶ 효소 만들기
봄에 노랗게 핀 꽃을 따서 항아리에 넣고 황설탕으로 만든 시럽이나 황설탕 50%를 재어 밀봉하여 100일 동안 발효시킨 후 3개월~1년 이상 숙성시킨 후에 효소 1에 생수 5를 희석해서 먹는다.

▶ 식용
1. 봄에 꽃을 따서 먹는다.
2. 봄에 꽃을 따서 무침·샐러드·비빔밥·떡·튀김으로 먹는다.

▶ 이용 및 효능
1. 한방에서 뿌리를 골담근(骨擔根)이라 부른다. 뼈를 다스리는 데 다른 약재와 처방한다.
2. 두통·신경통·관절염·혈액 순환·해수·통풍·해소·대하·고혈압·청폐·활혈.

▶ **약리 작용** _ 항염증 작용·혈압 강하.

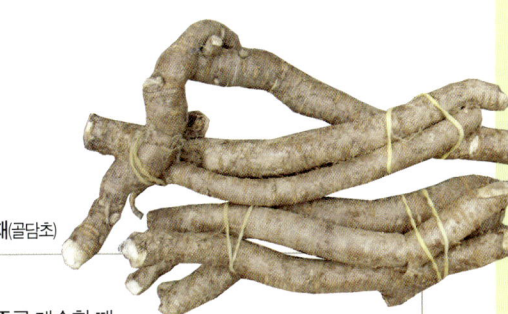
약재(골담초)

>>> 활성산소의 원인
1. 격한 운동을 할 때
2. 음주를 계속할 때
3. 지나친 스트레스를 받을 때
4. 세균이나 바이러스에 감염되었을 때
5. 자동차의 매연이나 오염된 공기를 마셨을 때
6. 잔류 농약에 오염된 야채나 과일을 먹었을 때
7. 가공식품이나 인스턴트 식품을 많이 먹었을 때
8. 항생제나 항암제를 복용했을 때
9. X-ray선 방사선에 노출되었을 때
10. 마취한 후 수술을 받았을 때
11. 체 내의 효소가 부족했을 때,
12. 오염된 물을 먹었을 때

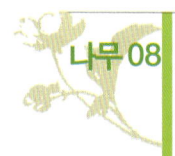
나무 08 꾸지뽕나무(뽕나무과)

· **학명** : Cudrania tricuspidata Bureau   · **한약명** : 자목(柘木) · 자목백피(柘木白皮) · 자수경엽(柘樹莖葉) · 자수과실(柘樹果實)   · **다른 이름** : 돌뽕나무 · 활뽕나무 · 가시뽕나무 · 상자 · 자황

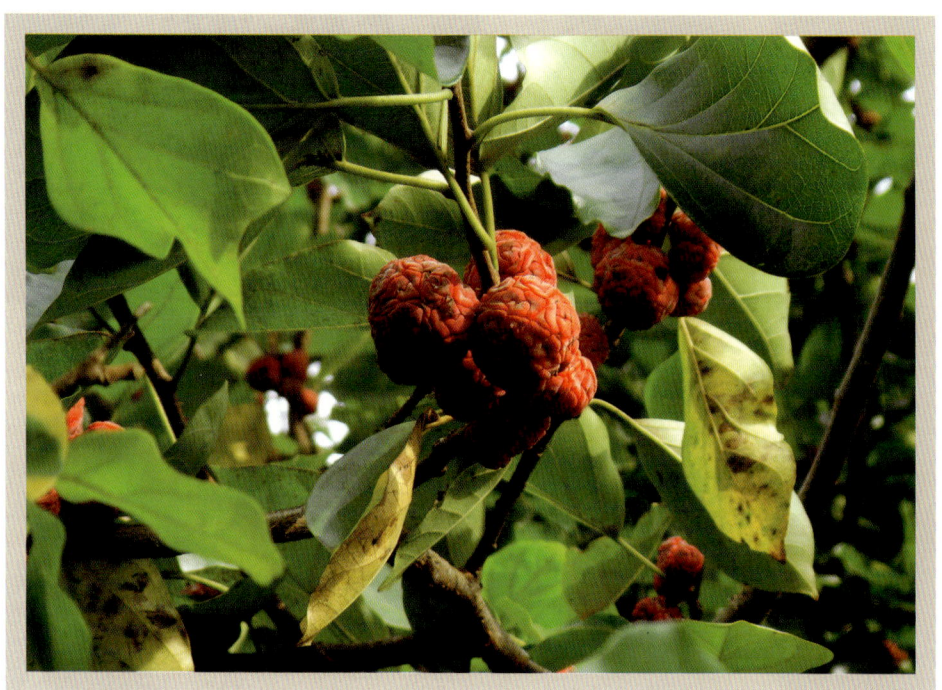

· **분포지** : 전국의 산기슭   · **초장** : 10m   · **생육상** : 갈잎작은큰키나무   · **개화 시기** : 5~6월, 연한 황색   · **채취 시기** : 가을   · **형태** : 가지 줄기에 굵고 긴 가시가 있고, 잎은 3갈래 혹은 밋밋하다. 꾸지뽕나무는 뽕나무과의 갈잎 작은큰키나무로 꽃은 암수 다른 그루로 5~6월에 연한 황색으로 피고, 열매는 9~10월에 수과로 둥글게 붉은색으로 여문다.

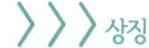 상징

꾸지뽕나무로 기른 누에고치에서 얻은 명주실로 거문고 줄을 만들면 그 소리가 맑아 최고의 가치로 인정된다.

▶ **채취**

1. 잎·줄기·열매·뿌리.
2. 부위별로 목질부·뿌리껍질·잎·줄기를 채취하여 그늘에 말려서 쓴다.

▶ **효소 만들기**

봄에는 잎을, 가을에는 잘 익은 성숙된 열매를 따서 항아리에 넣고 황설탕으로 만든 시럽이나 황설탕 50~80%를 재어 밀봉하여 100일 동안 발효시킨 후에 3개월~1년 이상 숙성시킨 후에 효소 1에 생수 5를 희석해서 먹는다.

▶ **식용 및 장아찌 만들기**

1. 봄에 잎을 따서 끓은 물에 살짝 데쳐서 무쳐 먹는다.
2. 봄에 잎을 따서 깻잎처럼 양념간장에 재어 1개월 후에 장아찌로 먹는다.

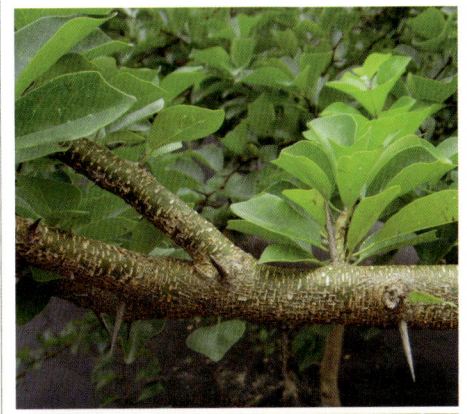

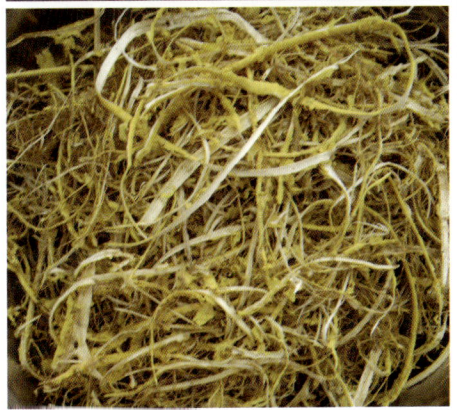

위_꾸지뽕나무   아래_약재(뿌리)

▶ **이용 및 효능**

1. 한방에서 꾸지뽕나무 목질부를 자목(柘木), 줄기 껍질과 뿌리 껍질을 자목백피(柘木白皮), 줄기와 잎을 자수경엽(柘樹莖葉)으로 부른다. 암을 다스리는 데 다른 약재와 처방한다.
2. 암·당뇨병·불면증·종양·만성간염·붕중(崩中)·혈결·요통, 유정·이하선염과 폐결핵

▶ **약리 작용** _ 항암 작용.

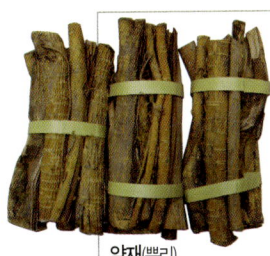

약재(뿌리)

>>> **팁** 『본초강목』에서 꾸지뽕나무는 각종 암에 껍질 15g에 물 300ml에 넣고 달여 하루에 3번 먹는다. 동물 생쥐 실험에서 꾸지뽕나무 뿌리와 껍질이 복수암에 대한 억제율이 51.8%, 체외 실험에서는 암세포에 대한 억제율이 70~90%로 밝혀졌다.

『동의보감』 25권의 제1권에 오디·천문동·토사자·백출·황정 등이 장수의 묘약으로 설명되어 있다. 꾸지뽕 열매+천문동+천마+하수오+함초로 환이나 술을 담가 상복하면 암을 예방하고 노화를 억제하여 건강을 유지할 수 있다.

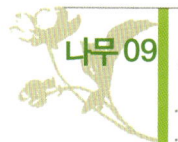

나무 09 사과나무(능금나무과)

- 학명 : Malus pumila
- 한약명 : 평과(苹果) · 다른 이름 : 사과

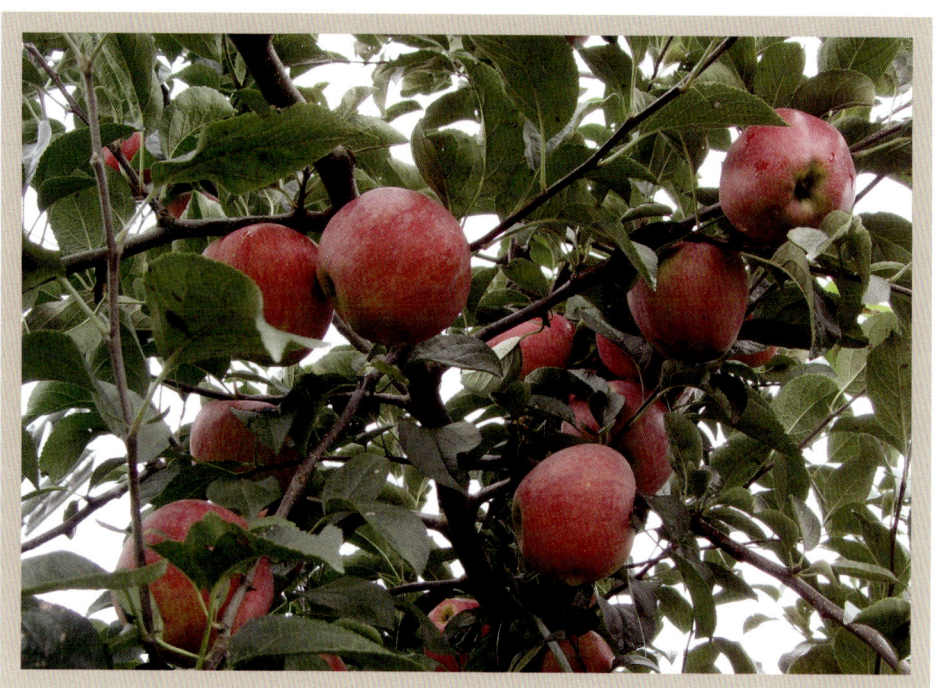

· **분포지** : 중부 이남의 산지   · **초장** : 5~8m   · **생육상** : 갈잎작은큰키나무   · **개화 시기** : 4~5월 분홍색   · **채취 시기** : 8~9월   · **형태** : 사과나무는 3년차 가지에서 열매가 많이 열린다. 사과나무는 능금나무과의 갈잎작은큰키나무로 꽃은 4~5월에 분홍색으로 피고 9월에 공 모양의 이과로 여문다.

〉〉〉 상징

사과는 붉은색과 하트 모양을 닮았기 때문에 연인과 친구 간에 사랑을 상징하기 때문에 사과를 주는 행위는 사랑의 고백을 의미한다. 사과를 껍질을 길게 깎으면 먼 곳으로 시집을 간다는 속신이 있지만 사과의 꽃은 신부의 치장에 자주 등장한다. 사과는 평화와 아름다움을 상징한다.

▶ **약초 만들기**
1. 열매.
2. 사과껍질을 그늘에 말려서 쓴다.

▶ **효소 만들기**

가을에 잘 익은 성숙된 사과 열매를 반으로 잘라 항아리에 넣고 황설탕으로 만든 시럽이나 황설탕으로 만든 시럽이나 황설탕 110%를 넣고 밀봉하여 100일 동안 발효시킨 후에 효소1에 생수 5를 희석해서 먹는다.

▶ **식용 및 고약 만들기**
1. 가을에 성숙된 잘 익은 열매를 따서 생으로 먹는다.
2. 사과는 씨를 빼고 강판에 갈아 사과 잼을 만들어 먹는다.
3. 잘 익은 열매를 오래 달여 고약(膏藥)을 만든다.

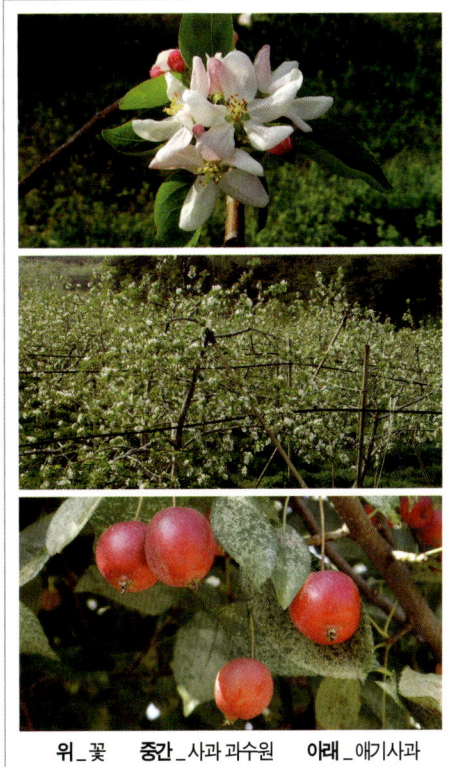

위_꽃 중간_사과 과수원 아래_애기사과

▶ **이용 및 효능**
1. <u>한방</u>에서 평과(平果)로 부른다. 폐(肺)와 변비를 다스리는 데 다른 약재와 처방한다.
2. <u>민간</u>에서 사과로 연고를 만들어 화상에 쓴다.
3. 당뇨병 · 복통 · 폐질환 · 변비 · 이질 · 구토 · 구충 · 정혈 · 하리.

『본초강목(本草綱目)』에서 덜 익은 능금은 맛은 떫으나 약(藥)으로 쓸 수 있지만 · 그러나 너무 많이 먹으면 백맥(白脈)이 막히고 잠이 많이 오며 담이 생기고 종기가 난다고 했고, 주로 소갈 · 곽란 · 복통 · 이질을 다스리고 담(痰)을 없앤다' 고 했다

>>> **팁** 향토의학(鄕土醫學)에서는 화상 · 버짐 · 두드러기에 사과초를 만들어 환부에 바르면 통증이 진정시켰고, 『전남본초도설』에서 사과껍질은 '반위토담(反胃吐痰)을 치료한다' 고 했다. 사과를 아침에 먹으면 금(金), 낮에는 은(銀), 저녁에 동(銅)'라는 말이 있다. 사과에는 타닌과 사과껍질에 함유되어 있는 펙틴이 위장 운동을 도와준다. 사과는 소화를 촉진하기 때문에 장(腸) 질환이나 변비가 있는 사람이 먹으면 좋다. 사과에는 칼륨이 많아 체 내에 남아 있는 과잉 나트륨을 밀어내기 때문에, 다른 과일에 비해 고혈압 예방에도 좋다.

『본초강목(本草綱目)』에서 덜 익은 능금은 맛은 떫으나 약(藥)으로 쓸 수 있지만 · 그러나 너무 많이 먹으면 백맥(白脈)이 막히고 잠이 많이 오며 담이 생기고 종기가 난다고 했고, 주로 소갈 · 곽란 · 복통 · 이질을 다스리고 담(痰)을 없앤다' 고 했다

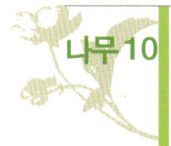

나무10 산수유나무(층층나무과)

- 학명 : Cornus officinalis Sieb. et Zucc.
- 한약명 : 산수유(山茱萸)   • 다른 이름 : 수유 · 산채황 · 실조아수 · 산대추나무 · 산조인 · 멧대추나무

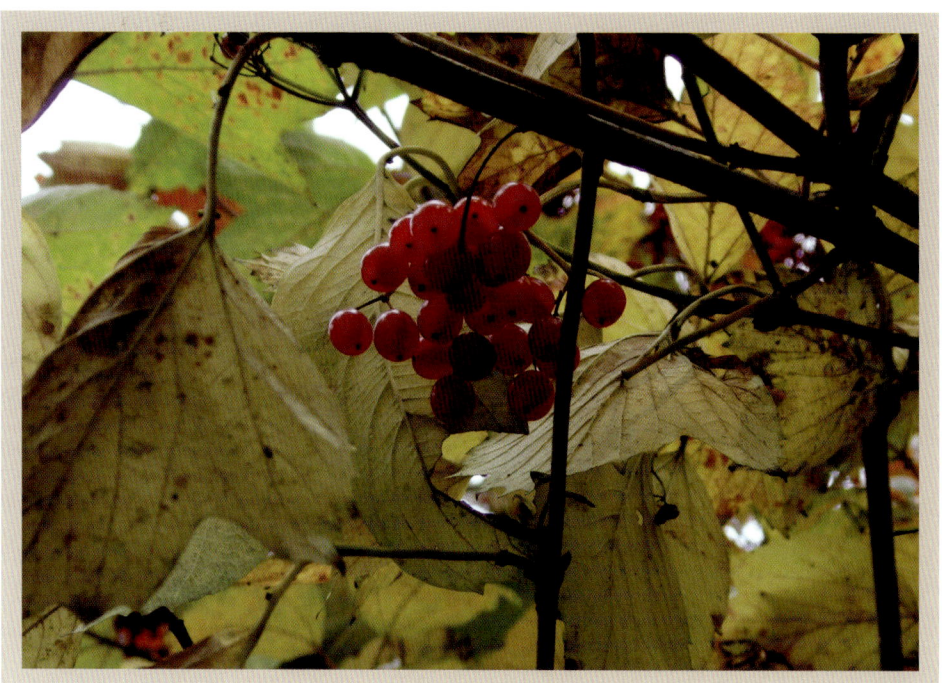

· 분포지 : 전국의 산기슭 · 초장 : 15m · 생육상 : 갈잎작은큰키나무 · 개화 시기 : 3~4월, 노란색 · 채취 시기 : 9~10월 · 형태 : 산수유나무는 층층나무과에 속하는 갈잎작은큰키나무로 꽃은 3~4월에 잎이 나기 전에 30~40개의 작은 노란색 꽃들이 산형으로 피고 열매는 9~10월에 타원형으로 붉은 핵과(核果)로 여문다.

>>> 상징

산수유의 빨간 열매는 도가(道家)에서 신선(神仙)이 즐겨 먹는 열매로 알려져 있고, 산수유는 대추씨를 닮았다 하여 '석조(石棗)', 가을에 열매가 빨갛게 열린다 하여 '산대추'라 부른다.

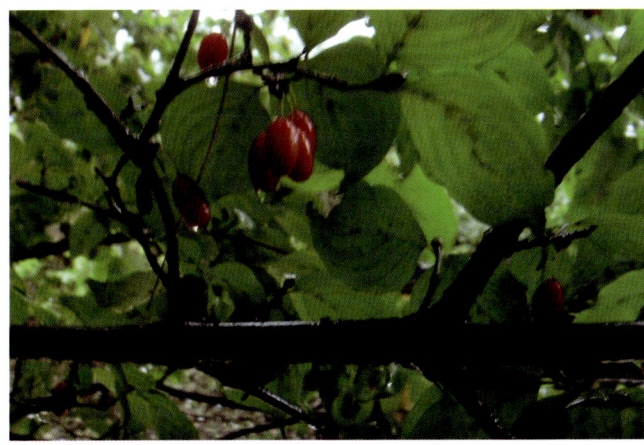
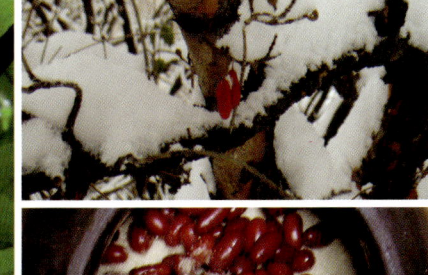
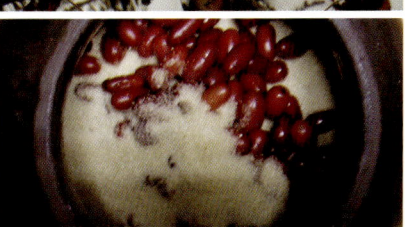

산수유 나무　　　　　　　　위_열매　　아래_효소

▶ **채취**

1. 열매.
2. 가을에 붉게 익은 성숙한 열매를 채취하여 씨를 빼고 햇볕에 말려서 쓴다.

▶ **효소 만들기**

가을에 붉게 질 익은 열매를 따서 씨를 뺀 후 항아리에 넣고 황설탕으로 만든 시럽이나 황설탕으로 만든 시럽이나 황설탕 80%를 넣고 밀봉하여 100일 동안 발효시킨 후에 효소 1에 생수 5를 희석해서 먹는다.

▶ **이용 및 효능**

1. 한방에서 열매를 산수유(山茱萸)라 부른다. 잘 익은 열매를 따서 씨를 빼고 말려서 쓴다. 신장을 다스리는 데 다른 약재와 처방한다.
2. 민간에서 스태미나를 강화시키는 데 쓴다.
3. 정력 증강 · 보신 · 장양(壯陽) · 조뇨(調尿) · 야뇨증 · 조루증 · 요통 · 관절염 · 어지럼증 · 이명(耳鳴) · 식은땀 · 구갈 · 다한 · 소변빈삭 · 이뇨 · 요통 · 월경 과다.

　　▶ **약리 작용** _ 항균 작용 · 혈압 강하 · 부교감신경 흥분 작용.

　　▶ **금기** _ 씨를 제거한 후 먹는다.

약재(산수유)

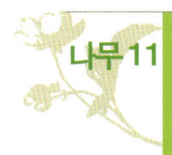

나무 11 소나무(소나무과)

· **학명** : Pinus densiflora S. et Z. · **한약명** : 송절(松節) · **다른 이름** : 솔 · 솔남 · 소오리남 · 적송 · 육송 · 흑송 · 해송 · 반송 · 여송 · 미인송 · 군자목 · 정목 · 출중목 · 백장목, 호피송 · 구룡목 · 백송

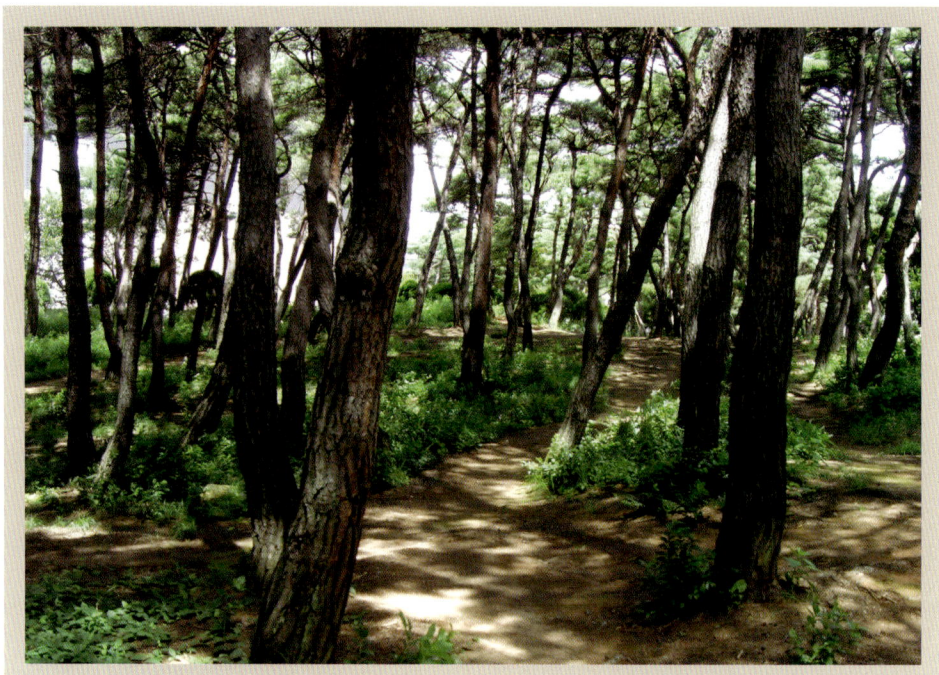

· **분포지** : 전국 각지의 산지 · **초장** : 25m 정도 · **생육상** : 늘푸른큰키나무 · **개화 시기** : 5월, 노란색 · **채취 시기** : 3월, 9~10월 · **형태** : 한 다발에 솔잎이 2개씩 나는 이엽송, 소나무는 소나무과의 늘푸른큰키나무로 높이는 약 35m 정도까지 자라고, 지름은 약 2m 정도까지로 가지는 사방으로 퍼지고 나무껍질은 적갈색이다. 5월에 노란색으로 꽃이 피고 노란색의 꽃가루가 날린다. 다음해 9월에 길이 4cm 지름 3cm의 황갈색의 구과(毬果)가 여문다. 씨앗은 타원형으로 흑갈색이다.

>>> 상징

소나무는 엄동설한(嚴冬雪寒)의 역경 속에서도 변함없이 늘 푸른 모습을 간직하고 굳은 기상 · 절개 · 의지 · 장생(長生) · 견정(堅貞)함을 상징한다. 우리의 조상은 소나무를 대나무, 매화나무와 함께 세한삼우(歲寒三友)로 꼽으면서 선비의 지조를 상징하는 것으로 나무로 보았다.

▶ **채취**

1. 꽃가루 · 잎 · 줄기에서 흘러나온 수지(樹脂). 소나무의 가지가 갈라지는 관솔 부위.
2. 4~5월 개화시에 꽃가루를 채취하여 그늘에서 말려서 쓴다. 소나무 가지의 관솔 부위, 줄기에서 흘러나온 수지와 잎은 1년 중 어느 때나 줄기에서 채취하여 쓴다.

▶ **효소 만들기**

4월에 소나무 솔잎 새순을 채취하여 항아리에 넣고 황설탕으로 만든 시럽이나 황설탕 25%를 재어 100동안 밀봉하여 발효시킨 후 3개월~1년 이상 숙성 시킨 후 효소1에 생수 5를 희석하여 먹는다.

위_효소   아래_솔순효소

▶ **식용** _ 전통 민속식품으로 송화가루(松花粉)를 꿀이나 조청에 반죽하여 다식판에 찍은 송화다식 · 솔잎떡 · 솔잎죽 등을 만들어 먹었다.

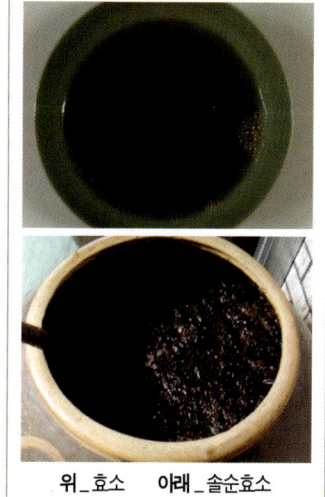

약재(백봉령)

▶ **이용 및 효능**

1. <u>한방</u>에서 송절(松節)로 부른다. 관절염을 다스리는 데 다른 약재와 처방한다.
2. <u>민간</u>에서 치주염에는 어린 솔방울을 달인 물로 입 안을 수시로 헹군다.
3. 스트레스 · 관절염 · 통풍 · 하지 마비 · 요통 · 소염 · 진통 · 송지(류마티즘 관절염 · 악창) · 잎(류머티즘 · 부종) · 꽃가루(만성 설사 · 지혈).

▶ **약리 작용** _ 인적(引赤) 작용 · 항알레르기 작용.

▶ **복령(茯笭)** _ 소나무를 베어 낸 자리에 3~4년이 지나면 흙 속에 묻혀 있는 소나무 뿌리에 혹처럼 생긴 모양으로 둘러싸여 기생하는 균핵을 말한다.

▶ **구분** _ 소나무와 해송은 한 다발에 솔잎이 2개씩이 나는 이엽송(二葉松), 잣나무와 섬잣나무는 오엽송(五葉松)이지만 백송은 리기다소나무와 함께 삼엽송(三葉松)에 속한다.

>>> **소나무 부위별 효능**   꽃가루는 다식(茶食)용, 송진은 고약(膏藥)의 원료, 솔씨는 성욕(性慾)을 자극하는 미약(媚藥), 속껍질(송기:松肌)을 벗겨 죽을 쒀 먹고, 솔기떡으로 식용, 솔잎은 성질이 따뜻하고 맛이 떫으면서 약간 달아 차(茶), 소나무 뿌리 옆에서 자라는 복령(茯笭)은 한약재.

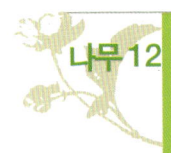

나무12 잣나무(소나무과)

· 학명 : Pinus koraiensis S. et Z.
· 한약명 : 해송자(海松子)   · 다른 이름 : 백지목 · 홍송 · 과송 · 오엽송 · 신라송

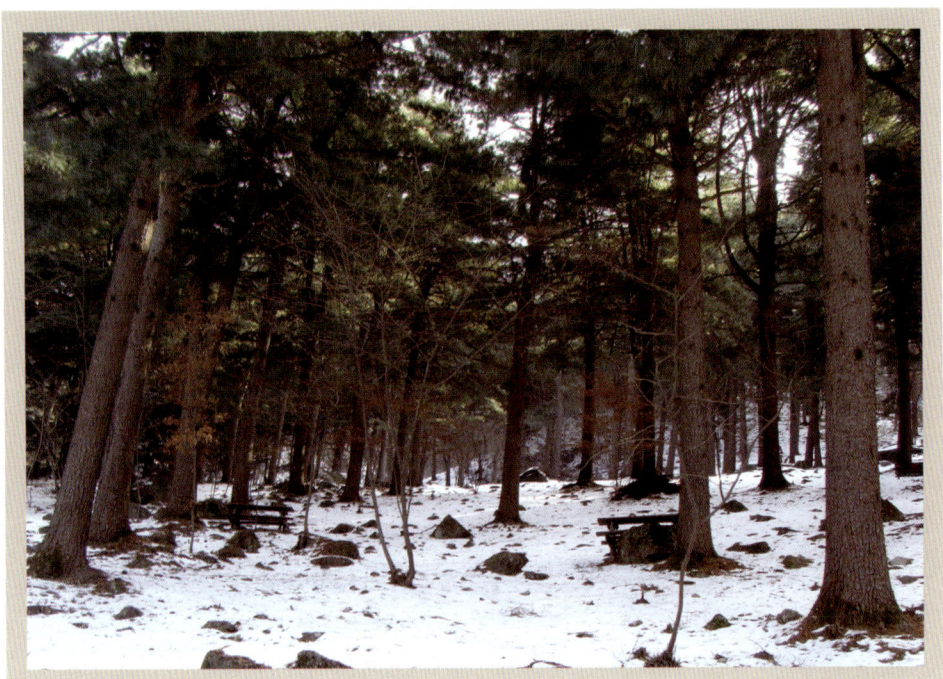

· **분포지** : 전국의 산 속 계곡   · **초장** : 25m 정도   · **생육상** : 늘푸른큰키나무   · **개화 시기** : 5월, 노란색   · **채취 시기** : 9~10월   · **형태** : 한 다발에 솔잎이 5개씩 나는 오엽송, 잣나무는 꽃이 피고 잣 열매가 결실하는 데도 12년 걸린다. 잣나무는 소나무과에 속하는 늘푸른큰키나무로 꽃은 암수 딴 그루로 5월에 노란색으로 핀다. 수꽃은 5~6개가 세 가지 밑에 달린다. 열매는 달걀 모양 황색의 삭과로 여문다.

〉〉〉 상징

우리 조상은 나무의 오행목(五行木)으로 '동(東)에는 대추나무, 서(西)에는 복숭아나무, 남(南)에는 홰나무, 북(北)에는 느릅나무, 중앙(中央)에는 잣나무'로 보았다. 잣나무는 양생(養生) · 부귀 · 자손 번성, 풍요 · 번창 · 영속성 · 장수(長壽)를 상징하고, 잣나무의 잣송이 하나에 80~90개의 종자가 들어 있기 때문에 다남(多男)을 상징한다.

▶ **약초 만들기**

1. 종자 · 뿌리.
2. 9~10월에 종자를 따서 햇볕에 쏜다. 뿌리를 수시로 캐어 햇볕에 말려서 쓴다.

▶ **효소 만들기**

잣나무순를 채취하여 항아리에 넣고 황설탕 25%를 재어 밀봉하여 100일 동안 발효시킨 후 3개월~1년 이상 숙성시킨 후에 효소 1에 생수 5를 희석해서 먹는다.

▶ **식용**

1. 잣은 각종 요리에 약방 감초처럼 쓴다.
2. 열매는 껍질을 벗긴 후에 생식으로 먹을 수 있고, 잣죽·강정·전통차(茶)나 수정과 식혜에 잣을 띄워 먹었다. 신선로에서 은행과 함께 없어서는 안 되는 재료이다.

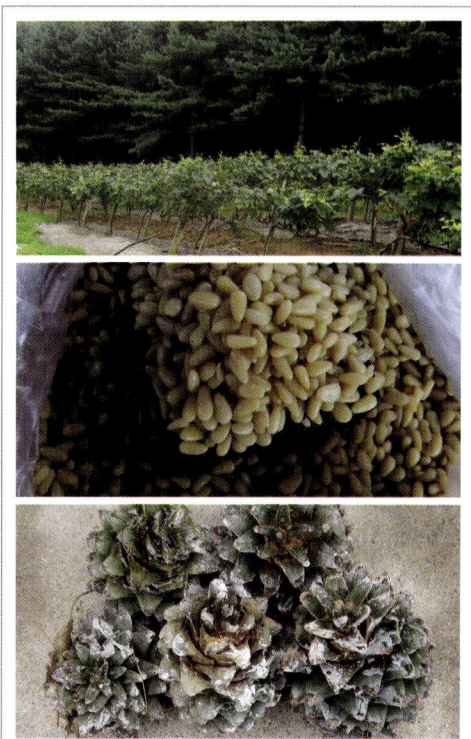

위_잣나무와 포도나무 중간_잣 아래_잣송이

▶ **이용 및 효능**

1. 한방에서 잣을 '해송자(海松子)·송자인' 이라 부른다. 대표적인 자양, 강장제로 쓴다. 폐(肺)와 장(腸)을 다스리는 데 다른 약재와 처방한다.
2. 민간에서 잎은 말려서 가루내어 먹었고 · 티눈에 송진을 붙였다.
3. 초기 중풍·자양 강장·허약한 체질·종자(풍비·두현·조해·토혈·변비)·뿌리(감기·기침·천식·해열).

>>> 팁 잣에는 단백질과 유지방 영양분이 풍부하여 수정과나 식혜에 잣 몇 개를 띄워야 맛이 나고, 신선로에서 은행과 함께 없어서는 안 되는 재료이다. 잣 100그램에서 670칼로리의 열량이 나오기 때문에 으뜸으로 친다. 잣에는 기름이 70% 이상 기름이 들어 있고, 올레인산·리놀산·팔미틴산 같은 필수지방산이 많다. 잣은 영양가가 풍부하고 고소한 맛과 향이 일품이어서 자양, 강장제이다.
『동의보감』에서 '잣을 장복하면 몸이 따뜻해지고 불로장수(不老長壽)하며 조금만 먹어도 영양이 되므로 죽(粥)을 만들어 상복하라' 고 기록되어 있다. 궁중에서 식전에 임금에게 보약(補藥,湯藥)을 올리지 않는 날에는 각종 죽을 올렸는데, 그 중에서도 잣죽을 으뜸으로 쳤다.

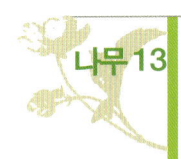

나무13 호두나무(가래나무과)

- **학명** : Juglans regia L.var.orientalis(Dode) Kitamura(J. sinensis Dode)
- **한약명** : 호도(胡桃)　・**다른 이름** : 화경에서 만세자

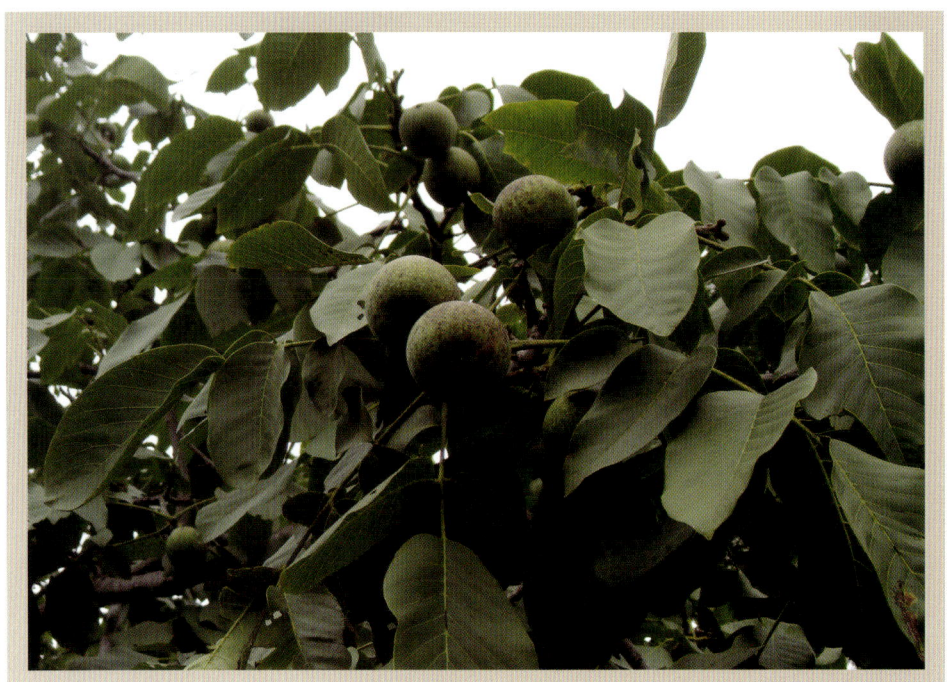

- **분포지** : 중부 이남　・**초장** : 10m 정도　・**생육상** : 갈잎큰키나무　・**개화시기** : 4~5월, 연한 녹색　・**채취 시기** : 10월　・**형태** : 줄기 껍질은 회백색이고 깊게 갈라진다. 잎은 홀수 깃꼴겹잎이며, 작은 잎은 5~개이다. 호두나무는 가래나무과의 갈잎큰키나무로 꽃은 4~5월에 암수 다른 그루로 연한 녹색으로 피고 열매는 10월에 핵과로 여문다.

〉〉〉 상징

두는 정월 대 보름날 잣·밤·땅콩과 함께 '부스럼을 깨문다'는 건강과 행운을 비는 '부럼'의 민속이 있어 오늘날에도 정초만 되면 날개 돋히듯 잘 팔린다. 예전에는 호두알 두 개를 손에 쥐고 소리를 내고 다니는 사람을 흔히 볼 수 있었다. 호두나무는 '뇌(腦)'를 닮아 자라나는 어린이에게 호두는 건강에도 좋다. 중국에서는 전통적으로 정초나 명절에 아이들과 임산부에게 호두를 선물하는 풍속은 아이들이 호두를 먹으면 머리가 총명해진다는 믿음과 임산부가 먹으면 태어나는 아기의 지능이 좋아진다는 믿음 때문이다.

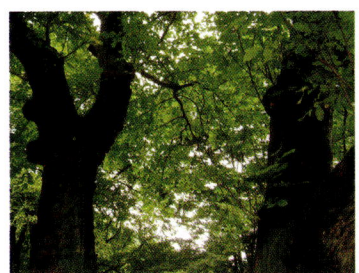 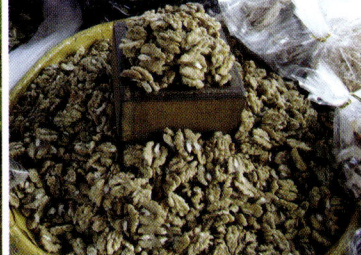 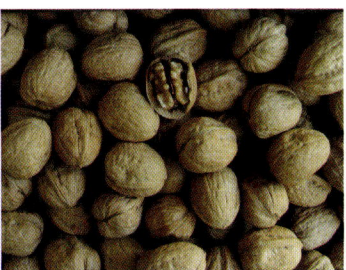

호두나무(천연기념물398호)　　껍질을 제거한 호두　　호두

▶ **채취**

1. 종자 · 줄기 껍질 · 뿌리.
2. 가을에 열매를 따서 겉껍질을 벗기고 단단한 외피를 깨고 속알맹이를 쓴다. 줄기껍질은 수시로 채취하여 그늘에서 말려서 쓴다.

▶ **식용** _ 가을에 열매를 따서 겉껍질을 벗기고 단단한 외피를 깨고 속알맹이만을 먹는다.

▶ **호도유 만들기**

1. 호두 속 알맹이를 쌀뜸물로 법제하여 호두유를 만든다.
2. 밥솥에 쌀을 적당히 넣고 물을 많이 부어서 끓기 시작하면 호두 알맹이를 보자기에 싸서 밥물에 잠기게 하여 쪄서 말리기를 3번 반복한다.
3. 3번 찐 것을 완전히 건조시켜서 기름집에서 살짝 볶아서 기름을 짜면 호두유가 된다.

▶ **이용 및 효능**

1. 한방에서 속알갱이를 속씨를 호도인(胡桃仁)라 부른다. 폐(肺)질환을 다스리는 데 다른 약재와 처방한다.
2. 민간에서 우울증에 호두 2개, 기침에는 호두유를 먹는다.
3. 급성 폐렴 · 감기 · 만성변비 · 우울증 · 해수 · 천식 · 자양 강장 · 소변 불리 · 전립선염 · 유정

▶ **약리 작용** _ 소염 작용, 살균 작용.

> 〉〉〉 **팁**　인체 자체에서 생성되는 체내 효소와 식품으로 섭취하는 체외 효소가 있다. 체내 효소는 나이가 들면서 노화에 의해 '리보솜'이 둔화되고 줄면서 생산량이 떨어지고 활성 속도가 늦어지기 때문에 노인이 되면 근육량이 줄어들고 소화 불량이 생긴다. 얼굴에 주름이 생기고, 흰 머리가 나고 얼굴에 기미가 생기고 피부에 탄력이 떨어지는 것 모두가 운동 부족이나 영양소의 부족이 아니고 효소가 부족해서 생기는 것이다.

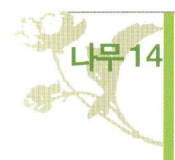

나무14 상수리나무 (참나무과)

- 학명 : Quercus acutissima Carr.
- 한약명 : 상실(橡實)   · 다른 이름 : 상실각 · 상목피

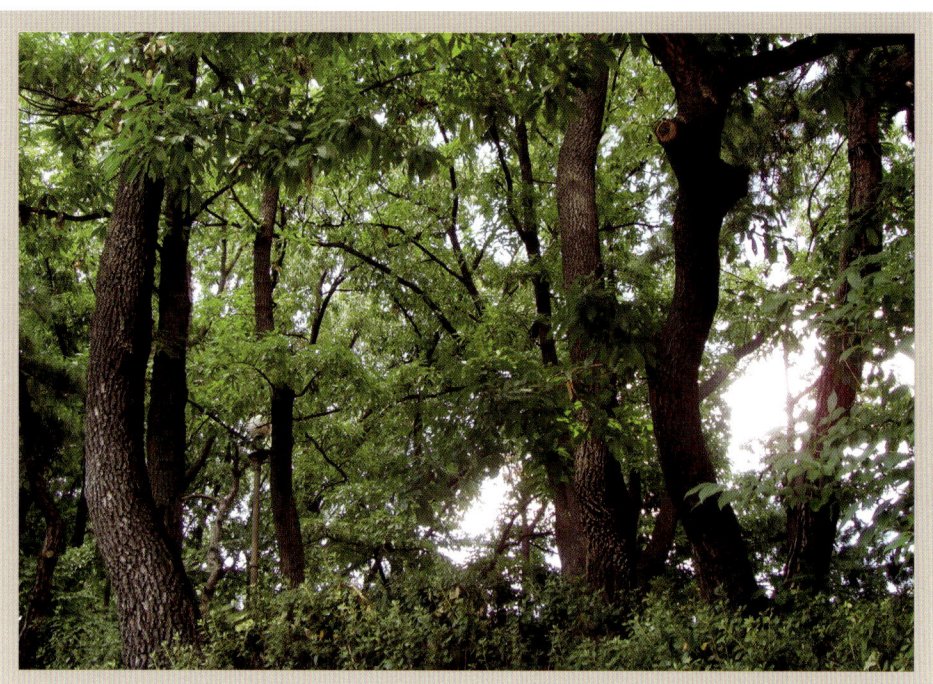

· **분포지** : 전국의 낮은 산 양지   · **초장** : 20m 정도   · **생육상** : 갈잎큰키나무   · **개화 시기** : 5월   · **채취 시기** : 가을   · **형태** : 상수리나무는 참나무과의 갈잎큰키나무로 잎은 어긋 나고 뒷면에 다세포의 짧은 털이 있다. 꽃은 5월에 암수 다른 그루로 피고, 수꽃의 이삭은 밑으로 처지고, 꽃덮이는 5개, 수술은 8개이다. 암꽃 이삭은 곧추서고 총포에 싸이며, 암술대는 3개이다. 열매는 견과로 둥글고 지름은 2cm 가량이다.

〉〉〉 상징

상수리나무는 조선 시대 임진왜란 중에 선조 임금이 피란길에 나섰다가 처음 보는 음식을 맛보고 즐겨 찾은 사연이 있다. 토리나무 열매인 토리로 묵을 쑤어 선조 임금이 먹은 후 즐겨 찾아 늘 수라상에 올랐다 하여 훗날 '상수리' 라는 이름을 얻게 되었다. 도토리는 산 속에서 도(道)를 닦거나 선인(仙人)이 되고자 수련하는 사람이 상식(常食)하는 선식(仙食)으로 즐겨 먹었다. 떡갈나무 열매를 '도토리' · 상수리나무 열매를 '상수리' · 졸참나무의 열매를 '굴밤' 이라 부른다.

▶ **채취**
1. 열매 · 줄기 껍질 · 깍정이.
2. 가을에 열매를 따서 햇볕에 말려서 껍질을 제거한 후에 쓴다.

▶ **도토리 만들기**
가을에 도토리 열매를 따서 햇볕에 말려 가루내어 도토리묵을 만든다.

▶ **식용** _ 도토리묵으로 먹는다.

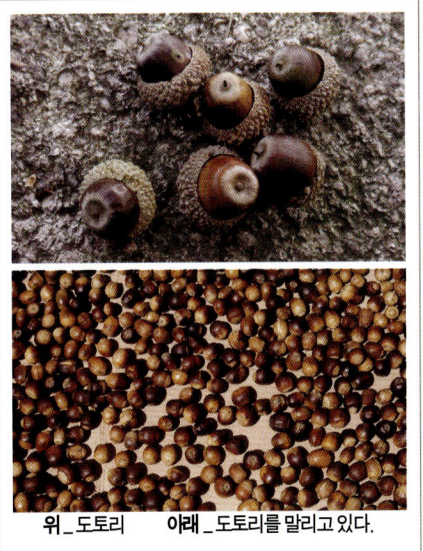

위_도토리   아래_도토리를 말리고 있다.

▶ **이용 및 효능**
1. **한방**에서 상실(橡實)이라 부른다. 종기를 다스리는 데 다른 약재와 처방한다.
2. **민간**에서 장(醬)이나 간장을 담글 때는 나쁜 냄새를 빨아내기 위해 참나무 숯을 띄웠다. 떡갈나무 잎으로 떡을 싸서 보관했다.
3. 열매(탈항 · 치질) · 깍정이(수렴 · 지혈 · 장풍하열) · 줄기 껍질(나력 · 악창).

▶ **구분**
1. 상수리나무는 코르크층이 발달되어 있다.
2. 신갈나무는 옛날 나무꾼이 신갈나무잎을 깔아서 신었기 때문에 '신을 간다'는 의미에서 붙여졌다.
3. 떡갈나무잎으로 떡을 쌀만큼 잎이 넓은 나무라 하여 '떡갈나무'로 부르게 되었다.
4. 갈참나무는 묵은 껍질이 벗겨지고 새 껍질이 만들어지는 과정에서 껍질의 주름이 깊은 형태를 보이기 때문에 지어졌다.
5. 졸참나무는 전분(澱粉)이 많이 함유되어 있어 도토리 맛이 가장 좋아 '꿀밤나무'라 부른다.
6. 굴참나무 껍질은 병마개 등의 코르크 제품의 재료가 되고 강원도에서는 굴참나무로 지붕을 씌우기도 한다.

>>> 『식물도감』에서 참나무라는 이름의 나무는 없다. 대신 참나무과에 속하는 갈참나무 · 굴참나무 · 졸참나무 · 떡갈나무 · 신갈나무 · 상수리나무 등의 나무를 한 묶음으로 부르는 통상적인 과(科)의 이름이다.
도토리에는 풍부한 전분과 떫은 맛을 내는 타닌, 유지방과 쿠에르사이트린 등 여러 성분이 함유되어 있어 식품과 약용으로 쓴다. 상수리나무에는 숲의 향기와 맛에 영향을 미치는 '모락톤'이라는 성분의 함량이 높아 술통으로 이용되고 있다. 참나무 줄기에 구멍을 내고 표고버섯을 재배하여 먹었다.

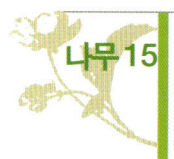

나무 15 겨우살이 (겨우살이과)

· 학명 : Viscum album L. var. ciloratum (Komar.) Ohwi
· 한약명 : 곡기생(槲寄生)   · 다른 이름 : 동청 · 곡기생(참나무) · 상기생(뽕나무) · 기생초 · 황금가지

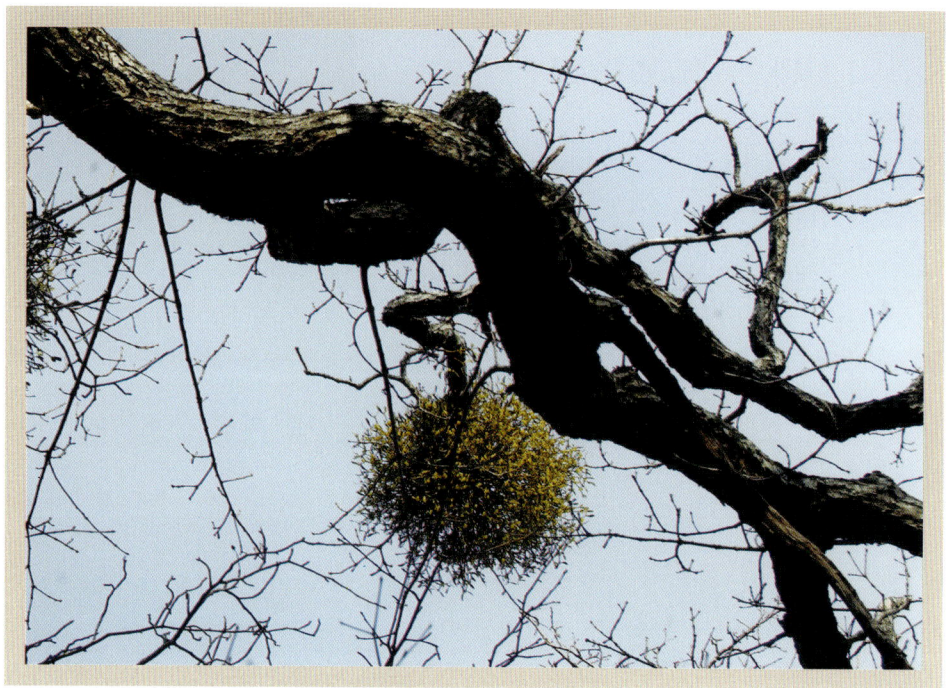

사진 _ 배종진

· **분포지** : 전국 산 속   · **초장** :   · **생육상** : 늘푸른떨기나무   · **개화 시기** : 2~3월 연한 황색
· **채취 시기** : 10월   · **형태** : 가지는 황록색으로 차상(叉狀)으로 많이 갈라져서 둥지같이 둥글게 자란다. 큰 것은 지름 1m 정도. 잎은 마주나고, 겨우살이는 겨우살이과의 늘푸른 떨기나무로 다른 나무의 살아 있는 가지로부터 생명을 영위하는 기생목(寄生木)으로 꽃은 2~3월에 암수 다른 그루로 노랗게 피고, 열매는 10월에 둥근 연한 황색으로 여문다.

〉〉〉 상징

우리 조상은 겨우살이가 공중에서 나무에 의지하고 푸름을 잃지 않고 겨울을 겨우겨우 살아가므로 '겨우살이' 라는 애칭이 있고, 겨우살이를 겨울에 채취하여 음지에 말리면 황금색으로 변하기 때문에 '황금가지 ', 겨우살이는 소나무처럼 푸르름을 간직하기 때문에 예부터 '동청(凍靑)' 이라 부른다.

▶ **약초 만들기**

1. 줄기, 잎.
2. 이른 봄과 겨울에 줄기와 잎을 채취하여 햇볕에 말려서 쓴다.
3. 겨우살이를 채취할 때는 긴 장대를 이용한다. 참나무에 기생하는 겨우살이는 열매가 맺는 11월부터 이듬해 1월까지 채취한 것을 약재로 쓴다.

▶ **효소 만들기**

겨울에 겨우살이를 통째로 따서 황금색이 될 때까지 햇볕에서 말려서 항아리에 넣고 황설탕으로 만든 시럽이나 황설탕 30%를 재어 밀봉하여 100일 동안 발효시킨 후에 3개월~1년 이상 숙성시킨 후 효소1에 생수5를 희석해서 먹는다.

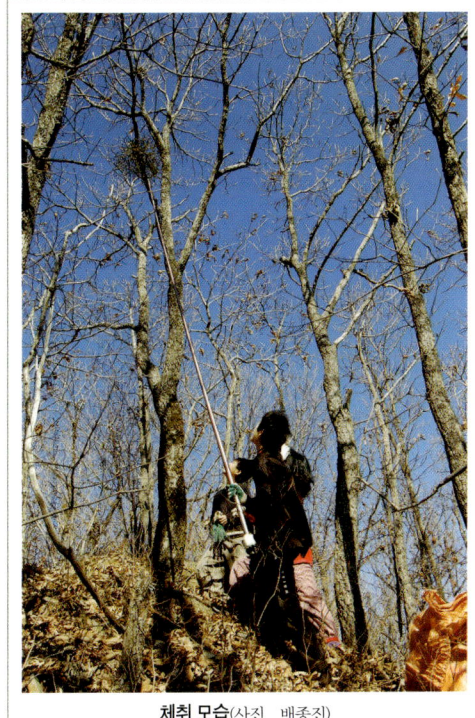

채취 모습 (사진 _ 배종진)

▶ **식용**

겨우살이는 독성이 없기 때문에 반느시 황금색으로 변한 것을 끓는 물이 섭씨 80도 물에 담가 우려내어 먹는다.

▶ **이용 및 효능**

1. 한방에서 겨우살이라 부른다. 암(癌)을 다스리는 데 다른 약재와 처방한다.
2. 암 · 고혈압 · 간염 · 요통 · 신경통 · 근육통 · 진통 · 소염 · 지혈 · 동맥 경화 · 불면증.

▶ **약리 작용** _ 항암 작용 · 혈압 강하 · 이뇨 작용 · 항균 작용.

>>> 팁 유럽에서는 1,926년부터 임상 실험을 거쳐 1,980년대 이후 만병통치약으로 인식되어 최근 항암 효과가 뛰어나 각종 암에 좋은 것으로 알려져 있어 암환자에게 희망을 주고 있다. 중국과 유럽에서 동물 실험에서 겨우살이 추출물을 흰쥐에게 투여하여 70% 이상 암세포를 억제하는 효과가 있는 것을 밝혔다.
미숙성 효소나 불량 효소에는 침전물이나 뜸팡이가 생길 수 있다. 뜸팡이가 생겼을 때는 황설탕을 넣고 젖는다. 솔순 효소에는 솔향기가 나야 하듯이 약용 식물의 고유한 맛과 향긋한 맛이 아닌 너무 신맛이 날 때는 설탕을 넣고 저으면 된다.

약재(겨우살이)

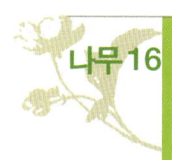

나무16 생강나무(녹나무과)

- 학명 : Lindera obtusiloba Blume • 한약명 : 삼찬풍(三鑽風)
- 다른 이름 : 삼찬풍(三鑽風) 황매목 · 단향매 · 개동백 · 아기나무 · 새앙나무 · 산동백

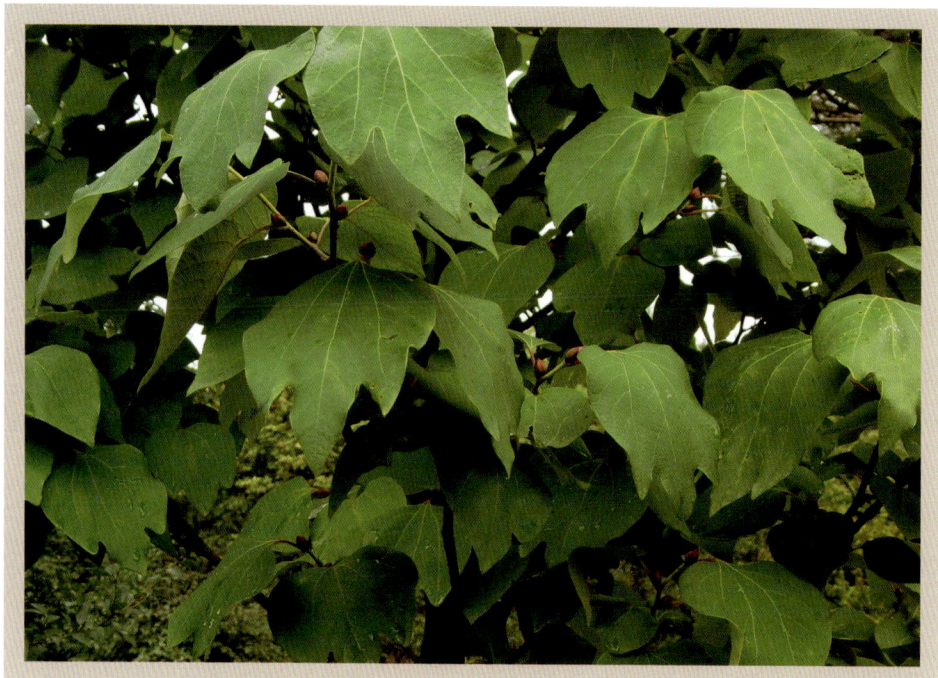

· **분포지** : 전국 숲속 그늘이나 산골짜기   · **초장** : 30~50cm 정도   · **생육상** : 갈잎작은키나무   · **개화 시기** : 3월 노란색   · **채취 시기** : 9~10월   · **형태** : 생강나무는 우리나라의 각지의 산기슭이나 양지바른 곳에서 자라는 녹나무과의 갈잎작은키큰나무로 꽃은 3월에 암수 다른 그루로 잎보다 먼저 노란색으로 피고, 꽃대가 없는 산형 꽃 차례에 많이 달린다. 열매는 9월에 검은색 장과로 여문다.

>>> 상징

나뭇잎을 따서 손으로 비비면 생강 같은 향기가 코를 톡 쏘기 때문에 생강나무로 부른다. 생강나무는 가장 먼저 봄을 알린다 하여 '영춘화(迎春花)' 라는 애칭이 있고, 생강나무를 한자로는 '황매(黃梅)' 라 부른다. 도가(道家)에서 사당(祠堂)이나 신당(神堂)에 차(茶)를 올릴 때 생강나무의 잔가지를 달인 물을 바쳤다. 선가(仙家)에서 수행자는 정신 수련과 무술을 병행하기 때문에 뼈와 근육이 튼튼해야 되기 때문에 생강나무의 잎이나 가지를 달여서 차(茶)로 마셨다.

▶ 채취
1. 꽃봉오리 · 잎 · 열매 · 잔가지 · 줄기 껍질 · 뿌리.
2. 이른 봄에 꽃봉오리는 꽃이 피기 전에 따서 그늘에 가을부터 이듬해 봄까지 잔가지와 뿌리는 채취하여 껍질을 벗겨서 잘게 썰어 햇볕에 말려서 쓴다.

▶ 효소 만들기
봄에 잎을 채취하여 물에 씻고 물기를 뺀 다음 항아리에 넣고 황설탕으로 만든 시럽이나 황설탕에 50%를 재어 밀봉하여 100일 동안 발효시킨 후 3개월~1년 이상 숙성시킨 후에 효소 1에 생수 5를 희석하여 먹는다.

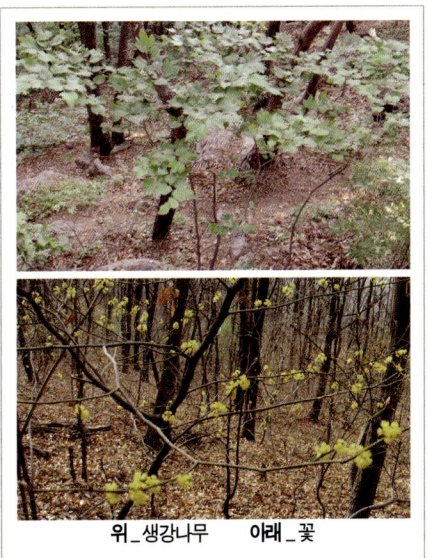

위_생강나무 아래_꽃

▶ 식용 및 장아찌 만들기
1. 봄에 부드러운 잎을 따서 물에 씻은 후 끓은 물에 살짝 데쳐서 나물로 무쳐 먹는다. 된장이나 고추장에 찍어 쌈을 싸서 먹는다.
2. 봄에 어린순을 따서 깻잎처럼 양념장에 재어 1개월 후에 장아찌로 먹는다.
3. 가을에 검은 열매로 기름을 짜서 생강유(油)를 만들어 머릿기름으로 쓴다.

▶ 이용 및 효능
1. 한방에서 줄기 껍질을 삼찬풍(三鑽風)으로 부른다. 산후통을 다스리는 데 다른 약재와 쓴다.
2. 민간에서 생강나무는 날씨가 흐리면 온 몸의 뼈마디가 안 아픈 데가 없는 여성의 산후병에 좋고, 옛말에 '산후 조리를 잘못해서 생긴 병을 회복하고자 할 때는 산후 조리를 잘 해서 가능한 한 빨리 고치는 것이 제일이다' 라고 했다.
3. 산후통 · 활혈 · 타박상 · 산어(散瘀) · 소종(消腫) · 어혈 종통.

> >>> 팁 생강나무의 씨앗의 기름인 동백기름은 옛날 사대부 귀부인이나 이름난 기생(妓生)들이 사용하는 최고급 머릿기름이었다.
>
> 오늘날 효소의 중요성을 일깨워 준 사람은 미국의 영양학자 에드워드 하우엘(Edward Howell)이다. 그는 '사람은 일생 동안 몸에서 만들어지는 효소의 양은 한정되어 있고 사람이 효소를 모두 소모했을 때 수명이 끝난다.'고 한다. 대부분 사람들은 효소라고 하면 소화 효소만 떠올리기 쉽지만 사람은 효소가 없으면 생명을 유지할 수 없다. 한 생명체의 탄생인 수정에서부터 효소가 작용하여 생명을 잉태하고 사는 동안 효소로 살고 효소가 고갈되면 생명도 끝난다.

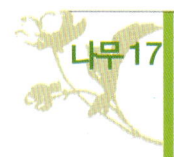

나무 17 모과나무 (장미과)

· **학명** : Chaenomeles sinensis koehne   · **한약명** : 모과(木瓜)
· **다른 이름** : 명사 · 목이 · 나무 참외 · 화리목 · 모개나무 · 추피모과 · 선모과 · 광피모과

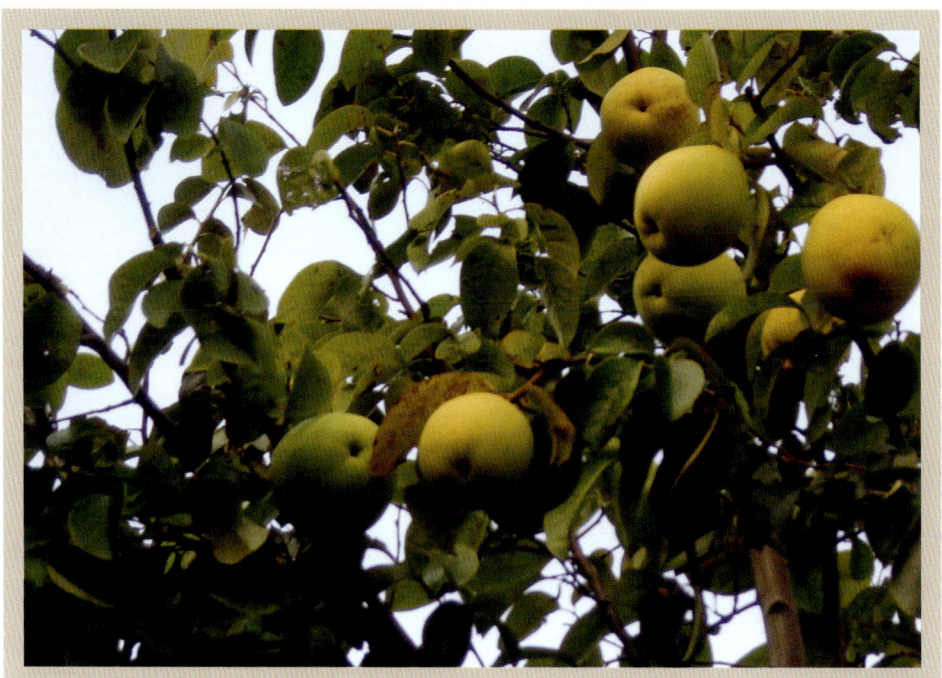

· **분포지** : 중부 이남(중국 원산)   · **초장** : 7~10m   **생육상** : 갈잎작은큰키나무   · **개화 시기** : 4~5월 연한 분홍색   · **채취 시기** : 9~10월   · **형태** : 잎은 어긋나고, 떡잎은 바늘 모양이다. 모과나무는 장미과의 갈잎작은큰나무로 꽃은 4~5월에 연한 분홍색으로 피고, 열매는 9~10월에 원형 황색 이과로 여문다.

〉〉〉 상징

모과(木瓜)는 참외를 닮았으나 나무에 달렸기 때문에 '나무 참외'라는 애칭이 있고, 꽃이 아름다워 '화리목(花梨木)'이라 부른다. 모과나무를 처음 본 사람들은 네 번 놀란다고 한다. 첫째는 못생긴 모양에 놀라고, 두 번째는 잘 익은 모과의 향기에 놀라고, 세 번째는 그처럼 향기가 좋은데 그 맛은 어떨까 하고 먹어 보고 놀라고, 네 번째는 그 맛이 시큼떨떨한 고약한 모과가 한약 재료로 많이 쓰이고 있다는 데 놀란다고 한다.

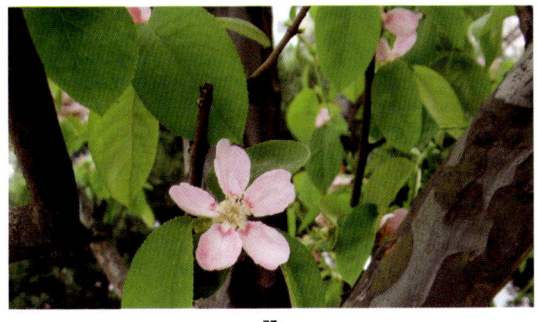
꽃

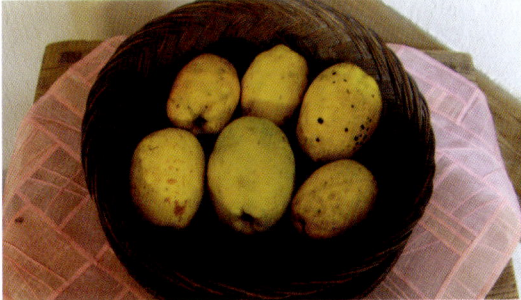
모과 열매

▶ 채취
1. 꽃 · 잎 · 잔가지 · 열매 · 뿌리
2. 봄~여름까지 꽃과 잎을 따서 그늘에, 가을부터 이듬해 봄까지 잔가지를 채취하고, 뿌리를 캐어 햇볕에 말려서 쓴다. 가을에 열매가 약간 익었을 때 따서 끓는 물에 5~10시간 담갔다가 건져서 햇볕에서 말려서 쓴다.

▶ 효소 만들기
가을에 잘 익은 노란열매를 잘게 썰어 항아리에 넣고 황설탕으로 만든 시럽이나 황설탕 80%를 재어 밀봉하여 100일 동안 발효시킨 후에 3개월~1년 이상 숙성 시킨 후 효소 1에 생수 5를 희석하여 먹는다.

▶ 식용
가을에 노랗게 잘 익은 열매를 따서 끓은 물에 10시간 정도 담근 후 썰어서 꿀에 재어 1개월 후에 먹는다.

▶ 이용 및 효능
1. 한방에서 열매를 명사(榠樝) 또는 목이(木李)라 부른다. 천식이나 담을 다스리는 데 다른 약재와 처방한다.
2. 민간에서 향기가 좋아 방향제로 쓴다. 많이 쓰고, 가을에 노랗게 익은 모과는 예로부터 차(茶)나 술(酒)로 담가 먹었다.
3. 기침 · 천식 · 기관지염 · 관절염 · 신경통 · 소담 · 거풍습 · 이질 · 토사 · 근육통.

▶ 약리 작용
거담 작용 · 항염 작용 · 수렴 작용 · 항 경련 작용 · 근육 수축력 증가.

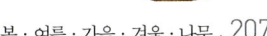
약재(모과)

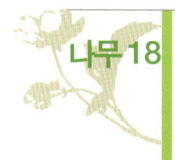

산사나무(장미과)

- **학명** : Crataegus pinnatifida Bunge　　· **한약명** : 산사(山査)　　· **다른 이름** : 당구자 · 산리홍 · 산사자 · 산조홍 · 홍자과 · 야광나무 · 동배 · 뚱광나무 · 이광나무 · 아가위나무

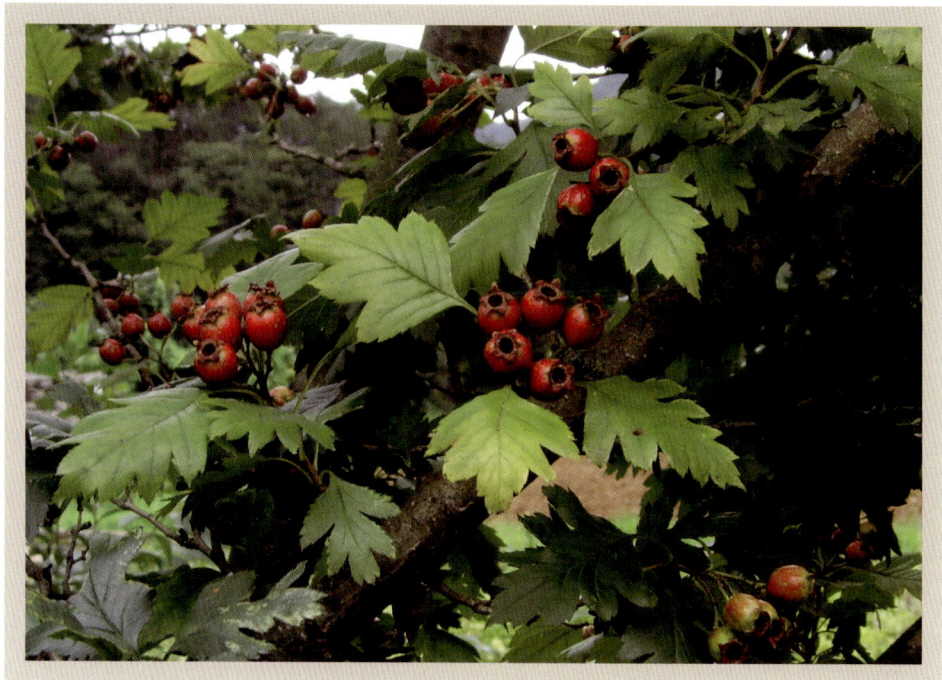

- **분포지** : 전국의 산 기슭이나 마을 근처　　· **초장** : 5m 정도　　· **생육상** : 갈잎큰키나무
- **개화 시기** : 5월 흰색　　· **채취 시기** : 9~10월　　· **형태** : 산사나무는 장미과에 속하는 갈잎큰키나무로 꽃은 5월에 산방 꽃 차례 흰색으로 피고, 열매는 9~10월에 둥글게 백색 반점이 있는 붉은색 이과로 여문다.

〉〉〉 상징

가을에 산사나무의 열매는 붉은 태양처럼 보이기 때문에 '해 뜨는 모양'이라는 애칭이 있고, 서양에서는 산사나무를 '벼락을 막아 준다'고 해서 '호손(hawthron)', 5월을 대표하는 나무라 하여 '메이(may)'라 하여 1620년 청교도들이 아메리카 신대륙으로 메이 플라워(the may flower) 호를 타고 간 이유는 산사나무가 벼락을 막아 해상에서 재난으로부터 배를 보호해 줄 것을 기원하는 의미를 담고 있어 각별하다.

▶ **채취**
1. 꽃 · 잎 · 열매 · 가지 · 뿌리.
2. 봄에 부드러운 잎을 따서 그늘에, 가을~겨울까지 붉은색으로 성숙된 열매를 따서 쓰고, 뿌리를 캐어 햇볕에 말려서 쓴다.

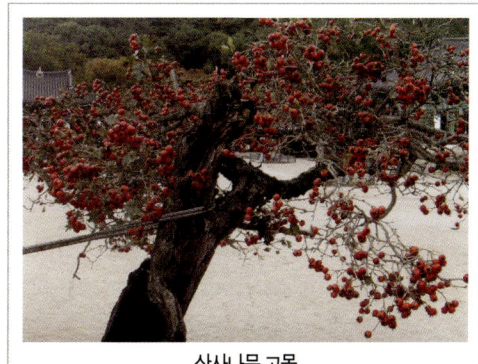
산사나무 고목

▶ **효소 만들기**
부드러운 잎이나 열매를 따서 항아리에 넣고 황설탕으로 만든 시럽이나 황설탕에 50%를 재어 밀봉하여 100일 동안 발효시킨 후 3개월~1년 동안 속성시킨 후 효소 1에 생수 5를 희석하여 효소 1에 생수 5를 희석하여 먹는다.

▶ **식용**
1. 부드러운 잎이나 붉은색으로 성숙된 열매를 따서 그늘에 말려서 달여 먹는다.
2. 산사나무 열매는 생선이나 육류의 소화에 효과가 있어 고기를 삶을 때 반드시 산사 열매를 넣고 고기를 연하게 하였다.
3. 우리나라 일부 지방에서는 산사나무 열매로 만든 산사죽 · 산사탕 · 산사병을 만들어 먹는다.
4. 중국에서는 고기를 먹고 난 후에 등장하는 후식이 '산사열매' 다. 산사열매를 꿀이나 기름진 음식이나 육식에 꼬치에 산사나무 열매(山査子) 발라 꿰어 파는 당호로(糖胡虜)를 즐겨 먹는다.

▶ **이용 및 효능**
1. **한방**에서 열매를 산사자(山査子)로 부른다. 식적(食積)을 없애고, 어혈을 푸는데 다른 약재와 처방한다.
2. **민간**에서 촌충구제에 쓰고 열매로 산사 주를 담가 먹는다.
3. 어혈 · 촌충구제 · 요통 · 담음 · 식적 · 하리.

▶ **금기** _ 비위가 약한 사람.   ▶ **약리 작용** _ 혈압 강하 · 항균 작용 · 수축 작용.

>>> 팁 효소마다 고유한 냄새가 있다. 이상한 냄새가 나는 것은 변질된 하등품으로 봐야 한다. 또한 아무리 좋은 효소라도 플라스틱병에는 몸에 유해한 환경오염 물질이 함유되어 있기 때문에 반드시 항아리나 유리병에 넣고 음용해야 한다. 체외 효소는 위 · 소장으로 보내져 바로 각종 체내의 효소에 의해 공동으로 위 속에서는 단백질을 분해하고 소장에서는 리파아제나 아밀라아제 등과 지방과 전분을 분해한다.

약재(산사자)

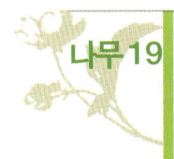

나무19 복숭아나무(장미과)

· 학명 : Prunus persica (L.) Batsch
· 한약명 : 도인(桃仁) · 다른이름 : 복사나무 · 도 · 도화수 · 선목

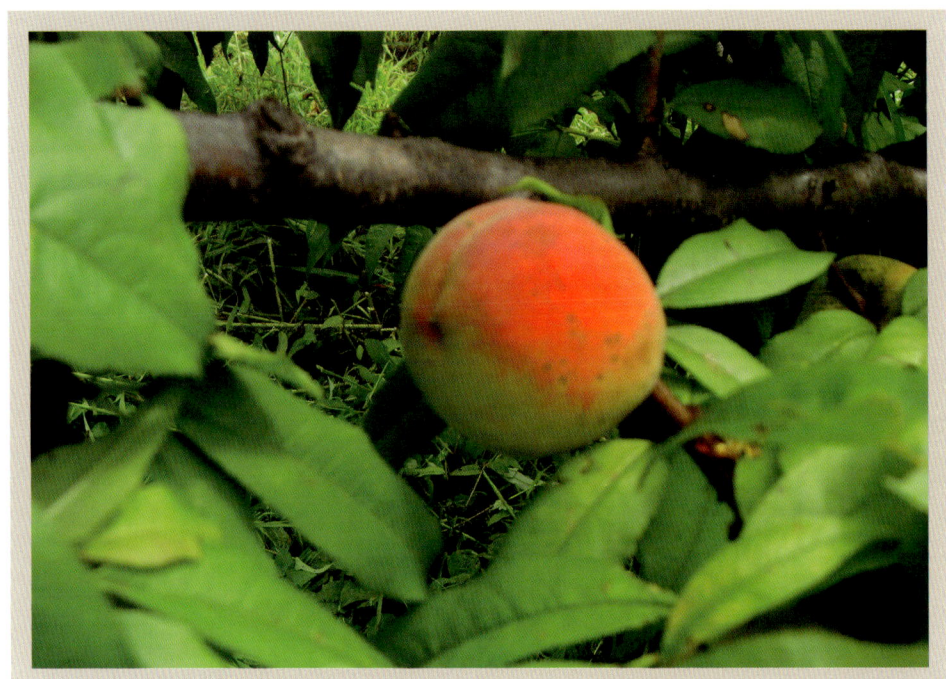

· **분포지** : 전국 마을 근처 · **초장** : 6m 정도 · **생육상** : 갈잎작은키나무 · **개화 시기** : 4~5월 연한 홍색 · **채취 시기** : 8월 · **형태** : 복숭아나무는 장미과의 갈잎작은 키나무로 꽃은 4~5월에 연한 홍색으로 잎보다 먼저 피고, 꽃자루는 없다. 꽃받침은 털이 많으며, 꽃잎은 5개로 수평으로 퍼진다. 열매는 8월에 둥글게 핵과로 여문다. 심장형 씨앗이 1개 들어 있다.

〉〉〉 상징

예부터 복숭아나무는 복사나무 · 도(桃) · 도화수(桃花水) · 선목(仙木) 등으로 다양하게 불리는 불로장생(不老長生)과 이상향(理想鄉)의 상징으로 보았다. 천도복숭아의 문양과 그림은 봄과 장수를 뜻하기 때문에 혼수와 혼례복 등에 수를 놓았다. 복숭아나무로 도장을 파면 장수한다고 믿어 어린이 돌반지에는 반드시 복숭아 모양을 새겨 건강과 장수의 염원을 담았다.

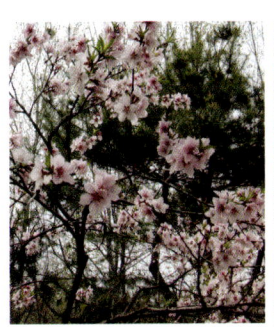 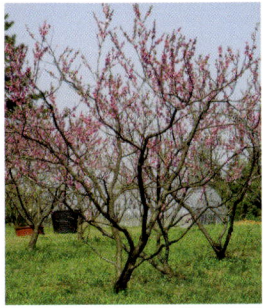 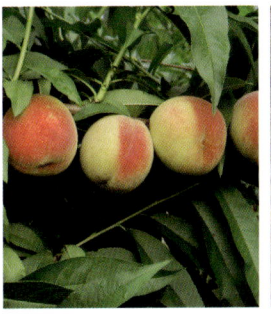 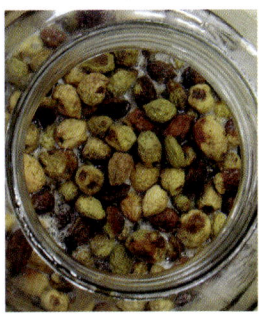

꽃　　　　　　　　복숭아나무　　　　　　　열매　　　　　　　개복숭아 효소

▶ 채취
1. 꽃, 종자.
2. 봄에 꽃이 반쯤 피었을 때 따서 그늘에, 6~7월에 성숙한 열매를 따서 과육과 핵각(核殼)을 제거하고 속씨를 취하여 햇볕에 말려서 쓴다.

▶ 효소 만들기
여름에 돌복숭아 열매를 따서 항아리에 넣고 황설탕으로 만든 시럽이나 황설탕 80%를 재어 밀봉하여 100일 동안 발효시킨 후 3개월~1년 이상 숙성시킨 후에 효소 1에 생수 5를 희석하여 효소 1에 생수 5를 희석하여 먹는다.

▶ 식용
여름에 성숙된 열매를 따서 과육만 생으로 먹는다.

▶ 이용 및 효능
1. 한방에서 복숭아 과실의 과육을 제외한 딱딱한 부분을 '도인(桃仁)'이라 부른다. 꽃잎이 반쯤 피었을 때 그늘에서 말린 백도화(白桃花)는 이뇨제로 쓰고, 폐(肺)를 다스리는 데 다른 약재와 처방한다.
2. 민간에서 활짝 핀 꽃은 피부병에 복숭아 열매를 통째로 말려 정신병에 쓴다.
3. 기침 · 진해 · 거담 · 무월경 · 월경통 · 어혈 · 변비 · 진통.

▶ 약리 작용 _ 니코틴 해독 작용 · 기관지 수축 억제 작용 · 고지혈증 용해 작용.

>>> 팁　복숭아는 비타민과 면역력 증강 요소가 풍부한 저(低)칼로리 식품으로 피부 미용과 니코틴 해독에 효과가 있다

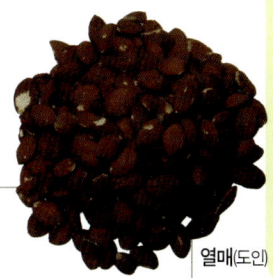

열매(도인)

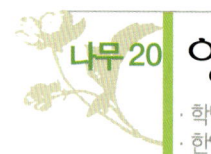

나무 20 앵두나무(장미과)

- **학명** : Prunus tomentosa Thunb.
- **한약명** : 산앵도(山櫻桃) · **다른 이름** : 산앵도

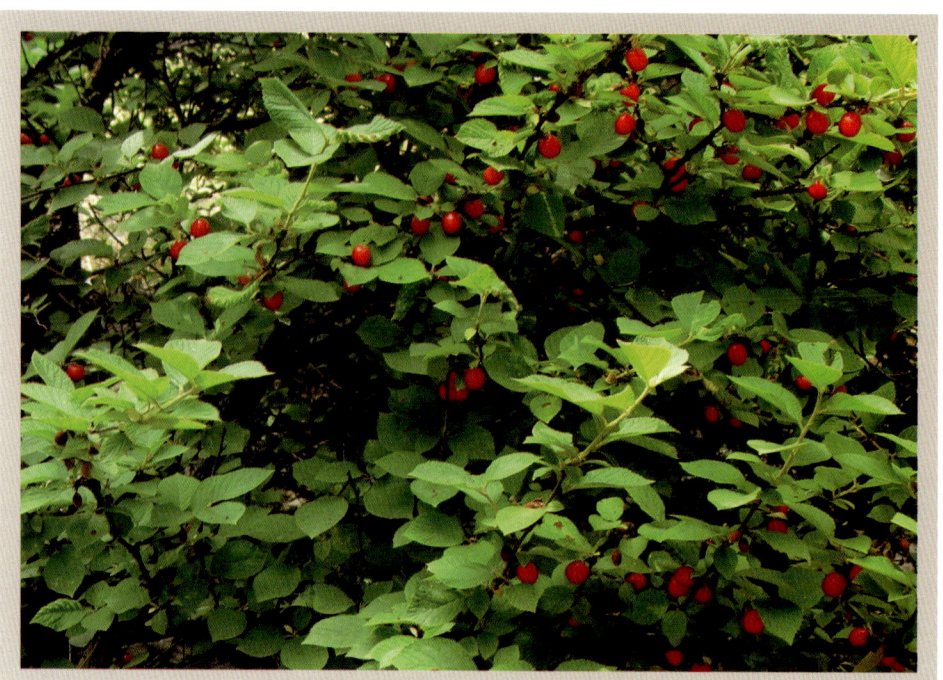

· **분포지** : 전국 · **초장** : 1~3m 정도 · **생육상** : 갈잎큰키나무 · **개화 시기** : 4월 연한 홍색 · **채취 시기** : 6월 · **형태** : 앵두나무는 장미과의 갈잎큰키나무로 꽃은 4월에 잎보다 먼저 백색 또는 연한 홍색으로 피고 · 열매는 6월에 둥글게 붉은색깔로 여문다.

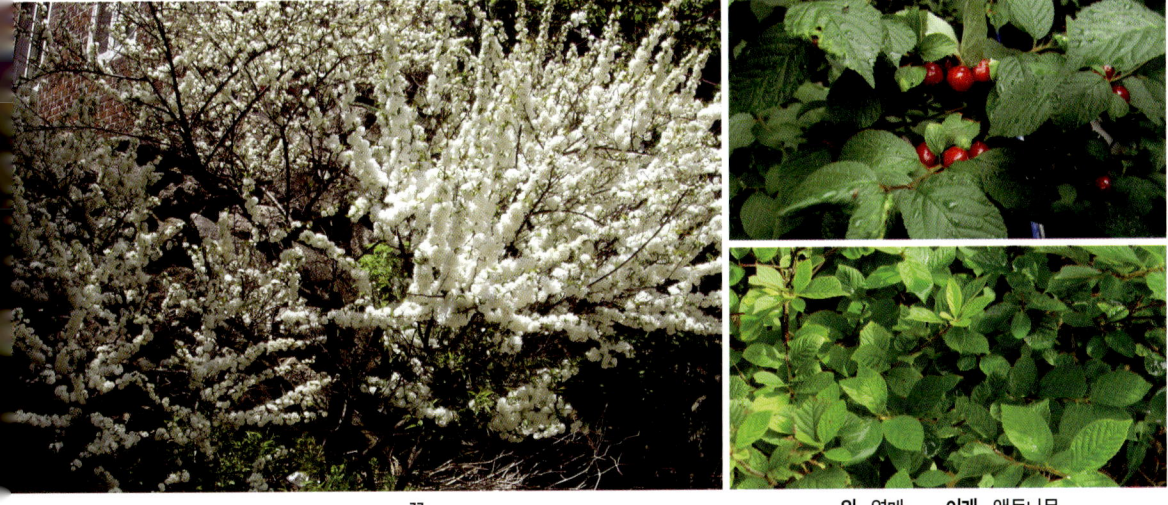

꽃　　　　　　　　　위_열매　　아래_앵두나무

▶ 채취
1. 열매.
2. 늦은 봄에 성숙한 열매를 따서 과육과 핵각(核殼)을 제거하고 속씨를 취하여 햇볕에 말려서 쓴다.

▶ 효소 만들기
늦은 봄에 빨갛게 잘 익은 열매를 따서 항아리에 넣고 황설탕으로 만든 시럽이나 황설탕 80%를 재어 밀봉하여 100일 동안 발효시킨 후 3개월~1년 이상 숙성시킨 후에 효소 1에 생수 5를 희석하여 효소 1에 생수 5를 희석하여 먹는다.

▶ 식용
늦은 봄에 붉은색 잘 익은 열매를 따서 씨를 빼고 생으로 먹는다.

▶ 이용 및 효능
1. 한방에서 산앵도(山櫻桃)라 부른다. 당뇨병을 다스리는 데 다른 약재와 처방한다.
2. 열매(당뇨병・복수・생진)・속씨(해수・타박상・변비).

>>> 팁　효소에는 식물이 가진 고유한 성분이 고스란히 들어 있다. 식물의 혈액이라고 할 수 있는 수액과 엽록소가 들어 있다. 식물이 가지고 있는 색소인 황색인 베타카로틴과 붉은색의 안토시아닌이 들어 있다. 식물의 꽃・잎・열매・줄기・뿌리 등에 들어 있는 플라보노이드・활성 산소와 혈전을 제거하는 타닌・식물 자체가 가지고 있는 천연 약용 물질 등이 들어 있다.

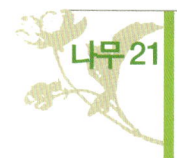
나무 21 돌배나무(장미과)

- 학명 : Pyrus pyrifolia (Burm.) Nakai
- 한약명 : 이(梨)   · 다른 이름 : 산돌배

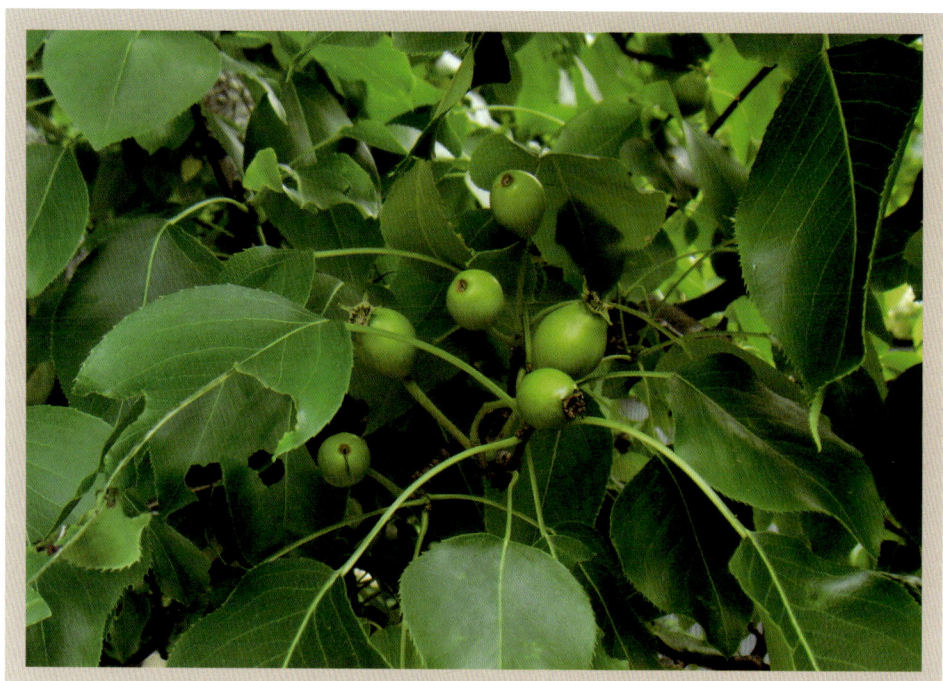

· 분포지 : 중부 이남 산지   · 초장 : 3~5m   · 생육상 : 갈잎작은키나무   · 개화 시기 : 4~5월 흰색   · 채취 시기 : 10월   · 형태 : 잎은 어긋난다. 돌배나무는 장미과의 갈잎작은키나무로 꽃은 4~5월에 잎과 같이 흰색으로 피고, 열매는 10월에 둥글게 다갈색 이과(梨果)로 여문다.

〉〉〉 전설

구전심수(口傳心授)에 의하면 보통 배나무와는 달리 청배나무(산돌배나무)는 심은 지 300년 만에 꽃이 피고 열매가 열린다는 속설이 있다. 오랜 모진 세월과 강한 태풍 속에서도 살아남은 신비의 나무는 조선을 개국한 태조 이성계가 전북 진안 마이산에서 기도를 하고 그 증표로 마이산 은수사(銀水寺)에 심었다고 전해지고 있다. 세계에서 딱 한 그루인 청실배나무는 수령이 약 500년이 넘고, 그 높이가 18m, 가슴둘레 3m, 가지는 동·서·남·북으로 각기 7~9m 가량으로 천연기념물 386호로 지정되어 보호를 받고 있다.

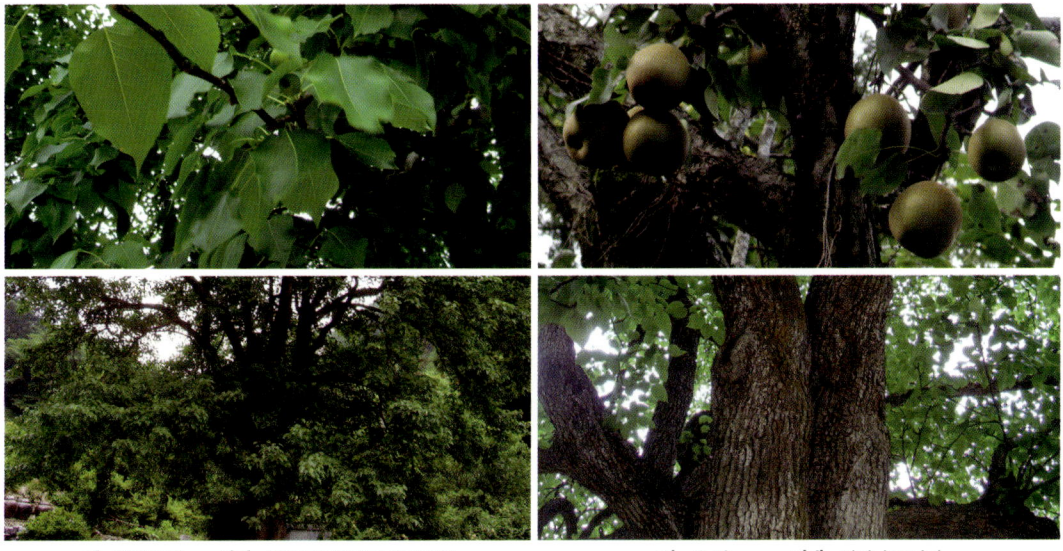

위_청배열매   아래_청배나무(천연기념물 386호)   위_돌배   아래_청배나무 껍질

▶ 채취

1. 열매 · 잎 · 가지
2. 잎을 채취하여 그늘에, 가지를 수시로 채취하여, 10월에 열매를 따서 그늘에 말려서 쓴다.

▶ 효소 만들기

가을에 잘 성숙된 열매를 따서 썰어 항아리에 넣고 황설탕으로 만든 시럽이나 황설탕 80%를 재어 밀봉하여 100일 동안 발효시킨 후 3개월~1년 이상 숙성시켜 효소 1에 생수 5를 희석하여 효소 1에 생수 5를 희석하여 먹는다.

▶ 식용

가을에 잘 성숙된 열매를 따서 과육만 생으로 먹는다.

▶ 이용 및 효능

1. 한방에서 이(梨)라 부른다. 기침을 다스리는 데 다른 약재와 처방한다.
2. 기침 · 거담 · 이뇨 · 해열 · 토사 곽란 · 변비 · 옴 · 복통.

> >>> 팁 포도를 먹으면 피로가 쉽게 풀리는 이유는 포도당과 과당이 몸 안에서 소화와 흡수가 잘 되기 때문이다. 포도에는 폴리페롤이란 성분이 많이 들어 있어 암을 예방하는 항암 작용과 우리 몸에 쌓인 유해산소를 없애는 항산화 작용을 한다. 폴리페롤이 많이 들어 있기 때문에 포도를 먹을 때는 껍질과 씨를 먹어야 한다.

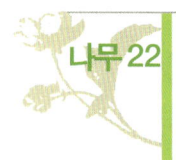

나무 22 자귀나무(콩과)

- 학명 : Albizzia julibrissin Duraz.   · 한약명 : 합환피(合歡皮)
- 다른 이름 : 합혼수 · 애정수 · 야합수 · 합환목 · 여설목 · 관상수 · 야합목 · 소밥(소쌀)

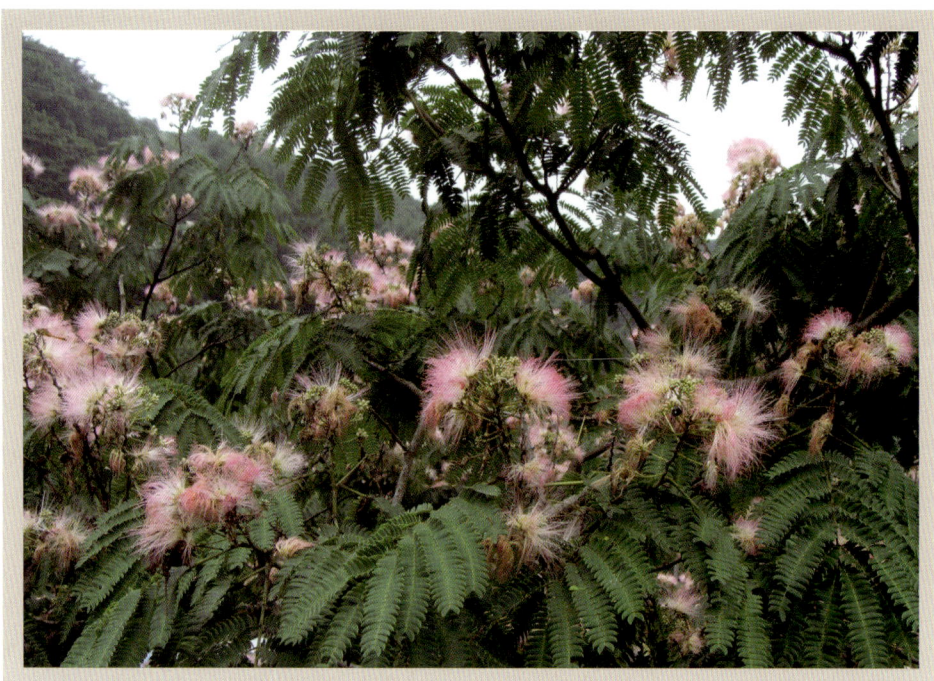

- **분포지** : 중부 이남의 산이나 마을 근처   · **초장** : 10m   · **생육상** : 갈잎작은큰키나무   · **개화 시기** : 6~7월 흰색   · **채취 시기** : 10월   · **형태** : 자귀나무는 콩과의 갈잎작은큰키나무로 꽃은 6~7월에 연분홍색으로 피고 · 열매는 10월에 콩꼬투리 모양의 열매가 협과로 여문다. 열매 1개에 5~6개의 씨앗이 들어 있다.

>>> 합혼수(合婚樹) 이야기

자귀나무는 밤에는 잎이 마주 겹쳐 '합혼수' 라는 애칭이 있고 · 부부 금실이 좋아진다 하여 '애정수(愛情樹)' · 밤이면 잎이 마주보고 오므라지기 때문에 '야합수(夜合樹)' · 해가 지면 잎이 합쳐 기쁜 나무라 하여 '합환목(合歡木)' · 가을에 꼬투리처럼 생긴 열매가 바람에 흔들리는 소리가 여인들이 떠드는 소리처럼 들린다 하여 '여설목(女舌木)' · 꽃술이 비단처럼 생겼다 하여 '비단나무' 라 부른다. 신혼부부의 창가에 이 나무를 심어 부부의 금실이 좋기를 기원했고, 이 꽃의 향기가 좋아 부부가 와인 술잔에 띄워 마시곤 한다. 자귀나무는 동 · 서양을 막론하고 가정의 행복을 기원하는 상징의 나무로 여겼다.

▶ **채취**
1. 꽃·잎·줄기 껍질·뿌리.
2. 꽃은 피었을 때 따서 그늘에, 봄~여름까지 잎을 채취하여 그늘에, 가을부터 이듬해 봄까지 줄기를 채취하여, 뿌리를 캐어 잘게 썰어 햇볕에 말려서 쓴다.

▶ **효소 만들기**
자귀나무의 잎·꽃·줄기·뿌리껍질을 물에 씻고 물기를 뺀 다음 항아리에 넣고 황설탕으로 만든 시럽이나 황설탕에 30~80%를 재어 밀봉하여 100일 동안 발효시킨 후에 3개월~1년 동안 숙성시킨 후 효소 1에 생수 5를 희석해서 먹는다.

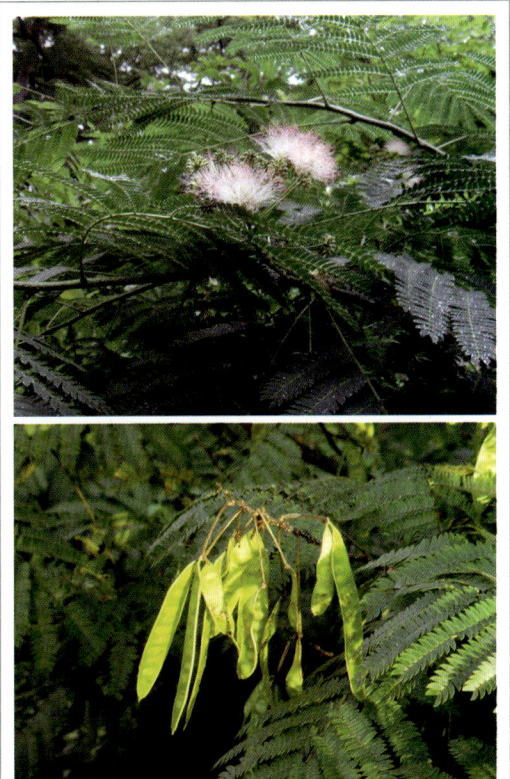

위_꽃나무 아래_열매

▶ **식용 및 고약 만들기**
1. 봄에 어린순을 따서 끓은 물에 살짝 데쳐서 나물 무침으로 먹는다.
2. 봄에 잎을 따서 오랜 시간 달여서 고약을 만든다.

▶ **이용 및 효능**
1. **한방**에서 줄기나 뿌리 껍질을 합환피(合歡皮)라 부른다. 우울 불면증에 다른 약재와 처방한다.
2. **민간**에서 잎을 끓여서 즙을 내어 의복의 세탁에 사용했다.
3. 폐농양으로 인한 해수·토혈·고름·기관지염·습진·무좀·피부 질환·요통·불면증·늑막염·타박상·이뇨제·살충제·강장제·구충제·심신 불안.

▶ **약리 작용** _ 소염 작용·진통 작용.

>>> 팁 우리 몸은 자연을 원한다. 발효가 사람을 살린다. 갈증이 심할 때 계속해서 물을 먹는 것도 좋지만 물에 희석한 발효 효소액을 마셔 주면 필요한 효소가 공급되어 잠시 후 갈증이 멎게 된다.

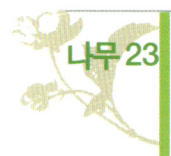

나무23 호랑가시나무(감탕나무과)

- 학명 : LLex cornuta Lindi
- 한약명 : 구골엽(枸骨葉) · 다른 이름 : 호랑이발톱나무 · 가시낭이 · 묘아자 · 노호자 · 구골목

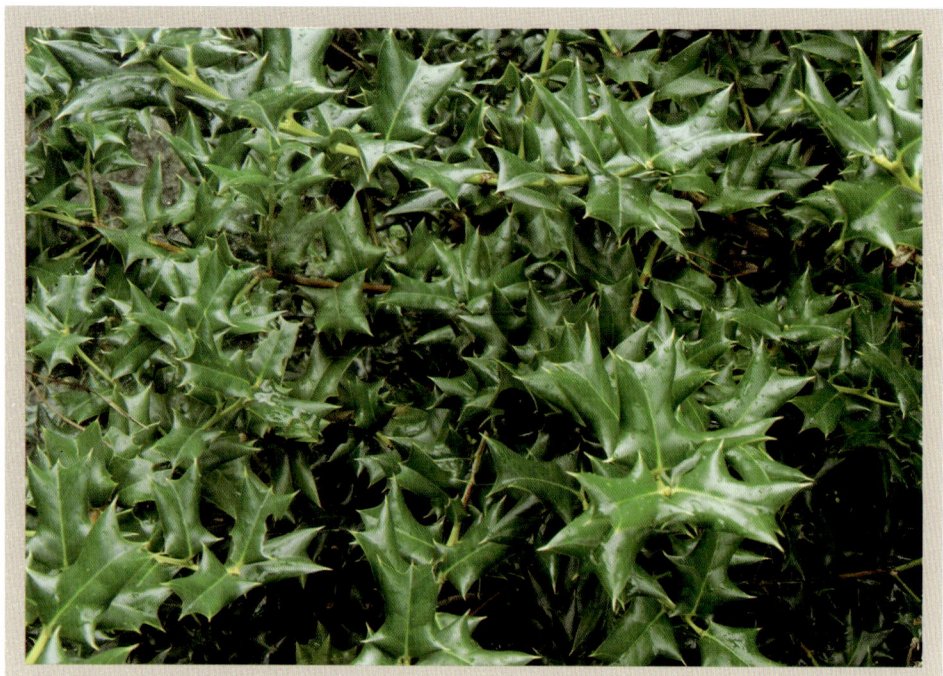

· 분포지 : 남부 지방 산기슭의 양지 · 초장 : 2~3m · 생육상 : 늘푸른떨기나무 · 개화 시기 : 4~5월 유백색 · 채취 시기 : 10월 · 형태 : 호랑가시나무는 감탕나무과의 늘푸른떨기나무로 가지가 많이 갈라지고 전체에 털이 없다. 잎은 어긋나고 가죽질·타원상 육각형으로 모서리가 가시가 되고 길이는 7~10cm이다. 꽃은 4~5월에 잎 겨드랑이에 산형 꽃차례 황록색으로 피고, 열매는 붉은색 핵과로 여문다. 씨앗은 황록색으로 4개씩 들어 있다.

〉〉〉 상징

서양 사람들은 호랑가시나무 나무를 예수의 나무라 해서 신성시 한다. 호랑가시나무의 꽃·가시·열매·껍질이 예수를 상징한다. 우리 조상은 음력 2월에 호랑나무가시를 꺾어 정어리의 머리에 꿰어 처마 끝에 매달아 놓고 액운을 쫓는 풍속이 있다.

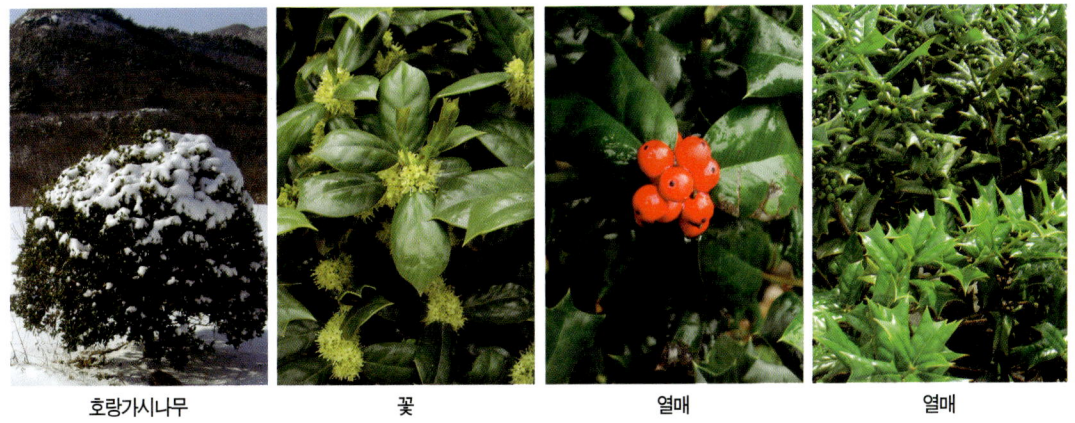

호랑가시나무 / 꽃 / 열매 / 열매

▶ **채취**

1. 열매 · 잎 · 잔가지 · 줄기 · 껍질 · 뿌리 · 씨앗.
2. 잎은 여름에, 종자는 가을에, 그늘에 말려서 쓴다.

▶ **효소 만들기**

붉은색으로 성숙된 열매를 따서 항아리에 넣고 황설탕으로 만든 시럽이나 황설탕 100%를 항아리에 재어 밀봉하여 100일 동안 발효시킨 후에 효소 1에 생수 5를 희석해서 먹는다.

▶ **식용**

봄에 어린순을 따서 끓은 물에 데쳐서 나물 무침으로 먹는다.

▶ **이용 및 효능**

1. 한방에서 구골엽(枸骨葉)이라 부른다. 관절을 다스리는 데 다른 약재와 처방한다.
2. 관절염 · 뼈 질환 · 신경성 두통 · 이명증.

▶ **금기** _ 임신을 원하는 사람은 복용을 금한다.

>>> 팁 『본초강목』에서 '호랑가시나무 잎과 열매를 술에 담가 복용하면 허리가 튼튼해 진다'고 했고, 〈본초경소〉에서 '호랑가시나무 잎은 담화(痰火)를 치료하는 데 특효가 있다'고 기록되어 있는 것을 볼 때 혈액 순환을 좋게 하고 어혈을 풀어주고, 근육과 뼈를 튼튼하게 하기 때문에 요통 · 관절염 · 신경통 · 골다공증에 좋다.

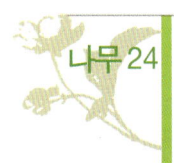

나무 24 헛개나무(갈매나무과)

- 학명 : Hovenia dulcis Thunb.
- 한약명 : 지구자(枳椇子)
- 다른 이름 : 지구가·지구엽·지구목피

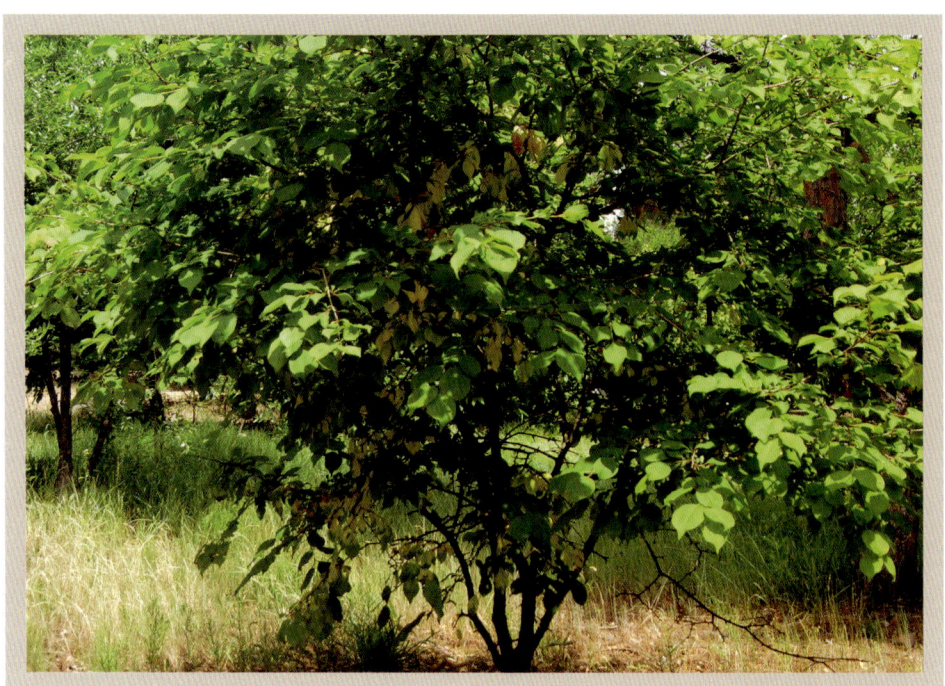

- **분포지** : 중부 이남 산 속 **초장** : 10m **생육상** : 갈잎큰키나무 **개화 시기** : 6월 녹색 **채취 시기** : 10~11월 **형태** : 헛개나무는 갈매나무과 갈잎큰키나무로 꽃은 6월에 잎 겨드랑이 또는 가지 끝에서 녹색으로 피고, 열매는 둥근 갈색으로 여문다. 씨앗은 1개씩 들어 있다.

〉〉〉 상징

오늘날 나무가 경외의 대상이 될 수 있었던 것은 효능 못지않게 이용상 시행 착오에서 오는 두려움과 식물의 신비에 대한 상징성 때문이다. 인간은 나무의 열매가 갖고 있는 신기한 효능에 대하여 눈을 뜨고 아플 때 사용하는 지혜를 얻게 되었다. 헛개나무 줄기와 열매는 간(肝)에 좋다.

▶ **채취**
1. 전초 · 줄기껍질 · 열매.
2. 가을에 열매를 따서 햇볕에 말려서 쓴다.

▶ **효소 만들기**
가을에 검게 잘 익은 성숙한 열매를 채취하여 항아리에 넣고 황설탕으로 만든 시럽이나 황설탕 80%를 재어 밀봉하여 100일 후 동안 숙성시킨 후 3개월~1년 이상 발효시킨 후에 효소 1에 생수 5를 희석해서 먹는다.

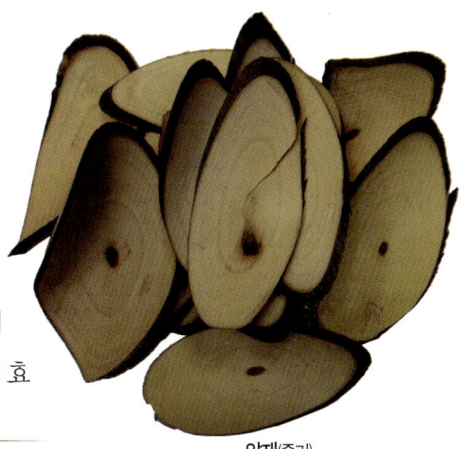
약재(줄기)

▶ **식용** _ 봄에 어린잎을 따서 끓은 물에 살짝 데쳐서 나물 무침으로 먹는다.

약재(지구자)

▶ **이용 및 효능**
1. 한방에서 지구자(枳椇子)라 부른다. 간(肝)을 다스리는 데 다른 약재와 처방한다.
2. 민간에서 나무 가지 채취하여 끓인 물로 간 질환에 쓴다.
3. 간 기능 개선 · 간염 · 황달 · 숙취 · 열매(구갈 · 소변 불통 · 류머티즘 · 이뇨) · 줄기껍질(혈액 순환 · 소화 불량).

▶ **약리 작용** _ 해독 작용.

약재(지구목피)

>>> **팁**   한 국가가 나라꽃으로 삼는 이유는 꽃의 상징성을 통해 나라 정신을 간직하고 높이는 데 있다. 사람에게는 인품(人品), 꽃에는 화품(花品)이 있듯이, 집 안의 정원 뜰에 무슨 꽃을 심었는지를 보고 그 가품(家品)을 평하기도 했다. 해마다 꽃이 피고 지는 것을 보고 생명의 근본을 알게 되었다. 꽃들은 우리가 볼 수 없는 패턴을 가지고 있으며 우리가 상상할 수 없는 빛깔을 반사해 낸다. 사람들은 꽃이 향기를 풍기고 꽃이 아름답다는 것을 안다. 그래서 사랑하는 사람이나 죽은 사람에게 꽃을 바친다. 인간의 관점에서 볼 때 세상에서 꽃이 없다면 세상은 죽은 것이나 다름없다.

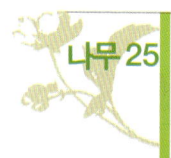

산딸나무 (층층나무과)

- 학명 : Cornus kousa Buerger et Hance
- 한약명 : 야여지(野荔枝) · 다른 이름 : 박달나무 · 오목(烏木) · 흑단(黑檀) · 야여지(野荔枝)

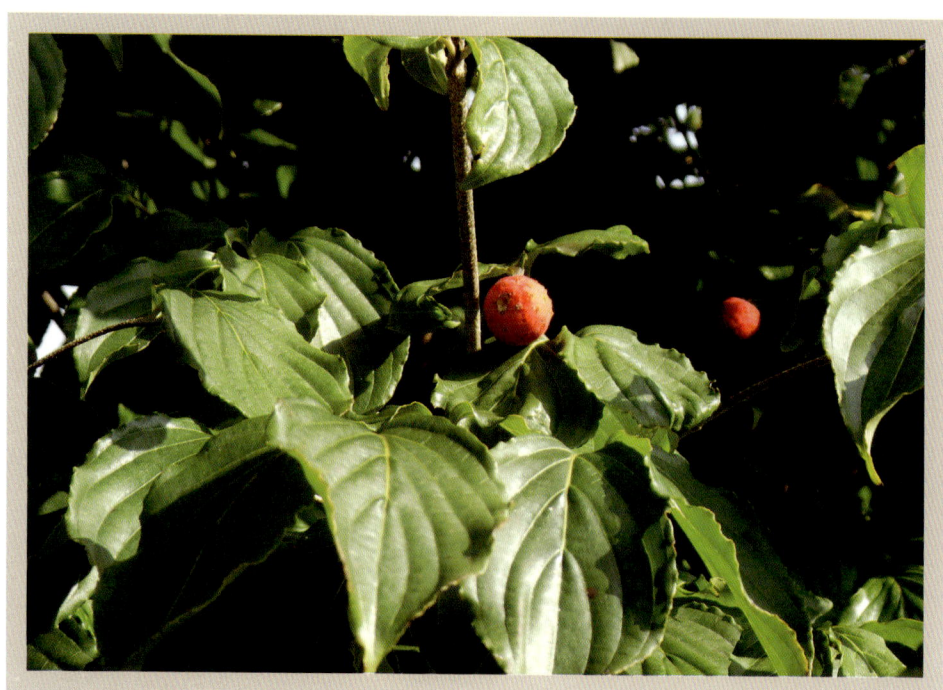

- **분포지** : 경기 이남의 산 숲속   **초장** : 6m 정도   **생육상** : 갈잎큰키나무   **개화 시기** : 6월 연한 황색   **채취 시기** : 10월   **형태** : 산딸나무는 층층나무과의 갈잎큰키나무로 꽃은 6월에 연한 황색으로 피고, 열매는 10월에 적색으로 여문다.

>>> 상징

산딸나무 가지 끝에 꽃잎으로 보이는 총포 조각 4장이 짝수로 하트 모양이 십자가의 모양을 닮았고, 예수가 못박힌 십자가를 산딸나무로 만들었다 하여 기독교에서는 성스럽게 여긴다.

▶ **채취**
1. 꽃·잎·열매.
2. 여름에 꽃과 잎을 따서 그늘에, 가을에 열매를 따서 햇볕에 말려서 쓴다.

▶ **효소 만들기**
가을에 붉은색으로 잘 익은 열매를 따서 항아리에 넣고 황설탕으로 만든 시럽이나 황설탕 80%를 재어 밀봉하여 100일 후 동안 숙성시킨 후 3개월~1년 이상 숙성시킨 후에 효소 1에 생수 5를 희석해서 먹는다.

▶ **식용**
1. 봄에 어린잎을 따서 끓은 물에 살짝 데쳐서 나물로 무쳐 먹는다.
2. 가을에 열매를 따서 생으로 먹는다.

▶ **이용 및 효능**
1. 한방에서 야여지(野荔枝)로 부른다. 이뇨를 다스리는 데 다른 약재와 처방한다.
2. 수렴·지혈·장출혈·혈변·이뇨·부종

▶ **약리 작용** _ 이뇨 작용.

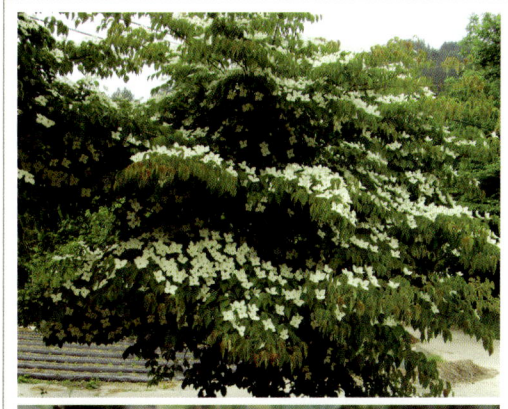
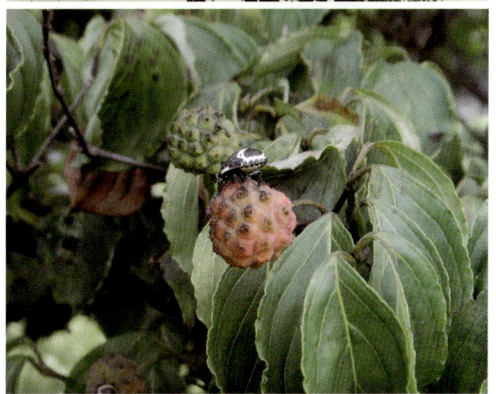
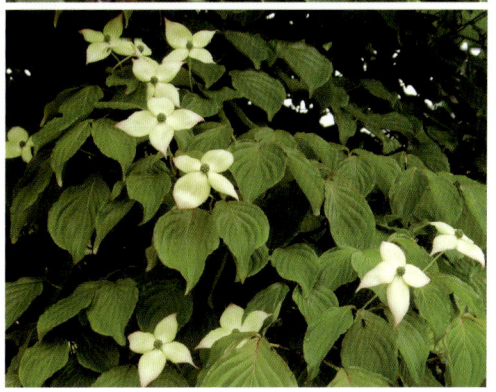

위_산딸나무　**중간**_열매　**아래**_산딸나무 총포 및 잎

>>> 팁　과실은 생명을 유지하기 위한 산물인 동시에 은총의 표시다. 고대인들은 과실에 신(神)이 깃들어 있다고 보았기 때문에 풍요와 생명을 상징한다. 제사상의 주된 과일은 대추(棗:조)·밤(栗:율)·감(柿:시)·배(梨:리)이다. 제사를 지낼 때는 '조동율서(棗東栗西)'라 했다. 대추는 동쪽에, 밤은 서쪽에 놓고 제사를 지낸다.

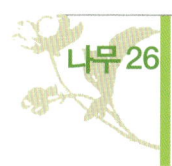

음나무 (두릅나무과)

- **학명** : Kalopanax pictus (Thund.) Nakai
- **한약명** : 자추수피(刺楸樹皮)   · **다른 이름** : 해동피 · 해동수근 · 엄목(嚴木) · 자추목

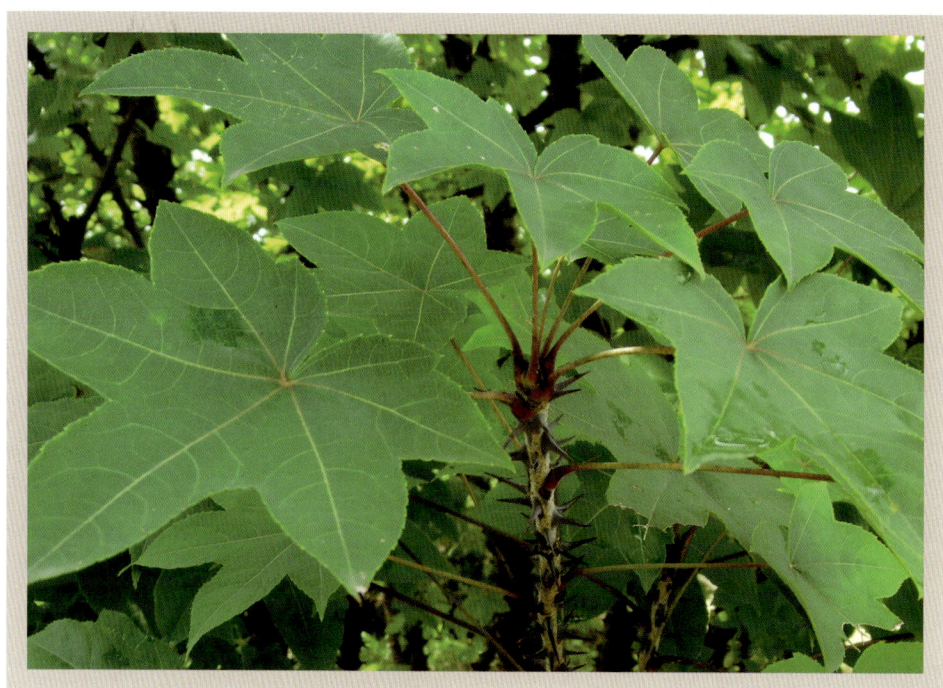

· **분포지** : 전국의 산   · **초장** : 25m 정도   · **생육상** : 갈잎큰키나무   · **개화 시기** : 7~8월 황록색   · **채취 시기** : 3~9월   · **형태** : 음나무는 두릅나무과의 갈잎큰키나무로 꽃은 7~8월에 양성화 황록색으로 피고, 열매는 10월에 흑색 핵과로 여문다. 1~2개의 씨앗이 들어 있다.

〉〉〉 상징

예부터 엄나무를 잡귀를 막는 나무로 여겨 '도깨비 방망이'라는 애칭을 가지고 있다. 우리 조상은 엄나무가 가시를 가지고 있기 때문에 귀신들이 무서워하는 것을 믿어 가시가 달린 엄나무 가지를 잘라 안방 문 위에 걸어 두는 속신이 있었다. 엄나무는 재질이 좋고 광택이 아름다워 사찰(寺刹)에서 승려들의 식기인 바리때를 만들어 사용했고, 엄나무는 물 속에 담가 두어도 물이 잘 스며들지 않기 때문에 우리 조상은 비 올 때 나막신을 엄나무로 만들어 신었다.

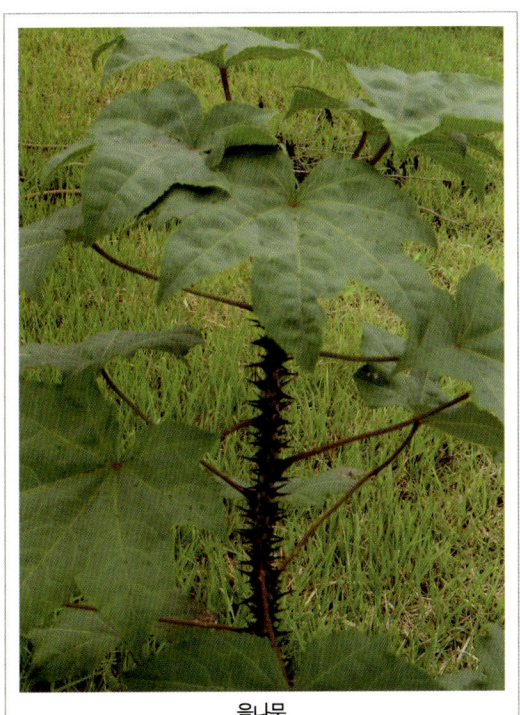
음나무

▶ 채취
1. 잎·줄기 껍질의 내피·뿌리.
2. 여름철에 껍질을 채취하여 겉껍질을 긁어 버리고 하얀 속껍질을 그늘에서 말려서 잘게 썰어서 쓴다.

▶ 효소 만들기
봄에 새싹을 따서 항아리에 넣고 황설탕으로 만든 시럽이나 황설탕 30%를 재어 밀봉하여 100일 동안 발효시킨 후에 3개월~1년 이상 숙성시킨 후에 효소 1에 생수 5를 희석해서 먹는다.

▶ 식용 및 장아찌 만들기
1. 봄에 어린순을 따서 물에 씻고 끓은 물에 살짝 데쳐 초고추장에 찍어 먹거나 쌈을 싸서 먹는다.
2. 봄에 잎을 따서 깻잎저림 양념에 재어 1개월 후에 장아찌로 먹는다.

▶ 이용 및 효능
1. 한방에서 껍질을 해동피(海桐皮)라 부른다. 엄나무 속껍질을 약초로 쓴다. 신경통을 다스리는 데 다른 약재와 처방한다.
2. 민간에서 가시가 있는 나뭇가지는 닭과 함께 가마솥에 넣고 삶는다.
3. 신경통·거담·기침·가래·중풍·악창·마비증세·강장·해열·구내염·관절염· 요통·신장병·당뇨병.

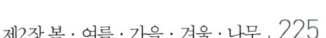
약재(해동피)

>>> 팁 식물의 형태가 인체의 부위와 상응한다는 전제로 보면, 꽃은 얼굴·잎과 껍질은 피부·열매는 체액·줄기는 인체의 근육과 골격·뿌리는 오장 육부에 비유할 수 있다. 가시가 있는 나무는 꾸지뽕나무·산초나무·아카시나무·유자나무·보리수나무·오갈피나무 등이 있는데, 가시는 찌르는 성질이 있기 때문에 기혈(氣穴)을 소통시키고 통증을 해소시켜 주고, 파이프형인 줄기는 혈액 순환과 기를 소통시켜 주고, 잎이나 열매는 변조된 생체를 복원하고 부족한 정기를 채워 주는 것으로 볼 수 있다.

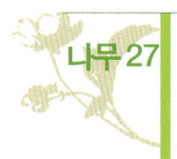

나무27 진달래(진달래과)

- 학명 : Rhododendron mucronulatum Turcz.
- 한약명 : 백화영산홍(白花映山紅)   · 다른 이름 : 두견화

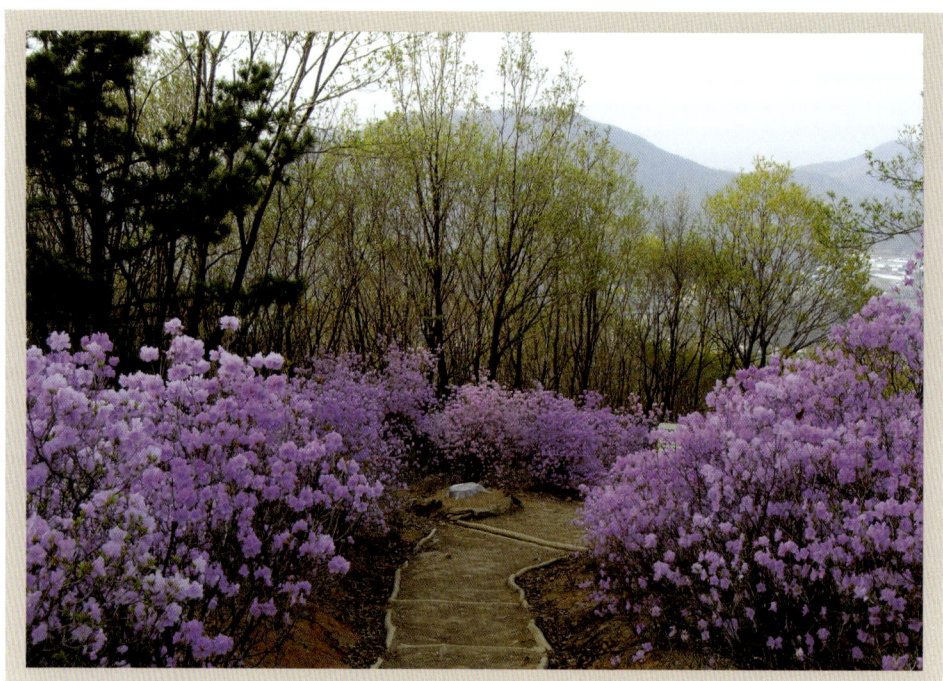

- **분포지** : 전국의 산   · **초장** : 2~3m   · **생육상** : 갈잎떨기나무   · **개화 시기** : 3~4월 진분홍색 통꽃   · **채취 시기** : 9월   · **형태** : 진달래는 진달래과의 갈잎떨기나무로 꽃은 4월에 잎보다 먼저 진분홍색으로 피고, 열매는 원통형 삭과로 여문다.

▶ **채취**
1. 꽃·잎·줄기.
2. 봄에 꽃을 따서 그늘에, 여름에 잎과 가지를 따서 그늘에 말려서 쓴다.

▶ **효소 만들기**

꽃(암술과 수술을 제거), 잎·햇가지를 채취하여 항아리에 넣고 황설탕으로 만든 시럽이나 황설탕과 50~80%를 재어 밀봉하여 100일 동안 발효시킨 후에 3개월~1년 이상 숙성시킨 후에 효소1에 생수5를 희석해서 먹는다(오래된 줄기와 묵은 뿌리는 쓰지 않는다)

▶ **식용**
1. 봄에 어린 순을 따서 끓은 물에 살짝 데쳐서 나물로 무쳐 먹는다.
2. 꽃을 따서 찹쌀 가루에 묻혀 튀김으로 먹는다.

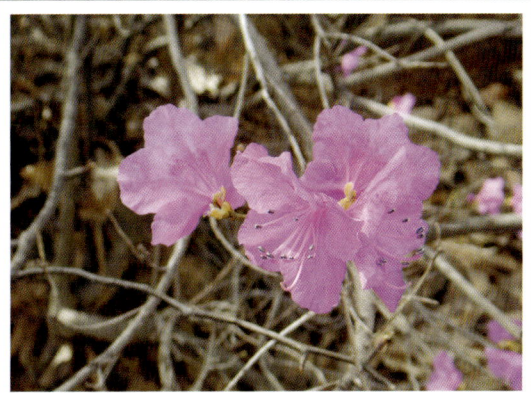
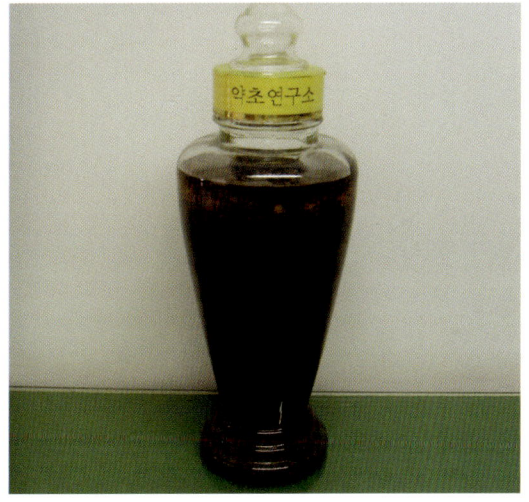

위_꽃   아래_두견주

▶ **이용 및 효능**
1. 한방에서 백화영산홍(白花映山紅)이라 부른다. 해독을 다스리는 데 다른 약재와 처방한다.
2. 꽃(혈액 순환·고혈압·월경불순·관절염·신경통·담·기침)·잎과 줄기(화혈·산어·토혈·이질·혈붕·타박상).

▶ **약리 작용** _ 해독 작용·혈압 강하.

▶ **구분하기** _ 진달래와 비슷한 철쭉은 독성이 있다.

> ≫≫ 팁   씨(種子)는 번식과 자손을 상징한다. 고대로부터 씨는 풍요·부활·성장·남성을 상징한다. 씨는 땅에 묻혀 죽어서 다시 살아나는 재생과 부활을 가져다 준다. 일반적으로 씨는 식물이나 동물의 종자로써 알과 동일시되어 생명의 모체·조상·혈통·사물의 근본 등의 의미를 지닌다.

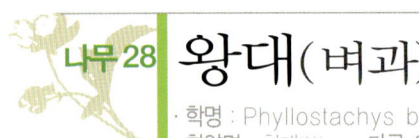

나무 28 왕대 (벼과)

· 학명 : Phyllostachys bambusoides S. et Z.
· 한약명 : 참대(竹)   · 다른 이름 : 참대

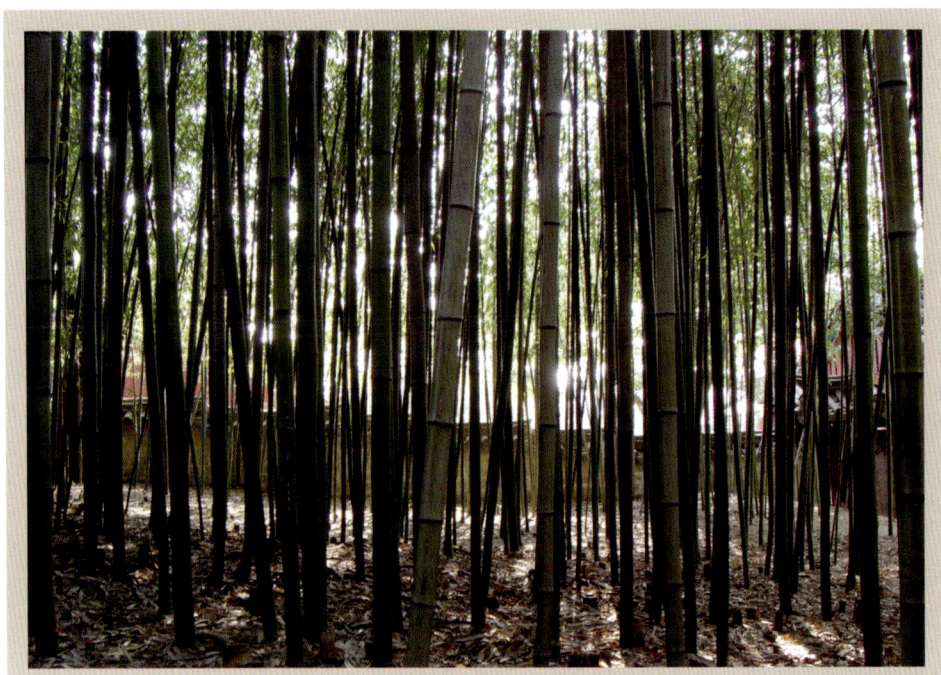

· **분포지** : 남부 지방 재식   · **초장** : 15~20m   · **생육상** : 늘푸른큰키나무   · **개화 시기** : 중국 진나라의 대개지(戴凱之)가 쓴 『죽보(竹譜)』에 의하면 대나무는 60년마다 꽃이 피며 이때 씨앗이 땅에 떨어져서 6년이 지나면 새로운 대밭이 된다고 기록되어 있다. 대나무는 60~120년 동안 단 한 번 꽃을 피우고 그 즉시 생을 마감한다. 그 죽음의 형태가 얼마나 잔인한지 한 번 꽃을 피고 나면 땅 속에 있는 숨은 줄기까지 모두 죽어 버린다.   · **형태** : 왕대는 벼과의 늘푸른큰키나무로 죽순 다음으로 크며, 줄기는 처음에는 목색이지만 차츰 황록색으로 변한다. 마디에는 가지가 2개씩 나오며, 한 가지에 5~6개의 잎이 달린다.

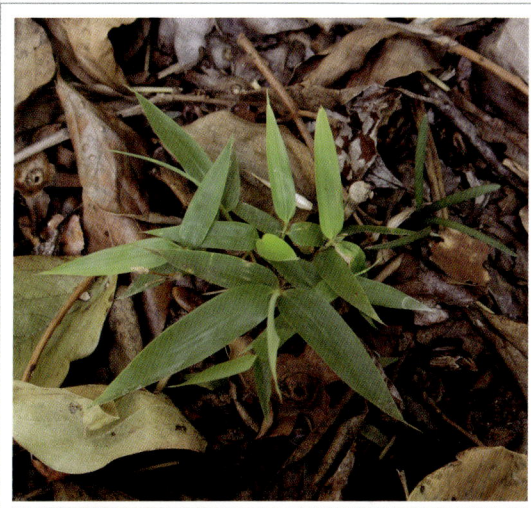

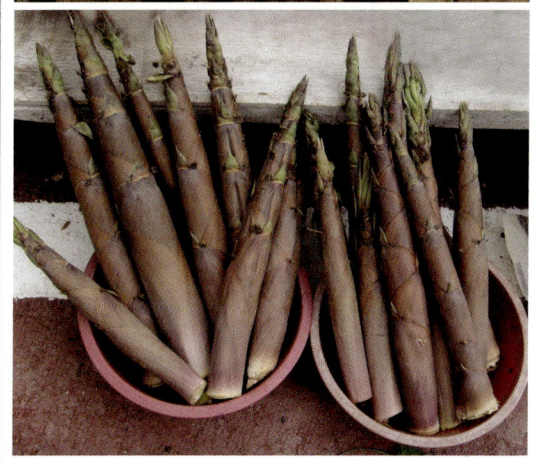

위_대나무 새순   아래_죽순

▶ 채취
1. 잎, 줄기.
2. 마디 사이에 분비하여 괸 액과 병적으로 생긴 덩어리를 채취하여 말려서 쓴다.

▶ 효소 만들기
봄에 죽순의 순을 채취하여 항아리에 넣고 황설탕으로 만든 시럽이나 황설탕 30%를 재어 밀봉하여 100일 동안 숙성시킨 후 3개월~1년 이상 숙성시킨 후 효소 1에 생수 5를 희석해서 먹는다.

▶ 식용 및 장아찌 만들기
1. 봄에 죽순을 채취하여 겉껍질을 벗겨 내고 죽순만을 끓는 물에 살짝 데쳐서 초고추장에 찍어 먹는다.
2. 봄에 죽순을 채취하여 겉껍질을 벗긴 후 손가락 크기로 잘라 보자기에 싸서 고추장에 묻어 두었다가 1개월 후에 장아찌로 먹는다.

▶ 이용 및 효능
1. **한방**에서 참대(竹)라 부른다. 화(火)를 다스리는 데 다른 약재와 처방한다.
2. **민간**에서 입덧에는 왕대속껍질(10g)+맥문동(10g)+전호(6g)+귤피(3g)+갈대 뿌리 반 줌을 넣고 끓이면 죽여탕(竹茹湯)을 만들어 먹는다.
3. 중풍 · 청열 · 심량 · 이규 · 소아 경련 · 입덧 · 화병.

껍질을 벗긴 죽순

> >>> 팁   빵은 냉장고에 넣어 두면 냉장고 내의 습기를 빨아들여 오히려 곰팡이가 더 빨리 생긴다. 완전히 밀봉된 상태로 넣어 두면 1주일은 신선한 상태를 유지할 수 있다. 바나나는 다 익은 뒤 따 먹는 것보다 완전히 익기 전에 미리 따서 보관했다가 먹는 게 더 맛이 좋다. 토마토는 꼭지를 아래로 향하게 놓아 두면 쉽게 썩는다.

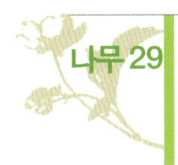

나무 29 배나무 (장미과)

· 학명 : Pyrus ussuriensis var. macrostipes
· 한약명 : 이(梨)   · 다른 이름 : 고실네 · 황실네 · 청실네

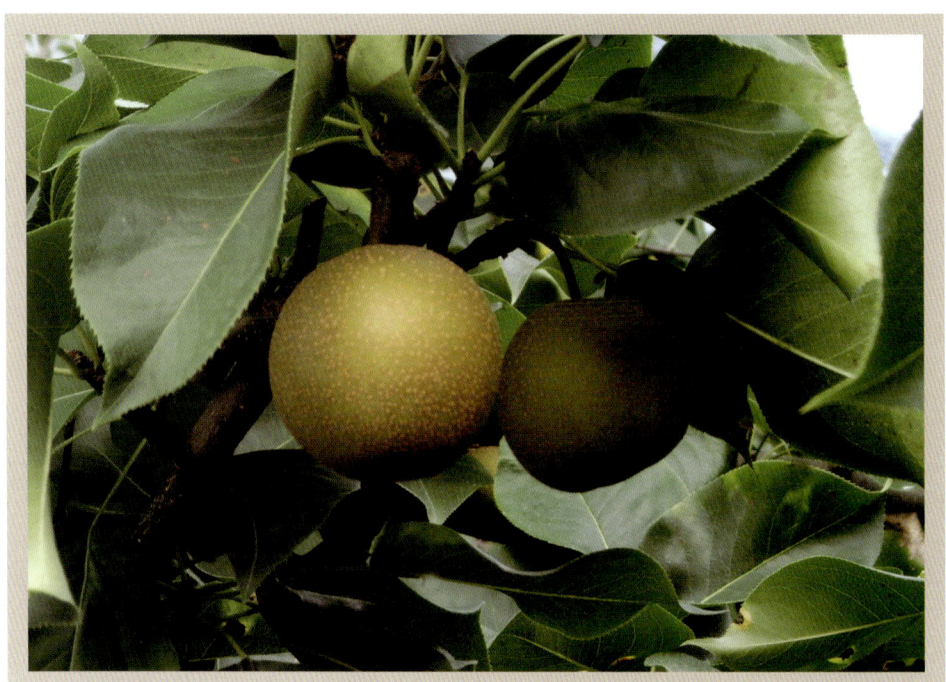

· **분포지** : 중부 이남의 산지   · **초장** : 2~3m   · **생육상** : 늘푸른큰키나무   · **개화 시기** : 4월 흰색   · **채취 시기** : 9~10월   · **형태** : 어린 가지는 검은 갈색이고 달걀 모양의 잎이 어긋난다. 잎 가장 자리에 둔한 톱니가 있다. 배나무는 장미과의 늘푸른큰키나무로 잎보다 꽃이 먼저 4월에 흰색으로 피고, 열매는 9~10월에 둥글며 이과로 여문다. 껍질은 연한 갈색으로 속살은 희고 달다.

〉〉〉 상징

배나무는 수명이 긴 데서 장수(長壽)를 상징하고, 특별한 소망과 관련이 있는 전통적 과일로 건강 · 희망 · 벼슬을 표상하기도 한다. 배는 마음을 다스려 주기 때문에 수행을 하는 선인(仙人)이나 기(氣)를 수련하는 사람이 즐겨 먹는다. 우리의 풍속에 죽은 사람의 영혼이 땅에 내려와 가족 중의 한 사람을 데려간다고 믿는 속설이 있어 칠월 칠석날에는 배를 주지도 받지도 않는다.

▶ **채취**

1. 열매, 열매 껍질.
2. 가을에 성숙된 열매나 열매의 껍질을 쓴다.

▶ **효소 만들기**

가을에 열매를 반으로 잘라 항아리에 넣고 황설탕으로 만든 시럽이나 황설탕 110%를 재어 밀봉하여 100일 동안 숙성시킨 후 3개월~1년 이상 숙성시킨 후 효소 1에 생수 5를 희석해서 먹는다.

▶ **식용 및 이강고(梨薑膏) 만들기**

1. 가을에 성숙된 생과실을 먹거나 열매 껍질과 핵을 제거한 후 즙을 먹는다.
2. 배+생강+꿀을 배합하여 이강고(梨薑膏)를 만든다.
3. 배로 술을 담그는 것을 이화주(梨花酒), 전주에서는 배로 담근 술인 전통술인 이강수(梨薑酒)로 명맥을 이어 오고 있다.

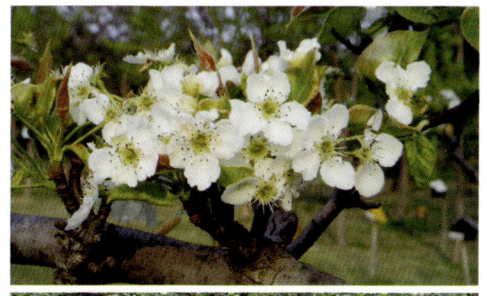
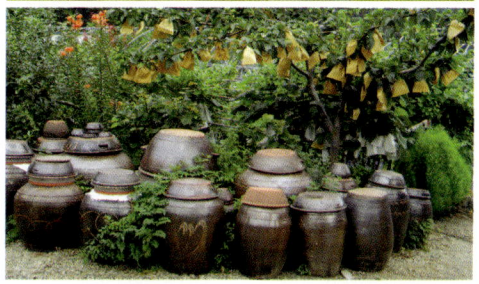
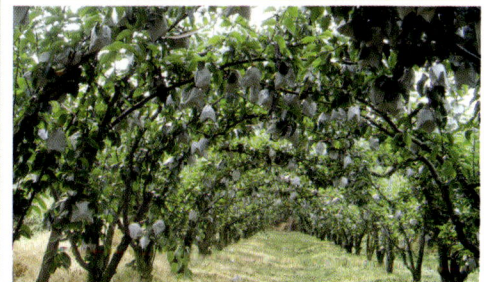

위_꽃　중간_장독과 배　아래_배나무 과수원

▶ **이용 및 효능**

1. <u>민간</u>에서 소고기를 먹고 체했을 때는 생배를 먹는다. 원기(元氣)가 부족하여 기력(氣力)을 회복하고자 할 때는 배에 꿀을 넣고 통째로 구어 먹는다. 기침에는 배를 생으로 먹는다. 해수, 담에는 배즙+생강즙+꿀을 타서 먹는다.
2. 기침 · 폐질환 · 해수 · 거담 · 당뇨병.

>>> 팁　『본초강목(本草綱目)』에서 '배는 기침과 소갈(消渴)을 치료하고자 할 때 좋다'고 했고, 의학입문에서 '기침으로 가슴이 더부룩하면 좋은 배를 골라 속을 빼고 배속에 꿀을 넣어 쪄서 먹으면 낫는다'고 했다.

소고기를 판매하는 푸주간에는 반드시 배가 안주로 왜 나올까? 지금도 민간에서는 소고기를 먹고 체했을 때는 생배를 먹는다. 고전에서 '배가 송아지를 먹었다는 웃지 못할 이야기'가 있다. 배나무 아래 송아지를 매어 놓았더니 송아지는 온데간데 없고 고삐만 남았다는 이야기는 배가 소화 효소 작용이 뛰어나 고기를 연하게 하기 때문이다.

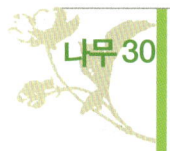

느릅나무(느릅나무과)

- 학명 : Ulmus davidiana var. japonica Nakai
- 한약명 : 유백피(榆白皮) · 다른 이름 : 낭유피 · 낭유경엽

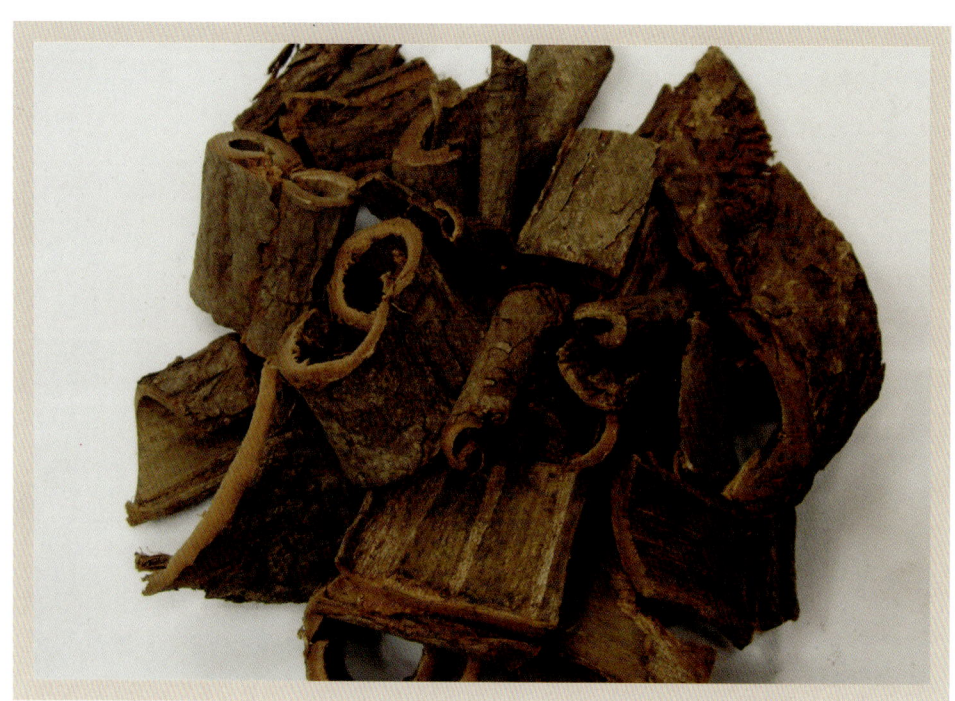

· **분포지** : 전국의 산지 · **초장** : 10~20m · **생육상** : 갈잎큰키나무 · **개화 시기** : 4~5월 녹색 · **채취 시기** : 1년 내내 · **형태** : 느릅나무는 느릅나무과의 갈잎큰키나무로 잎은 길이 4~8cm로 어긋나고, 꽃은 4~5월에 취산 꽃 차례 녹색으로 피고, 열매는 시과로 여문다.

>>> 상징

포도 효소를 만들어 생수에 희석해서 잠들기 전에 한두 잔씩 먹는 사람은 노화의 진행을 늦춰 준다. 포도는 영양분이 풍부하여 다른 과일에 비해 건강적으로 매우 유익한 알칼리성 식품이다. 포도주는 골다공증과 피부미용에도 좋지만, 붉은 포도주에는 타닌과 페놀 성분은 혈관병인 고혈압 · 동맥 경화 · 심장병이 좋고 체지방을 분해시켜 다이어트와 건강에 좋다.

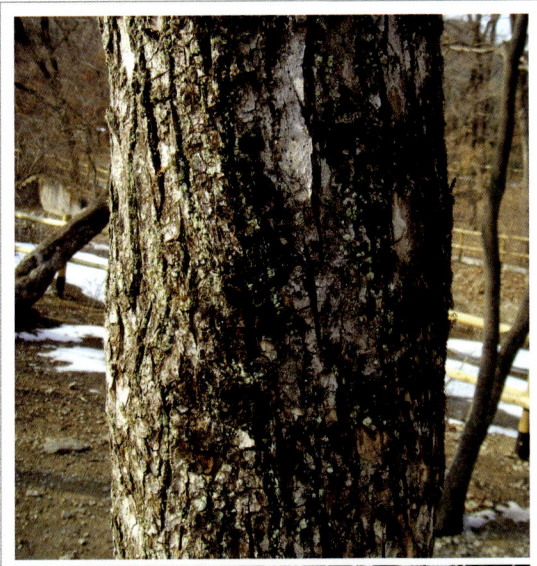

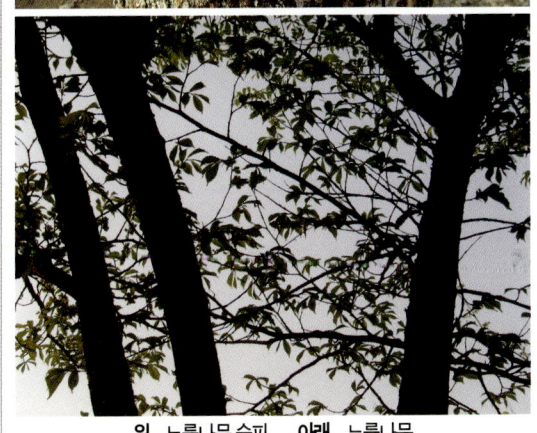

위_느릅나무 수피   아래_느릅나무

▶ 채취
1. 잎·가지·나무껍질.
2. 수시로 뿌리껍질을 채취하여 햇볕에 말려서 쓴다.

▶ 효소 만들기
봄에 어린순을 따서 항아리에 넣고 황설탕으로 만든 시럽이나 황설탕 80%를 재어 밀봉하여 100일 동안 숙성시킨 후 3개월~1년 이상 숙성시킨 후 효소 1에 생수 5를 희석해서 먹는다.

▶ 식용
1. 봄에 부드러운 잎과 순을 따서 된장국이나 떡으로 먹는다.
2. 열매를 따서 장을 담갔다.

▶ 이용 및 효능
1. **한방**에서 유백피(楡白皮), 뿌리를 유근피(楡根皮)라 부른다. 종기를 다스리는 데 다른 약재와 처방한다.
2. **민간**에서 외상에는 뿌리를 짓찧어 환부에 붙인다.
3. 항암·축농증·혈액 순환·타박상·울혈·골절상·지혈·위와 십이지방 궤양 출혈·소변 출혈·타박상

▶ 약리 작용 _ 항암 작용.

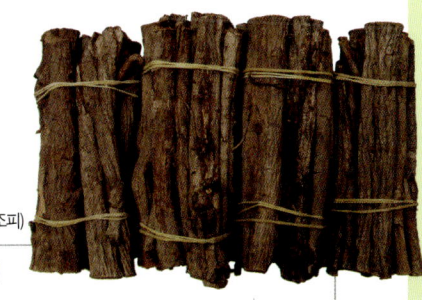

약재(유조피)

>>> 팁   고기·생선의 탄 부위를 먹으면 인체 세포의 유전자 DNA가 돌연변이를 일으킨다. 유전자에 이상이 생기면 80~90%는 암을 유발한다. 까맣게 태운 생선이나 고기에서는 강력한 발암 물질인 '벤조피렌(benzopyrene)' 등 많은 독성 물질이 나온다.

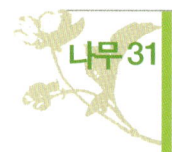
나무 31 목련(목련과)

- **학명** : Magnolia kobus A. P. De Candolle
- **한약명** : 신이(辛夷)   · **다른 이름** : 망여옥산 · 근설영춘 · 옥란 · 목란 · 영춘화 · 옥수 · 향린

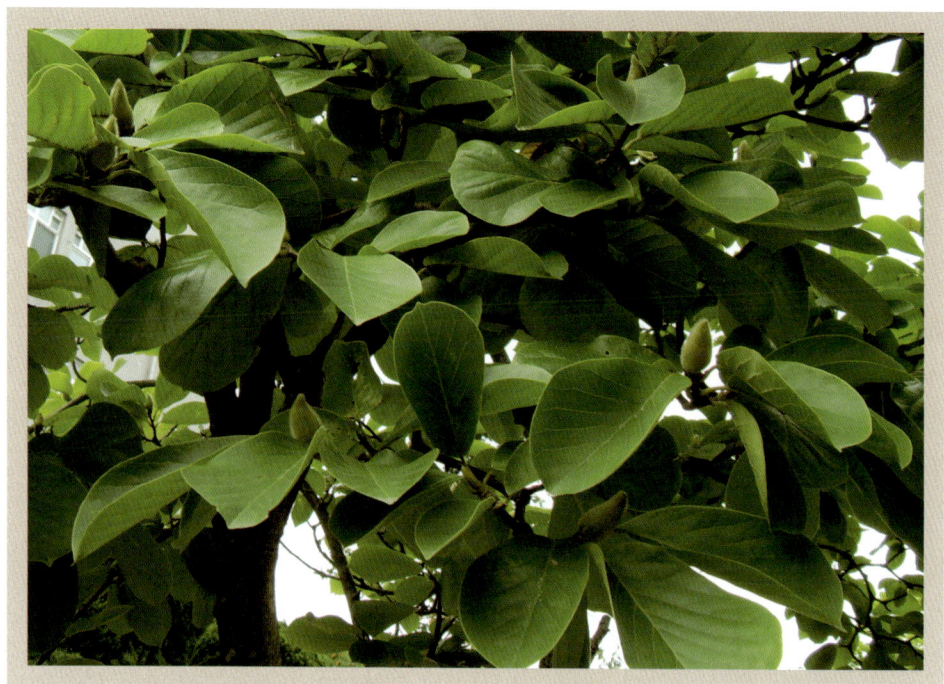

· **분포지** : 전국의 각지 재배   · **초장** : 7~10m   · **생육상** : 갈잎큰키나무   · **개화 시기** : 3~4월 흰색   · **채취 시기** : 12월, 이듬해 1~2월 · **형태** : 목련은 목련과의 갈잎큰키나무로 꽃은 3~4월에 잎이 피기 전에 흰색으로 위를 향하여 피고 열매는 골돌로 여문다.

>>> 상징

목련의 신이(辛夷)를 우리의 선비들은 뾰쪽하게 피지 않은 목련의 꽃송이를 나무붓이라 하여 목필(木筆)이라 불렀다. 목련은 꽃이 피기 전에 꽃봉오리가 붓을 닮아 '목필(木筆)' · 꽃 하나하나가 옥돌 같다 하여 '옥수(玉樹)' · 꽃조각 모두가 향기가 있다 하여 '향린(香鱗)' · 백목련은 옥돌로 산을 바라보는 것 같아서 '망여옥산(望如玉山)' · 눈이 오는데도 봄을 부른다 하여 '근설영춘(近雪迎春)' · 꽃이 옥 같다 하여 '옥란(玉蘭)' · 향기나는 난초라 하여 '목란(木蘭)' 등으로 부른다.

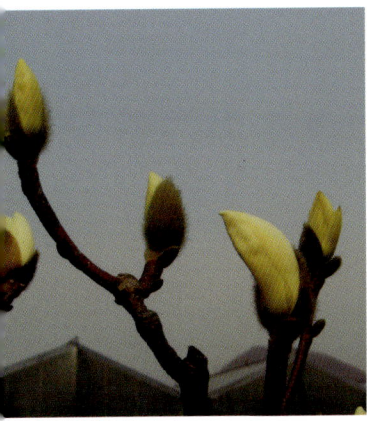 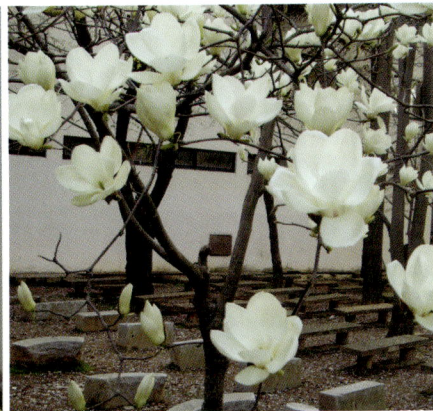 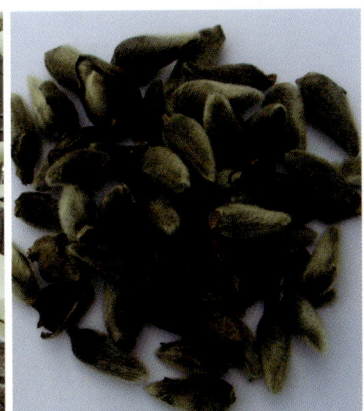

목련 꽃봉오리 　　　　백목련꽃 　　　　약재(신이)

▶ **채취**

1. 꽃, 꽃봉오리.
2. 겨울~이른봄에 싹이 나기 전에 꽃봉오리를 채취하여 햇볕에, 꽃은 활짝 피었을 때 채취하여 그늘에 말려서 쓴다.

▶ **효소 만들기**

봄에 꽃을 통째로 따서 항아리에 넣고 황설탕으로 만든 시럽이나 황설탕 80%를 재어 밀봉하여 100일 동안 숙성시킨 후 3개월~1년 이상 숙성시킨 후 효소 1에 생수 5를 희석해서 먹는다.

▶ **식용**

봄에 꽃을 통째로 따서 한잎씩 뜯어 찹쌀로 묻혀 튀김으로 먹는다.

▶ **이용 및 효능**

1. 한방에서 신이(辛夷)라 부른다. 비염을 다스리는 데 다른 약재와 처방한다.
2. 감기로 인한 코막힘 · 만성비염 · 축농증 · 소염 · 고혈압 · 복통 · 불임.

▶ **금기** _ 수피와 나무껍질 속에는 '사리시보린'의 유독 성분이 있다.

▶ **약리 작용** _ 혈압 강하 · 항균 작용.

> >>> 팁　전통 의서에서 콧병에는 신이(辛夷)가 아니면 소용이 없다고 할 정도로 귀한 약재로 알려져 있다.

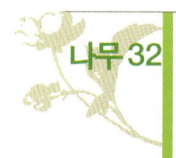

개나리 (물푸레나무과)

· 학명 : Forsythia koreana (Rehder) Nakai
· 한약명 : 연교(連翹)   · 다른 이름 : 연교경엽

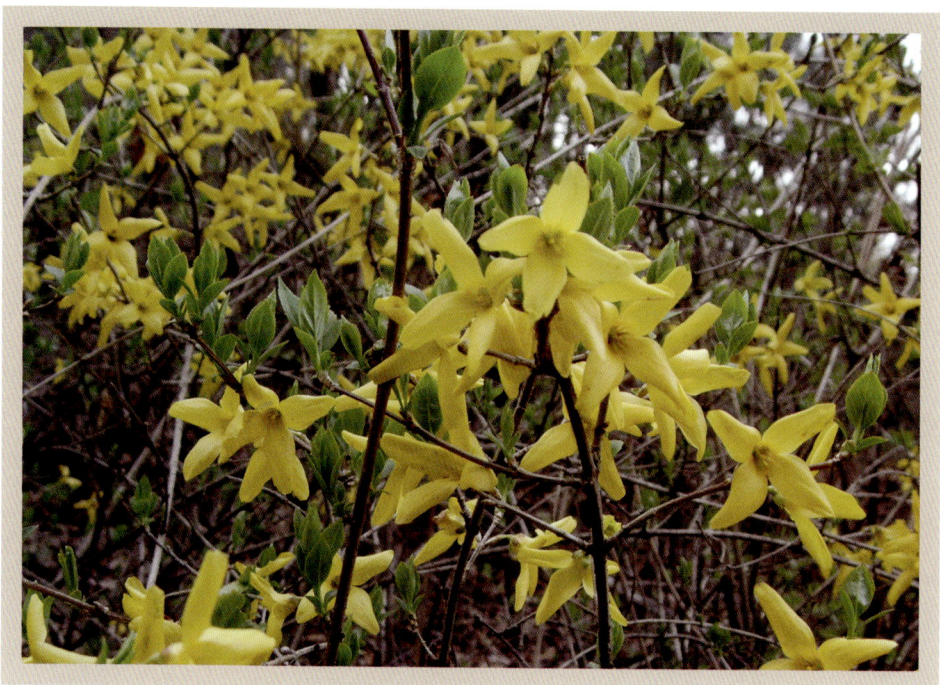

· **분포지** : 전국의 마을 근처나 산기슭   · **초장** : 3m 정도   · **생육상** : 갈잎떨기나무   · **개화 시기** : 4월 황색   · **채취 시기** : 9월   · **형태** : 개나리는 물푸레나무과의 갈잎떨기나무로 잎은 마주남, 꽃은 4월에 잎 겨드랑이에 1~3개씩 백색으로 피고, 열매는 9월에 달걀 모양의 삭과로 여문다.

▶ **채취**
1. 열매·잎·줄기.
2. 가을에 열매를 따서 쓰고, 줄기와 잎을 수시로 따서 말려서 쓴다.

▶ **효소 만들기**
봄에 꽃과 어린순을 따서 항아리에 넣고 황설탕으로 만든 시럽이나 황설탕 80%를 재어 밀봉하여 100일 동안 숙성시킨 후 3개월~1년 이상 숙성시킨 후 효소1에 생수5를 희석해서 먹는다.

▶ **식용**
1. 봄에 어린순을 따서 끓은 물에 데쳐서 나물 무침으로 먹는다.
2. 봄에 꽃을 따서 찹쌀을 가루내어 묻어서 튀김으로 먹는다.

▶ **이용 및 효능**
1. 한방에서 연교(連翹)라 부른다. 종기를 다스리는 데 다른 약재와 처방한다.
2. 민간에서 종기에 잎을 따서 짓찧어서 환부에 붙인다.
3. 열매(청열·해독·산결·소종·옹창 종독·나력)·줄기와 잎(심폐 적열).

▶ **약리 작용** _ 항균 작용·암 세포 성장을 억제 작용.

개나리와 농부

> >>> 팁 포도는 인체의 병증을 치료하는 놀라운 혈액 정화 능력을 가지고 있다. 포도에는 많은 영양소가 골고루 함유되어 천연 식이 요법을 할 때 인체에서 부족되기 쉬운 영양소를 공급하여 준다. 포도에는 인간이 생명을 유지하는 데 필요로 하는 영양소를 골고루 갖추고 있다. 그래서 포도는 혈액 정화 능력을 갖고 있어 동맥 경화 등을 방지하는 데 좋고, 포도를 자주 먹으면 몸이 산성화되는 것을 막고 성인병을 방지하는 데 도움이 된다.
>
> 화를 자주 내는 사람은 55세 이전에 심장병에 걸릴 가능성은 3배, 심장 마비에 걸릴 가능성은 5배나 높다. 화를 내면 카테콜아민(catecbolamine)이란 신경 전달 물질이 분비되면서 혈관이 좁아진다. 혈관이 좁아지면 심장 박동수와 혈압이 높아진다. 이런 현상이 습관적으로 되풀이되다 보면 심장 질환에 걸리기 쉽다.

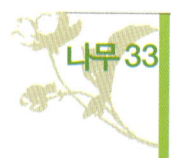

나무 33 고욤나무 (감나무과)

- 학명 : Diospyros lotus L.
- 한약명 : 군천자
- 다른 이름 : 깨감 · 콩감 · 도토리감 · 나도감

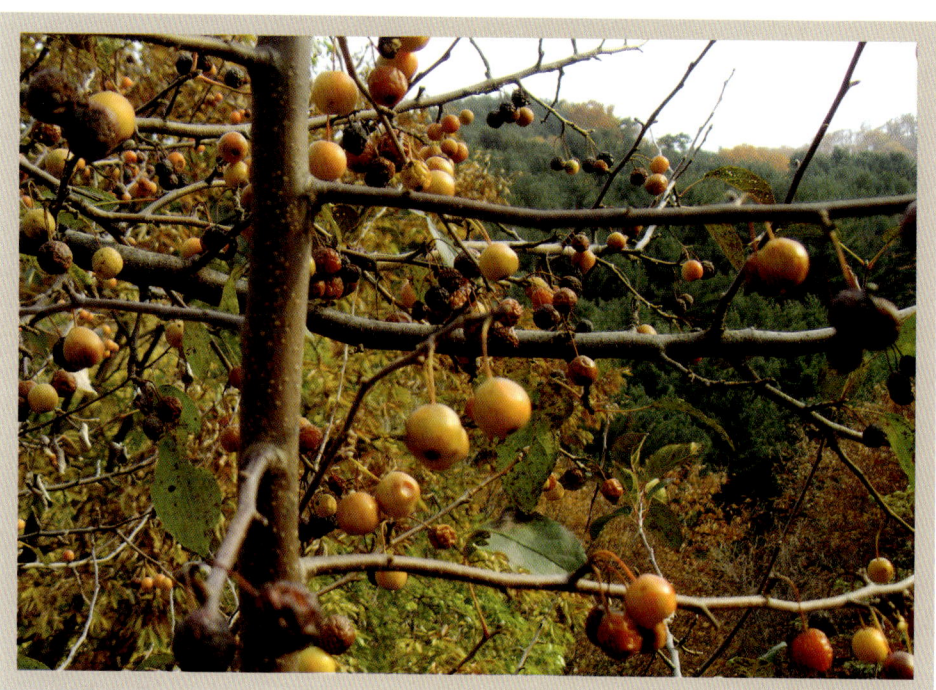

- **분포지** : 중부 이남 과수로 재식 **초장** : 10m 정도 **생육상** : 갈잎큰키나무 **개화 시기** : 6월 황색 **채취 시기** : 10월 **형태** : 고욤나무는 감나무과의 갈잎큰키나무로 꽃은 6월에 암수 다른 그루가 황색으로 피고, 열매는 10월에 둥근 황흑색 장과로 여문다.

상징

우리나라에서는 고려 인종(仁宗) 때 '고욤'에 대한 기록이 있는 것으로 보아 당시 감이 재배되었던 것으로 보인다. 우리 조상은 전통적으로 '100년 된 감나무에는 감이 1,000개 열린다' 하여 집 안에 심었다. 조선 시대에 들어와서는 건시(乾枾)와 수정과에 대한 기록이 있고 『동국여지승람』에서 감의 주산지가 기록되어 있을 정도로 널리 재배되었다. 일찍부터 임금에게 올리는 진상물에 감이 포함되어 있었고, 의식(儀式)이나 제물(祭物)로 올려졌다. 고욤은 감나무 가지에 접을 붙이면 튼실한 감이 된다. 감나무는 그냥 심으면 땡감만 열린다.

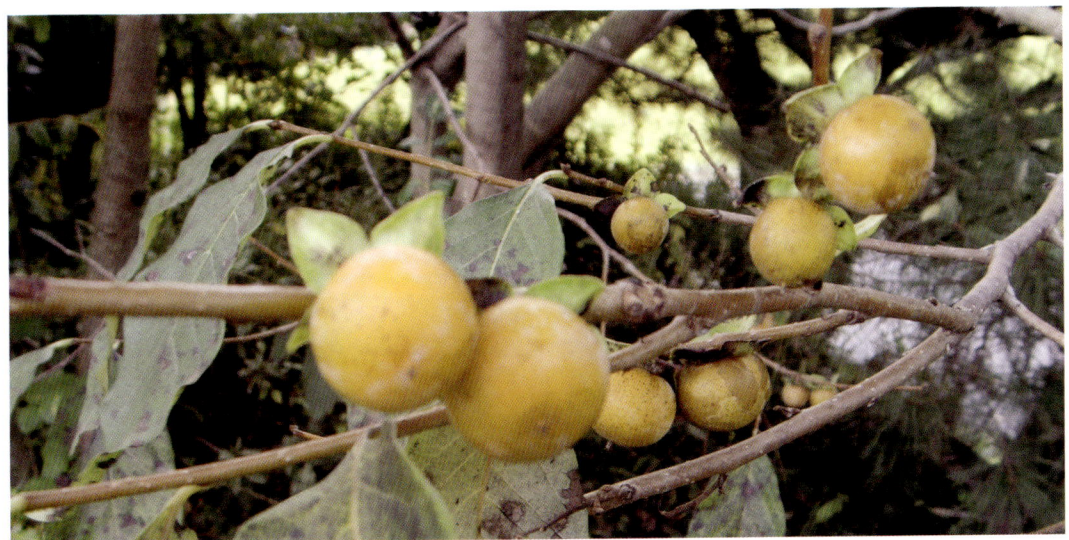
열매

▶ 채취
1. 열매.
2. 10월에 성숙된 잘 익은 열매를 따서 즙을 짜서 쓴다.

▶ 효소 만들기
가을에 성숙된 열매를 따서 반으로 잘라 항아리에 넣고 황설탕으로 만든 시럽이나 황설탕 80%를 재어 밀봉하여 100일 동안 숙성시킨 후 3개월~1년 이상 숙성시킨 후 효소 1에 생수 5를 희석해서 먹는다.

▶ 식용
가을에 성숙된 열매를 따서 과육만 먹는다.

▶ 이용 및 효능
1. **한방**에서 군천자(桾櫏子)라 부른다. 열을 다스리는 데 다른 약재와 처방한다.
2. **민간**에서 딸국질에 먹는다.
3. 지갈 · 한열.

> >>> 팁 잘못된 식생활이 건강을 해친다. 불에 탄 고기나 생선을 먹으면 우리 몸에 유해한 산소가 생기고 이 유해 산소가 유전자를 파괴해 우리 몸을 병들게 한다. 고지방 식사를 많이 할수록 두뇌에 끼는 독성 단백질도 그 만큼 더 많이 늘어나 치매 위험이 7배나 증가한다.

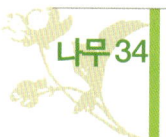

나무 34 유자나무(운향과)

- 학명 : Citrus junos Sieb.
- 한약명 : 등자(橙子) · 다른 이름 : 유자

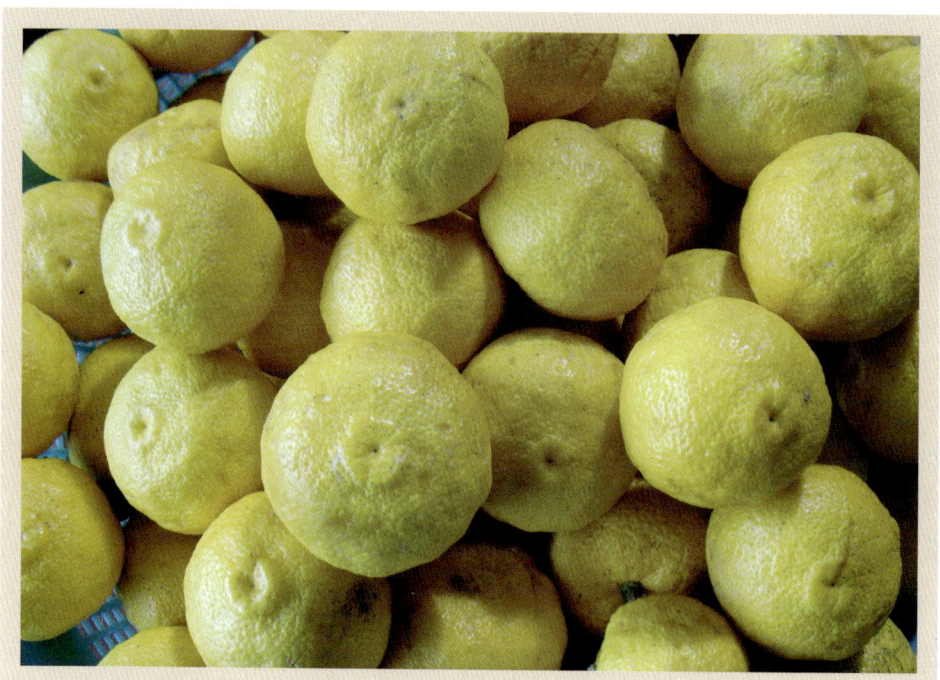

· **분포지** : 남부 지방(진도·해남·고흥) 및 제주도 · **초장** : 4m 정도 · **생육상** : 늘푸른떨기나무 · **개화 시기** : 5월 흰색 · **채취 시기** : 가을 · **형태** : 유자나무는 운향과의 늘푸른떨기나무로 꽃은 5월에 흰색으로 잎 겨드랑이에 1~2개씩 피고, 열매는 편구형 장과로 여문다.

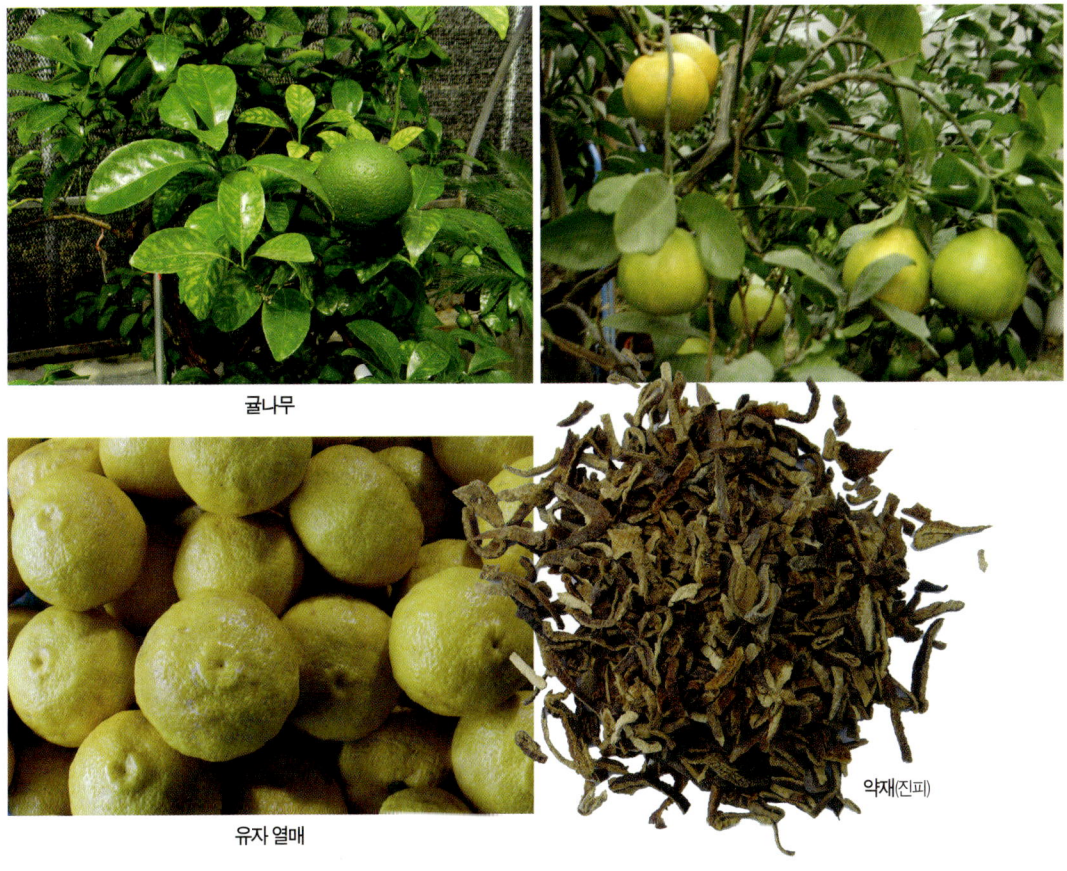

귤나무

유자 열매

약재(진피)

▶ 채취
1. 열매 · 열매 껍질 · 과핵(果核).
2. 가을에 줄기를, 가을에 노랗게 잘 익은 성숙된 열매를, 겨울에 뿌리를 캐어 햇볕에 말려서 쓴다.

▶ 효소 만들기
노랗게 잘 익은 성숙된 열매를 따서 항아리에 넣고 황설탕으로 만든 시럽이나 황설탕 80%를 넣고 밀봉하여 100일 동안 발효시킨 후 3개월~1년 이상 숙성시킨 후에 효소1에 생수5를 희석해서 먹는다.

▶ 이용 및 효능
1. 한방에서 등자(橙子)로 부른다. 과핵(果核)을 원기 회복에 다른 약재와 처방한다.
2. 민간에서 열매 껍질을 말려서 차로 달여 먹거나 열매를 생으로 먹거나 유자를 꿀에 재어 먹는다.
3. 열매 및 열매 껍질(구토 · 숙취 · 급체) · 과핵(산기 · 임병 · 요통).

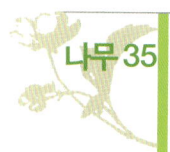

나무 35 왕벚나무(장미과)

- 학명 : Prunus yedoensis Matsumura
- 한약명 : 산앵도(山櫻桃)   · 다른 이름 : 벚나무

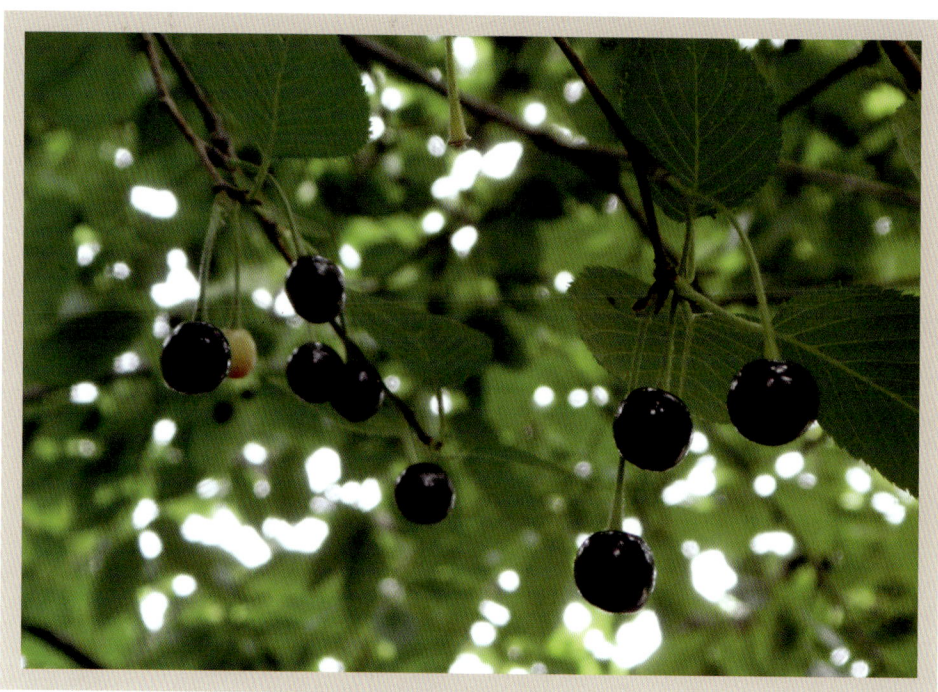

· **분포지** : 전국   · **초장** : 3m 정도   · **생육상** : 갈잎큰키나무   · **개화 시기** : 4월 연한 홍색
· **채취 시기** : 6월   · **형태** : 왕벚나무는 장미과의 갈잎큰키나무로 꽃은 4월에 잎보다 먼저 산방화서 연한 홍색으로 피고, 열매는 6월에 둥글게 흑색으로 여문다.

〉〉〉 상징

벚꽃은 동시에 피었다가 일주일 안에 한꺼번에 모두 떨어지기 때문에 단결력과 희생정신의 표상으로 본다. 도교(道敎)에서 벚꽃이 한꺼번에 활짝 피었다가 지기 때문에 화려함의 극치를 이루던 꽃이 한 순간에 지는 모습을 통해 인생무상(人生無常)을 깨닫게 한다.

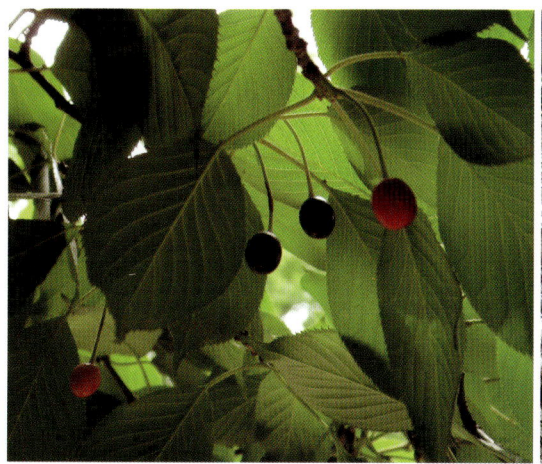
버찌

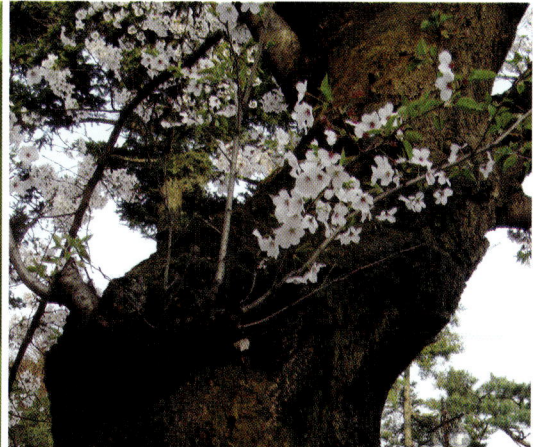
왕벚나무

▶ 채취
1. 속씨, 열매.
2. 7월에 검게 성숙한 열매를 따서 과육과 핵각(核殼)을 제거하고 속씨를 취하여 햇볕에 말려서 쓴다.

▶ 효소 만들기
7월에 검게 성숙한 열매를 따서 항아리에 넣고 황설탕으로 만든 시럽이나 황설탕 80%를 넣고 밀봉하여 100일 동안 발효시킨 후 3개월~1년 이상 숙성시킨 후에 효소1에 생수5를 희석해서 먹는다.

▶ 이용 및 효능
1. 민간에서 7월에 검게 성숙한 열매를 따서 술에 담가 3개월 후에 먹는다.
2. 열매(당뇨병 · 복수 · 생진) · 속씨(해수 · 타박상 · 변비)

>>> 왕벚나무 자생지 이야기   일본에서 왕벚나무 자생지를 찾지 못하고 제주도에 선교사로 온 프랑스 타게 (Taquet) 신부는 1908년 4월 15일 한라산 북쪽 관음사(觀音寺) 부근의 숲 속에서 왕벚나무를 발견하여 1912년 독일인 식물학자 퀘흐네(koehne)에 의해 세계 학계에 정식 학명이 등록되어 제주도가 왕벚나무 자생지임을 알렸다.

Enzyme

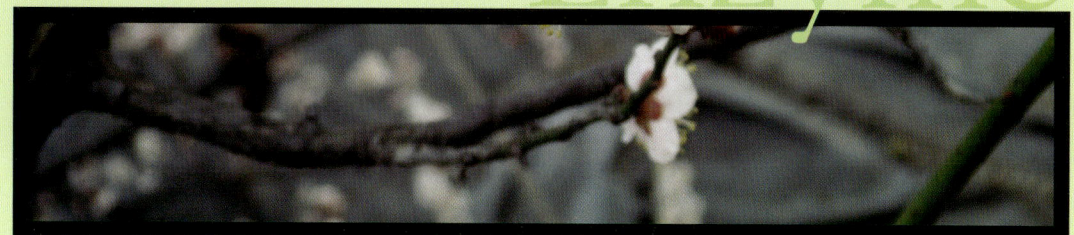

| 부위별 상징 | 약용 식물 이야기 | 먹어서는 안되는 독풀 |

제3장 식물 이야기

부위별 상징

1. 나무(木)

인간은 100세의 수명 시대에 살고 있지만, 나무는 1,000년을 넘겨 사는 것이 수없이 많다. 나무의 생명력과 정기(精氣)인 생명력에 놀라지 않을 수 없다. 인간에게 가장 도움을 주는 유익한 벗이 나무이다. 사람은 나무와 더불어 삶을 한다. 나무에서 생명에 필요한 공기나 신약(新藥)을 얻고 심신(心身)의 평안을 얻는다. 나무는 세상의 피조물에게 공평하게 쉼터를 제공하기도 하지만, 공해와 소음으로부터 보호해 주고, 홍수와 가뭄을 예방하기도 한다. 또한 숲에서 나뭇잎을 통해 산소를 공급하고, 대기의 온도를 조절해 주고, 살아 있는 생명체는 숲의 영향을 받는다. 인간에게 유익한 벗이며 생명생태계이기 때문에 우리는 나무에게서 삶의 지혜를 배워야 한다.

▼ 느티나무와 휴식

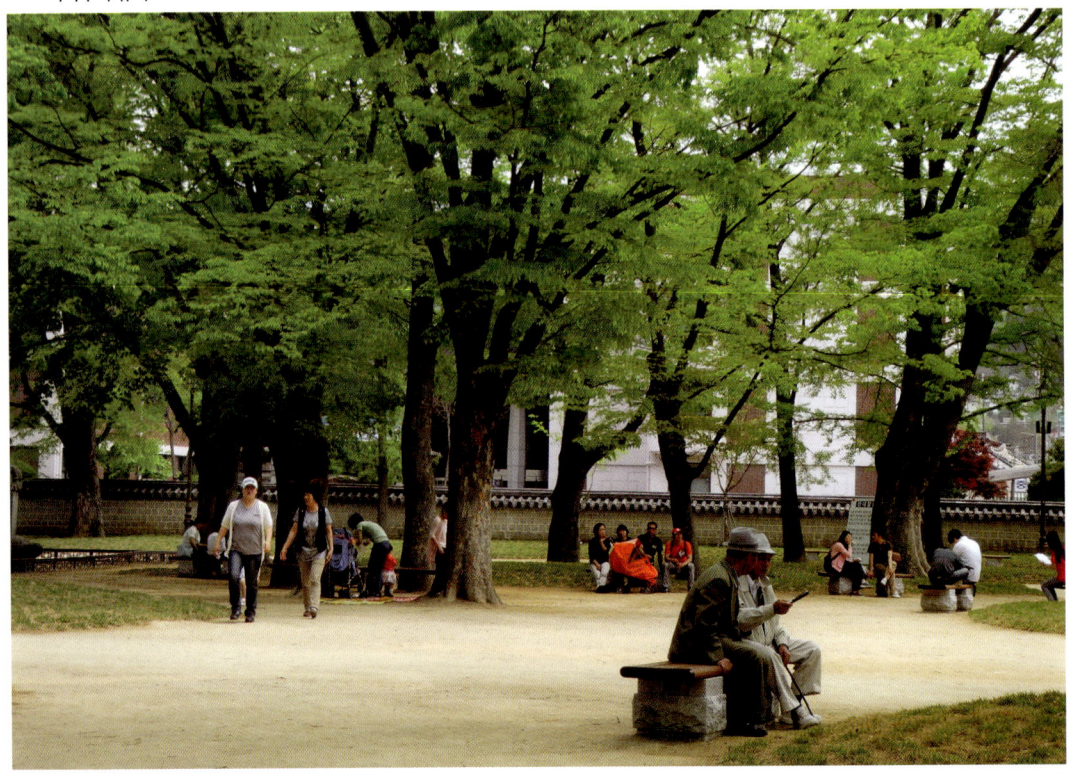

오늘날 식물이 경외의 대상이 될 수 있었던 것은 효능 못지않게 이용상 시행착오에서 오는 두려움과 식물의 신비에 대한 상징성 때문이다. 인간은 식물이나 열매들이 갖고 있는 신기한 효능에 대하여 눈을 뜨고 아플 때 사용하는 지혜를 얻게 되었다.

고대인들은 나무에 대하여 어떻게 생각했을까? 나무는 하늘과 땅을 연결하는 우주수(宇宙樹)라는 관념으로 보았고, 계절의 변화 속에서도 변함없는 자연의 리듬을 함께하고 있기 때문에 생명을 의미하는 상징으로 보았다. 나무는 다른 생명체보다 키가 크고 땅 속 깊이 뿌리를 내리고, 한 곳에서 수천 년을 자라기 때문에 신성시 되고, 나무의 왕성한 재생력으로 등장하고 나름대로 자기만의 독특한 이미지와 특색이 있어야 사람들의 관심을 끌 수밖에 없다.

전 세계적으로 나무는 신화와 민담으로 발견되는 상징적인 특징 속에서 생명의 나무, 신수(神樹:신성한 나무), 죽음과 재생의 나무, 세계의 축(軸)으로써의 나무, 모성적 속성과 남성적 생산성을 갖추고 있는 나무, 지혜의 나무, 희생의 나무 등으로 묘사되고 있다. 이집트의 신화에서 하늘의 여신 하토홀이 한 그루 수목의 형태가 되어 묘지(墓地)에 사는 사자(死者)가 새에게 먹거리를 제공하는 묘사는 유명하다.

원시 시대 이후 사람들은 숲과 나무가 인간의 삶과 죽음까지 관련이 있는 것으로 보았다. 산림이 무성한 숲에서 신(神)이 존재한다고 믿었고, 다양한 식물의 꽃과 과실 등은 신(神)의 선물이라고 믿었다. 나무는 민간 신앙의 여러 신령 중에서도 숭상의 대상이자 두려움의 대상이었다. 동네 입구의 당산나무를 함부로 베면 목신(木神)이 노(怒)하여 병이나 재해를 당할 수 있다는 속신을 믿었고, 신성한 나무에 발문(跋文)을 새끼줄로 엮고, 한지(韓紙)를 꽃처럼 나뭇가지에 매달거나 새끼줄을 치고 5색 천을 사이사이에 매달기도 한다.

각 나라와 민족이 나무에 대하여 상징하는 것이 다양하다. 고대 독일 작센족은 우주를 지탱하는 나무를 신성시하며 우주를 상징한다. 우리나라 민담과 전설에는 나무의 신성함과 평안과 풍요를 기원하는 풍습이 있고 나무는 인간 심성의 정신적 에너지·생명력·지향성을 상징하고 있다.

땅에서 지기(地氣)와 수액[1]을 높이 100m 정도까지 운반하는 기술은 나무만이 가지고 있다. 나무는 거친 껍질과 수피(樹皮)[2]로 둘러싸여 속부분인 나이테가 세월을 말하고, 나무의 속은 독성이 강한 천연방부제를 생산해서 자신의 몸을 지킨다. 나무는 때가 되면 버리고 빈 마음으로 삶을 살지만, 대부분의 사람은 비

---

1) 나무 뿌리에서 줄기로 빨아 올린 물을 말한다. 수액에는 나무의 양분이 담겨 있다.
2) 수피는 미생물이나 세균의 침입을 막아내는 일종의 나무의 갑옷으로 이해하면 된다.

우기보다는 채우는 것을 좋아한다. 나무에서 공기와 신약은 생명을 유지하는 데 없어서는 안 되는 물질이고, 삶에서 필요한 것을 나무에서 얻는 것이다.

2. 꽃(花)

한 국가가 나라꽃으로 삼는 이유는 꽃의 상징성을 통해 나라 정신을 간직하고 높이는 데 있다. 사람에게는 인품(人品), 꽃에는 화품(花品)이 있듯이, 집 안의 정원 뜰에 무슨 꽃을 심었는지를 보고 그 가품(家品)을 평가하기도 했다. 우리 조상은 "매화를 선녀(仙女), 벚꽃을 숙녀(淑女), 해당화를 기녀(妓女), 버드나무를 재녀(才女)"라고 비유했듯이 나무는 문학에서 중요한 소재였고, 꽃이 피는 한 순간이 아름답기 때문에 삶의 소재로 묘사되고 등장한다.

인간은 해마다 꽃이 피고 지는 것을 보고 생명의 근본을 알게 되었다. 꽃들은 우리가 볼 수 없는 패턴을 가지고 있으며 우리가 상상할 수 없는 빛깔을 반사해 낸다. 사람들은 꽃이 향기를 풍기고 꽃이 아름답다는 것을 안다. 그래서 사랑하는 사람이나 죽은 사람에게 꽃을 바친다. 인간의 관점에서 볼 때 세상에서 꽃이 없다면 세상은 죽은 것이나 다름없다.

동백꽃

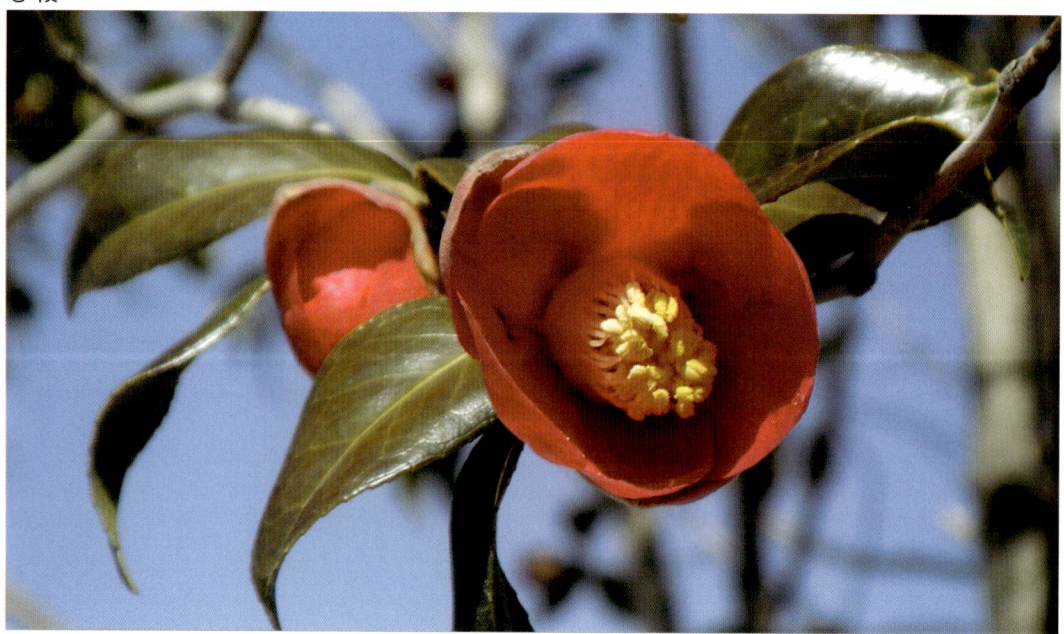

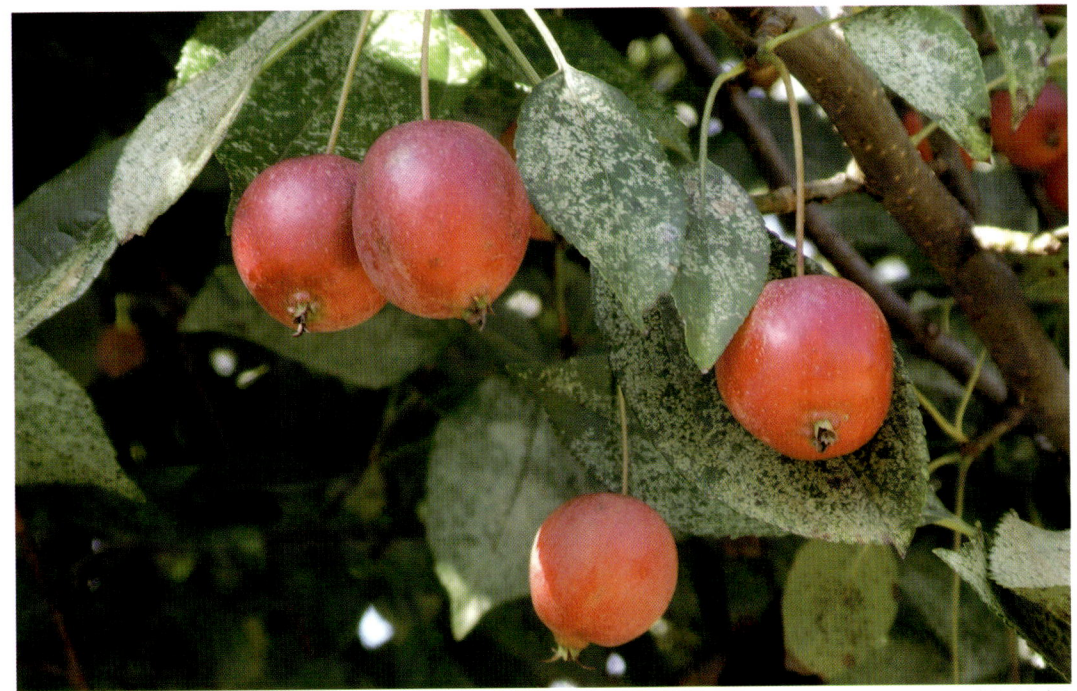

애기 사과나무

꽃은 인간에게 탄생과 부활·희망·생명을 상징한다. 꽃은 빛과 생명에 대해 신비적인 관계를 하고 있으며, 성전(聖殿)과 다른 신(神)들의 상이나 묘지 등에 꽃으로 장식한다. 꽃에서 향기를 추출한다. 사람들은 장미꽃 같은 향기를 원하고 향수 등으로 자신을 치장하기도 한다.

꽃의 화환은 승리의 상징이다. 전쟁에서 깨끗한 승리를 거두어 승리자로서 불멸의 왕관을 쓰고 꽃으로 승리를 보상하였다. 그래서 고대인들은 꽃과 잎, 가지로 만든 화환에는 주술적인 힘이 있다고 생각하게 되었다. 단테의 『신곡』〈천국편〉에서 구속받은 사람들의 무리를 한 송이의 거대한 장미의 형태로 묘사했고, 중세의 시인들은 꽃의 여왕인 장미는 순교자를, 겸양의 상징인 제비꽃을 구속자에 결부시키기도 했다. 꽃다발은 생명과 사후의 상징으로써 죽은 사람의 제사에서 일익을 담당하기도 한다.

3. 과실(果實)

식물의 과실이 상징하는 의미는 다양하다. 우리나라에서는 결혼식 폐백을 할 때 풍요와 다산을 위해 대추를 신부의 치마에 던진다. 유대인의 결혼식에서 신랑신부가 행진을 할 때 호두열매를 던지는 풍속은 호두의 단단한 껍질과 그 안의 알이 단단하게 얽혀 있기 때문에 부부의 끈끈한 사랑과 화합을 상징한다. 오늘날에도 어린이 돌반지에는 복숭아 모양을 새겨 건강과 장수의 염원을 기원하고 있다.

사랑하면 사과를 빼 놓고 논할 수 없다. 사과는 붉은색과 하트 모양을 닮아 연인과 친구 간에 사랑을 상징하기 때문에 사과를 주는 행위는 사랑의 고백을 의미한다. 또한 예로부터 경칩날 여자에게는 세 모난 수은행을, 남자에게는 두 모난 암은행을 보내 사랑을 표현하기도 했다.

제사상의 주된 과일은 대추(棗:조), 밤(栗:율), 감(柿:시), 배(梨:리)이다. 대추 열매는 음식의 고명이나 관혼상제와 제사에는 반드시 모양이 좋은 것을 공물로 귀하게 썼다. 제사를 지낼 때 '조동율서(棗東栗西)'라 했듯이 대추는 동쪽에, 밤은 서쪽에 놓고 제사를 지냈다. 우리 조상은 황금빛이 나는 감의 껍질 색깔 속에 신선(神仙)이 마시는 물이 들어 있다 하여 잘 익은 감을 금의옥액(金衣玉液)이라 했다.

▼ 띳두릅

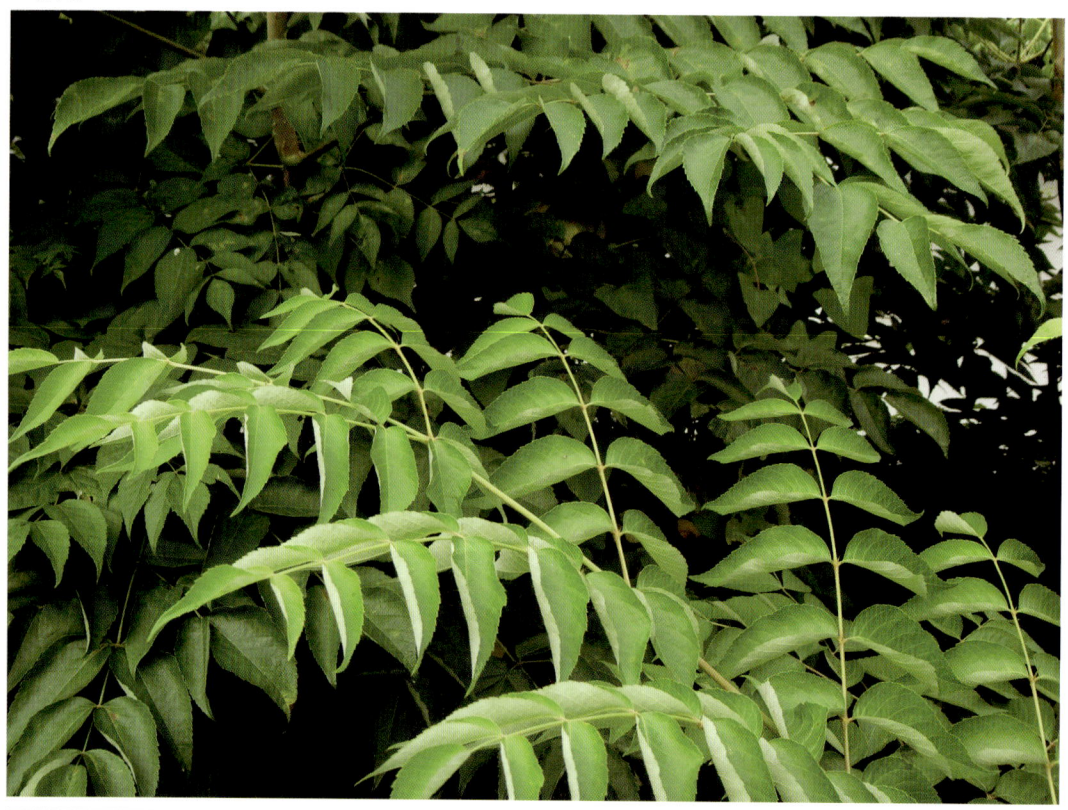

과실은 생명을 유지하기 위한 산물인 동시에 은총의 표시였다. 고대인들은 과실에 신(神)이 깃들어 있다고 보았기 때문에 풍요와 생명을 상징한다. 예부터 대추 열매의 붉은빛은 강한 생명력(生命力)과 영원한 청춘(靑春)의 표상으로 보았다. 열매가 많이 열리는 대추나무·감나무, 석류나무 열매 안에 많은 종자, 포도나무 가지 하나에 많은 열매를 맺는다 하여 열매는 풍요와 다산(多産)을 상징한다. 식물의 열매를 보고 식물학자는 품종을 생각하고, 재배자는 가격을 생각하고, 예술가는 색채를 생각한다고 한다.

4. 순(筍)

고대로부터 인간은 해마다 나무의 가지에서 똑같은 새 순이 나오는 것을 신비하게 생각하였다. 식물이 경외의 대상이 될 수 있었던 것은 효능 못지않게 이용상 시행 착오에서는 오는 두려움과 식물의 신비에 대한 상징 때문이다. 나무의 순(筍)은 미래로 성장을 의미한다.

세월이 흐르면서 풀과 나무 열매를 따서 양식을 삼으면서 그 풀이나 열매들이 갖고 있는 신기한 효능에 대하여 눈을 뜨고 아플 때 사용하는 지혜를 얻게 되었다. 성서 시대에 여성들은 나뭇 가지로 자신을 치면 자식이 복(福)을 받는다는 속설을 믿었고, 고대 메소포타미아에서는 종려나무 가지와 꽃을 꽂은 화병 모양의 대(臺)가 제단의 역할을 하기도 했다.

B.C. 2700년경에 중국에서는 『신농본초경(神農本草經)』으로 식물을 체계적으로 기록하였고, 고대 이집트에서 파피루스에 약초에 사용법이 기록되어 있었으며, B.C. 2,000년경에 바빌론의 수메르인들이 수많은 식물을 점토판에 새겨 남겼고, 메소포타미아의 고대의서에서도 약용 식물에 대한 기록이 있는 것으로 보아 오래전부터 자연에서 자생하는 풀이나 열매 등을 약초로 사용하였음을 알 수 있다.

우리나라 속설에는 감나무 가지와 복숭아나무로는 회초리를 만들지 않았는데, 이는 복숭아나무 회초리로 자식을 때리면 자식이 미친다고 믿는 속설 때문이다. 무당들이 귀신을 쫓을 때 동도지(東桃枝)를 꺾어 들고 휘둘러 대는 이유는 귀신들이 동쪽으로 뻗는 복숭아나무 가지를 가장 무서워하기 때문이다. 그리스와 로마에서 올리브잎으로 만든 사자(死者)의 환(環)은 죽은 자가 묘에서 평안히 잠잘 수 있게 하기 위함이었다.

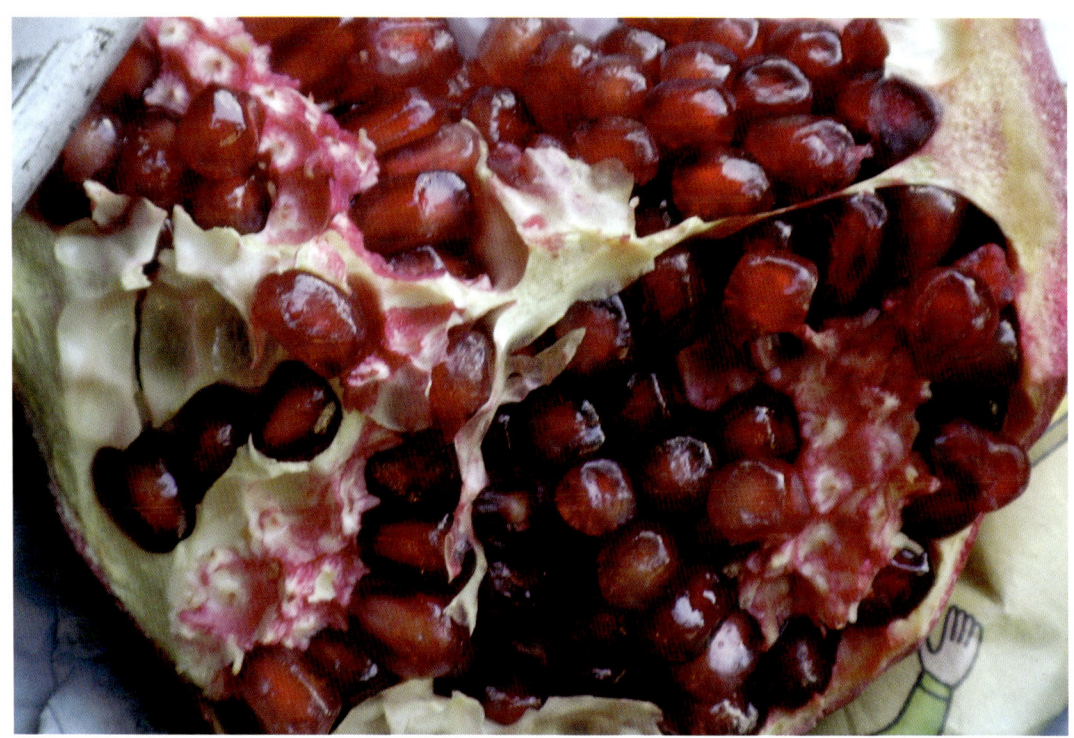

석류 씨앗

5. 종자(種子)

　씨는 땅에 묻혀 죽어서 다시 살아나는 재생과 부활을 가져다준다. 고대로부터 종자(種子)는 풍요·부활·성장·남성을 상징하기도 하지만 번식과 자손을 상징한다. 일반적으로 씨는 식물이나 동물의 종자로서 알과 동일시되어 생명의 모체·조상·혈통·사물의 근본 등의 의미를 지닌다. 씨앗에는 많은 영양분이 있어 사람에게 에너지원이 된다.

　『본초강목(本草綱目)』에 살구씨를 이용한 치료법이 2백여 가지나 기록되어 있다. 동쪽으로 뻗은 가지에 달린 살구 열매 다섯 알을 따 씨만을 동쪽으로 흐르는 물에 담가 두었다가 이른 새벽에 먹으면 오장(五臟)의 병증을 씻어 내고 육부의 풍을 몰아내어 눈이 밝아진다고 기록되어 있다.

　대부분의 식물은 종자에서 싹이 나올 때 종자 껍질을 밀고 올라온다. 밤은 애섬〔立子〕을 뜻하고 1개의 주머니에 여러 개가 의좋게 들어 있어서 형제 간의 우애(友愛)를 뜻한다. 밤나무는 뿌리와 줄기의 중간 부분에 오랫동안 껍질을 그대로 매달고 있다. 그래서 사람들은 자기가 낳은 근본, 즉 조상을 잊지 않는 나무라 해서 제사상에도 밤을 꼭 올리고 사당의 위패를 만들 때도 밤나무 목재를 쓴다.

약(藥)이라는 한자는 태양(日)의 빛을 받아 자라난 어린 풀(草)과 나무(木) 자로 조합한 글자다. 고대 갑골문을 보면 약(藥)자는 즐거울 낙(樂)으로 조합된 글자로 '즐거움을 주는 풀'로 해석한다. 현재 우리가 먹는 약의 대부분은 식물에서 얻고 있다. 지구상에는 인간과 더불어 살아가는 식물 자원이 약 50만 종이 넘는다. 식물 자원을 잘 활용할 수 있다면 장수에 대한 꿈도 어느 정도 실현될 것이다. 우리나라는 광물 자원은 부족하지만 생물 자원은 국토 면적에 비해서 풍부하다. 지구 전체 면적의 0.18%밖에 안 되지만 사계절이 뚜렷하고 우리 땅에서 살아가고 있는 생물 자원의 종류는 국토 면적에 비해 8배나 많다.

▼ 살딸 나무 뿌리

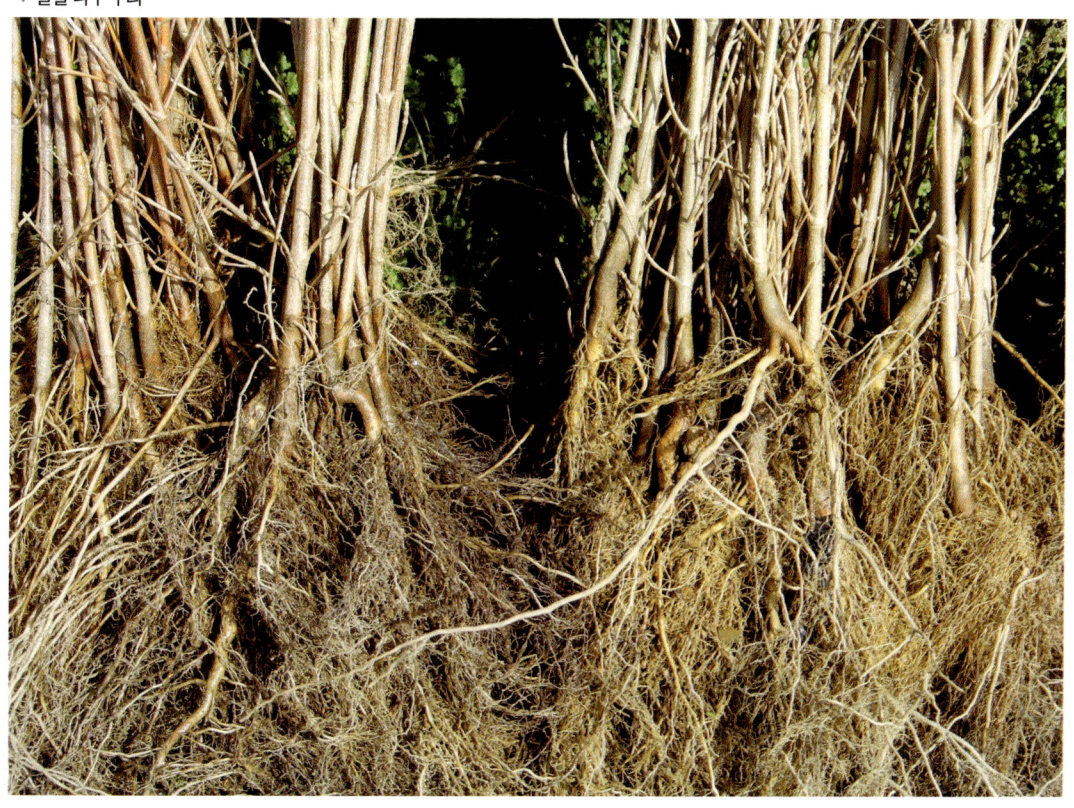

6. 뿌리(根)

　　근본의 '본(本)'은 나무가 땅에 뿌리를 내린 모습이고, 휴식(休息)의 '휴(休)'는 나무(木) 옆에 사람(人)이 나무에 기대어 있는 형상이다. 그래서 예부터 밤나무는 근본(根本)을 잊어버리지 않는 나무로 알려져 있어 사당(祠堂)이나 묘(廟)에 두는 위패(位牌)를 만들었다.

　　고대로부터 뿌리는 모든 존재의 근원을 상징한다. 세상에 존재하는 것은 뿌리가 있다. 그래서 뿌리는 생명의 원천이고 현실적 토대를 의미한다. 따라서 근원적으로 뿌리가 튼튼해야 생명력이 왕성할 수 있다. 뿌리는 사물의 근본이나 역사의 유구함을 상징한다. 우리 속담에 '뿌리 없는 나무에 잎이 필까?'와 '뿌리 없는 나무는 없다'는 말은 무엇이든 원인과 근본이 있게 마련이라는 깊은 뜻이 담겨 있다.
　　식물이 싹 트고 꽃 피고 열매 맺는 데는 각기 나름의 시계가 있다. 식물은 나무의 가지나 잎이나 꽃이 말라 죽어도 뿌리만 살아 있으면 생명을 유지한다. 나무는 줄기가 잘려도 뿌리가 온전하면 다시 살아나기 때문에 새움을 돋는 데서 생명력을 상징한다. 땅에서 지기(地氣)와 수액을 높이 100m 정도까지 운반하는 기술은 나무만이 가지고 있다. 식물은 한 번 뿌리를 내리면 이동할 수 없기 때문에 생명을 유지하기 위하여 다양한 종류의 황산화 물질을 고농도로 생산하면서 적극적으로 진화하며 생명을 유지한다.

　　나라마다 사람이 태어나면 나무를 심는 풍속이 있었다. 우리 조상은 아들이 태어나면 소나무를 심었고, 딸을 낳으면 오동나무를 심었다. 사할린의 아이누족도 아이가 태어날 때마다 나무를 심는 풍속이 있고 중미의 아이티에서는 아이가 태어나면 탯줄을 땅에 묻고 그 위에 과일나무를 심는 풍속이 있다.

7. 풀(草)

　　종교적 관념에서 풀은 바람 부는 쪽으로 흔들리기 때문에 통치자의 뜻에 따르는 백성인 민초를 뜻한다. 풀은 빨리 자라서 곧 시들어 버리는 속성 때문에 모든 것이 덧없음을 상징한다. 풀(草)은 척박한 땅에서도 생명력을 잃지 않고 자라기 때문에 이 세상의 덧없음과 무상함을 상징한다. 성경에서는 모든 육체는 풀이요, 그 모든 아름다움은 들(野)의 꽃 같으니 풀은 마르고 꽃은 시들고 떨어진다고 언급하고 있다.

　　프랑스 속담에 건초(乾草)는 현세의 쾌락의 상징으로 나타나지만 결국 풀과 덧없음을 알게 된다고 했다. 이는 사람이 태어날 때는 풀처럼 파릇파릇하게 빛나지만 나이를 먹으면서 시들어 떨어지는 풀에 비유하고

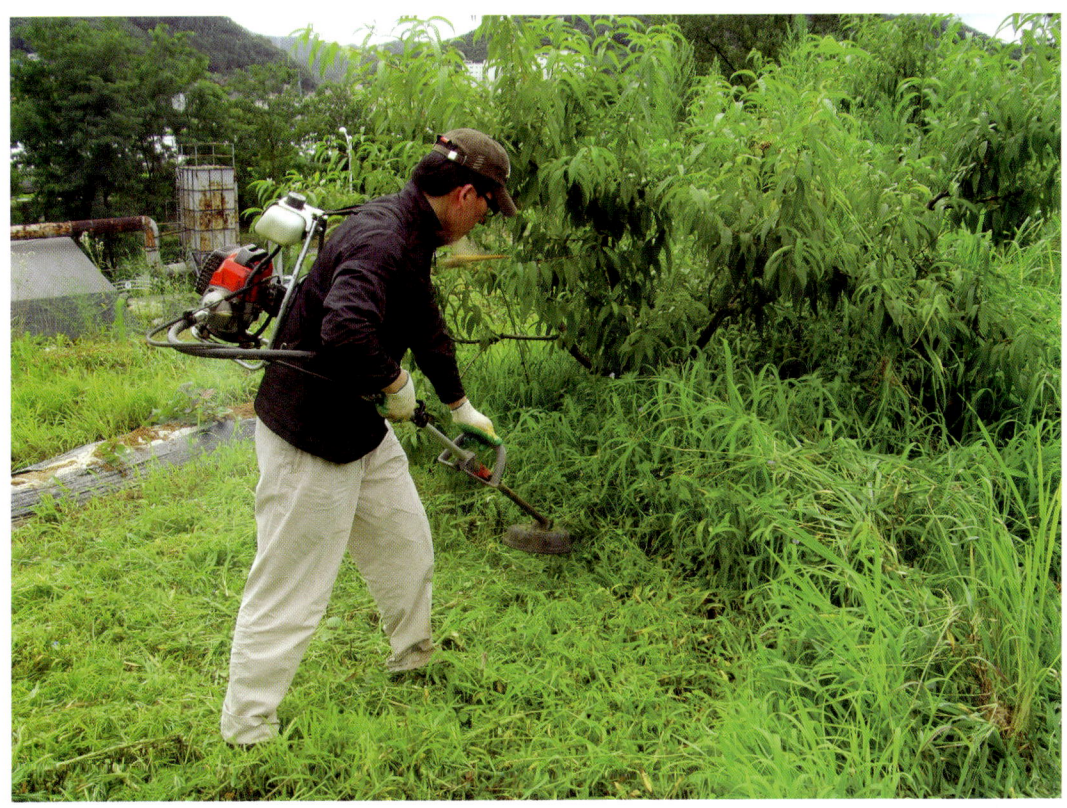
잡초 제거를 하는 모습

있다. 풀 초(++=草) 자는 원래 봄에 지표면을 뚫고 뾰쪽뾰쪽 돋아나는 풀잎을 그린 상형 문자이다. 다 죽었다가도 봄만 오면 또 나는 풀, 봄이 되면 풀잎이 푸른 것은 세월의 무상함을 일깨워 준다. 무속 신화에서 풀은 죽은 사람을 살리는 기사회생(起死回生)의 식물로 등장한다.

풀은 사랑의 보금자리를 상징하고, 로마에서는 협정을 맺을 때 풀을 올려놓고 하는 풍속이 있었다. 고대 그리스에서는 경기의 승리자에게 풀로 된 둥근 테를 만들어 영예의 관(冠)인 월계수와 가지는 명예와 영광을 상징한다. 인생이란 풀처럼 쉽게 자라고 쉽게 시들기 때문에 인생무상의 덧없음을 상징하기 때문에 성경적으로 잘 사는 인생이란 100가지 꽃과 100가지 나무를 알고 풀에 대하여 관심을 갖는 일이다.

약용식물 이야기 01 | 하수오

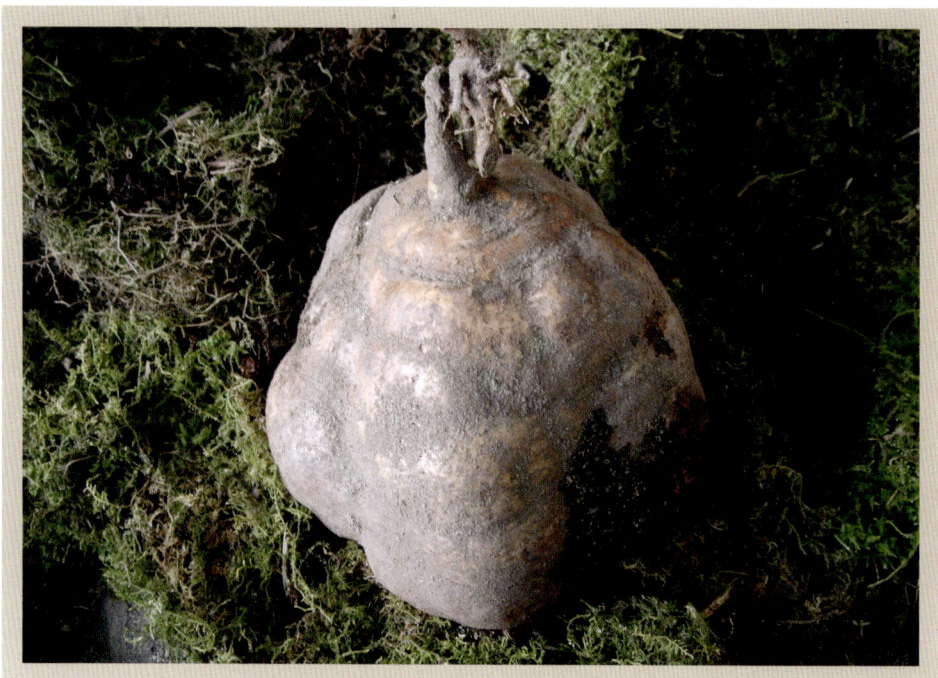

　중국에서 하수오·인삼·구기자를 3대 약초로 꼽는다. 『향약집성방』의 〈신선방(神仙房)〉에서 하수오를 먹고 신선(神仙)이 되는 방법을 논할 정도로 '하수오(何首烏)'라는 사람이 이 약초를 달여 먹고 흰머리가 검게 되고 160살까지 살았다는 장수의 묘약으로 알려져 있다. 예부터 큰 하수오 뿌리를 먹고 수백 년을 살았고, 하수오가 오래 묵으면 어린 소년으로 변신하고 신선이 되었다는 이야기가 구전심수로 전해지고 있어 산삼과 함께 영약(靈藥)으로 본다.

　『동의보감』에서 "하수오를 오래 복용하면 수염과 머리카락이 검어지고 정력이 강해져서 골수가 넘치고 불로장생한다"고 할 정도로 독성이 전혀 없는 생약으로 피를 맑게 하고 원기를 회복하여 회춘을 할 수 있는 것으로 알려져 있다. 최근 약리 실험에서 강심 작용, 장 운동 강화 작용, 장에서 콜레스테롤 흡수 억제 작용, 억균 작용 등이 밝혀졌다.

하수오는 적하수오(赤何首烏)와 백하수오 두 종류가 있다. 적하수오는 붉은 조롱이라고 부르는 덩굴 식물의 뿌리를 말하고, 백하수오는 은조롱이라고 부르는 식물의 뿌리를 말한다.

한방에서 둥근 덩이 뿌리를 하수오(何首烏), 덩이 줄기를 야교등(夜交藤), 잎을 하수오엽(何首烏葉)으로 부른다. 한방에서 하수오는 간(肝)과 신장(腎臟)의 기능의 부족으로 원기를 보(補)하고 약재로 쓰고 있으며, 생것으로 학질을 치료하고, 종기를 치료하고 해독을 하는 데 쓰고, 동맥 경화를 막는 데 쓰고, 주로 강장·강정·보혈 작용에 쓴다.

민간에서 가을~겨울에 뿌리를 통째로 캐어 햇볕에 말려서 잘게 썰어 차(茶)로 달여 먹거나 술을 담가 먹거나 가루내어 찹쌀로 배합해서 환으로 만들어 먹는다.

하수오는 간 기능을 돕는 대표적인 한약재로 간장의 효소를 활성화시켜 지방을 쉽게 분해하여 간세포의 재생력이 뛰어나고 부작용이 전혀 없는 약초이기 때문에 원기가 부족한 사람이 상복하면 좋다.

하수오에는 '레시틴' 이라는 성분이 있어 내분비선을 향상시키기 때문에, 흰 머리 때문에 고민을 하는 사람은 하수오 200g+참깨 200g+꿀을 섞어 걸쭉해지면 하루에 세 숟갈을 먹으면 효과를 볼 수 있다.

평소에 기혈이 부족하고 몸이 허약한 사람, 혈허증, 간장과 신장이 기능의 허약으로 허리와 무릎이 좋지 않은 사람, 가슴이 두근거리는 사람, 불면증이 있는 사람, 변비가 있는 사람, 머리카락이 일찍 희어지는 사람 등이 하수오환을 만들어 하루에 2~3번 20~30알 정도 상복하면 좋다.

약용 식물 이야기 02 | 삼지구엽초

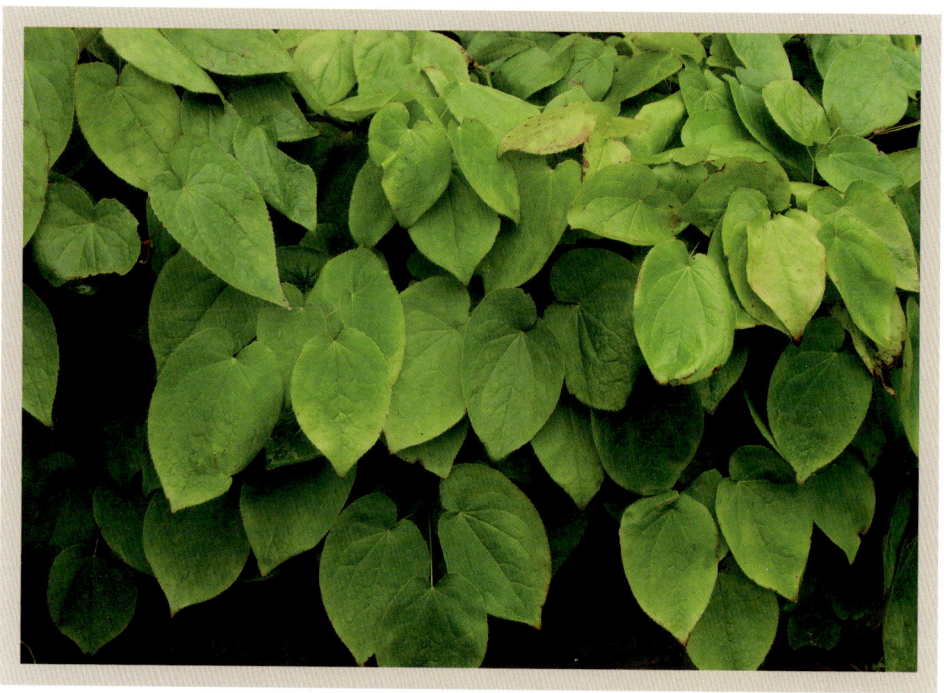

　우리의 산야(山野)에는 수많은 약용 식물과 산야초(山野草)가 있지만 자생지가 드러나면 약초꾼들에 의해서 수난을 당하는 약초가 바로 삼지구엽초(三枝九葉草)이다.

　중국 고서 명나라 때 『삼재도회(三才圖會)』에 의하면 숫양 한 마리가 삼지구엽초를 먹고 암양 100마리와 교배했다고 기록되어 있을 정도로 산의 정기(精氣)가 담겨 있는 약초이다. 『동의보감』에서 삼지구엽초는 "허리와 무릎이 쑤시는 것을 보(補)하며 양기가 부족하여 발기되지 않는 남자, 음기(陰氣)가 부족하여 아이를 낳지 못하는 여자, 망령한 노인, 건망증과 음위증이 있는 중년들에게 좋다"고 쓰여 있을 정도로 약효가 뛰어난 약초로 기록되어 있다. 고전 의서에는 노인이 삼지구엽초를 상복하고 정력을 참지 못해 지팡이를 내졌다 하여 '방창초' 또는 뿌리에 음낭처럼 생긴 것이 매달려 있어서 숫양이 즐겨 먹는 풀이라 하여 '음양곽(淫羊藿)'으로 부른다.

　삼지구엽초는 매자나무과에 속하는 숙근성 다년초로 초장은 심장형으로 줄기 기부에 달려 있다. 우리나라에는 1종만이 있고, 한 줄기에서 가지가 세 갈래로 뻗고, 그 가지에서 잎이 세 장씩 모두 아홉 장의 잎을 가지고 있다 하여 삼지구엽초로 불린다.

　경기도 북쪽의 가평 일대, 강원도 화천·철원·양구 등 산 속에서 자생하는 데 최근 지리산 중산리 계곡에서 분포되어 식물학자의 관심을 모은 바 있다. 산행 중에 만나기는 어렵지만 광릉수목원·식물원·약초원 등에서 쉽게 볼 수 있다.

　삼지구엽초는 식용·약용·관상용으로 쓴다. 사람이 상복하면 음양(陰陽)이 좋아져 특히 남자가 삼지구엽초를 먹으면 간장(肝臟)·신장(腎臟)·심장(心臟)이 튼튼해 정액 분비를 촉진하기 때문에 피곤함을 모르고 정력이 왕성해 진다.

　삼지구엽초는 여름부터 가을 사이에 채취하여 햇볕에 말려 잘게 썰어서 잎·뿌리·줄기·열매를 모두 약초로 쓴다. 7~8월에 채취하여 음건한 후 보관하였다가 달여서 차(茶)로 먹을 수 있고, 전초를 데치거나 튀겨서 식용으로, 줄기와 잎은 생약제인 이뇨와 음위 강장제로 쓴다.

　한방에서 뿌리 줄기를 말린 것을 하포목단근(荷包牧丹根)으로 부른다. 약성(藥性)은 주로 견근(堅筋)·익골(益骨)·지력(志力)에 좋기 때문에 보기 조양약으로 쓴다. 심장 기능을 좋게 하고 피를 맑게 한다. 주로 정력 증진·자양강장·중풍·반신 불수·마비·팔다리 저림에 다른 약재와 처방한다.

　민간에서 음양곽 전체를 히스테리와 건망증에 썼고, 잎을 끓여 차(茶)로 먹으면 약차(藥茶)가 되고, 어린 잎으로 나물을 해서 먹었고, 잎이나 뿌리를 술로 담근 것을 '선령비 주(仙靈脾酒)'라 하여 강장제와 정력주가 된다. 삼지구엽초잎이나 뿌리를 술을 담가 취침 전에 한두 잔씩 마시면 음위가 치료되고 정력이 좋아진다.

약용식물 이야기 03 | 오미자

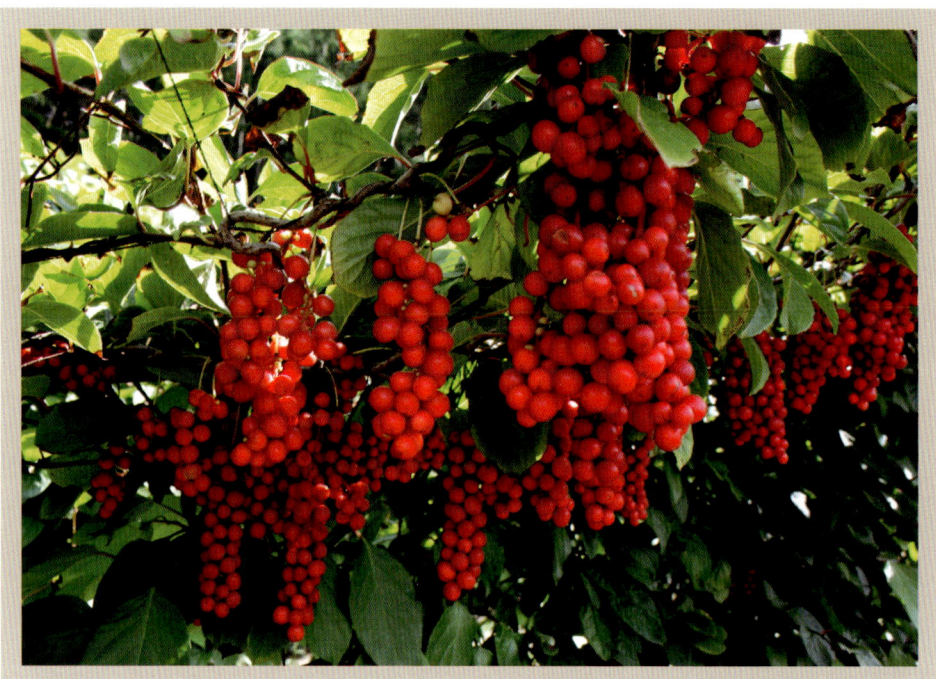

　　최근 웰빙의 붐을 타고 오미자의 효능이 속속 알려지면서 건강식품으로 각광을 받고 있다. 오미자(五味子)는 신맛·단맛·짠맛·매운맛·쓴맛 등 5가지 맛이 있어 '오미자'로 부른다. 열매는 신맛, 껍질은 단맛, 과육은 신맛, 씨는 매운 맛과 쓴맛 짠맛인 오행(五行)의 맛이 있기 때문에 인체의 오장 육부(五臟六腑)에 좋다.

　　오미자는 우리나라 전역에서 2속 3종인 '오미자·남오미자·흑오미자'가 자생하고 있다. 목련과의 갈잎덩굴나무로 주위 나무나 기댈 만한 것을 올라타기 때문에 산의 숲속에서 볼 수 있지만, 흑오미자는 남해안 섬 일부와 제주도에서만 자생한다.

외국인이 한국을 방문했을 때 가장 선호할 정도로 최고급 차로 대접받고 있다. 전국의 오미자 생산의 45%를 차지하는 경북 문경시는 2,006년 오미자산업특구로 지정된 이후 특화 작물 육성책을 마련하여 오미자 생산 농가를 적극 지원하고 있다. 전북 장수군·무주군·진안군은 고품질 친환경 오미자 생산으로 오미자 농축액 상차, 오미자 효소, 오미자 와인, 기능성 식품 등의 산지로 알려져 있다.

약초 연구가에 의하면 오미자는 겉껍질이 약하기 때문에 수확한 즉시 동결 건조시켜 보관해야 하고, 오미자는 겨울철에 가지를 절반쯤 솎아 주면 수확량이 늘고 나무 수명이 길고 아치형 울타리 재배가 유리하다.
오미자의 신맛은 입 안에 침을 고이게 하기 때문에 입 안이 마르거나 갈증이 심할 때 해소해 준다. 오미자 생과(生果)를 짜 진액을 만든 뒤 술이나 음식 첨가제 혹은 식품 원료 등으로 다양하게 쓰인다. 오미자는 찬물에 우려서 꿀이나 설탕을 넣어 마시면 오미자 차(茶)가 된다.

오미자는 약용, 관상용, 공업용으로 쓴다. 오미자는 비타민 A와 C, 유기산이 많이 함유되어 있고 독(毒)이 전혀 없다. 열매는 차(茶)·와인·식초(食醋)·음료·빵·과자의 원료 등으로 쓰이고, 가을에 빨갛게 잘 익은 오미자는 씨를 제거하여 액상차·캔·팩·캡슐·티백 등 다양한 가공 제품을 만든다.

『동의보감』에서 영약(靈藥)으로 피를 맑게 하고 식은땀을 줄이며 갈증 해소 효능에 있고, 주독(酒毒)을 풀어 주며, 남녀 모두에게 정력을 보강해 준다. 오미자는 폐와 기관지, 신장의 기능을 도와준다. 약리 실험에서 오미자는 중추신경 계통에 작용하여 대뇌피질의 흥분 작용, 혈압을 강하, 거담과 진해 작용, 세포 면역 기능의 증강, 담즙 분비 촉진으로 위액 분비 조절 작용 등이 입증되었다.

최근 임상 보고에 의하면 당뇨병에 혈당 강하 작용이 있고, 오미자의 추출물은 정상 세포의 생존율을 증가시키면서 암세포에 대한 억제에 효과가 있는 것으로 밝혀졌다.

약용 식물 이야기 04 | 복분자

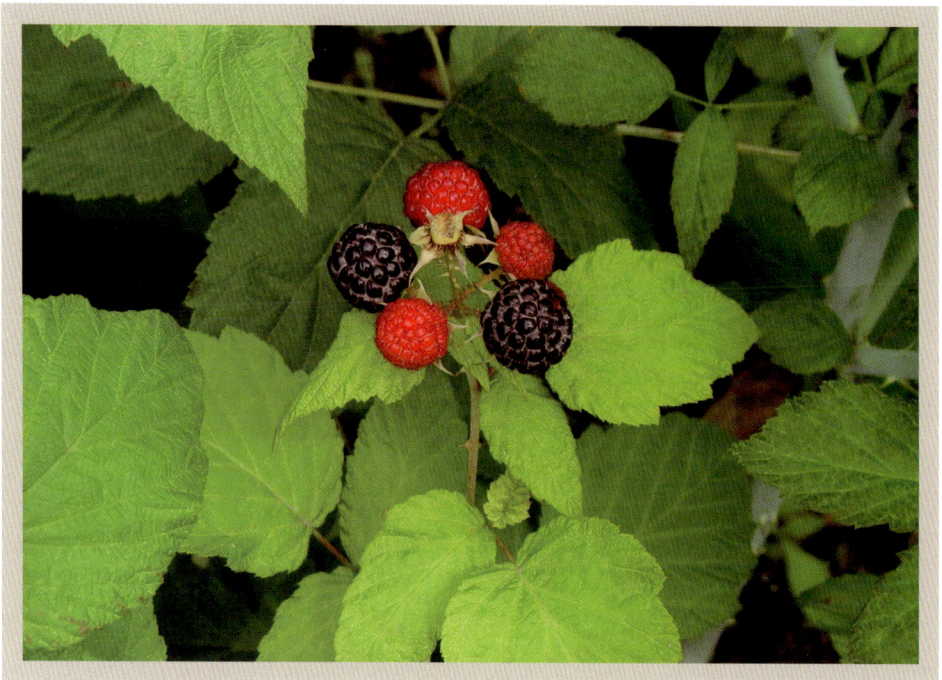

복분자(覆盆子)는 2000년 ASEM, 2005년 APEC 정상회의, 노벨평화상 수상자 정상회의, 청와대 행사 때마다 만찬주(酒)로 선정이 될 정도로 한국 전통 와인의 맛과 향을 알리는 건강식품으로 알려져 있다.

전통 의서에서 산딸기인 복분자를 '성인이 먹으면 오줌줄기가 세어져 요강이 엎어진다' 하여 엎어질 복(覆)과 요강 분(盆)이라는 이름이 붙여져 복분자로 부른다.

복분자는 바다의 해풍을 맞으며 자라야 효능이 좋은 것으로 알려져 있다. 전북 고창에서 유기농법으로 생산되는 복분자가 지금은 전국적으로 웰빙의 붐을 타고 재배지가 확대되고 있다. 고창 선운사 앞 하천에서 잡히는 풍천장어와 함께 먹으면 성호르몬을 활성화시켜 주기 때문에 성 기능을 강화하고 정력과 스태미나에 좋은 것으로 알려져 있다.

　복분자에는 인체의 유해산소를 없애고 노화를 막아 주는 항산화 효과가 탁월한 생리 활성 물질로 조선대 의대 약리학 교실 임동윤 교수팀이 전북 고창에서 생산된 복분자를 대상으로 연구한 결과에 따르면 복분자주의 폴리페놀 함량은 프랑스산 와인보다 28% 가량 높은 것으로 밝혔다.

　『동의보감』에서 "성질은 평하다. 맛이 달고 시며 독이 없다. 남자의 신기(腎氣)가 허하고 정액이 고갈된 것과 여자가 임신하지 못하는 것을 치료하고, 남자의 발기부전을 낫게 하고 기운을 도와 몸을 가볍게 하여 머리털이 희어지지 않게 한다"고 했다.

　최근 연구 결과를 의하면 복분자의 폴리페놀 성분이 혈관을 이완시키는 효과가 있고, 미국 농무부(USDA)에서 항산화 성분이 가장 풍부한 식품으로 선정되었고, 항산화효과와 심혈관 질환에 좋은 플라보노이드와 안토시안 색소가 함유되어 있으며, 항암효과가 있는 트리테르텐 사포닌이 함유되어 있는 것으로 밝혀졌다. 복분자즙을 꾸준히 상복하면 남성호르몬인 테스토스테론과 여성호르몬인 에스트로겐이 증가하여 노화를 억제하여 준다. 복분자는 신경 독소 물질을 억제하는 작용이 있어 치매와 뇌졸중을 예방하고, 헬리코박터 파이로균을 억제하고, 복분자 열매・포도껍질・석류껍질이 혈관 벽을 강화하여 주기 때문에 심장에 좋은 것으로 알려져 있다.

　복분자는 식용・약용・밀원용・공업용으로 쓴다. 열매・잎・뿌리・꽃을 모두 약재로 쓰는데 독성은 없다. 열매는 술을 담가 먹고, 잎은 즙을 내어 눈병 치료약으로 쓰고, 뿌리는 혈액 순환을 방해하는 멍울을 없애는 데 쓰고, 꽃은 자궁염증과 신경쇠약에 쓴다.

　한방에서 미 성숙된 열매를 채취하여 말려서 약재로 쓰고, 생약명은 덜 익은 열매를 복분자(覆盆子)로 부른다. 신(腎) 기능 허약으로 인한 유뇨(遺尿)・몽정(夢精)・유정(遺精) 등에 다른 약재와 처병한다.

　민간에서 검게 잘 익은 열매를 채취하여 술을 담가 먹거나 효소를 담가 먹을 수 있다.

약용식물 이야기 05 | 구기자

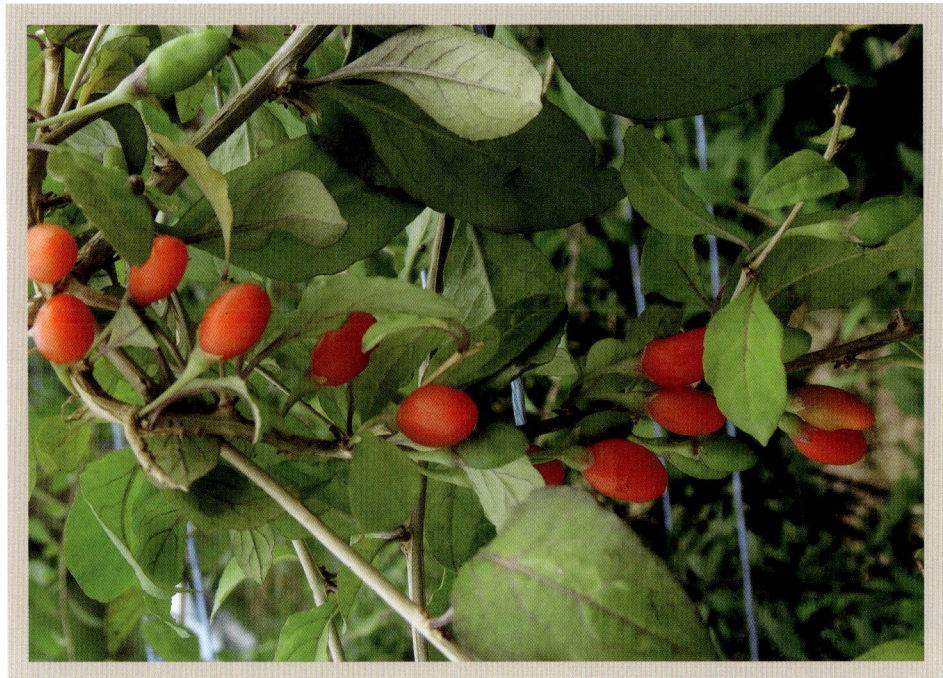

중국 의서에서 구기자(枸杞子)를 매일 상복하면 병약자가 건강해지고 정력이 증강되고 불로장수(不老長壽)의 선약(仙藥)으로 기록되어 있을 정도로 늙지 않게 한다하여 각로(却老)로 부른다. 구기자는 변조된 신체의 원기를 회복시켜 주고 정기를 북돋아 주는 대표적인 자양, 강장제로 알려져 있다.

구기자는 봄에 나오는 잎은 천정초(天精草), 여름꽃은 장생초(長生草), 겨울의 뿌리는 지골피(地骨皮)로 구분한다. 구기자잎은 하늘의 정기가 풍부하여 주로 강장제·위장병·저혈압에 좋고, 열매는 비타민 $A·B_1·B_2·C$를 비롯하여 칼슘·인·철·단백질·타닌·미네날 등이 함유되어 있다.

구기자는 최근 임상 실험에서 혈전을 용해하여 피를 맑게 하고 콜레스테롤 수치를 떨어트리는 것으로 밝혀졌다. 구기자의 잎·열매·뿌리를 모두 식용과 약용으로 쓴다. 부작용이 전혀 없는 약초이다. 주로 양기 부족·신체허약·신경쇠약·요슬산통·지방간·만성간염·소갈(消渴)·정력증강 등에 좋은 것으로 알려져 있다.

경주에서는 쌈을 먹을 때 미나리와 함께 먹어 간염 환자가 드물고, 금산에서는 인삼의 새순을 나물로 먹어 위염 환자가 드물고, 충남 본궁 마을에서는 함초를 먹어 장수자가 많고, 충남 청양에서는 구기자를 먹어 장수자가 많다.

한방에서 열매를 구기자(枸杞子), 뿌리 껍질을 지골피(地骨皮)로 부른다. 뿌리 껍질인 지골피는 몸이 허약해서 오는 식은땀·폐결핵으로 인한 해수(咳嗽)·천식(喘息)·토혈·비육(鼻?)·소변 출혈에 쓰고, 간장과 신장의 음기를 보하여 주고 혈당을 내려주기 때문에 당뇨병에 쓰고, 혈압을 강하하기 때문에 혈관 질환에 다른 약재와 처방한다.

민간에서 봄에 구기자잎을 채취하여 나물로 먹었고 그늘에 말려 차(茶)를 먹었고 잘 익은 열매를 술에 담가 먹거나 효소를 만들어 먹을 수 있다.

여름에 구기자 꽃을 말려서 차(茶)로 먹었고, 가을에는 구기자 열매를 먹었고, 겨울에는 구기자 뿌리인 지골피를 술에 담가 먹었다. 열매와 뿌리껍질을 강장·음양(陰痒)·세안(洗眼)·소염·해열·골절에 쓴다. 구기자 뿌리 한 줌에 식초를 넣고 달여서 치통에 썼고, 눈이 아플 때 열매 달인 물로 눈을 씻었다.

약용식물 이야기 06 | 오갈피나무

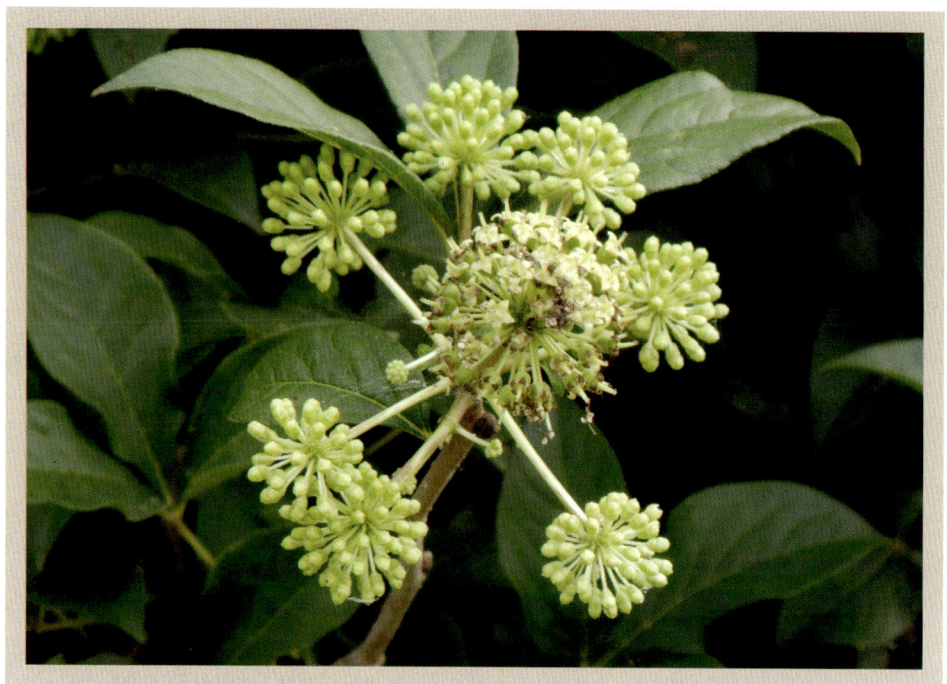

『본초강목』에서 "한줌의 오가피를 얻으니 한 마차의 금은보화보다 낫다"고 할 정도로 약성이 뛰어난 것으로 알려져 있다. 고려 시대 때는 오가피를 고려 인삼으로 추정할 수 있고, 고려 시대 『한림별곡(翰林別曲)』과 조선 시대 홍만선의 『산림경제』등에서 식용과 약용으로 이용했다는 기록이 있는 것으로 볼 때 예로부터 약초로써 약효를 인정받고 있다.

최근 웰빙 시대를 맞이하여 건강이 최대 화두로 떠오르며 건강식품과 약초로 각광을 받고 있는 오가피는 '나무 인삼'이란 애칭을 가지고 있다.

오가피는 2002년 월드컵 4강 신화를 이룩한 태극 천사들이 스태미나(stamina)를 강화하기 위하여 상복하였고, 구 소련의 약리학자에 의하면 오가피가 산삼과 인삼을 능가한다는 실험 결과를 발표하여 주목을 받았고, 현재 오가피 추출물로 우주인의 식량을 만들고 있다.

오가피는 우리나라 전역에 분포하고 있으며 자연산 오가피와 토종 오가피, 가시 오가피, 섬 오가피 등이 재배되고 있다.

모 방송 '생로병사의 비밀'에서 오가피가 신장의 사구체나 뇌세포의 변조를 활성화하는 효능을 입증했고, 오가피의 가시는 골수에서 생성하는 피를 맑게 하고, 신장의 기능을 부활해 주기 때문에 신장과 간장이 좋지 않은 사람은 상복하면 효과를 볼 수 있는 것으로 알려져 있다.

오가피를 꾸준히 복용하면 건강의 적이라고 할 수 있는 콜레스테롤을 내려 주고 고지혈증, 중성 지방을 좋게 하는 성분이 함유되어 있어 피를 맑게 하고 건강한 세포가 활성화되어 항상 젊음을 유지할 수 있다.

오가피는 잎·줄기·열매·뿌리를 모두 약용으로 쓴다. 오가피의 약성(藥性)은 온(溫)하고 신(辛)하여 오가피를 오랫동안 장복하면 정력에 좋고, 오가피의 가시는 근골(筋骨)을 강히게 하고, 통증을 진정시켜 주고, 신장과 간장의 기능을 강화하여 피로를 잊게 하고 강한 체력을 만들어 주고, 꾸준히 상복하면 팔다리가 저리고 마비되는 사람, 반신 불수, 중풍 등에 좋은 것으로 알려져 있다.

예부터 우리 민족이 즐겨 마셔 온 오가피로 빚은 술이 오가피주(酒)는 전통 약용주로, 지금도 경상도에서는 대표적인 토속주로 오가피 뿌리를 달인 물로 쌀과 누룩을 혼합하여 만든 오가피 주(五加皮酒)를 만들어 강정 효과와 요통을 치료하는 데 쓰고 있다.

약용 식물 이야기 07 | 민들레

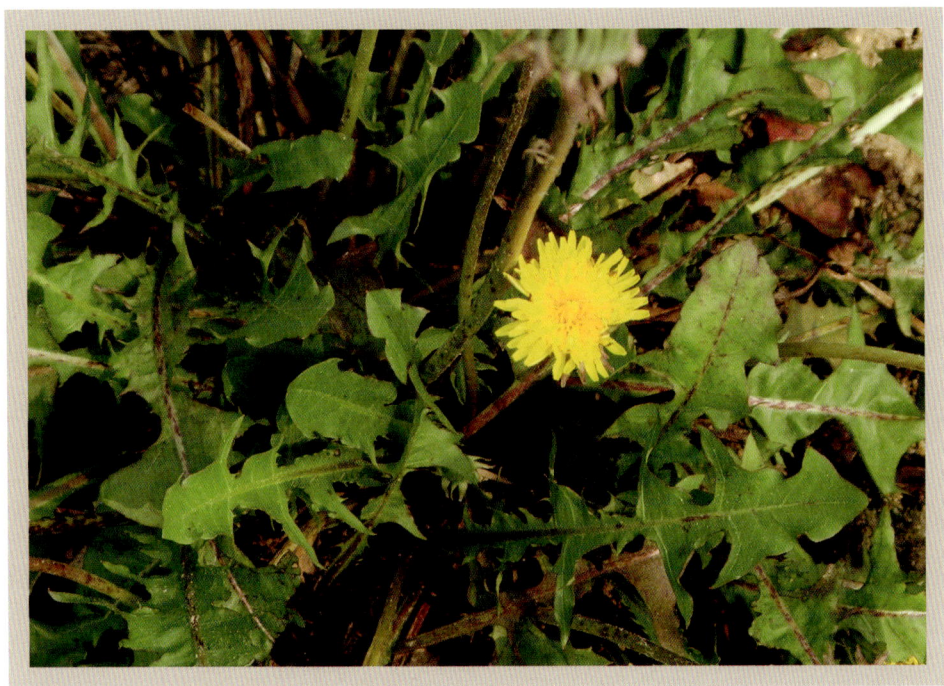

민들레는 강한 생명력을 가진 민초로 우리나라 전국의 산·들(野)·풀밭·논둑·길옆·마당 귀퉁이와 흙이 있는 곳이면 어느 곳에나 뿌리를 내리는 생명력이 강한 약초로, 쑥처럼 생명력이 강하여 캐어 본 사람은 땅 위에 올라온 줄기의 15배까지 자란다.

세계적으로 민들레는 200~400여 종이 되지만, 우리나라에는 흰민들레·민들레·산민들레·좀민들레·키다리민들레·서양민들레 등이 자생하고 있다. 안타깝게도 보통 도시 근교나 길옆, 잔디밭 등에서 흔히 볼 수 있는 것은 토종이 아닌 서양민들레가 대부분이다. 민들레는 해가 뜨면 꽃을 피우고 해가 지면 꽃을 오므린다 하여 다른 이름으로 포공영(蒲公英)으로 부른다. 민들레꽃은 꽃송이가 연둣빛의 꽃 턱잎으로 싸여 있고, 그 속에 노란빛의 많은 꽃들이 혓바닥 모양으로 하고 있기 때문에 설상화(舌狀花)로 부른다.

민들레는 맛이 쓰고 단맛이 약간 있으며 독(毒)은 없고 잎을 자르면 흰색의 유액이 나오고 부작용이 거의 없어 식용과 약용으로 쓴다. 서양에서는 민들레가 피를 맑게 하기 때문에 종기나 위장병을 치료하는 데 썼고, 프랑스에서는 민들레 새순으로 샐러드 재료로 쓸 정도로 고급 요리에 쓴다.

민들레는 독특한 향기가 나는 정유가 들어 있고, 단백질·미네랄·비타민·회분 등이 함유되어 있다. 단백질 분해효소가 들어 있고, 뿌리에는 콜레스테롤을 억제하는 성분이 있어 성인병 예방에도 좋고, 민들레의 잎에는 간의 지방 변성을 억제하는 이눌린이라는 성분이 있어 급성 간염이나 황달에 좋은 것으로 알려져 있다.

최근 임상 실험에서 여성의 유방암과 남자의 폐암에 좋은 것으로 밝혀졌고, 항암약초에는 민들레를 달인 물이 폐암 세포에 뚜렷한 억제 작용이 있어, 위암·자궁암·유선암 등에 민들레를 활용하는 방법이 기록되어 있을 정도로 암 환자에게 좋은 것으로 알려져 있다.

민들레 꽃줄기나 잎을 꺾으면 끈끈하고 쓴내 나는 우윳빛 즙은 유액(乳液)은 여성의 젖을 잘 나오게 하고, 청혈 해독 작용이 있어 종기를 없애 주고 멍을 풀어주는 데 쓴다.

한방에서 뿌리가 달린 전초인 포공영(蒲公英)은 피를 맑게 하고, 열을 내려주기 때문에 이뇨·소염·건위·발한·담즙의 분비를 촉진하여 간 질환·폐 질환·부인병·변비에 다른 약재와 처방한다.

민간에서 민들레의 어린잎은 나물로 무쳐 먹는다. 벌레나 독충에 물렸을 때에 민들레를 짓찧어 환부에 발랐고, 민들레의 꽃으로 민들레 차(茶)를 마셨고, 잎과 뿌리 통째로 담근 민들레 주(酒)로 담가 먹었다.

약용 식물 이야기 08 쑥

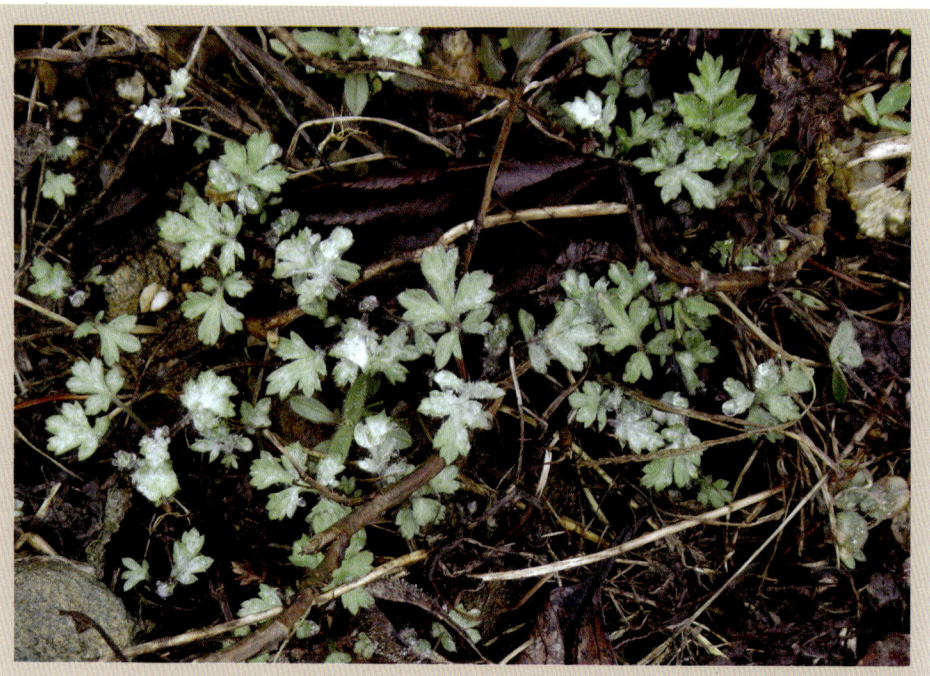

예부터 쑥은 '칠년지병(七年之病) 구삼년지애(灸三年之艾)'라 하여, 오래된 고질병은 삼 년 이상 된 쑥으로 뜸을 떠야 나을 수 있다고 했다. 이는 쑥뜸 삼천 장을 뜨면 만병을 고칠 수 있다는 등식인 동시에 건강을 잃은 사람에게 희망적인 메시지이다.

『성호사설』에서 쑥은 "건강식으로 쑥국뿐 아니라 쑥떡을 시식으로 빚어 먹었다"고 할 정도로 우리나라 산야에는 다양한 쑥(艾)이 많이 자생한다. 쑥이 건강에 좋다는 것을 알면서도 사람들은 쑥을 잡초로 취급하는 것이 아쉽다. 된장국에 쑥을 넣어 먹고 급체한 사람이 없을 정도로 건강에 유익하다.

쑥은 식용, 약용으로 쓴다. 쑥의 한약명은 애(艾) 또는 애엽(艾葉)으로 의초(醫草), 영초(靈草), 서초(瑞

草) 등 다른 이름으로 불린다. 쑥은 바다에서 부는 해풍(海風)을 맞고 자라는 강화쑥을 최고급으로 친다. 쑥을 채취하여 분말로 만들어 쑥의 독성이 빠지고 노란색이 되는 기간이 3년이 걸리고 쑥으로 뜸을 뜨면 약효가 좋은 것으로 알려져 있다.

『동의보감』에서 "쑥이 간장과 신장을 보(補)하며 황달에 효가 있다"고 할 정도로 기록되어 있는 것으로 볼 때, 부인병과 냉한 여성이 쑥을 상복하면 혈액 순환이 잘 되어 몸이 냉병을 치료하는 명약임을 알 수 있다.
쑥에는 무기물·비타민 C·단백질·칼슘·인·철분·엽록소 등이 풍부하여 건강에 좋다. 쑥은 위점막을 보호하는 '플라보노이드' 성분이 있어 위염 치료제로 개발되고 있다.

쑥의 쓴맛은 장(腸)의 연동 운동을 돕고, 쑥은 차고 습한 것을 막아 주고 몸을 따뜻하게 한다. 쑥을 우린 물에 목욕을 하거나 좌욕을 하면 여성에게는 건강에 도움이 된다. 쑥과 구절초는 피를 따뜻하게 하여 혈액 순환을 좋게 하여 냉증과 대하증에 좋은 것으로 알려져 있다.

쑥은 봄에 단오 이전에 채취한 것만 먹을 수 있다. 어린잎은 식용으로 줄기와 잎자루는 약용으로 쓰기 때문에 버릴 게 없다. 구절초는 9~11월에 꽃이 피는데 9월 초에 채집을 하는 것이 가장 약효가 좋다.

한방에서 잎을 애엽(艾葉)으로 부른다. 쑥은 강장제와 보혈제로 쓴다. 약성이 온화하여 심동(心疼)·복통(腹痛)·태루(胎漏)에 다른 약재와 처방한다.

민간에서 기혈(氣血)을 다스리고 한습(寒濕)을 몰아내며 몸을 따뜻하게 할 때 쓴다. 쑥을 뜯어 된장국에 넣어 먹거나 떡을 만들어 먹는다. 최근에는 쑥을 이용한 건강법으로 다양하게 활용되고 있으며 한약재·좌훈·쑥환·쑥뜸·건강 음료 화장품 등에 응용되고 있다.

약용식물 이야기 09 | 연꽃

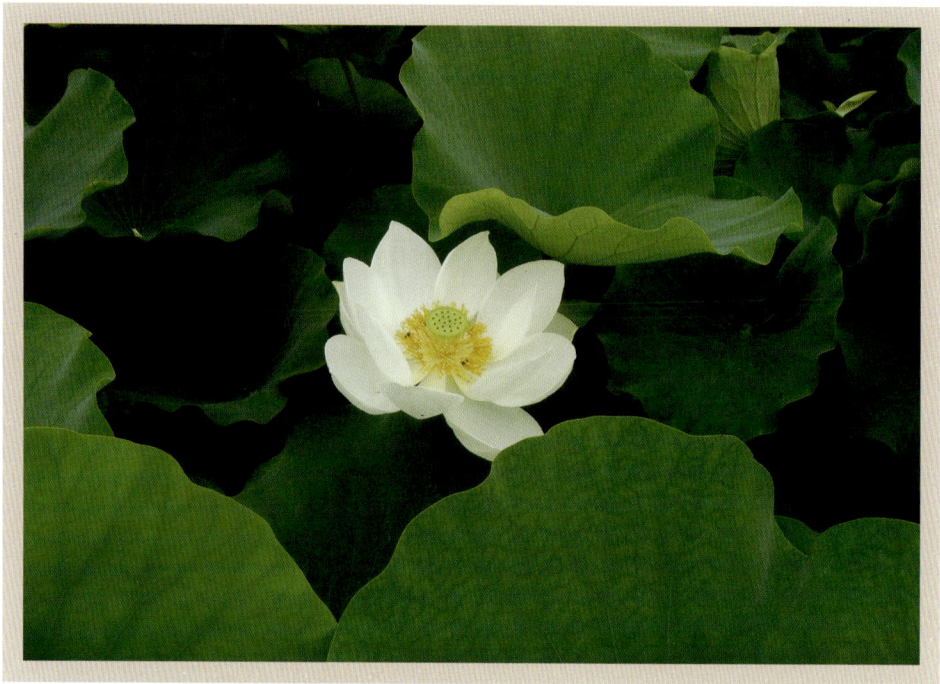

연(蓮)은 재생을 상징하고, 연꽃의 씨주머니 속에는 많은 씨앗이 들어 있어 풍요와 다산을 상징하기도 한다. 연꽃은 더러운 곳에 있어도 항상 맑은 본성을 간직하고 있기 때문에 불교의 연등의 행사에 가장 많이 등장한다.

중국에서는 군자화(君子花)라 하여 진흙탕 속에서 티 없이 꽃을 피우는 연꽃을 순수의 상징으로 보았고, 연은 중국의 황제가 즐겨 먹었으며 연잎으로 만든 죽으로 원기를 유지했고, 인도에서는 연꽃 여신으로, 고대 이집트에서 연꽃은 불사조와 마찬가지로 탄생과 환생의 상징을 가지고 있다 하여 태양을 숭배하는 신(神)처럼 여겼다. 그리스 신화에서는 여성의 생식을 상징하여 풍요·장수·건강·불로장생을 상징한다.

연은 물 속에서 자라는 식물로 수련과의 다년생 초본으로 연못에서 약 1m 정도까지 자라고, 7~9월에 흰색이나 붉은색으로 꽃을 피고, 10월에 타원형의 삭과(蒴果)가 여문다.

연꽃은 연꽃 · 종자 · 생뿌리를 쓴다. 늦가을에 열매의 씨가 익으면 채취하여 햇볕에 말려서 껍질과 배아(胚芽)를 제거하여 쓴다. 여름에 잎은 쇠기 전에 뜯어 잎자루와 가장자리를 제거한 후 쓴다. 뿌리줄기와 마디는 1년 내내 캐어 햇볕에 말려서 쓴다. 연꽃 차는 이른 아침에 꽃이 활짝 피기 전에 꽃송이를 따서 흐르는 물에 씻은 후 백련꽃 한 송이에 녹차 30g을 한지에 싸서 종이끈으로 꽃잎을 오므려 살짝 묶어 냉동실에 보관한 후에 꺼내어 큰 찻잔에 담아 따뜻한 물을 부어 우려내어 먹는다. 꽃봉오리를 채취하여 호일로 싸서 냉동실에 보관했다가 큰 찻잔에 꽃봉오리를 담아 꽃술에 따뜻한 물을 부어 우려내어 수시로 차로 먹는다.

꽃은 차로 먹는다. 잎은 연잎 밥으로 먹는다. 열매 껍데기를 벗기고 생으로 먹거나 밥에 넣어 먹는다. 뿌리 줄기는 조림 · 튀김 · 삶아서 먹는다. 연근조림 · 연된장 · 연고추장 · 연잎국수 · 비누 · 화장품 · 한약재 등을 만든다.

한방에서 열매 및 씨앗을 연자(蓮子), 뿌리 줄기를 우(藕), 마디를 우절(藕節), 잎을 하엽(荷葉)으로 부른다. 잎 · 열매 · 마디 · 뿌리 등을 주로 지혈 · 지사 · 신장병 · 어혈 · 대하증 · 울혈 · 자양 강장제 · 유정 · 주독 · 혈변에 처방한다.

민간에서 연꽃식품은 복날에 손님이 오면 연잎이 붙은 연대를 밑동부터 잘라 오게 하여 연잎으로 술을 담아 연향이 술맛이 날 때까지 두었다가 벗과 마시며 풍류를 즐겼다.

약용 식물 이야기 10 │ 초롱꽃

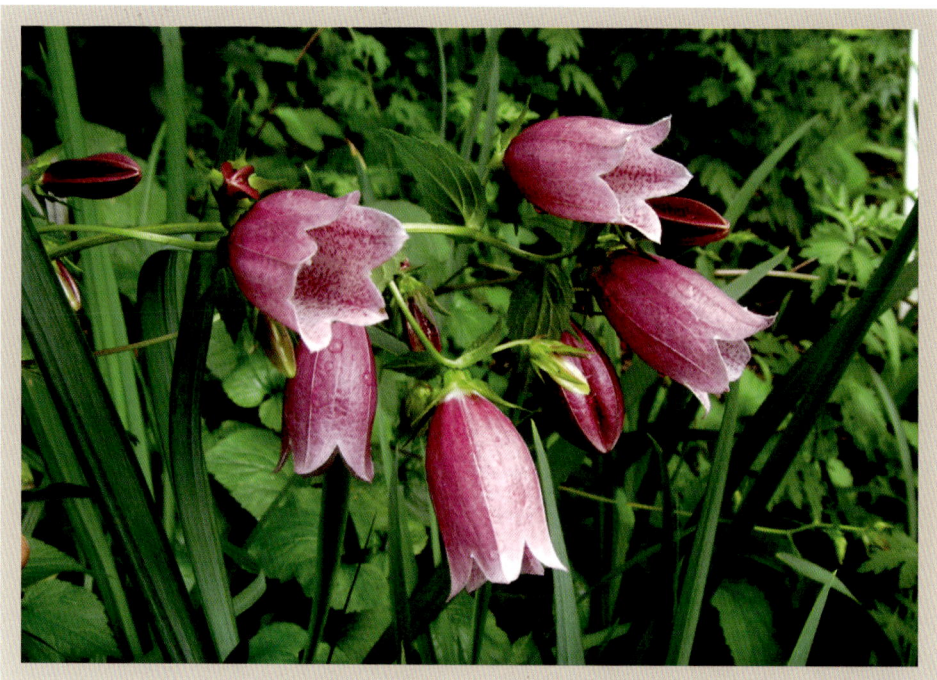

초롱꽃은 꽃말은 '기도, 천사'이다. 햇빛이 반 정도 그늘진 산자락에서 잘 자라고 꽃은 작은 종과 비슷하여 화려하고 아름다우며 희귀 식물인 금강초롱은 산에서 채취를 금지하고 있는 특산식물이다.

산행을 하다 보면 깊은 산 속이 아닌 산자락에서 쉽게 초롱꽃을 만날 때마다 아름다움에 찬사를 보내는 꽃이다. 꽃은 시들어도 오랫동안 줄기에 매달려 있다.

우리나라 울릉도 해안 초원에서 많이 자라는 한국 특산 식물로 초롱꽃과에 속하는 여러해살이풀로 거친 털이 있고, 줄기는 곧게 선다. 6~8월 사이에 줄기 끝에 흰색에 반점이 있는 초롱처럼 여러 송이가 달려 종 모양으로 피우며 아래로 향하고 담자색(淡紫色)으로 피고, 9~10월에 열매는 삭과(蒴果)로 여문다.

초롱꽃과 구별하기가 쉽지 않은 섬초롱꽃과 금강초롱꽃 등이 있다. 종들이 줄줄이 매달려 있는 듯한 초롱꽃·금강초롱·섬초롱꽃·자주꽃방망이가 있는데, 금강초롱꽃은 금강산에서 처음 발견되었고, 섬초롱꽃은 울릉도에서만 자생하고, 초롱꽃은 초롱불을 켜는 초롱을 닮았다.

초롱꽃은 중부 지방에 분포하고, 어느 곳에서나 잘 자라기 때문에 화단에 심어도 관상 가치가 높다. 금강초롱은 강원도 북부 지방의 고지대에 분포한다. 초롱꽃에 비해서 꽃 색깔이 자줏빛이다. 털이 없는 대신 섬초롱은 풀 전체에 거친 털이 나고 꽃받침과 꽃에도 가는 털이 빽빽하게 들어 있는 게 특징이다. 섬초롱꽃은 모양과 풀잎·줄기·높이 그리고 꽃 색깔까지 금강초롱과 비슷하지만 꽃에 흰 부분이 얼룩진 것이 다르다.

초롱꽃은 약용, 관상용으로 쓴다. 꽃은 관상용으로 가치가 높고, 섬초롱은 풀 전체에서 향이 나는 방향성 식물로 아름다워 관상초로 좋다.

한방에서 지상부 '자반풍령초'로 부른다. 해산을 촉진하는 약재로 쓴다. 주로 천식·보익·경풍·한열·보폐·편도선염·인후염에 다른 약재와 처방한다.

민간에서는 어린순과 잎을 나물로 무쳐서 먹었고, 섬초롱의 뿌리를 산소채(山小菜)라 하여 샐러드처럼 생으로 소스에 무쳐 먹었고다.

약용 식물 이야기 11 | 하늘타리

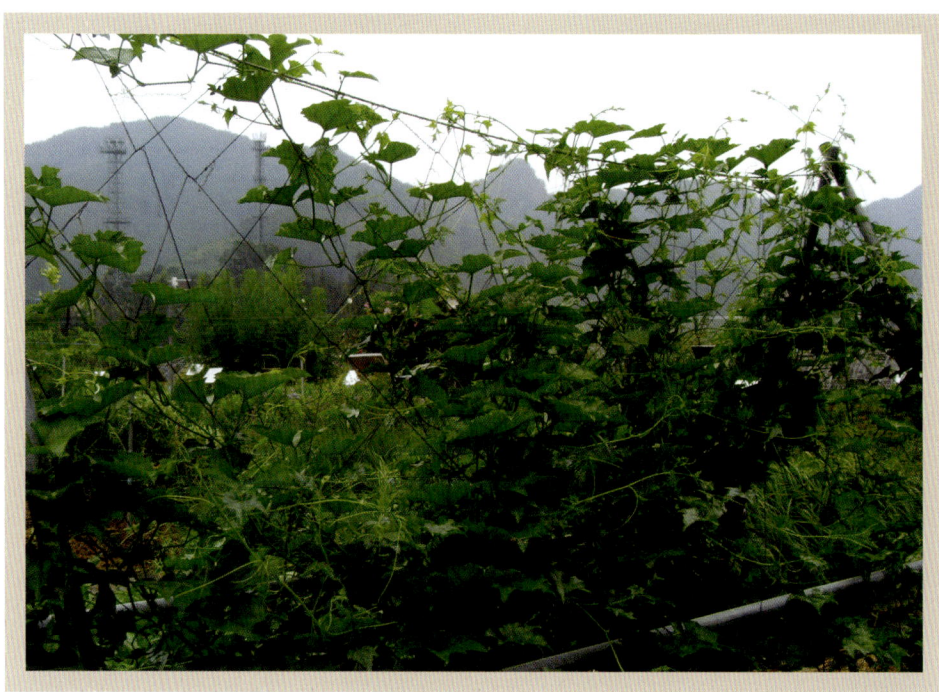

하늘의 화분인 하늘타리 천화분(天花粉)은 '하늘의 수박'이라는 애칭을 가지고 있다. 하늘타리는 박과의 다년생 덩굴성 초본으로 커다란 고구마 같은 덩이뿌리가 있고 잎은 둥근 모양의 단풍잎처럼 5~7갈래로 덩굴손은 다른 물체에 잘 감겨 올라 간다. 7~8월에 노란색과 흰색으로 꽃이 피고 10월에 10cm 내외의 오렌지 같은 노란색으로 장과(漿果)가 여물고 열매 속에는 씨앗이 있다.

하늘타리에는 사포닌, 아미노산 등을 함유하고 있어 식용·약용·공업용으로 쓴다. 하늘타리 뿌리는 오래된 것이 약성이 좋으며 껍질을 벗겨 햇볕에 한 달 정도 말려서 약초로 쓴다. 하늘타리 뿌리는 열병·구갈·당뇨병에 쓰고, 종자는 해수·신장성 천식에 쓰고, 열매는 당뇨병·황달에 쓴다.

『동의보감』에서 '소갈병(消渴病:당뇨)을 치료하는 데 가장 으뜸이 되는 약초는 천화분이다'고 기록되어 있는 것으로 볼 때 당뇨는 물론 갈증을 해소시킬 때나 열을 내릴 때 쓰면 좋다. 천화분은 열(熱)로 인하여 진액이 손상되어 입 안이 마르고 혀가 건조하여 갈증을 동반하고 가슴이 답답한 증상에 좋다.

하늘타리 차(茶)는 열매나 뿌리를 채취하여 물에 씻고 그늘에서 말린 후 쪄서 가루를 내어 물에 타서 먹거나 말린 하늘타리 뿌리 10g을 차관이나 주전자에 넣고 끓여서 건더기는 건져 내고 국물만 용기에 담아 냉장고에 보관하여 먹는다. 그러나 설사를 자주 하는 사람은 먹지 않는다.

한방에서 열매를 괄루(括蔞), 뿌리를 천화분(天花粉), 씨앗을 괄루인(括蔞仁)으로 부른다. 하늘타리 종자·열매·뿌리를 약재로 쓴다. 주로 타박상·어혈·당뇨·해열·해수·이뇨·중풍·반신 불수·유두염·황달·피부병에 다른 약재와 처방한다.

민간에서 하늘타리 뿌리를 말려서 달여서 상복하면 잦은 기침·황달·당뇨·부인병·자궁병·중풍에 쓰고, 또 화상에는 천화분 생것을 강판에 갈아 감초 달인 물과 섞어서 환부에 바르면 어린이의 땀띠를 개선하고, 거친 피부에 효과가 좋아 화장수로 이용하고 있으며, 습진이나 부스럼에 빠르게 회복되는 것으로 알려져 있다.

약용 식물 이야기 12 | 박

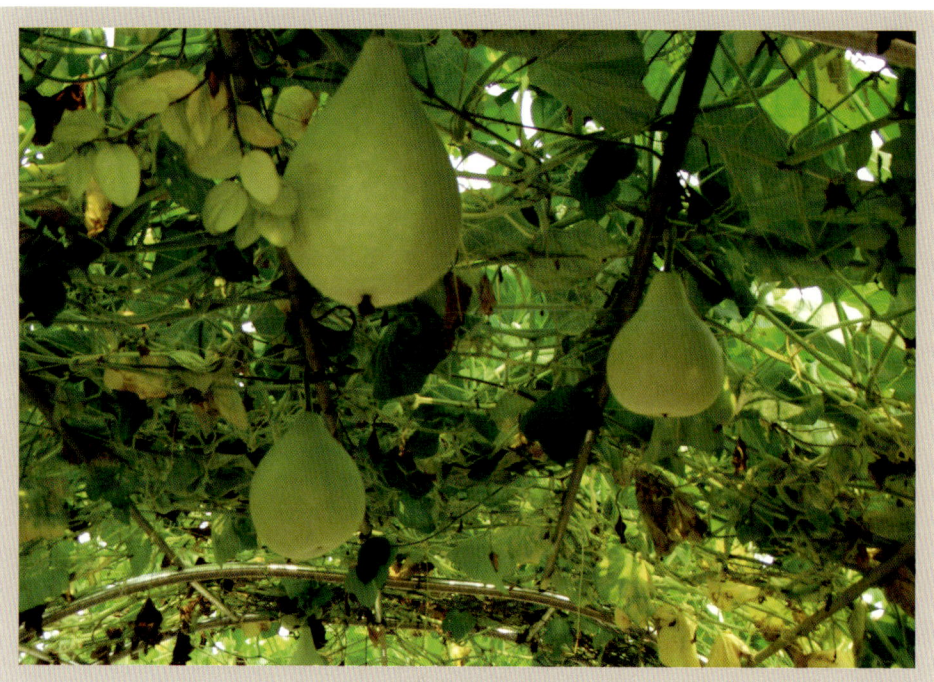

<big>조선</big> 시대의 착한 흥부와 악한 놀부의 우의(寓意) 소설에 등장하는 것이 박씨이다. 우리 조상은 박을 말려서 옆구리나 등에 호리병박을 차고 다녔다.

박은 외과의 한해살이 덩굴로 지붕 위를 타고 올라가는 덩굴로 7~9월에 흰색으로 꽃이 피고 10월에 30m 내외의 열매가 호로(壺盧)같은 장과(漿果)가 열린다.

가을에 박이 주렁주렁 달렸다 하여 풍요와 다산을 상징한다. 박은 바가지에 약초를 넣는 약함으로 썼고 술을 담는 술병으로 썼다. 고려의 상감청자가 박의 모형을 따서 만들었다. 박은 서양에서는 미안수로 쓰고 있다.

박의 속을 파서 먹기도 하고 약재로 쓴다. 박은 예부터 흔히 바가지로 부르며 지금도 공예품 · 표주박 · 곡식의 용구로 다양하게 쓰인다.

박은 식용 · 약용 · 관상용 · 공업용으로 쓴다. 박에는 섬유질이 수박의 100배, 호박의 10배, 우엉의 3배, 흰쌀의 37배, 칼슘은 우유의 2배가 많다. 박은 『동의보감』 · 『본초강목』 · 『향약집성방』 등에서 하나같이 '박은 맛이 달고 성질은 평하여 무독성이며, 크게는 요도를 이롭게 하고, 소갈(消渴)을 다스리고, 심장의 열을 제거하고, 심폐의 기능을 윤활하게 하고, 복통을 없애 준다' 고 기록하고 있다.

평소에 스트레스와 화가 있는 사람은 박의 껍질에 댓잎을 넣어 끓여서 상복하면 마음이 안정되고 막혔던 가슴이 확 풀린다.

박은 건강과 미용에도 좋다. 피부를 윤택하게 하고 박 분말을 벌꿀에 넣어 팩을 하면 주근 깨와 기미에 효능이 있는 것으로 알려져 있다. 박의 새순을 나물로 속을 먹기도 하고 가늘게 쪼개서 약으로 썼고, 중국에서는 간식으로 즐겨 먹는 식품이었다. 박은 잦은 기침에 효과가 있고, 박씨를 달여 차로 다려 마시면 소변을 원활하게 볼 수 있다.

한방에서 종자를 호로자(胡虜子)로 부른다. 주로 치간화농(齒齦化膿)과 치아 동통(齒牙疼痛)에 쓴다. 박열매를 말린 것이 호로(胡虜)인데 이수와 통림에 효능이 있고, 주로 수종 · 복창 · 황달 · 이뇨 · 수종 · 각기 · 치질 · 월경 불순 · 해독에 다른 약재와 처방한다.

민간에서 박을 통째로 잘게 쪼개어 즙으로 기미와 주근깨의 환부에 발랐고, 박으로 부기를 가라앉히고, 열매 껍질에 감초를 넣고 달여서 잦은 중독과 기침을 치료하는 데 쓴다.

약용 식물 이야기 13 | 능소화

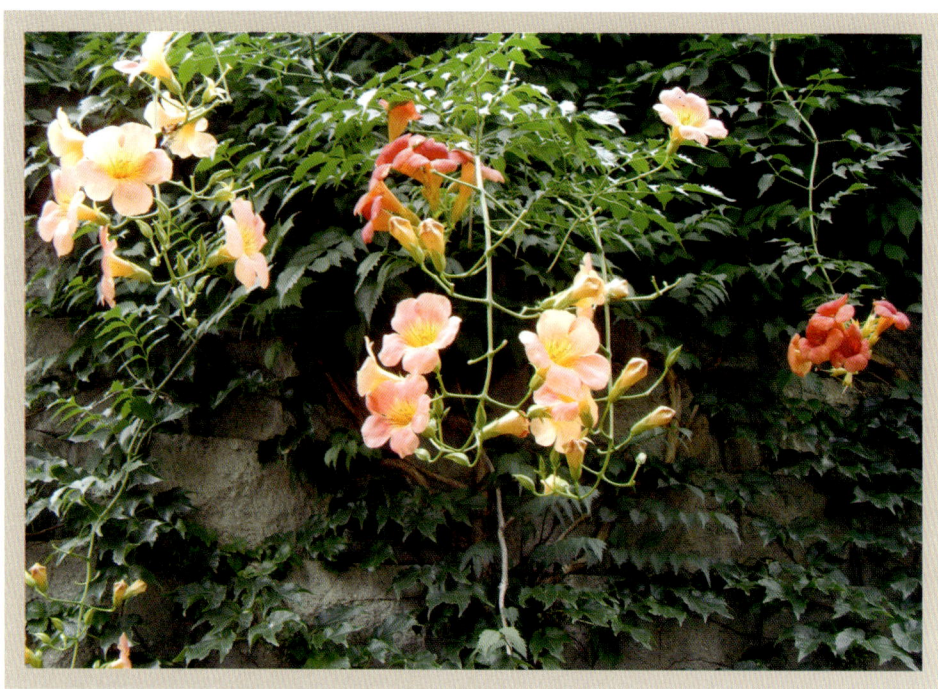

조선 시대에는 양반들이 꽃이 너무 아름다워 능소화를 양반꽃으로 불렀고, 양반집 정원에서만 구경할 있었던 나무였다. 그래서 우리 조상은 '양반꽃' 이라는 능소화 꽃이 아름다워 고택(古宅)과 명문가(名門家)의 정원수(庭園樹)로 심었다. 능소화는 중국 장쑤성에서 많이 자생하고 있다.

능소화는 업신여길 '능(凌)' 자에 하늘 '소(霄)' 자가 조합 된 글자로 '하늘을 섬기는 꽃' 이라는 애칭을 가지고 있다. 예로부터 능소화는 꽃 색깔이 화려하고 아름다워 고가(古家)나 사찰 경내에서 구경할 수 있으나, 상민의 집에는 심지 못하게 했다.

능소화 줄기에는 흡근(吸根)이 있어 벽 같은 데도 달라붙어서 담쟁이 덩굴 모양으로 약 10미터 정도까지 자라며 올라간다. 능소화의 꽃말은 '여성'이다.

능소화과는 낙엽 만목(갈잎 덩굴나무)으로 주위의 물체를 감고 올라가며 7~8월에 등황색이나 주홍색으로 꽃이 피고, 10월에 갈색으로 삭과(蒴果)가 여문다.

우리나라에서 능소화의 군락이 잘 보존되어 있는 곳은 전북 진안 마이산 탑사 절벽에 자생하고 있다. 마이산 탑사 절벽 전체에 활짝 핀 능소화를 보고 있으면 한여름의 무더위를 잊을 만큼 아름다움에 찬사가 절로 나온다.

능소화의 전설은 다음과 같다.

옛날에 능소화는 땅을 기어 가는 가련한 꽃이었는데 어느 날 소나무에게 자기의 소원을 말하게 되었다.

"나도 먼 곳을 볼 수 있도록 도와주세요"

소나무는 능소화가 너무 아름다워서 쾌히 승낙하게 되었다. 그때부터 능소화는 소나무 외에 다른 나무에도 마음대로 올라갈 수 있었다. 그러나 전주 한옥 마을 경기전에 노고수인 소나무를 50년이 넘는 능소화가 친친 감고 올라가 아름다운 꽃을 피우고 있다.

능소화(凌霄花)는 관상용·약용·공원수로 심는다. 능소화 꽃에 꿀이 많아 양봉 농가에서 보조 밀원 식물로 가치가 높고 재목은 재질이 좋아 각종 기구의 재료로 이용한다.

한방에서 꽃을 능소화(凌소花), 뿌리를 자위근(紫葳根), 잎과 줄기를 자위경엽(紫葳莖葉)으로 부른다. 주로, 양혈(凉血)·월경 불순·혈열 풍양(血熱風痒)·혈열 생풍(血熱生風)·피부 소양에 다른 약재와 처방한다.

민간에서 꽃이 피기 전에 음지(陰地)에 말려서 어혈(瘀血)을 제거하는 데 쓴다. 능소화는 독(毒)이 있어 임산부는 복용을 금하고 주의를 요(要)한다.

약용 식물 이야기 14 | 산초나무

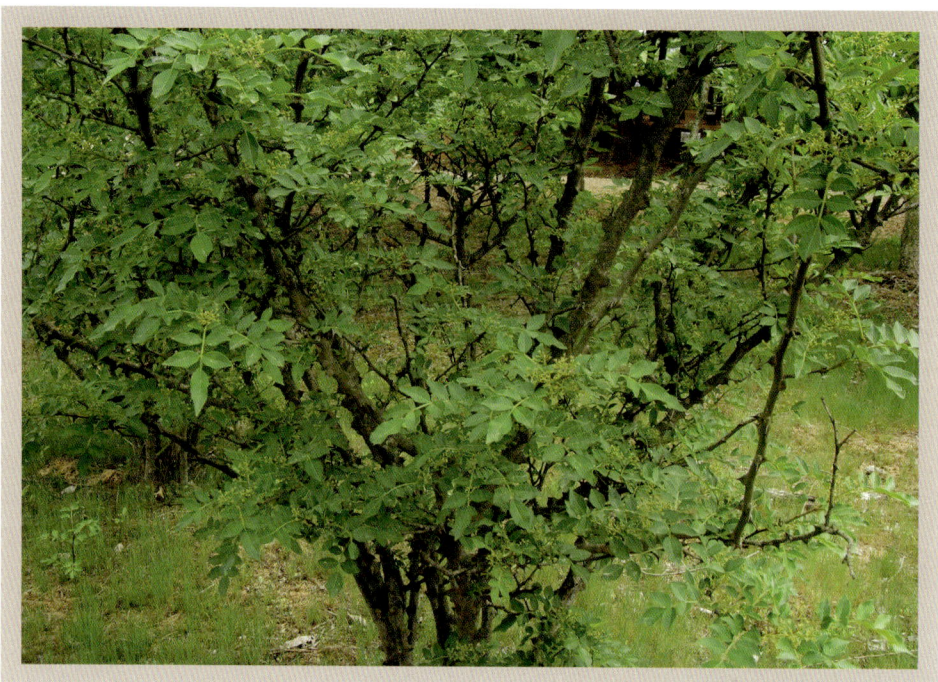

산초나무는 맵고 약간의 독성이 있기 때문에 추어탕이나 생선독과 비린내를 제거하고 맛을 내기 위해서 산초가루를 쓰고 사찰에서는 간장에 절여 반찬으로 먹는다.

산초(山椒)나무는 운향과에 속하는 갈잎떨기나무로 산자락에 자생하며 높이는 약 3~4m 정도까지 자라며 줄기에는 가시가 있다. 산초나무는 초피나무에 비하여 꽃잎이 있고 가시가 어긋나며, 작은 잎은 긴 타원형이고 둔한 톱니가 있다.

8~9월에 연한 황록색의 꽃이 피고, 10월에 작고 빨간 열매가 포도송이처럼 뭉쳐서 달려 여물고 녹갈색

의 열매 속에 검은색의 씨앗이 들어 있다.

　산초의 열매나 잎에는 방부 효과가 있어 장(醬)을 담아 독에 넣으면 오랫동안 맛이 변하지 않는다. 밥맛을 잃을 때 산초잎을 씹으면 독특한 향기가 뇌를 자극하여 식욕을 증진시킨다.

　산초는 식용・약용・공업용으로 다양하게 쓴다. 산초는 열매・나무껍질・뿌리껍질을 중풍・이뇨・통증・건위・변비 등에 다른 약재와 처방한다.

　조선 시대『선만식물지』에서 산초 뿌리를 태운 가루로 치질(痔疾)을 치료할 수 있다고 했고, 해수(咳嗽)에 산초 기름을 한 숟갈씩 먹으면 효과를 볼 수 있고, 산초열매를 가루내어 타박상・종기・염증이 있는 곳에 수시로 바르면 좋다. 잇몸에 염증이 있을 때 산초씨 껍질을 식초에 달여 바르거나 양치질을 하면 좋고, 치질에는 산초나무의 열매・잎・껍질을 끓인 다음 짓찧어 즙을 환부에 바른다.

　한방에서 열매 껍질을 산초(山椒)라 부른다. 산초는 잦은 기침이나 해수(咳嗽)나 회충(蛔蟲)의 구충제로 쓴다. 주로 산한(散寒)・조습(燥濕)・장양(壯陽)・건위(健胃)・이뇨(利尿)에 다른 약재와 처방한다.

　민간에서 산초 주(酒)는 가을에 성숙된 열매를 따서 술에 담가 밀봉하여 3개월 후에 먹는다.
　산초 기름은 가을에 잘 익은 열매를 따서 기름을 짠다. 약선은 봄에 어린순을 따서 끓는 물에 살짝 데쳐서 나물로 무쳐 먹는다. 튀김・전・된장국으로 먹는다. 풋열매로 장아찌, 튀김으로 먹는다. 비린내를 제거할 때 음식에 잎을 넣는다. 산초의 어린잎, 줄기를 과실과 함께 장채(醬菜)로 먹었고, 산초의 열매를 짜서 향미료의 재료로 썼다.

약용식물 이야기 15 | 소나무

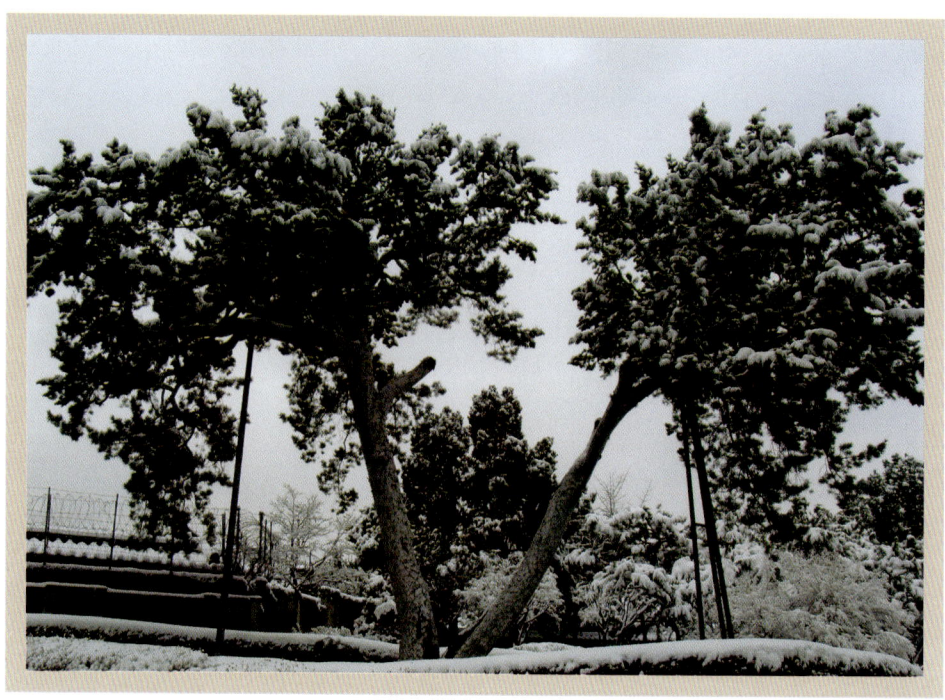

우리 민족은 소나무 아래서 태어나 소나무와 더불어 살다가 소나무 그늘에서 생(生)을 마감할 정도로 정신적, 물질적으로 많은 영향을 준 나무가 소나무이다.

예부터 아들을 낳으면 아버지는 선산(先山)에 가서 그 아들 몫으로 소나무를 심었고, 시인 정동주는 한국인의 문화를 '소나무 문화'라고 할 정도로 한국과 한국인을 상징하는 나무가 소나무이다. 소나무는 엄동설한(嚴冬雪寒)의 역경 속에서도 변함없이 늘 푸른 모습을 간직하고 굳은 기상 · 절개 · 의지 · 장생(長生) · 견정(堅貞)함을 상징한다.

우리의 조상은 소나무를 대나무, 매화나무와 함께 세한삼우(歲寒三友)로 꼽으면서 선비의 지조를 상징하는 것으로 나무로 보았고, 예부터 신부(新婦)는 소나무 가지 위에 볏이 붉은 단학 한 쌍이 다정하게 기대어 있는 수를 놓아 신혼방(新婚房)을 장식했고, 십장생(十長生) 병풍에 소나무를 그려 넣은 것은 소나무처럼 오래 살기를 바라는 뜻이 담겨 있기 때문에 소나무는 해·산·물·돌·구름·불로초·거북·학·사슴 등과 함께 십장생의 하나로 보았다. 민간에서는 무속과 민속으로 부정을 물리치는 벽사(辟邪)와 정화(淨化)의 도구로 사용되었고, 문학에서 중요한 소재였고, 조선 시대의 민화·청화 백자·화각 장식에 소나무가 많이 그려져 전해져 오고 있다. 그래서 우리나라 옛 그림에는 소나무 특히 노송(老松)을 그린 그림이 많은 이유이다.

서울 남산(南山)하면 소나무가 연상되고, 우리의 애국가에서 소나무는 '남산 위의 저 소나무 철갑을 두른 듯, 바람 서리 불변함은 우리 기상일세'라 했고, 우리나라 산(山)에는 소나무 숲이 분포하지 않은 곳이 없을 정도로 소나무는 우리나라 대표 수종으로 전체 산림 면적의 41%를 차지하고 있고, 한국 갤럽이 2004년 '한국인이 가장 좋아하는 나무' 조사에서 43.8%를 차지할 정도로 상징·문화·설화·속설을 가진 나무로 한국 사람의 꿈과 희망이 담겨 있는 나무이다.

예부터 소나무 꿈을 꾸면 벼슬길에 오를 것으로 여겼고, 정월 대보름 전후에 소나무 가지를 문(門)에 걸어 놓는 것은 잡귀와 부정을 막기 위함이었다.

민간에서는 제의(祭儀)나 의례를 지낼 때 금줄에 소나무 가지를 꿰어 잡귀와 부정을 차단했고, 산모(産母)가 출산 때나 장(醬)을 담글 때 치는 금줄에 숯, 고추, 종이, 솔가지 등을 끼우는 것도 잡귀와 부정을 막기 위함이었다.

우리말에 '송뢰(松籟)에 고허침(高虛沈)'은 선비가 높은 베개(木沈)를 베고 솔밭 사이를 지나가는 바람 소리를 들으면서 마음 산책을 하였고, 임산부가 소나무 아래에서 솔바람 태교(胎敎)로 마음을 다스렸고, 전통 혼례상에는 소나무와 대나무를 꽂아 놓는데 이것은 신랑과 신부가 소나무와 대나무처럼 굳은 절개를 지키라는 뜻이 담겨 있다.

약용 식물 이야기 16 | 동백나무

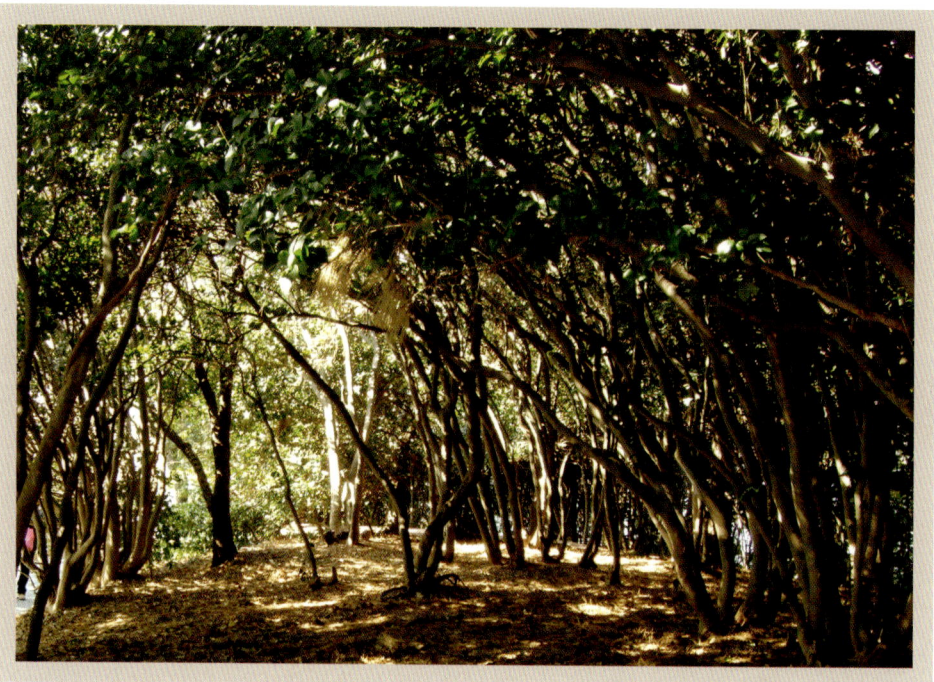

사람에게는 인품(人品), 꽃에는 화품(花品)이 있듯이, 집 안의 정원 뜰에 무슨 꽃을 심었는가를 보고 그 인품을 평하기도 했는데 도둑이 든다 하여 집 안에 심지 않는 나무가 동백나무이다.

동백꽃은 꽃이 질 때 꽃봉오리가 통째로 뚝 떨어진다. 동백꽃의 특별함은 무엇보다 처연한 낙화에 있다. 꽃이 질 때 다른 꽃들처럼 한 잎 한 잎 시들어 떨어지지 않고 동백은 꽃잎이 시들지 않는 붉은 꽃송이를 통째로 툭 떨어뜨린다. 사찰 주변에 동백나무를 많이 심는 것은 화려함의 극치를 이루던 꽃이 한순간에 떨어지는 모습을 통해 인생의 무상(無常)을 깨닫게 하기 위함이다.

꽃이 시들지 않고 통째로 떨어지기 때문에 동백꽃은 절조(節操)와 굳은 의지를 상징하고, 동백꽃은 꽃잎 하나 시들지 않은 채 꽃송이 그대로 툭 떨어져 생(生)을 마감하기 때문에 가톨릭에서는 동백꽃을 순교자에 비유하기도 한다.

예부터 삶의 예상치 못한 불행한 일을 춘사(椿事)라고 하였는데 이 말은 동백꽃이 갑자기 떨어지는 데서 유래하였다. 그래서 동백을 상서로운 나무로 여기지만, 꽃이 시들지 않은 채 목이 꺾이듯 한꺼번에 떨어지는 낙화를 불길하게 여기기 때문이다.

이처럼 불길함과 급사(急死)를 상징하기 때문에 병(病)문안을 갈 때는 동백꽃을 선물하지 않는다.
동백나무 아래에서 부정한 짓을 해서는 안 되고 꺾거나 꽃을 따면 안 되고, 동백숲에서는 해마다 정초가 되면 당제가 치르고, 금줄을 늘어뜨려 신성목(神聖木)으로 여기기도 한다.

동백은 청빈한 선비의 기골을 상징하기 때문에 조선시대 선비들은 동백꽃을 매화와 함께 청렴, 절조, 굳은 이상의 상징으로 삼았다.

조선 시대 선비들은 동백 차(茶)를 만들어 마셨고, 귀인(貴人)을 맞이할 때에는 동백꽃으로 꽃꽂이를 해 놓았다. 동백꽃은 붉은 이미지 때문에 피 맺힌 가슴의 한(恨)을 상징하고, 장미와 더불어 연정을 나타내고 순수한 사랑을 표상한다.

예부터 전통 혼례식장에 대나무 가지와 동백나무를 항아리에 꽂아 놓는 것은, 동백나무가 수형(樹形)이 단정하고 허세를 부리지 않으며, 열매가 많이 열려 다자다남(多子多男)을 상징하기 때문이다.

동백꽃은 색깔이 유난히 붉어 정열적인 사랑을 나타내고, 꽃이 화사하게 피어나는 모습이 아름다운 데서 여인의 미(美)를 상징하고, 눈보라와 찬 바람을 견디어 내는 강인한 생명력 때문에 육체적으로 정신적으로 장수(長壽)를 표상하기도 한다.

약용식물 이야기 17 | 매화나무

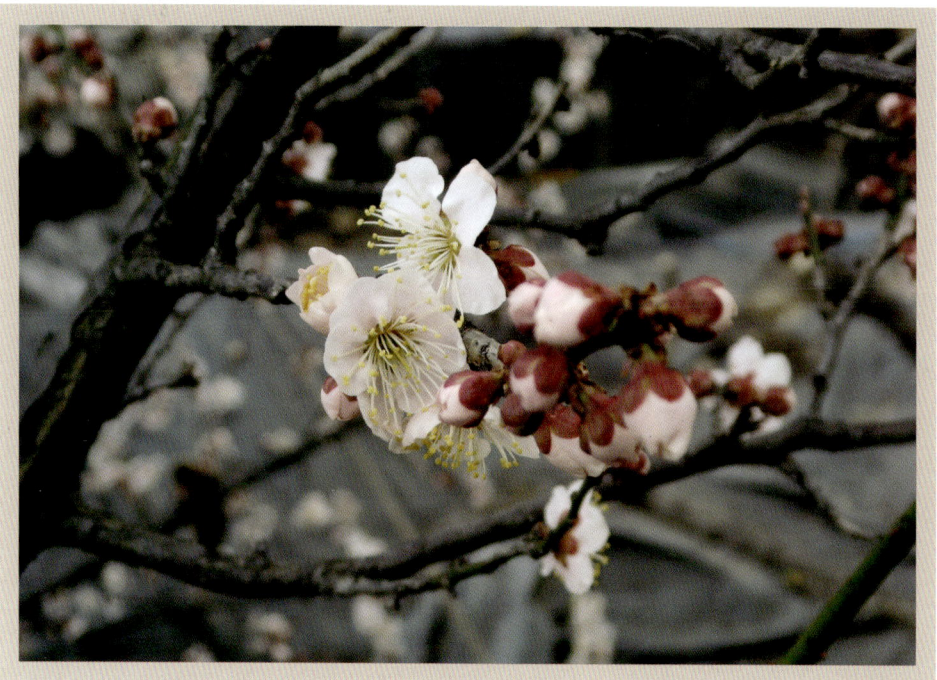

　　봄에 꽃을 피우면 매화나무가 되고 여름에 열매를 맺으면 매실나무로 부르기도 한다. 매화는 이른 봄에 잎보다 꽃이 먼저 피기 때문에 복숭아꽃과 봄날을 다투지 않는 도리행화(桃李杏花)이다. 매화는 봄이 온 것을 제일 먼저 알린다 하여 '춘고초(春告草)' 라고 부르고, 매화는 잎이 나기 전에 꽃을 피워 봄소식을 가장 먼저 알려 주고 삶의 의욕과 희망을 주는 나무이다.

　　매화는 눈 속에서도 꽃을 피우고 은은한 향기인 암향(暗香)과 산뜻함으로 사람의 마음을 사로잡는다. 봄을 처음 알리는 매화 · 산수유 · 목련 · 개나리 · 유채 등 숱한 봄의 전령사 중에서 한복판으로 가장 용감하게 들어서는 선봉장인 매화는 겨울의 모진 눈보라 속에서 추위를 이기고 꽃을 피운다 하여 예부터 우리 조상은 사군자(四君子) 중 하나로 선비들의 지극한 사랑을 받아 이십사화신풍(二十四花信風)의 첫 머리에 제일 화신(第一花信)으로 백화(百花)를 영도(領導)한다고 기록되어 있을 정도로 나무 중의 제일로 보았다.

예부터 우리 조상은 매화를 감상하는 네 가지 기준을 두었는데, 첫째는 꽃송이는 많은 것보다 띄엄띄엄 핀 것이 좋고, 둘째는 어린 나무보다 수령이 오래된 나무가 좋고, 셋째 살찐 나무보다 여윈 나무가 좋고, 넷째 피어난 꽃보다 봉오리 때가 보기 좋다고 할 정도로 매화를 감상하는 기준을 두었다.

매화는 '빙기옥골(氷肌玉骨)'이라 하여 천진하고 순결한 처녀에 비유되기도 하고, 매화의 잎사귀는 정월 초에 행운과 운수를 예측하는 데 사용했고, 매화나무는 많은 씨를 퍼트린다 하여 다산(多産)을 상징하고, 매화의 어린 가지는 사악(邪惡)한 기운(氣運)을 물리친다 하여 제사를 지낼 때와 새로 집을 지을 때 매화로 지팡이를 만들어 악귀를 쫓는 데 사용했고, 민화의 화조도(花鳥圖)와 여성의 비녀 그림에 가장 많이 등장하고 사랑을 상징하기도 한다.

예부터 선비들은 자신의 생명과 나무의 생명을 일치시켰는데 선비들이 유난히 좋아했던 나무가 바로 매화다. 엄동설한에도 꽃을 피우는 설중매의 서릿발 같은 절개를 좋아했든, 늙어 갈수록 기품이 한층 깊어지는 고매(古梅)의 그윽함을 좋아했던, 우리 선비들의 대부분은 자신의 정원에 매화 한두 그루씩을 심고 길렀다.

매화는 엄동설한(嚴冬雪寒)에 굳은 절개와 강인한 생명력으로 꽃을 피우고 향기와 꽃빛이 맑고 깨끗하여 미덕·충성·봉사·희망의 상징인 청객(淸客)이다. 예전에는 매화나무가 사군자로서 문인, 묵객들로부터 사랑을 받아 노래와 그림으로 친숙했다고 본다면 요즘에는 꽃이 필 때는 관광객이 찾아오고 열매는 농가에 소득을 준다.

약용 식물 이야기 18 | 복숭아나무

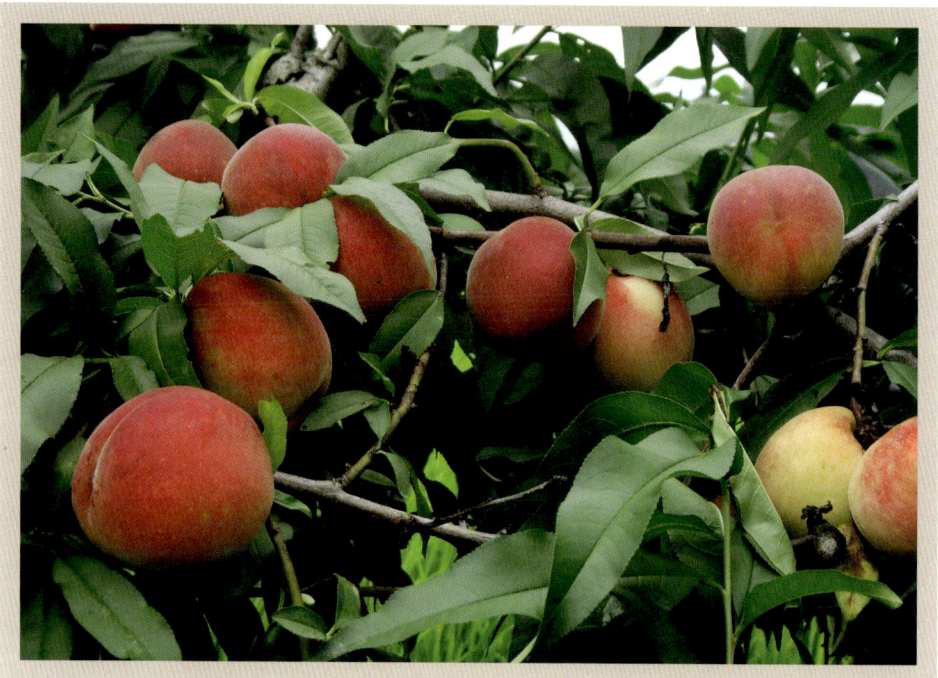

예부터 복숭아나무는 복사나무·도(桃)·도화수(桃花水)·선목(仙木) 등으로 다양하게 불리는 불로장생(不老長生)과 이상향(理想鄕)의 상징으로 보았다.

전설에 의하면 중국 곤륜산(崑崙山)에 있는 서왕모(西王母)의 궁궐 정원에 3000년 만에 꽃이 피고 다시 3000년 만에 열매가 열리는 불로장수(不老長壽)의 나무가 있다고 한다. 바로 천도(天桃) 복숭아나무이다. 도교(道敎)에서 이상향은 복사꽃이 만발한 무릉도원(武陵桃源)이다. 중국에서는 정월에 대문에 복숭아나무로 인형을 조각하거나 복숭아나무 그림을 걸어 악귀를 쫓는 풍습이 있다.

예부터 우리 조상은 십장생(十長生)과 함께 복숭아가 주렁주렁 열린 모습을 배경으로 선경(仙境)을 그리고 장수를 염원하여, 천도형(天桃形) 도장, 고려의 주전자와 청자연적, 조선의 백자연적·그림·병풍·장식·수(繡), 금박 등에 복숭아나무의 꽃과 잎, 열매를 그려 넣었다. 천도복숭아의 문양과 그림은 봄과 장수를 뜻하기 때문에 혼수와 혼례복 등에 수를 놓기도 했다.

예부터 복숭아나무는 축귀(逐鬼)의 상징으로 여겼다. 조선 시대 홍만선(洪萬選)은『산림경제(山林經濟)』에서 '도(桃)는 100가지 귀신을 제(制)하니 선목(仙木·神仙의 나무)이다' 라고 했고, 복숭아나무를 심을 때는 햇살이 먼저 와 닿는 동쪽 담 가까이에 심었다. 무당들이 귀신을 쫓을 때 동도지(東桃枝)를 꺾어 들고 휘둘러 대는 이유가 여기에 있다.

복숭아나무로 도장을 파면 장수한다고 믿어 어린이 돌반지에는 반드시 복숭아 모양을 새겨 건강과 장수의 염원을 담았고, 부적에 찍는 도장은 반드시 복숭아나무로 만들었다.

복숭아는 생김새 때문에 여성의 음문(陰門)으로 비유됐다. '복숭아를 많이 먹으면 속살이 찐다' 는 속설이 있는데, 여기서 속살은 여성의 음부(陰部)를 말한다. '속살이 찐다' 는 말은 '음력(陰力)을 왕성히게 한다' 는 의미가 있어 예부터 부녀자는 은밀히 복숭아를 즐겨 먹었던 것이다. 조선 시대의 선비들이 문방(文房)에서 '청화백자진사채천도형연적(靑華白磁辰砂彩天桃形硯滴)' 의 문양과 그림은 봄과 장수를 뜻하기 때문에 혼수와 혼례복 등에 자수품에 상징적 도상으로 썼다.

오염된 공해와 환경호르몬과 인스턴트 식품에 노출된 현대인에게 복숭아는 자연식으로 건강에도 유익한 최적의 식품으로 손색이 없어 농촌진흥청에서는 해마다 복숭아의 소비 촉진을 위해 초복(初伏) 일을 '복숭아 날' 로 정하여 홍보하고 있다. 복숭아는 여름에 생산되기 때문에 여름에 소모된 원기인 양기(陽氣)나 기력(氣力)을 회복하는 데 좋은 것으로 알려져 있다.

약용식물 이야기 19 | # 사과나무

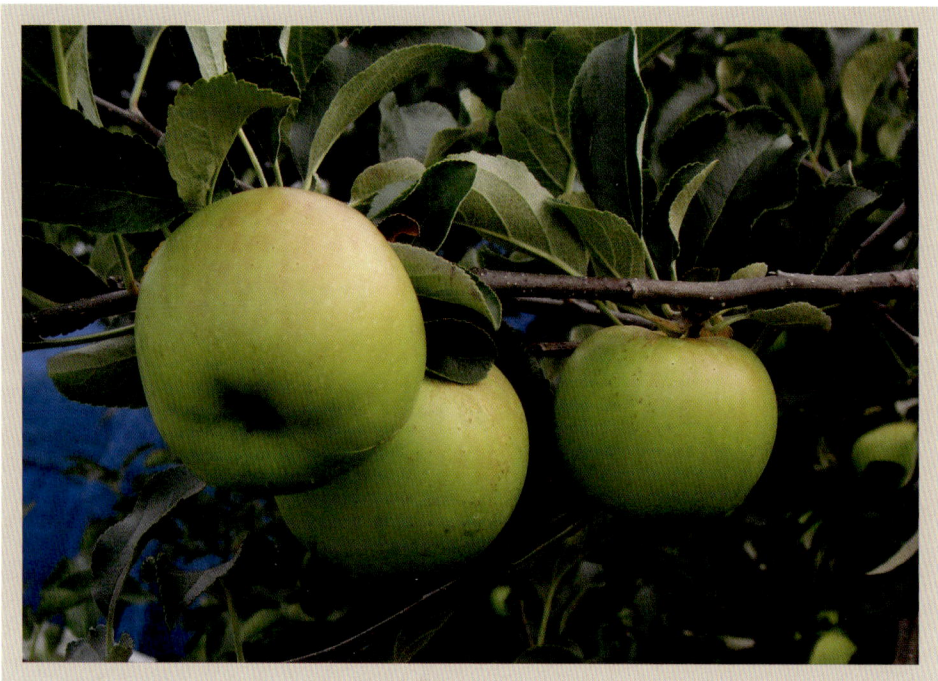

사과는 붉은색과 하트 모양을 닮았기 때문에 연인과 친구 간의 사랑을 상징하기 때문에 사과를 주는 행위는 사랑의 고백을 의미한다. 사과는 평화와 아름다움을 상징하기도 하지만, 사과를 먹으면 얼굴이 고아지고 사과를 길게 깎으면 먼 곳으로 시집을 간다는 속신이 있지만 사과의 꽃은 신부의 치장에 자주 등장한다.

예부터 설화에 의하면 '사과나무가 있는 집의 딸은 귀인에게 시집간다'고 할 정도로 부귀를 상징한 나무로 여겼고, 꿈에 사과를 보면 기쁜 일이 생긴다고 믿는 속설이 있다.

사과는 붉은색으로 하트 모양을 닮았기 때문에 사랑의 상징으로 표현되지만, 배의 열매는 심장형으로 애정을 상징한다. 예부터 사과를 주는 행위는 사랑을 고백하지만, 배를 쪼개어 나눠 먹으면 헤어진다는 속설이 있어 연인이나 친척, 친구 간에는 배를 나눠 먹지 않는다. 이는 배 리(梨)의 음이 분리(分離), 이혼(離婚)의 '離'와 '음'이 같기 때문이다.

사과는 제액소복(除厄昭福)이라 하여 액(厄)을 몰아내고 복(福)을 부르는 삼색 과일이라 하여 산신제(山神祭)나 조상(祖上)의 제사(祭祀)에 빠지지 않는다. 예부터 사과나무·감나무·복숭아 나무로 불을 지피지 않을 정도로 대접을 받은 나무로 사과는 맛이 달아 뭇 새들이 숲에 모여든다 하여 능금(林檎)으로 불렀고, 사과는 임금님의 수라상에 꼭 진상되었을 정도로 귀한 대접을 받았다.

영어로 눈동자는 '눈의 사과(apple of the eye)'로 표기한다. 성경에서 사과는 가치를 상징한다. 스피노자는 "내일 지구의 종말이 올지라도 나는 한 그루의 사과나무를 심겠다"고 했고, 사과는 인간의 지적 욕구와 탐구 정신을 담고 있을 정도로 인간과 함께한 과실이다. 뉴턴이 집 정원에 심어져 있는 사과나무 옆에 서서 무심코 떨어지는 사과 한 알을 목격하고 만유인력의 원리를 발견하여 자연계의 비밀을 밝혔다.

사과는 너무 광범위하게 쓰이기 때문에 평과(苹果)로 부르고, 사과는 사람에게 유익을 주는 나무로 건강식품으로 좋아 식용·약용·관상용·공업용으로 쓴다. 파이·잼·주스 등 쓰임새가 많다. 사과의 주성분은 탄수화물이고 섬유질·비타민C·칼슘·나트륨, 칼리 등의 성분이 함유되어 건강에도 좋은 것으로 알려져 있다.

사과에는 타닌과 사과껍질에 함유되어 있는 펙틴이 위장 운동을 도와준다. 사과는 소화를 촉진하기 때문에 장(腸) 질환이나 변비가 있는 사람이 먹으면 좋다. 사과에는 칼륨이 많아 체 내에 남아 있는 과잉 나트륨을 밀어내기 때문에, 다른 과일에 비해 고혈압 예방에도 좋다.

약용식물 이야기 20 | 무궁화

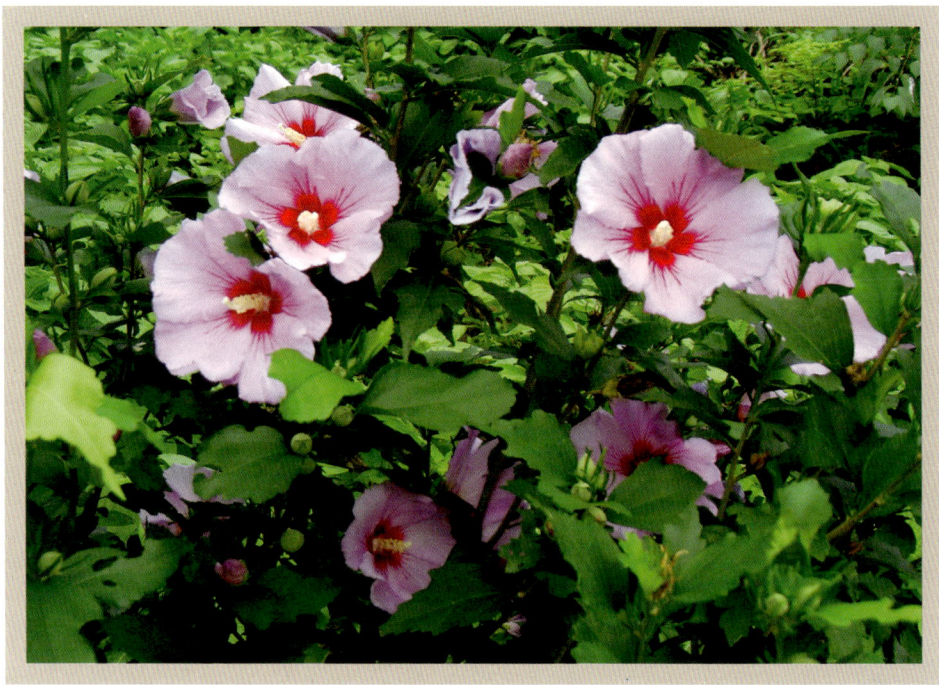

한 국가가 나라꽃으로 삼는 이유는 꽃의 상징성을 통해 나라 정신을 간직하고 높이는 데 있다. 무궁화는 끝없이 피기 때문에 우리나라를 상징할 수 있다는 이유를 찾고 있지만, 꽃이 하루 만에 피고 지는 특성 때문에 국화가 되기까지는 많은 논란이 있었다.

우리나라 애국가(愛國歌)에서 "무궁화 삼천리 화려강산, 대한 사람 대한으로 길이 보전하세"라는 후렴은 이미 1896년 독립문 정초식 때부터 불렀던 것으로 확인되고 있으며, 윤치호가 애국가 후렴에 쓴 후 무궁화가 우리나라 국화로 부르게 된 계기가 되기도 했다.

우리나라 국화는 무궁화(無窮花)이다. 우리나라를 대표하는 무궁화는 우리 민족의 강인함과 국가의 영원함과 백성의 창성함을 드러내는 꽃으로, 꽃 중의 꽃(花中花)으로 가식이 없는 고고(孤高)한 아름다운 미(美)를 간직한다.

무궁화의 화심(花心)은 태양의 영광이 국가의 앞날에 비추기를 기원하는 종교적 의미가 깃들어 있고, 지칠 줄 모르는 강인한 힘과 지조(志操)로 7월부터 10월까지 100여 일 동안 화려하게 끊임없이 피고 질 줄 모르는 일신지미(日新之美) 꽃으로 그 끈질긴 생명력 때문에 '일만육천 세'를 산다는 설화가 있다.

무궁화는 햇빛을 좋아하고, 양수(陽樹)인 까닭에 햇빛을 받을 때에 온 생명을 다해 피고 번식력이 강하여 끊임없이 새로 피고 해가 지면 꽃이 떨어지기 때문에 인생의 영고무상함을 깨닫게 하는 꽃으로 알려져 있다.

조선 시대에는 궁중에서 잔치가 있을 때 무궁화 꽃으로 '진찬화(進饌花)'로 치장하였고, 왕이 과거에 급제한 사람에게 꽃을 하사할 때는 어사화(御賜花)를 주었는데 이때 무궁화를 선택하였다.

무궁화는 꽃 하나가 지면 꽃 하나가 다시 '끝이 없이 계속 피는 꽃'이 핀다. 우리 조상은 아침에 피었다가 저녁에 지는 무궁화꽃을 보면서 '가련영락재조혼(可憐榮落在朝昏)'이라 했다. 즉 '영화와 슬픔이 아침 저녁 사이'라는 뜻을 담고 있다. 중국에서는 무궁화 꽃이 아침에 피었다가 저녁에 지기 때문에 '근화일일영(槿花一日榮)'이라 하여 한 순간의 영화가 덧없음을 상징하였다.

무궁화를 중국에서는 선비의 기상을 가진 꽃이라는 애칭이 있고 무궁화는 오랫동안 연이어 피어 초가을까지 이른다고 해서 군자(君子)처럼 끈기 있는 성품을 지녔고, 아침에 활짝 핀 꽃송이가 저녁에 시드는 것을 두고 인간성쇠(人間盛衰)에 맞는다고 칭송했다.

약용 식물 이야기 21 | 대추나무

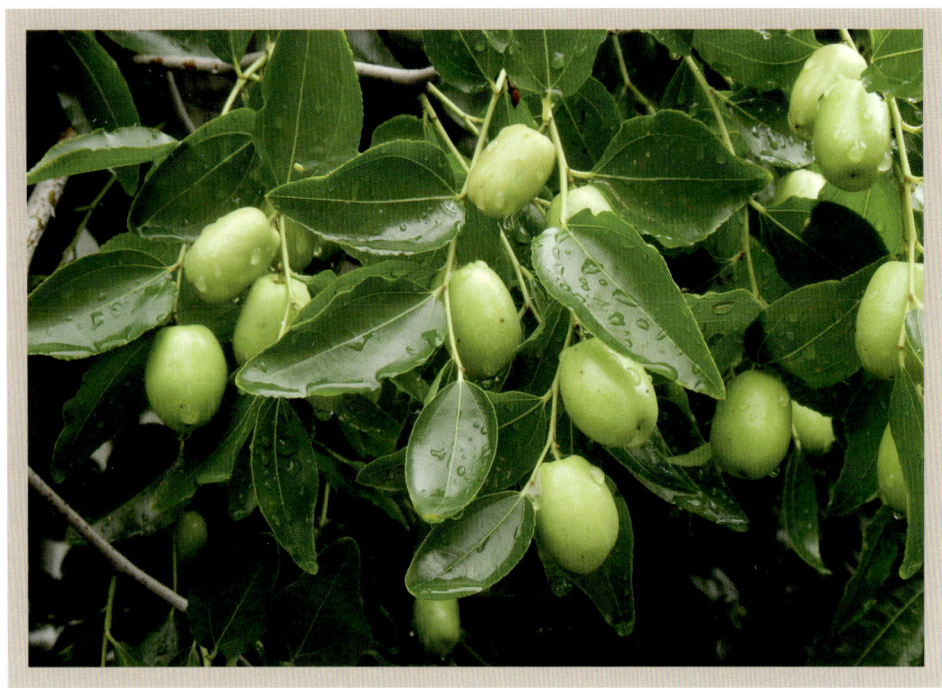

예부터 대추 열매의 붉은빛은 강한 생명력(生命力)과 영원한 청춘(靑春)의 표상으로 풍요와 다산(多産)의 신화적(神話的) 의미를 함축하는 나무로 보았다. 우리 조상은 손님이 집에 찾아올 때 오른손에 대추를 담은 죽보(竹簠:대나무)를 들고, 왼손에는 밥을 담은 죽보를 든다는 빙례(聘禮)라는 풍속이 있었다.

제사상의 주된 과일은 '대추(棗:조)·밤(栗:율)·감(柿:시)·배(梨:리)'이다. 대추 열매는 음식의 고명이나 관혼상제와 제사에는 반드시 모양이 좋은 것을 골라 귀하게 썼다. 제사를 지낼 때 '조동율서(棗東栗西)'라 했다. 대추는 동쪽에 밤은 서쪽에 놓고 제사를 지냈다.

임금에게 진상된 과일 중에서 첫 번째 챙기는 식품이 대추였고, 대추를 백일홍이라 하여 신선(神仙)이 준 식물로 장수(長壽)나 다복(多福)의 상징으로 삼았고, 도교(道敎)의 신선술(神仙術)에서 신선(神仙)의 과일로 알려져 있으며, 신선의 얼굴빛은 흔히 대춧빛으로 묘사되기도 한다.

우리 조상은 전통적으로 정원에 나무를 심었다. 안방 문을 열면 맞바라보이는 곳에 대추나무와 석류나무를 심었다. 모든 과일나무는 꽃이 피었을 때 비바람이 몰아치면 꽃이 떨어져서 열매를 맺지 못하지만 대추나무는 비바람이 치면 칠수록 나뭇가지가 흔들리면 흔들릴수록 열매를 주렁주렁 맺는 나무이다.

전통적으로 우리 조상은 대추나무는 정월 대보름날이나 단오날에 대추나무 줄기가 아래쪽에서 두 갈래로 갈라지는 사이에 큰 돌을 끼우면 열매가 많이 열린다는 풍속인 시집보내기(嫁法)를 하였다. 예부터 대추나무의 대추처럼 많이 낳도록 바라는 택목주술(宅木呪術)의 민속 신앙으로 대추는 아들과 관계가 있는 것으로 믿었고, 열매가 많이 열리는 대추는 풍요와 다산을 상징한다. 대추는 다남(多男)을 기원하는 상징물로 여겨 결혼식 폐백(幣帛)에 쓰인다. 혼례식에서 폐백을 드릴 때 시부모가 며느리의 치마폭에 던져 주는 것은 '아들 딸 구별 말고 자식을 많이 낳아라' 는 뜻이 담겨 있다.

대추나무는 재목이 단단하여 판목(版木)이나, 떡메, 도장, 목탁, 불상, 달구지 재료 등 공예품의 재료로 다양하게 쓰인다. 벼락 맞은 대추나무를 벽조목(辟棗木)이라고 하는데 부적(符籍)이나 도장을 새길 때 대추나무를 최상으로 친다.

우리 속담에 단단하여 빈틈없는 사람은 가리켜 "나무 방망이 같다"는 말은 대추나무를 뜻한다. 또한 어려운 일을 잘 견뎌 내는 야무진 사람을 가리켜 "대추나무 방망이" 이라 하고, 대추는 작은 과일이면서도 작고 단단하여 키는 작으나 야무진 사람을 가리켜 '대추씨 같은 사람' 이라고 표현한다.

약용 식물 이야기 22 | 감나무

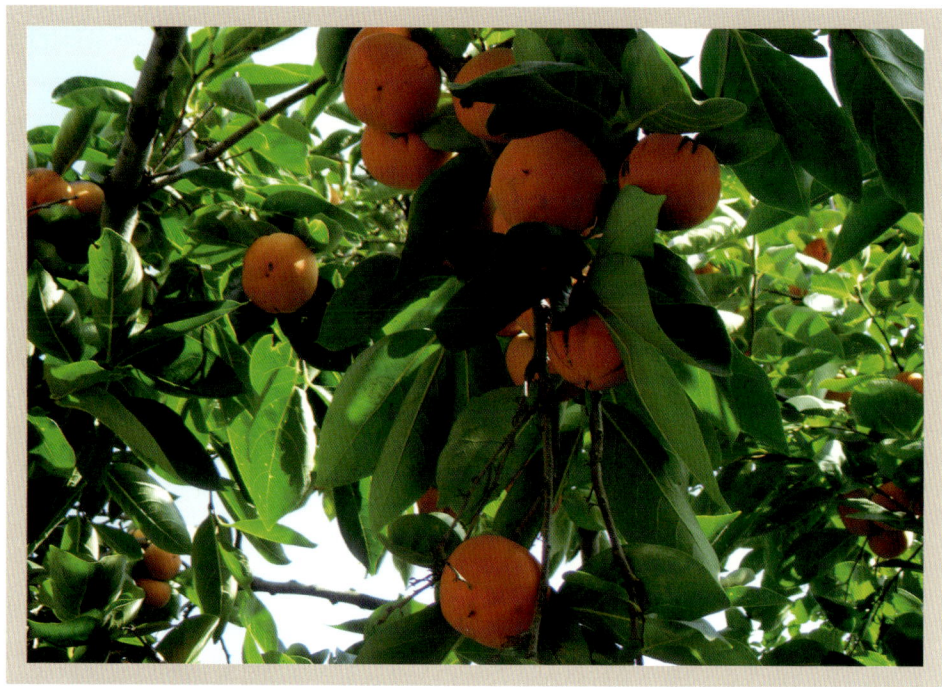

이 세상에는 수많은 나무가 존재하고 있지만, 나무의 과일 중에서 유일하게 겉과 속이 똑같이 붉은 것은 감밖에 없다.

우리 조상은 황금빛이 나는 감의 껍질 색깔 속에 신선이 마시는 물이 들어 있다 하여 잘 익은 감을 금의옥액(金衣玉液)이라 했다. 감나무에 대하여 풍류(風流)를 즐겨 '시엽제시(柿葉題詩)'라 했다. 즉 '땅에 감나무 단풍잎에 시(詩)를 쓴다'고 할 정도로 감나무를 좋아했다.

우리나라에서는 고려 인종(仁宗) 때 '고욤'에 대한 기록이 있는 것으로 보아 당시 감이 재배되었던 것으로 보인다. 조선 시대에 들어와서는 건시(乾柿)와 수정과에 대한 기록이 있고, 『동국여지승람』에 감의 주산지가 기록되어 있을 정도로 널리 재배되었다. 일찍부터 임금에게 올리는 진상물에 감이 포함되어 있었고, 의식(儀式)이나 제물(祭物)로 올려졌다.

우리 조상은 감나무에 대하여 '수명이 길고, 녹음이 좋고, 날짐승들이 집을 짓지 않고, 벌레가 없고, 단풍진 잎이 아름답고, 과일이 좋고, 낙엽은 거름이 된다' 고 하여 감나무의 칠덕(七德)을 예찬하였다.

감나무의 칠절(七絶)에 대하여 『유양잡조(酉陽雜組)』에서 "일수(一壽) 이다음(二多陰), 삼무조소(三無鳥巢), 사무충두(四無蟲蠹), 오상엽가완(五霜葉可玩), 육가상가담(六佳賞可啖), 칠락엽비대(七落葉肥大), 가이림서(可以臨書)"이라 했다. 즉 "오래 살고, 그늘을 만들고, 새가 둥지를 짓지 않고, 벌레가 없고, 단풍이 아름답고, 열매가 먹음직 스럽고, 잎이 큼직하여 글씨를 쓸 수 있다."

우리 조상은 전통적으로 "100년 된 감나무에는 감이 1,000개 열린다" 하여 집 안에 심었다. 감나무 고목(古木)은 득남(得男)과 자손의 번창을 기원하는 신앙의 상징으로 보았다. 예부터 감나무와 관련하여 속설이 전하고 있는데, 예를 들면 "감꽃을 실에 꿰어 목걸이를 하고 다니면 득남(得男)을 한다고 믿었다.

감나무를 땔감으로 사용하면 불행이 온다 하여 사용하지 않았고, 감꼭지를 달여 그 물을 먹으면 유산(流産)을 방지할 수 있다 하여 임산부가 먹었다는 속설도 있다.

감나무는 냉장고가 없던 옛날에는 감잎으로 음식을 싸서 보관하였는데, 최근에 감잎에 세균 번식을 억제하는 효능이 있다는 것이 밝혀졌다. 풋감으로 염료를 만들어 방습제·방부제·염료로 사용했고, 재목은 단단하고 무늬가 아름다워 고급 가구재로 쓰고, 망치의 머리 부분은 감나무로 만들어 사용할 정도로 단단하다.

약용식물 이야기 23 | 은행나무

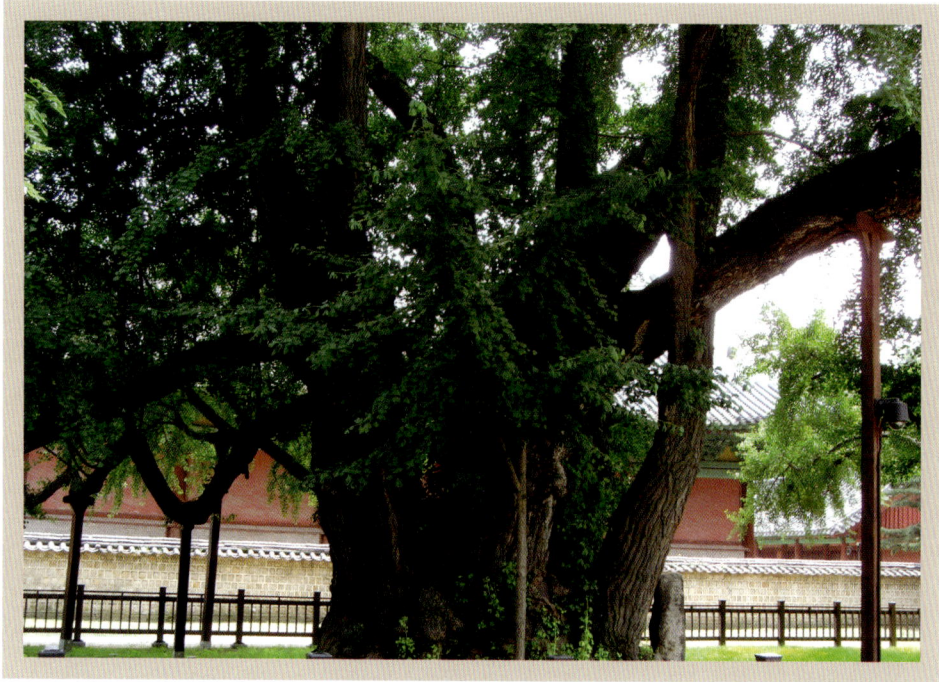

은행나무 _ 천연기념물 제 59호

은행나무는 지구상의 식물들 가운데 가장 오래된 식물로 고생대 지대에서 3억 년 전의 은행나무 화석이 발견되기도 해 '살아 있는 식물 화석'으로 불린다. 은행나무는 1속, 1종만이 존재하는 독립수(獨立樹)라는 특성 때문에 독립수로 숲을 이루지 못하는 외로운 은행나무는 암나무와 수나무가 있어 암수가 서로 마주봐야 열매를 맺는다. 가을에 암나무에 열매가 주렁주렁 맺는다.

예부터 경칩날 여자에게는 세 모난 수은행을, 남자에게는 두 모난 암은행을 보내 사랑을 표현하기도 했다. 서양에서는 은행나무를 "은빛 살구" 또는 "처녀의 머리"로 부른다. 중국에서는 살구(杏: 행)를 닮은데다 중과피(中果皮)가 희다(銀: 은)하여 "은행(銀杏)", 잎이 오리발을 닮았다 하여 압각수(鴨脚樹), 손자 대(孫

子代)에 가서야 열매를 얻는다고 해서 공손수(公孫樹)라고 부른다. 금발 처녀의 머리카락처럼 단풍이 아름답다 하여 'Maidenhair tree' 라는 영어의 이름이 붙여졌다.

예나 지금이나 왕족이나 위인들이 심는 나무는 명목(名木)인데 오늘날 기념식수(紀念植樹)에 해당한다. 은행나무는 병해충이나 각종 공해에도 저항력이 크고, 웅대한 수형으로 노랗게 물드는 단풍이 아름다워 가로수나 정자목으로 많이 심는다. 은행나무는 신목(神木)이라 하여 악정(惡政)을 베푸는 관원을 응징하는 상징으로 관가의 뜰에 심었고, 향교 정원·사찰 경내·문묘 등에 심었다. 중국에서는 공자(孔子)의 행단(杏壇)에서 은행나무를 볼 수 있다.

우리나라에는 천연기념물로 지정된 은행나무가 19그루, 노거수(老巨樹)나 보호수(保護樹)로 지정된 은행나무가 813그루나 된다. 서울 종로구 명륜동 성균관대 내 문묘(文廟)에 있는 은행나무는 천연기념물 제59호로 약 400세로 추정된다. 이 은행나무는 수나무로 나무마다 긴 유주(乳柱)가 달렸다.

은행나무에는 눈길 끄는 특별한 현상이 있다. 바로 유주이다. 유주는 나뭇가지에서 땅 쪽으로 발달하는 돌기를 말한다. 은행나무는 벌레가 없기 때문에 은행나무 밑에서 낮잠을 편히 잘 수 있다. 은행나무잎에는 독(毒)과 방충(防蟲) 효능이 있어 방바닥에 깔아 놓으면 개미와 바퀴벌레가 생기지 않는다. 집 안의 개미를 없애기 위하여 은행잎을 방바닥에 깔아 놓았고, 재래식 화장실에 넣으면 구더기가 생기지 않는 것으로 알려져 있다.

약용 식물 이야기 24 | 대나무

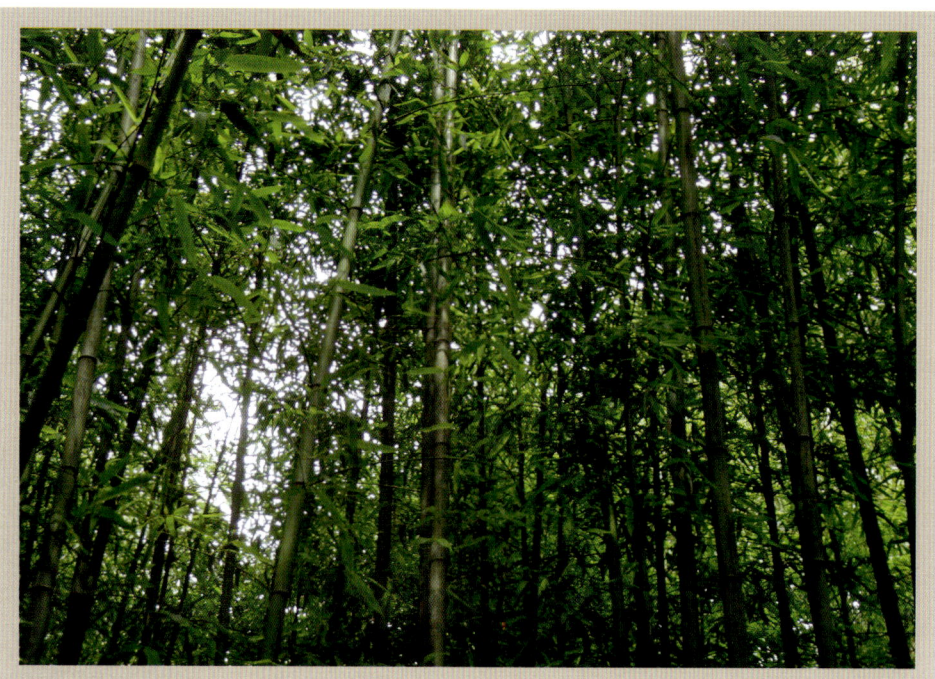

대나무를 나무(木)로 불러야 할까 풀(草)로 불러야 할까? 대답은 쉽지가 않다. 왜냐하면 나무는 줄기를 가지고 있고 땅 위에서 밑동이 해마다 굵어져야 하지만, 풀은 1년 동안은 땅 위에서 계속 자라지만 다음해 또는 그 다음해는 계속하여 자라지 않아야 한다. 풀 초(艹)를 거꾸로 쓰면 대 죽(竹)이 된다. 대나무는 거꾸로 된 풀이라는 뜻이다.

『본초강목(本草綱目)』에서 대나무가 풀로 기록되어 있어 풀로 봐야 옳지만 대나무를 풀로 취급하기에는 무언가 받아들이기 어려운 점이 있어 몇 해를 두고 잎이 죽지 않고 밑동은 굵어지지 않지만 줄기가 수십 년 동안 살아 있으니 우리 조상은 나무로 보았던 것이다.

대나무(竹)는 사철 푸르고 곧게 자라는 특성으로 인간의 삶에서 지조와 절개의 상징으로 여겨 매화(梅花)·난초(蘭草)·국화(菊花)와 함께 사군자(四君子)로 불린다. 조선 시대 유교적 가치관으로 가진 선비들이 대나무를 사군자와 함께 삶의 척도로 삼았고, 평소에 '대쪽 같은 사람'이라는 표현은 그 사람의 성격과 인품으로 불의나 부정과 타협하지 않는 꼿꼿한 사람을 일컫는다. 신라 때 김유신(金庾信)이 대나무통에 미녀를 넣고 다니는 사람을 만났다는 '죽통미녀설화(竹筒美女說話)'가 '대동운부군옥(大東韻府群玉)'에 전하고 있다.

도교(道敎)에서는 신선(神仙)은 붉은 대나무밭에서 즐기고, 봉황은 대밭에서 노는 것으로 묘사하고 있다. 마을을 수호하는 신간(神竿)은 대(竹)로 만든 것이 솟대이다. 오늘날에도 무속이나 민간 신앙에서 대(竹)는 신성한 지역을 상징할 때 대나무에 깃발을 매달은 것을 쉽게 볼 수 있다. 굿의 재차(第次) 중에 '죽(竹)'을 이용한 '대(竿:간) 내림'은 신(神)의 강림처로 믿고 있고, 우리 민족 명절인 설날 새벽에 문 밖에서 대나무를 태워 잡귀(雜鬼)를 쫓고 복(福)을 부르는 풍속이 있다.

대나무는 타협을 모르는 곧은 절개를 상징한다. 『향우외집(香宇外集)』에서 "대나무열매인 연실(蓮實)은 몸을 가볍게 하고 기운을 돋운다"고 기록되어 있듯이, 지금도 선가(仙家)에서는 수행을 할 때 졸음이나 자세를 교정하는 도구인 대나무로 만든 죽비(竹篦)를 사용한다.

중국 진나라의 대개지(戴凱之)가 쓴 『죽보(竹譜)』에 의하면 대나무는 60년마다 꽃이 피며 이때 종자가 땅에 떨어져서 6년이 지나면 새로운 대밭이 된다고 기록되어 있다. 나무 중에서 대나무는 죽은 순간까지 한 치의 흐트러짐조차 보이지 않는다. 그래서 그런지 예부터 사람들은 대나무꽃을 길조(吉兆)로 보았다. 대나무는 60~120년 동안 단 한 번 꽃을 피우고 그 즉시 생을 마감한다. 그 죽음의 형태가 얼마나 잔인한지, 한번 꽃을 피고 나면 땅 속의 있는 숨은 줄기까지 모두 죽어 버린다.

약용 식물 이야기 25 | 참나무

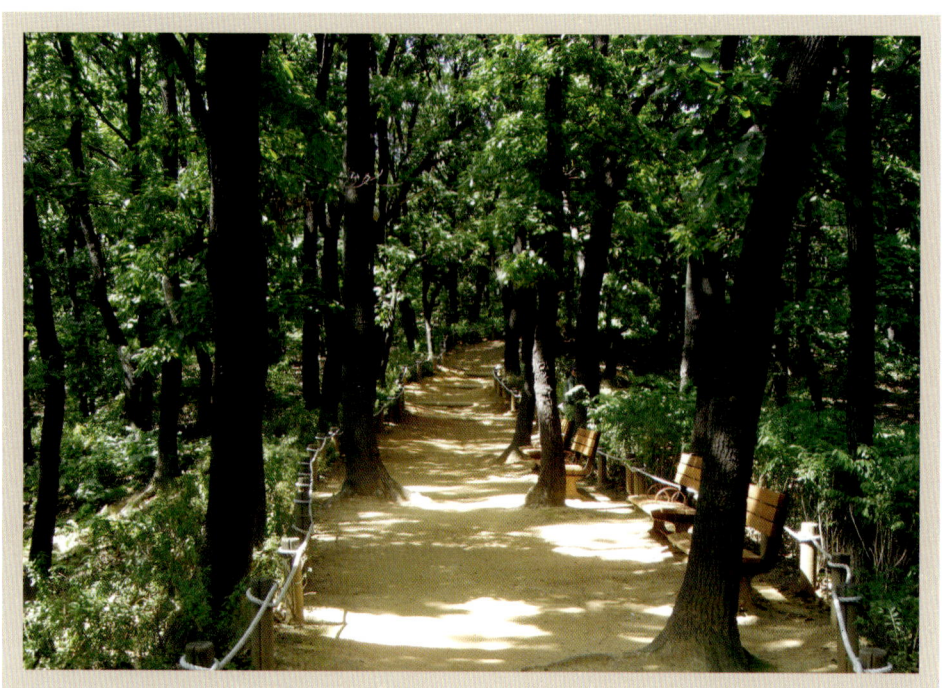

『식물도감』에서 참나무라는 이름의 나무는 없다. 대신 너도밤나무과에 속하는 갈참나무·굴참나무·졸참나무·떡갈나무·신갈나무·상수리나무 등의 나무를 한 묶음으로 부르는 통상적인 과(科)의 이름이다.

왜 하필이면 나무 이름에 '참(眞)' 자가 붙었을까? 참나무는 '나무 중의 나무, 진짜 나무'라는 깊은 뜻이 담겨 있다. 참나무는 소나무와는 달리 베어 내도 다시 싹이 돋아나기 때문에 예부터 나뭇꾼이 땔감을 마련하기 위해 숲속을 거닐 때는 스스로 부들부들 떨었다는 나무가 참나무과의 떡갈나무이다. 6·25 한국 전쟁 이후 1970년대까지만 해도 대다수 농촌에서는 나무를 베어서 땔감으로 사용하거나 숯을 만들어 썼는 데 그때 희생된 나무 대부분이 참나무였다.

　예부터 동서고금(東西古今)을 통하여 참나무는 풍요와 문명의 상징으로 보았고, 유럽에서는 도토리를 맷돌에 갈아서 식량으로 사용했고, 우리나라와 중국과 일본에서는 떡갈나무 잎으로 떡을 싸는 풍속이 있었고 이스라엘에서는 참나무 밑에서 축제를 하고 장례를 치를 정도로 참나무를 힘과 신성(神聖)의 상징으로 보았다.

　예부터 참나무의 자랑은 열매와 표고버섯이다. 도토리는 다람쥐에게는 없어서는 안 될 밥이지만 사람에게는 도토리묵은 별미 건강식으로 즐겨 먹었고, 먹을 것이 없던 시절에는 구황 식품이었다. 산 속에서 도(道)를 닦거나 선인(仙人)이 되고자 수련하는 사람이 상식(常食)하는 선식(仙食)으로 도토리를 즐겨 먹었다. 민간에서는 장(醬)이나 간장을 담글 때는 나쁜 냄새를 빨아 내기 위해 참나무 숯을 띄웠다.

　참나무는 재질이 단단하고 나뭇결이 좋아 사찰(寺刹)이나 일반 한옥(韓屋)을 지을 때 재료로 썼고, 선박이나 고급 가구재나 내장재를 만드는 데 썼으며, 수레 바퀴·갱목·건축재·펄프 및 합판재 등으로 이용된다.

　도토리는 인간사를 빗댈 때 '도토리 키재기'라 하듯이, 그만그만하고 이름도 알려지지 않은 평범한 보통 사람들(甲男乙女)을 상징하고, '개밥에 도토리'라는 말은 따돌림을 당한 외로운 사람을 일컫는 말이다.

　민간에서는 장(醬)이나 간장을 담글 때는 나쁜 냄새를 빨아 내기 위해 참나무 숯을 띄웠고, 떡갈나무 수피(樹皮)인 적룡피(赤龍皮)는 천연 염료로 쓰고, 상수리나무에는 숲의 향기와 맛에 영향을 미치는 "모락톤"이라는 성분의 함량이 높아 술통으로 이용되고 있다.

　참나무는 재질이 단단하고 나무결이 좋아 사찰(寺刹)이나 일반 한옥(韓屋)을 지을 때 재료로 썼고, 선박이나 고급 가구재나 내장재를 만드는 데 썼으며, 수레 바퀴·갱목·건축재·펄프 및 합판재 등으로 이용된다.

약용 식물 이야기 26 | 버드나무

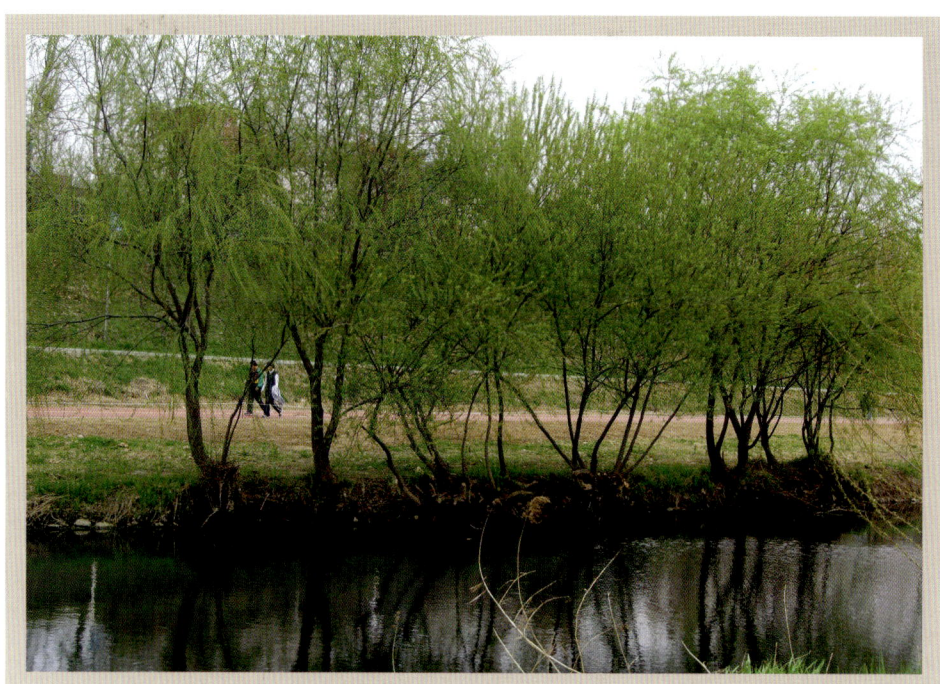

우리 조상은 매화를 선녀(仙女), 벚꽃을 '숙녀(淑女), 해당화를 기녀(妓女), 버드나무를 재녀(才女)'라고 비유했다. 버드나무를 봄과 생명력에 비유하여 유색(柳色)으로 표현했으며, 문인(文人)들은 수양버들의 하얀 솜털이 바람에 휘날릴 때 눈보라가 날리는 것처럼 보인다 하여 유서(柳絮)로 부르며 운치를 즐겼다. 버드나무는 100번 꺾여도 새 가지가 돋아날 정도로 생명력이 강한 나무로 푸른 새싹이 돋아 청춘의 표상으로 삼았다.

버드나무는 습한 땅을 좋아하기 때문에 물가나 연못가에 잘 어울리는 까닭에 수향목(水鄕木)으로 부른다. 버드나무는 생명력이 강해 어느 곳에 꽂아도 뿌리를 잘 내려 자라는 속도가 빠르고 어느 틈에 거목(巨

木)으로 자라 숲을 이루기 때문에 인생의 무상함을 의미한다.

　버드나무는 물과 친근한 성질을 가지고 있어서 주로 물가에서 자란다. 수양버들은 중국 양쯔강 하류 지방에서는 풍치수로 가치가 높다. 중국의 고서에는 수(隋)나라 양제(煬帝)는 대운하(大運河)를 만들고 그 언덕에 버드나무를 심게 하였는데 이때 버드나무 한 그루를 심으면 한 폭의 비단을 상으로 주었다고 하여 버드나무들은 수류(隋柳) 또는 양류(煬柳)라는 이름을 얻게 되었다.

　불교에서 양류관음(楊柳觀音)은 오른손에 버드나무 가지를 쥐고 왼손은 젖가슴에 대고 바위 위에 앉아 있는 상(像)은 중생의 병고(病苦)를 덜어 주는 것을 의미한다. 불교(佛敎)에서 버들가지는 세상의 모든 소리를 관찰하고 중생의 고난을 상징한다. 버드나무는 집 안에 심지 않았다. 능수버들 가지의 늘어진 모습이 마치 상(喪)을 당한 여인이 머리를 풀어 헤친 모습 같아 불행을 상징하기 때문에 집 안에 심지 않는다. 버드나무는 여인의 아름다움을 묘사하는 게 많다.

　예부터 사랑하는 사람과 이별할 때 버드나무 가지를 꺾어 주었다. 버드나무는 독(毒)이 없고 가지가 부드럽기 때문에 이쑤시개를 만들고, 고약(膏藥)을 만드는 재료로 쓰고, 나무껍질은 이뇨제로 쓰고, 아스피린의 원료인 물질도 버드나무의 뿌리에서 추출한다.

　만주 지방에서는 죽은 사람의 관을 버드나무로 만든다. 어머니가 돌아가셨을 때 어머니는 버드나무처럼 늘 부드럽고 온유한다는 뜻에서 버드나무로 지팡이를 만들어 상주가 짚는 풍속이 있었다.
　버드나무가 성욕(性慾)을 억제하고 불임(不姙)을 치료하는 약효가 있다고 믿는 속신과 버들가지로 아이를 때리면 아이의 성장을 방해한다는 속설이 있어 회초리로 쓰지 않는다.

약용 식물 이야기 27 | 잣나무

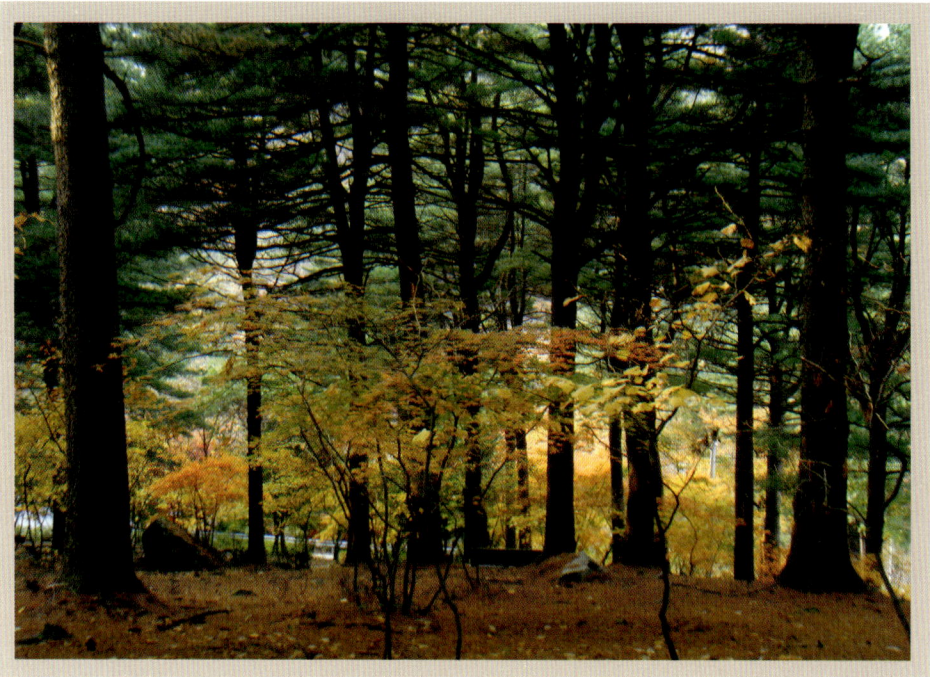

우리 조상은 나무의 오행목(五行木)으로 '동(東)에는 대추나무, 서(西)에는 복숭아나무, 남(南)에는 회나무, 북(北)에는 느릅나무, 중앙(中央)에는 잣나무'로 보았다.

잣나무는 하얀 잣 열매 때문에 백자목(柏子木), 나무 목재의 색깔이 소나무보다 붉다고 하여 홍송(紅松), 잣 과실이 열리기 때문에 과송(果松), 잎이 한 다발에 5개씩 뭉쳐서 나기 때문에 오엽송(五葉松), 신라의 사신과 상인이 중국으로 갈 때 잣을 많이 가지고 가서 중국에서는 우수한 상품으로 거래가 되었다 하여 신라송(新羅松)으로 부른다.

잣나무는 양생(養生)·부귀·자손 번성·풍요·번창·영속성·장수(長壽)를 상징하고, 북풍한설이 몰아치는 한겨울에도 녹청빛 잎을 지닌 채로 곧게 서 있는 잣나무는 불의와 타협할 줄 모르는 불굴의 의지와 고결한 선비 정신의 표상으로 보았다.

잣나무는 푸르름을 잃지 않는 속성 때문에 도교(道敎)에서는 장생불사(長生不死)와 신선(神仙) 세계의 상징으로 보았다. 불교에서 잣나무는 수행을 할 때 '뜰 앞에 잣나무로다' 라는 화두(話頭)는 진리를 깨닫기 위한 수행자의 선정(禪定)으로 삼았다.

잣나무는 수명이 길고, 쇠락(衰落)을 모르는 영속성을 지니고 있고, 줄기는 결코 허리를 굽히지 않은 채 곧게 자라는 불변성으로 강인함과 생명력을 지니고 있고, 잣나무잎은 3~4년간 떨어지지 않고 겨울에도 푸르름을 잃지 않는 상록의 영생력을 가지고 있어 변치 않는 절개나무로 보아 우리의 선비는 산수화(山水畵)와 시가(詩歌)의 소재로 삼았다.

잣나무는 종교에서 다양하게 상징된다. 유교(儒敎)에서는 불의나 타협을 모르는 선비 정신의 지조(志操)로 삼았고, 도교(道敎)에서는 수령이 오래도록 푸르고 무성한 잎을 잃지 않기 때문에 장생불사(長生不死)의 관념으로 삼았고, 불교(佛敎)에서는 영속성과 불변성을 상징하고 사찰 경내에 잣나무가 유난히 많은 이유는 진리를 깨닫는 선정(禪定) 수행의 상징과 밀접한 관계가 있는 나무로 본다.

잣나무는 잣이 열매를 맺기까지는 12년 걸린다. 꽃이 피고 잣 열매가 결실하는 데도 2년이 걸린다. 잣나무의 잣송이 하나에 80~90개의 씨앗이 들어 있기 때문에 다남(多男)을 상징한다. 잣에는 단백질과 유지방 영양분이 풍부하여 수정과나 식혜에 잣 몇 개를 띄워야 맛이 나고, 신선로에서 은행과 함께 없어서는 안 되는 재료이다. 잣은 우리나라 최초의 수출하는 임산물로 우리나라 사신들이 중국에 갈 때는 인삼과 잣을 가져가서 팔았다.

약용식물 이야기 28 | 향나무

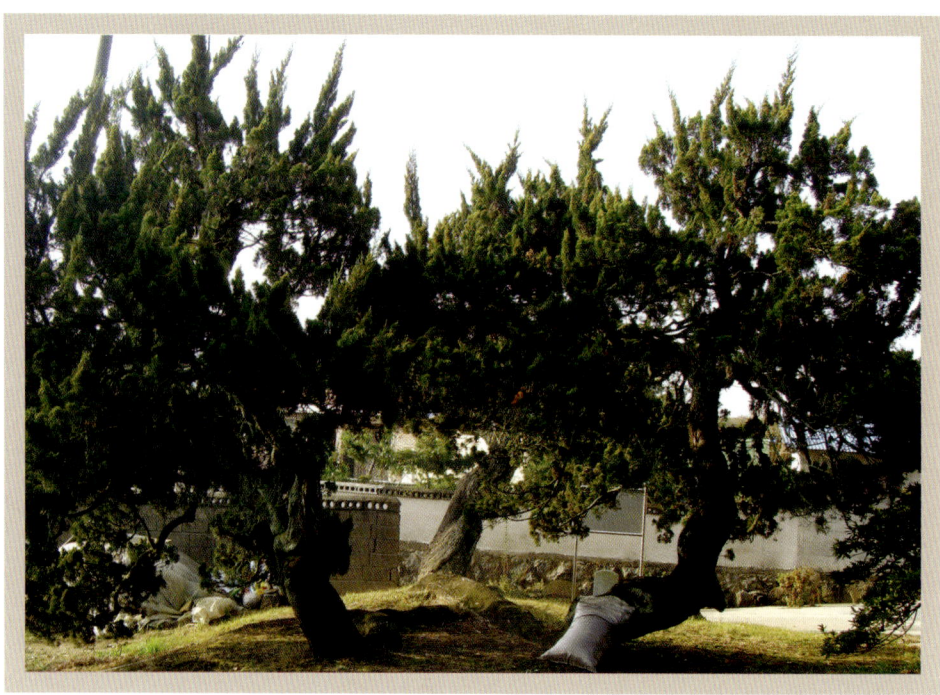

향나무 줄기에서 독특한 향이 난다 하여 나무 중에서 유일하게 향내를 내기 때문에 '향(香)나무'로 부른다. 향나무의 향이 더러운 때를 씻어 낸다는 이미지를 갖고 있기 때문에 신성하게 여겼다. 예부터 향나무는 귀신을 쫓는 벽사(?邪)의 힘이 있다고 믿었고, 제례(祭禮)를 지낼 때마다 향(香)을 피우는 것은 냄새를 제거하고 경건함을 유지하기 위한 것으로 신목(神木)의 표상으로 보았다.

향을 피우면 하늘까지 높이 올라간다 하여 옛날부터 우리 민중의 기원을 담은 나무로 여겼다. 향나무로 처음 향(香)을 피우게 된 유래는 장례식 때 시체가 부패되면서 나는 냄새를 제거하기 위해 사용하였으나 후에 향기가 하늘 높이 구천의 높은 곳까지 퍼져가 영혼이 향기를 타고 올라간다는 믿음 때문에 제사 때는 향나무로 만든 향을 쓰게 되었다.

　예부터 향나무는 청정을 뜻하기 때문에 궁궐에 심었고, 조선 시대 왕실에서 홀(笏)은 5품의 벼슬로 향나무로 명패를 만들어 소지하게 했고, 사찰에서 수행자는 바리때와 숟가락을 향나무로 만들어 음식을 먹었다. 중국에서는 보배같이 생긴 소나무처럼 생겼다 하여 향나무를 보송(寶松)이라고 부르고, 베이징의 쯔친청(자금성) 내에 오래된 거목 향나무를 쉽게 구경할 수 있다.

　향나무는 공기를 정화하는 정화수로 알려져 있어 사찰이나 향교를 비롯하여 공공장소에 많이 심었다. 향나무의 향이 좋고 사시사철 푸르름 속에서 넘쳐 흐르라는 속신(俗信)을 믿어 물가에 향나무를 많이 심었고, 향나무는 다른 나무와 달리 분재처럼 생김새를 다듬어 낼 수 있다는 이유로 선비들에게 사랑을 받아 고택의 정원에 심었으며, 우물가 옆에 향나무를 심으면 향나무 뿌리가 수질에 영향을 주기 때문에 물맛이 좋다 하여 심었고, 조상의 묫자리 옆에 향나무를 심은 이유는 향나무의 푸르름처럼 조상을 생각하라는 뜻에서 심기도 했다. 또한 향나무의 가지와 잎이 조밀하여 총각들의 눈요기로부터 갓 시집을 온 새댁과 처녀들을 막아주기 때문에 공동 우물가에 많이 심었다.

　예부터 사람들은 고급 향을 가진 향나무를 얻고자 애썼다. 향을 얻기 위한 매향 의식이 있었다. 향나무는 정원수로 가치가 높고 향료로 이용되기도 하지만, 나무의 조직이 치밀하고 결이 좋고 윤기가 좋아 최고급 조각재·기구·가구 등을 만들었다. 향나무로 만든 상자나 궤짝에 귀중한 서류나 책 또는 옷을 보관하면 벌레가 생기지 않는다. 향나무의 향은 나무 기둥에 좀벌레가 생기지 않아 건축물의 수명을 연장하는데도 도움이 된다.

　향나무는 씨앗을 멀리 퍼트리기 위해 새와 날짐승을 이용한다. 우선 자신의 씨앗이 담긴 둥근 열매를 기꺼이 새들의 먹이로 준다. 새들이 씨앗을 맛있게 먹은 뒤 씨앗의 껍질 부분은 잘 소화시키고 딱딱한 씨앗을 배설물과 함께 어디엔가 뿌려 놓으면 비로소 새싹을 틔우게 된다.

약용식물이야기 29 | 등나무

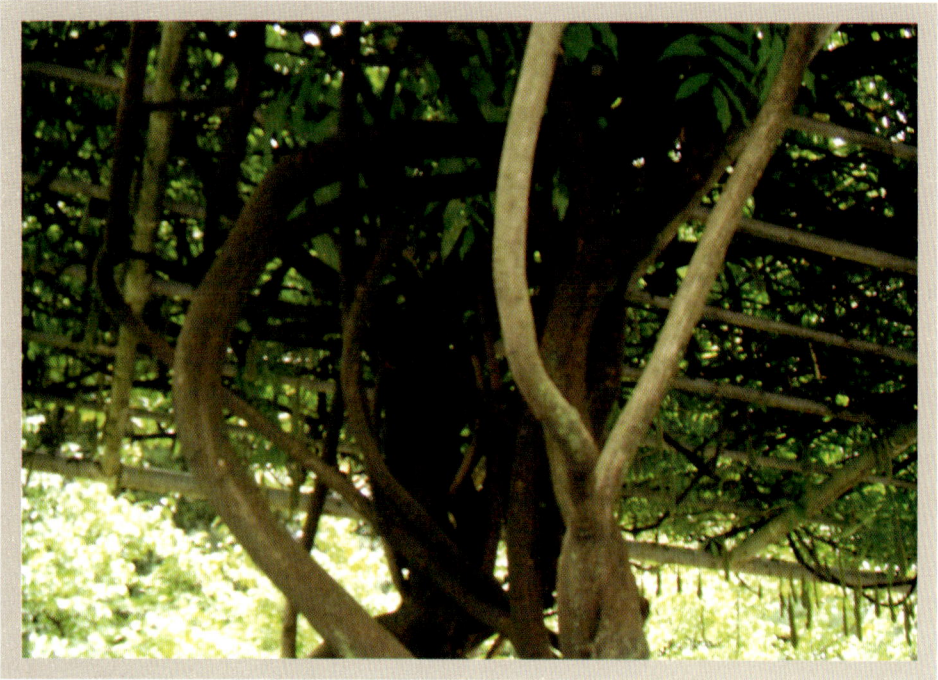

등나무의 연보라색 꽃송이가 포도송이처럼 주렁주렁 매달고 등꽃이 피어 있는 모습은 아름답기 때문에 정원수로써 한 여름 도심에서 좋은 휴식처를 제공한다.

등나무의 등(藤)이라는 한자는 위로 감고 올라가는 상형 문자이다. 연보라색의 등꽃은 연인의 발걸음을 멈추게 할 정도로 아름답지만 친친 휘감고 올라가는 특성 때문에 여인과 같이 있으면 좋지 않다는 속설이 있지만 등나무 꽃을 말려서 신혼부부의 베개에 넣어 두면 부부의 금실이 좋아진다는 속설이 있다.

등나무의 덩굴은 섬유질이 강해 의자나 장롱 등 가구의 결합물로 쓰이고 밧줄로 사용하기도 한다. 소쿠리 등 토산품을 만들기도 한다. 중국에서는 등나무로 향을 피우면 다른 향과 조화를 잘 이룬다 하여 그 연기를 타고 신(神)이 강림하는 것으로 믿는 속신이 있다. 『고려도경』에 의하면 "고려의 종이는 때로는 등나무 섬유로 만들었다"고 했고, 등나무는 주로 정원수·공원수·기구재·식용·약용으로 이용한다.

등나무는 내한성이 강해 전국적으로 분포하며 수형을 마음대로 가꿀 수 있고 시원한 그늘을 제공하기 때문에 정원과 공원 등에 심는다. 꽃이 만발할 때는 양봉 농가에 도움을 준다. 예부터 등나무 지팡이는 신선이 짚고 다녔다고 해서 최급으로 보았으며, 덩굴로 바구니를 만들고, 나무 껍질로 새끼를 꼬거나 키를 만들어 썼다. 주로 사찰·집 근처·공원·뜰에 심는다.

5월 신록의 계절에 등나무의 잎과 동시에 피는 보라색의 꽃은 아름답고 향기가 좋아 연인들의 발길을 멈추게 하고 쉬게 한다. 부산 범어사 등운곡(藤雲谷) 주변에는 등나무 5백여 그루가 군락을 이루고 있다. 생태학적 연구 자원이기에 천연기념물 제176호로 지정하여 보호를 하고 있다.

경북 월성군 견곡면 오유리의 등나무는 4그루는 천연기념물 제89호로 지정하여 보호를 하고 있고, 부산 범어사(梵魚寺)의 뒷산인 금정산(金井山) 등운곡(藤雲谷)에는 수많은 등나무가 자생하여 등이 필 무렵에는 등나무 꽃송이로 꽃 터널을 이루어 1966년 1월 13일 천연기념물 제176호로 지정하여 보호를 하고 있고, 서울 삼청동 국무총리 공관의 등나무는 수령이 약 800~900년 정도로 천연기념물 제254호로 지정하여 보호를 받고 있다.

한방에서 등나무 뿌리를 달여 이뇨제·부종·근골통증 치료제·피부병의 일종인 부스럼에 다른 약재와 처방한다. 등나무 뿌리는 이뇨제로 쓰고, 줄기의 혹을 종기나 위암 치료에 쓰인다.

민간에서 등나무의 어린잎이나 꽃을 무쳐 먹었고, 씨앗은 볶아서 먹었고, 등나무꽃으로 음식을 만든 나물인 등화채(藤花菜)를 먹었다.

약용 식물 이야기 30 | 목련

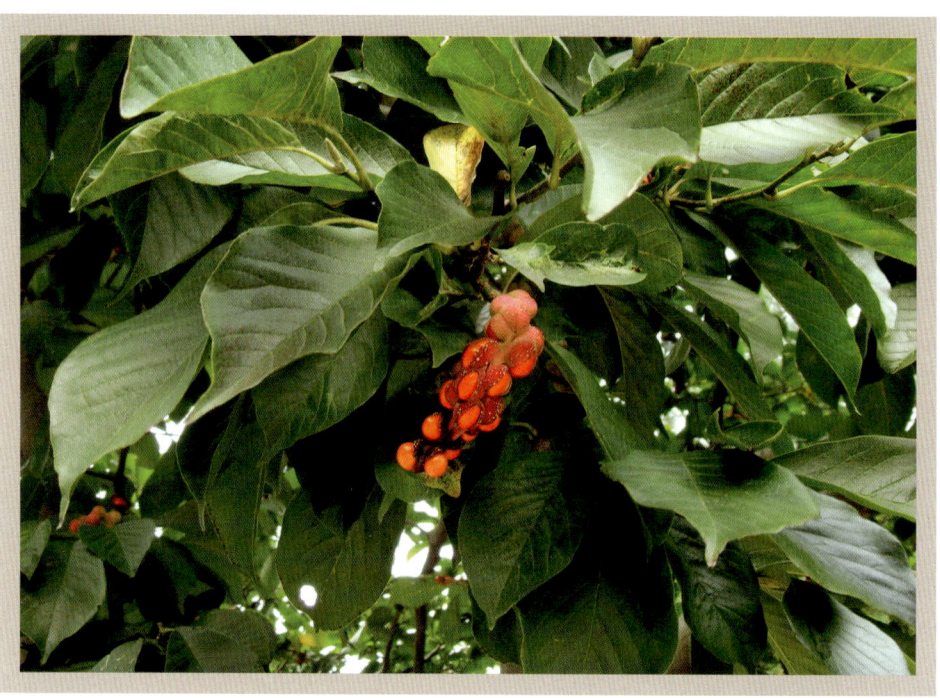

목련을 우리의 선비들은 뾰족하게 피지 않은 꽃송이를 나무붓이라 하여 목필(木筆)로 불렀다. 목련은 꽃이 피기 전에 꽃봉오리가 붓을 닮아 목필(木筆), 꽃 하나하나가 옥돌 같다 하여 옥수(玉樹), 꽃조각 모두가 향기가 있다 하여 향린(香鱗), 백목련은 옥돌이 산을 바라보는 것 같아서 망여옥산(望如玉山), 눈이 오는데도 봄을 부른다 하여 근설영춘(近雪迎春), 꽃이 옥 같다 하여 옥란(玉蘭), 향기나는 난초라 하여 목란(木蘭) 등으로 부른다.

목련의 꽃봉오리들은 약속이나 한 듯 북녘을 향하는 것을 보고 우리의 선비들은 임금님께 대한 인사로 여기고 임금에 대한 충절의 상징으로 여겨 목련은 북향화(北向花)라는 애칭을 가지고 있다. 두보(杜甫)는 시(詩)에서 목련의 첫 꽃이 지는 것을 보고 젊음이 화살처럼 지나가고 영화도 덧없을 말한 바 있다.

예부터 목련꽃이 오랫동안 피면 풍년이 든다는 속설과 꽃잎이 아래로 처지면 비가 온다는 예측을 하곤 했다. 목련의 향기가 병마(病魔)를 물리친다 하여 벽사(辟邪) 신앙으로 집집마다 장마 전에 장작으로 준비하였고, 실질적으로 장마철에는 목련나무를 장작으로 불을 때어 나쁜 냄새나 습기를 없애기도 하였다.

세계적으로 목련과에 속하는 식물은 100여 종에 이른다. 목련은 양수로 추위와 공해에 잘 견디고 옮겨 심기도 용이하다. 약용·정원수·공원수로 가치가 높다. 목련은 낙엽성 교목으로 약 10m 정도 까지 자라고, 4월에 유백색으로 꽃이 피고, 가을에 적색으로 여문다.

전통 의서에서 콧병에는 신이가 아니면 소용이 없다고 할 정도로 귀한 약재로 알려져 있다. 목련의 약성은 약간 맵다. 목련을 한방에서는 약으로 쓸 때는 '신이(辛夷)'로 부른다. 목련의 종자·뿌리·나무껍질은 가려움증, 멀미 등에 다른 약재와 처방한다.

민간에서는 개화 직전의 꽃봉오리 신이(辛夷)를 1일 2~5g을 달려서 만성비염·축농증·두통에 쓴다. 목련의 수피와 나무껍질 속에는 사리시보린의 유독 성분이 있기 때문에 주의를 요(要)하고 반드시 한의사의 처방을 따라야 한다.

목련꽃이 필 때는 화려하게 피지만 질 때 지저분하게 지는 것을 볼 때 인생에서 말년이 좋아야 한다는 생각을 하게 하는 나무로 각인(刻印)되는 나무로 기억하고 있다.

약용식물 이야기 31 | 석류나무

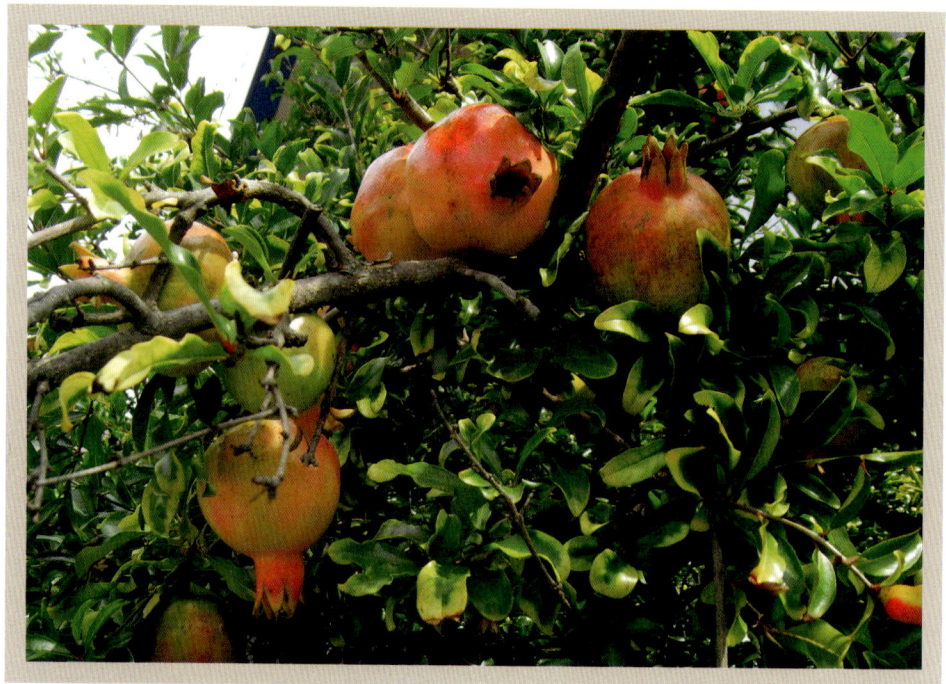

우리 조상은 석류나무를 정원에 맞바라보이는 곳이나 담장 가에 관상용으로 심었고, 농장의 벽장 안에 석류 그림으로 치장하였고, 추석 무렵이 되면 밤(栗), 감(柿)과 함께 먹었다. 예부터 석류는 단맛과 신맛의 성분이 있어 음료로 대용했고, 사람이 많이 모이는 곳에 석류 그림을 걸어 놓을 정도로 미인들이 석류를 좋아하는 나무다.

석류 과실은 여신(女神)이 즐겨 먹었다는 과일로 알려져 있고, 서양에서 석류나무를 신성(神聖)한 나무로 보았으며, 동방에서 석류나무는 다산과 생명의 상징하기 때문에 꽃말은 '자손 번영'이다. 예부터 고대 페르시아에서 생명의 과일로 여겨 중동이나 이란 사람들은 석류를 10시간 이상 끓여서 모든 음식에 넣어 상복하고 있고, 음료로 만들어 건강을 유지하고 있다.

석류는 혈액을 정화해 주고 면역력을 강화해 주어 건강에 도움을 주는 세계적으로 주목을 받는 과실이다. 석류와 포도를 꾸준히 상복하면 산성화된 체질이 알칼리성으로 개선되어 인체의 변조된 몸을 회복하여 주고 피부를 윤택하게 한다.

최근 과학적으로 석류 속에 함유된 '에라그산'은 강한 항암작용이 있어 암환자에게 희망을 주기도 하지만, 환경 오염으로 인한 몸을 해독하여 주고 갱년기 여성에게 좋다.

석류나무의 전설은 다음과 같다.
옛날 중국의 안덕왕 연종이 군수의 딸을 왕비로 삼고 처갓집을 방문하게 되었다. 장모는 사위인 왕에게 석류 두 개를 바쳤는데 왕이 석류의 의미를 모르고 땅에 버렸다. 딸인 왕비는 왕에게 석류는 씨가 많아 왕가(王家)에 자손이 많이 있기를 바란다는 뜻으로 석류를 바쳤다고 알려준 후로는 석류가 '자손 번영'의 상징이 되었다.

『동의보감』에서 "석류는 목 안이 마르는 것과 갈증을 치료하는 과일로 목이 쉬거나 부었을 때 먹으면 좋다"고 할 정도로 석류만 생각하면 입 안에 침이 고인다. 여성은 에스트로겐의 분비가 감소하면 혈액 내의 정화 능력이 떨어지고 여성의 생리 기능에도 문제가 생겨 골감소증에 노출되어 각종 병증에 노출되는 시기에 여성호르몬이 풍부한 석류를 먹으면 좋다.
석류는 열매 껍질·나무 껍질·뿌리껍질을 약재로 쓴다. 한방에서 주로 지사·장출혈·구내염·편도선염·조충구제·피임·이질·설사·복통·대하증의 수축제에 다른 약재와 처방한다.

민간에서 코피를 멎게 할 때 석류꽃을 분말로 만들어 코에 넣어 진정시켰고, 편도선염과 인후염에는 석류 한 개를 물에 넣고 달인 즙으로 양치질을 하였다.

약용 식물 이야기 32 | 호두나무

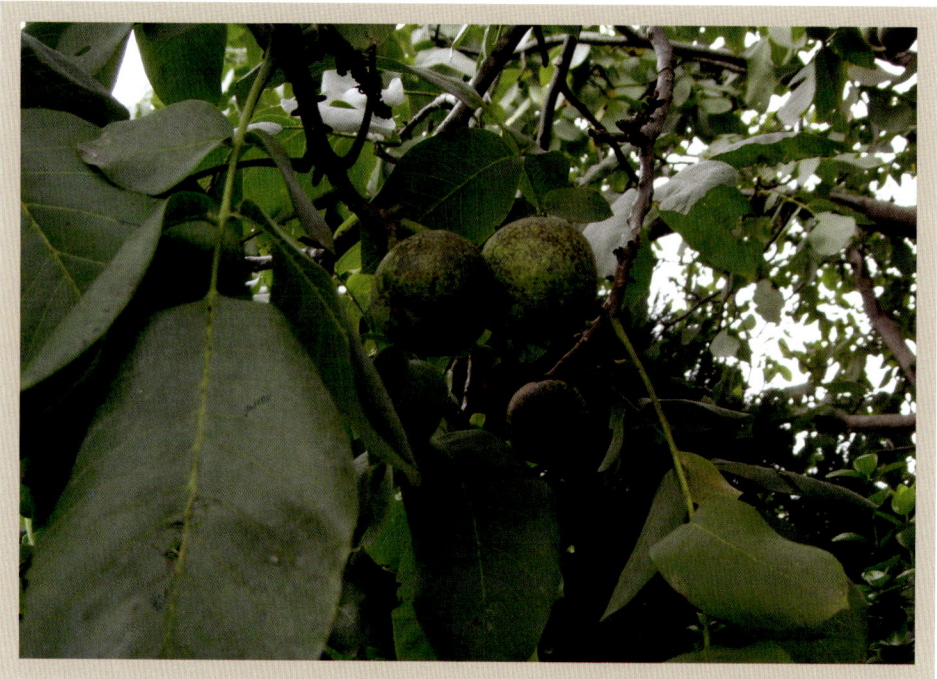

　우리 조상은 호두에 대하여 '외강박유감(外剛樸柔甘) 질이고현(質似古賢)' 이라 했다. 즉 '껍질은 단단하나 속은 달고 부드럽다' 고 성현(聖賢)의 품성에 견주었고 예찬하였다. 호두는 정월 대보름날 잣·밤·땅콩과 함께 '부스럼을 깨문다' 는 건강과 행운을 비는 '부럼' 의 민속이 있어 오늘날에도 정초만 되면 날개 돋히듯 잘 팔린다. 예전에는 호두알 두 개를 손에 쥐고 소리를 내고 다니는 사람을 흔히 볼 수 있었다.

　호도인(胡桃仁)은 화경(花鏡)에서 만세자(萬歲子)라 하는데 호두가 '일만 년간 수명을 누리는 씨앗' 이라는 애칭을 가지고 있다. 우리 조상은 호두에 대하여 '외강박유감(外剛樸柔甘) 질이고현(質似古賢)' 이라 했다. 즉 '껍질은 단단하나 속은 달고 부드럽다' 고 성현(聖賢)의 품성에 견주고 예찬하였다.

호두나무는 뇌(腦)를 닮아 호두가 뇌를 닮아 자라나는 어린이에게 호두는 건강에도 좋은 것으로 알려져 있다. 중국에서는 전통적으로 정초나 명절에 아이들과 임산부에게 호두를 선물하는 풍속은 아이들이 호두를 먹으면 머리가 총명해진다는 믿음과 임산부가 먹으면 태어나는 아기의 지능이 좋아진다는 믿음 때문이다.

중국 청조 말기에 무소불위(無所不爲)의 권력을 휘두른 서태후(西太后)는 호두를 상식하여 살결이 매우 아름다웠다고 한다. 일설에 의하면 노화 방지를 위해 지금도 중국 이북에서는 호두를 장수식품으로 먹는다.

천안에 호두가 심어진 것은 고려 시대이다. 당시 이 고장 출신 고관이었던 유청신이 원나라에 사신으로 갔다가 호두를 들여와 이 고장에 심었으며 이후 몇 백년 동안 번식하면서 천안의 토종으로 자리 잡게 되었다고 전한다. 그가 충렬왕 16년(1290)에 원나라에서 호두나무를 가져와 묘목과 씨앗을 각각 하나씩 가져와서 씨앗은 자신의 집에 심고, 묘목은 광덕사에 심었다고 전하고 있다. 이 호두나무는 천연기념물 제398호로 지정되어 보호를 받고 있다

천안 지역에서 생산되는 호두의 양은 우리나라 전체 생산량의 70%를 차지한다. 그러나 우리나라 전체 생산량의 절대량이 부족하여 국내 수요를 충당하기 어려운 까닭에 이미 오래전부터 미국에서 수입하였다. 최근에는 중국산 호두 수입도 늘고 있지만 아직까지는 미국산이 대부분이다.

약용 식물 이야기 33 | 밤나무

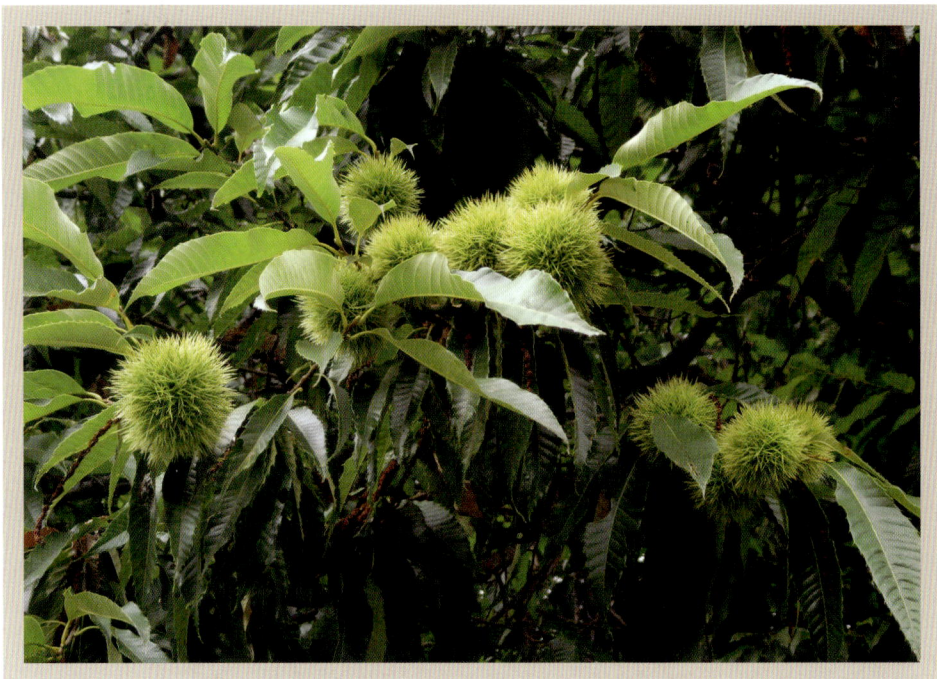

예부터 밤나무는 근본(根本)을 잊어버리지 않는 나무로 알려져 있어 사당(祠堂)이나 묘(廟)에 두는 위패(位牌)를 만들 때는 반드시 밤나무로 만들기 때문에 조상 숭배의 나무로 보았다.

가을이면 커다란 줄기에 풍성한 열매를 맺는 밤나무는 수꽃이 정액의 냄새를 풍기고, 날카로운 가시는 남성의 강함의 기상을 나타내는 나무로 보았다. 밤나무꽃이 만발할 때 밤나무 숲으로 연인과 산책을 하면 여자가 밤나무꽃에 취해서 남자의 사랑을 쉽게 받아 준다는 속설이 있다.

대부분의 나무들은 잎 아래로 다소곳이 꽃을 피우지만, 밤나무는 기(氣)가 강해 하늘을 향해 꽃송이를 피운다. 밤나무는 열매가 떨어질 때 위험하기 때문에 정자나무로 쓰지 않는다. 밤나무는 하늘의 빛을 독식하고 땅의 기(氣)를 독식하기 때문에 그 밑에 절대 다른 나무를 키우지 않는다.

밤나무 주변의 나무들은 밤나무 반대쪽으로 도망치듯 가지를 내뻗고, 잎은 엽침(葉枕)을 달아 누구도 접근을 못 하는 것을 볼 수 있다.

『사류합벽(事類合璧)』에서 밤송이에는 보통 3개의 밤알이 들어 있는데 그 중 가운데 것을 율설(栗楔), 작은 것을 산율(山栗), 산율 중에서도 끝이 뾰쪽한 것을 추율(錐栗)로 부른다.

밤은 가시껍질을 제거한 후 먹을 수 있다. 밤은 가시에 둘러싸여 있으면서도 가시에 찔리지 않는 상태이기 때문에 은총이나 미덕을 상징한다. 밤은 애섬〔立子〕을 뜻한다. 1개의 주머니에 여러 개가 사이 좋게 들어 있어서 형제 간의 우애(友愛)를 뜻한다. 또한 황색 껍질과 흰 알맹이는 부귀영화와 생명력을 뜻하기도 한다. 밤은 다투기도 먹기도 쉽지 않은 속성 때문에 인내와 내구성을 상징한다.

밤은 관혼상제에 필수적인 과실이있다. 전통적으로 혼례에서 시부모가 폐백(幣帛)을 받을 때, 신부의 앞치마에 대추(棗)와 함께 밤을 던져 주는데, 이는 아들을 많이 낳으라는 뜻에서 행하는 의식으로 폐백상 즉 교배상(交拜床)에 날밤을 놓는 이유는 득남(得男)을 상징하기도 한다.
밤은 한자로는 율(栗)이고, 밤나무 열매는 한방에서 율자(栗子)라 부른다.

『동의보감』에서 "하혈(下血), 토혈(吐血)할 때 밤껍질을 태워 먹고, 설사(泄瀉)를 할 때 구운밤 20개를 먹고, 허리와 다리에 힘이 없을 때 하루에 생밤 10개를 먹어라"라고 했듯이 건강에 좋다.

약용 식물 이야기 34 | # 무화과나무

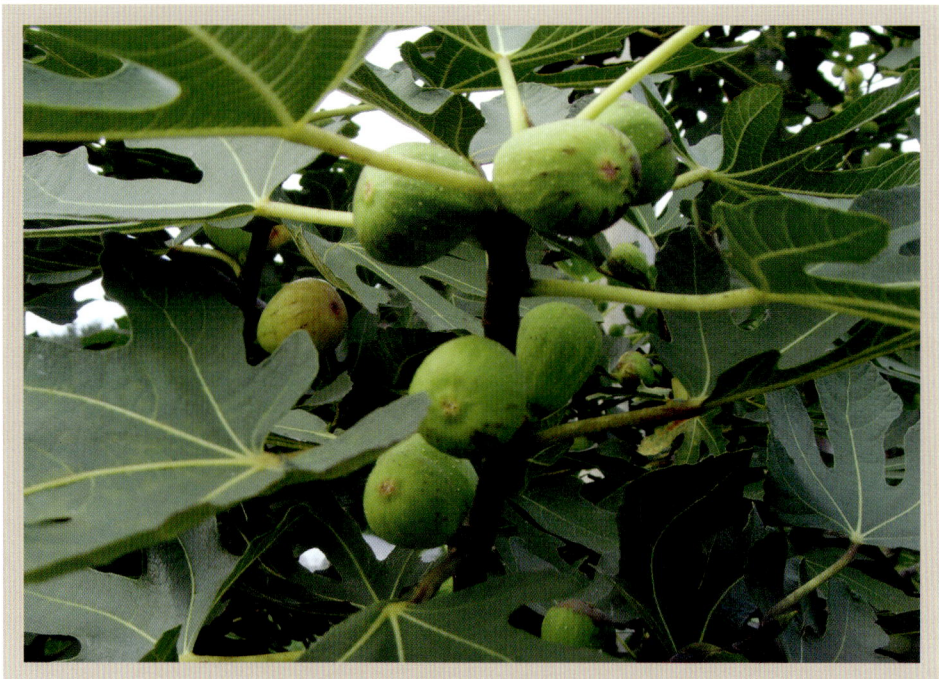

무화과나무는 가장 오래된 재배 역사를 가진 과수(果樹)로써 기원전 4000년경 고대 이집트인에게도 알려졌으며, 기원전 2000년경부터 이스라엘을 비롯하여 지중해 연안 지방에서 널리 재배하여 왔다. 북미에서는 10세기, 일본에서는 17세기에 도입되었으며, 우리나라에 1927년경 들어왔다. 무화과를 '하늘에 있는 생명의 열매'라 하여 『유양잡조(酉陽雜俎)』에서 '천생자(天生子)'로 부른다.

성경에서 무화과나무는 인류가 범죄한 뒤 치부를 가렸고, 성경에서 가장 많이 언급되는 나무이다. 성경에서 히스기야 왕이 죽음에 이르는 한 피부의 종기(암종:癌腫)을 무화과로 치료했다는 기록이 있는 것으로 볼 때 피부에 좋은 것으로 알려져 있다.

무화과는 고대 이집트나 이스라엘 왕족과 귀족의 애용 식품이었고, 클레오피트라가 즐겨 먹었다고 알려진 과일로 이국적인 맛과 향이 좋고, 로마 시대에는 검투사들이 강장제로 쓰일 정도로 좋은 것으로 알려져 있다.

나무는 일반적으로 꽃이 핀 후에 열매를 맺지만, 무화과나무는 열매 속에서 꽃이 피는 내화(內花)이다. 우리나라의 무화과나무는 수분(受粉)이 안 된 상태로 열매를 열리는 것으로 배(胚)가 없다. 무화과 열매에는 구멍이 있어서 물이 들어가면 썩게 된다.

또한 무화과나무는 묵은 가지에도 열매가 맺히고 새 가지에도 열매가 맺힌다. 묵은 가지에 맺힌 열매는 다 떨어지지만, 새 가지에 달린 열매는 안 떨어진다.

무화과는 8~11월 중순까지 수확할 수 있고, 제철인 9~10월에 입 안 가득 퍼지는 부그럽고 달콤한 풍미를 느낄 수 있다. 무화과는 수확 후 이틀만 지나면 물러지는 부드러운 과일이므로 껍질째 먹거나 껍질을 벗겨 먹을 수 있다. 다른 과실은 덜 익거나 시기가 지나도 먹을 있지만, 무화과 열매는 적당히 익어야만 먹을 수 있다. 껍질을 벗긴 부화과는 냉동실에 얼려 두었다가 숟가락으로 떠 먹거나 우유나 요구르트를 넣어 셔벗을 만들어도 좋다.

무화과는 단백질 분해 효소인 피신이 함유되어 있어 소화를 촉진하고 변비에도 좋고, 식이섬유·칼슘·칼륨 등의 함유량이 높아 성인병 예방에도 좋은 것으로 알려져 있다. 무화과에는 항산화 기능을 하는 폴리페놀도 함유되어 있어 콜레스테롤 수치를 떨어트리는 것으로 밝혀졌다.

최근 우리나라에서 특용 작목으로 각광을 받기 시작하면서 재배 면적이 증가하고 있다. 전남 영암이 전국 생산량의 70%에 달한다. 최근에 '꽃을 품은 영암무화과 유통센터'가 준공되어 품질 좋은 무화과를 먹을 수 있다.

약용 식물 이야기 35 | 전나무

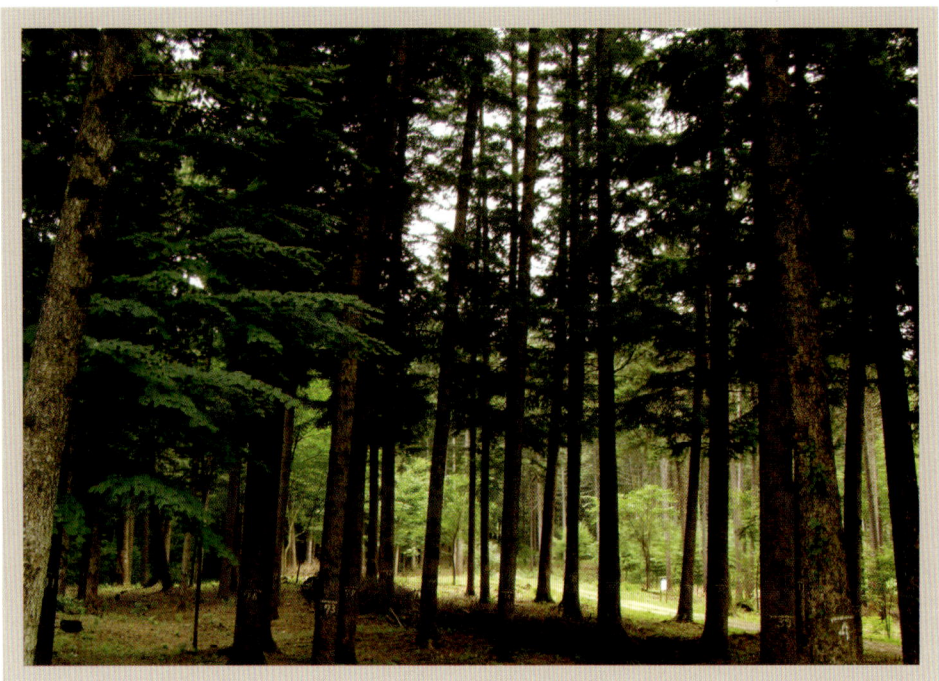

　우리나라의 유서 깊은 사찰 입구에는 곧은 줄기와 웅장한 자태로 산을 찾는 사람에게 심적으로 안정감과 기분을 상쾌하게 해 주는 나무가 '삼림욕의 왕'인 전나무이다. 아름다운 숲이 있고 길이 있을 때 숲속 길을 거닐 때 꽃과 열매와 잎과 향기와 신선한 공기가 있고 아름드리 곧게 뻗은 줄기가 우리의 마음과 영혼을 맑게 한다.

　전나무는 곧게 서서 하늘 높이 자라는 특징 때문에 기개를 상징하고 사찰 주변에 심었다. 전나무는 곧은 줄기로 하늘을 향해 쭉 뻗는 특징을 가지고 있고, 줄기를 자르면 하얀 색의 액이 나오는데, 이 유액을 '젓'이라 한다.

전나무로 부르게 된 것은 『훈몽자회(訓蒙字會)』에서 '젓'이 '전'으로 바뀐 데서 유래한다.

우리나라 전나무 숲 가운데 가장 아름다운 숲으로 꼽히는 강원도 오대산 월정사(月精寺) 전나무 숲은 700년경에 형성되었고, 내소사 전나무 숲길 수령은 100~200년 정도로 조성되어 있고, 광릉 숲은 조선 시대에 죽엽산을 중심으로 15리를 세조가 자신의 능을 정하면서 주변 지역을 왕릉을 지키는 능림으로 지정해 수백 년간 엄격히 보호를 하면서 주변에 화소를 설치하여 산불을 막고, 벌채를 금(禁)하고 나무를 꾸준히 심는 등 철저하게 보호하기 시작하여 조성된 전나무 숲과 도로변에 아름드리 전나무가 잘 자라고 있다.

내소사(來蘇寺) 전나무 숲이 유산으로 남게 된 것은 일설에 의하면 일제 시대 때 일본 사람이 내소사 전나무를 전부 베어 내려고 할 때 내소사 스님들과 수많은 스님들이 사투를 벌이며 전나무를 지켰다고 한다. 내소사 일주문부터 천왕문까지 약 600m 가량의 전나무 숲길은 2005년도 산림청, 생명의 숲과 유한킴벌리에서 공동 주최한 아름다운 숲 전국 대회에서 걷고 싶은 아름다운 숲길 부문에서 선정될 만큼 아름답다.

오래전부터 월정사 스님들 사이에 전해오는 말에 의하면 '우중월정(雨中月精) 설중오대(雪中五臺)이라' 했다. 즉, '비 오는 여름 풍광은 월정사에서 바라보는 것이 최고요, 눈 오는 겨울 풍광은 오대산에서 바라보는 것이 최고다' 라고 예찬할 정도로 오대산의 전나무 숲은 아름답다.

다른 나무와 달리 전나무는 공해에 약하기 때문에 도시에서는 보기 힘들다. 광릉 국립수목원을 가는 도로 주변에 밑동만 남은 채 베어진 전나무를 보면 마음이 아프다. 왜냐하면 나무의 수명을 다해서 고사한 것이 아니기 때문이다.

자동차에서 뿜어져 나오는 매연에 시달리고, 서투른 운전자가 모는 차에 부딪히는 등 이런저런 이유로 시달리다가 하나둘씩 전나무가 사라진다는 사실에 탄식만 나온다.

약용 식물 이야기 36 | 명자나무

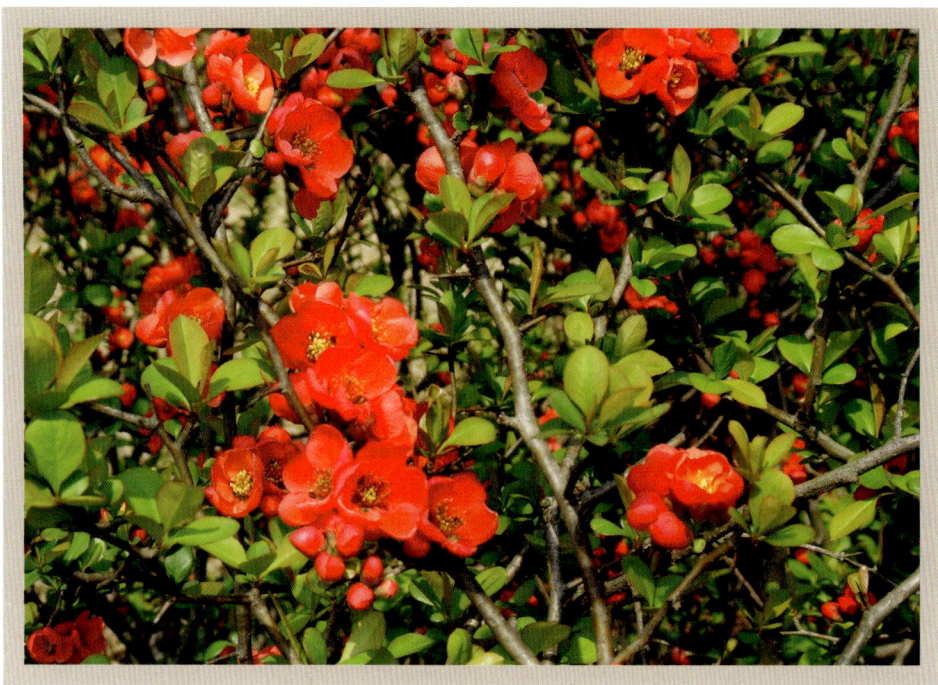

　오늘날 식물이 경외의 대상이 될 수 있었던 것은 효능 못지않게 이용상 시행 착오에서 오는 두려움과 식물의 신비에 대한 상징성 때문이다. 인간은 식물이나 열매들이 갖고 있는 신기한 효능에 대하여 눈을 뜨고 아플 때 사용하는 지혜를 얻게 되었다.

　사람들은 꽃들이 냄새를 풍기고 꽃이 아름답다는 것을 안다. 그래서 꽃은 인간에게 탄생과 부활, 희망과 생명을 상징한다. 사랑하는 사람이나 죽은 사람에게 꽃을 바친다. 성전(聖殿)과 다른 신(神)들의 제단이나 묘지 등에 꽃으로 장식하였다.

꽃이 오랫동안 피는 것도 있지만 쉽게 시들고 연약하기 때문에 영원불멸한 것으로 볼 수는 없지만, 꽃이 피는 한 순간이 아름답기 때문에 삶의 소재로 묘사되고 등장한다.

우리 조상은 '매화를 선녀(仙女), 벚꽃을 숙녀(淑女), 해당화를 기녀(妓女), 버드나무를 재녀(才女)'라고 비유했지만, 명자나무는 위험한 사랑을 꿈꾸게 하는 나무로 기억하고 여인의 마음을 아는 여심수(女心樹)라 하여 '사랑의 묘약'이라는 애칭을 가지고 있다. 그래서 그런지 명자꽃의 꽃말은 '조숙, 열정'으로 꽃이 만발할 때는 너무 황홀할 정도로 아름다워 정원수로 가치가 높다.

사람에게는 인품(人品), 꽃에는 화품(花品)이 있듯이, 집 안의 정원 뜰에 무슨 꽃을 심었는가를 보고 그 인품을 평하기도 했지만, 예부터 명자나무는 사람의 마음을 흘린다고 해서 집 안에 심지 않았다. 아녀자들이 명자꽃을 보면 옷장의 옷을 꺼내 입고 문밖 출입을 하고 바람이 난다는 속설이 있기 때문이다.

명자나무는 장미과의 여러해살이로 4월에 붉은색이나 흰색으로 꽃이 피고, 9월에 노랗게 타원형으로 장과가 여문다.

명자나무는 중국이 원산으로 남부 지방에서 주로 관상용으로 공원이나 화단에서 볼 수 있다. 경기도에서는 명자나무를 아가씨꽃 · 애기씨꽃 · 전라도에서는 산당화로 부른다.

한방에서 명자나무 열매를 목과(木瓜), 말린 열매를 노자(欂子)로 부른다. 주로, 평간 · 거습 · 화위의 효능이 있고, 해수 · 천식 · 구토 · 하리 · 근육 경련 · 류머티즘성 마비 · 각기 · 수종에 다른 약재와 처방한다.

민간에서 열매를 먹었고, 열매는 기침에 좋은 것으로 알려져 있다.

약용식물 이야기 37 | 해당화

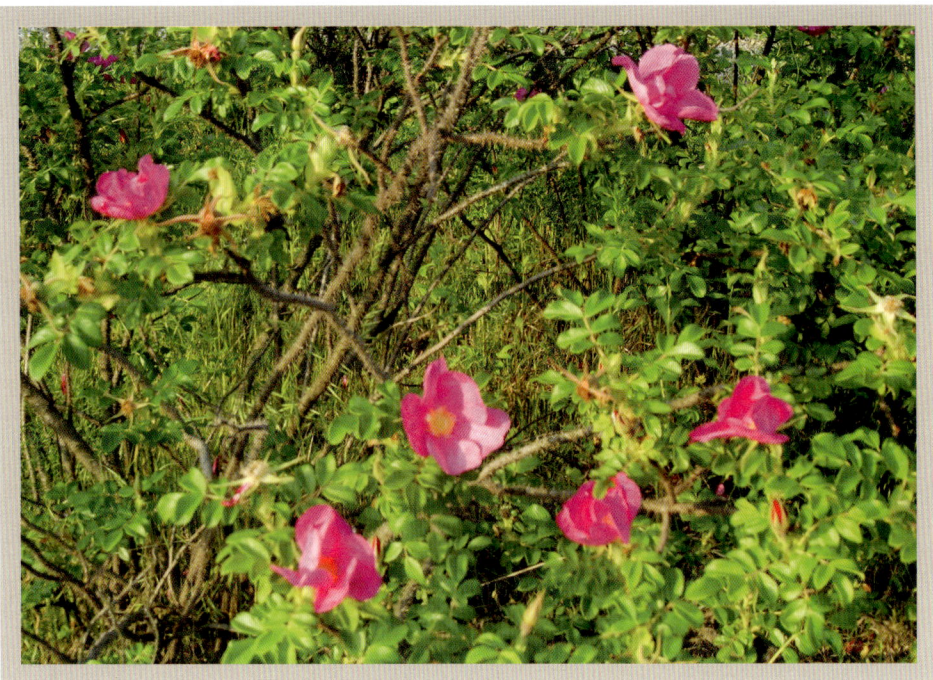

해당화는 사랑하는 사람을 그리워하는 사랑수로 해변 가에서 아침 이슬을 듬뿍 머금고 바다를 향해 사랑하는 사람이 돌아오기를 기다린다 하여 예부터 선비로부터 사랑받는 꽃으로 시(詩)나 그림의 소재로 등장한다. 해당화는 옛날에 기다림에 지친 여인의 한 맺힌 눈물이 꽃으로 변신했다는 애틋한 전설을 간직하고 있다.

우리나라에서 해당화는 진귀한 식물로써 그 보존이 필요한 생육지, 진귀한 식물의 자생지, 저명한 식물 분포의 경계가 되는 곳, 학술상 가치가 있는 명목이나 노거수, 한국 특유의 식물이나 서식지, 특수 지역이나 환경에서 서식하거나 생성하는 특유한 식물 또는 식물군 및 그 생육지에 대하여 천연기념물이나 보호수로 지정하여 관리를 하고 있다.

해당화는 장미과의 갈잎떨기나무로 높이는 1~1.5m 정도까지 자라고, 줄기에는 가시가 있으며 잎은 우상복엽이고, 5~7월에 붉은색으로 꽃이 피고, 8~9월에 붉은색의 장과(漿果)의 열매가 여문다.

예부터 해당화는 떡이나 부침개의 색깔을 내는 재료로 썼고, 중국에서는 피를 맑게 한다고 하여 매괴차(玫瑰茶)로 먹고 있으며, 만주 지방에서는 다른 약재를 가미하여 매괴당(玫瑰糖)을 만들어 식용으로 먹었고, 과자(菓子)나 매괴주(玫瑰酒)로 만들어 먹었다.

해당화는 우리나라 전역의 해안가 모래 언덕이나 낮은 산자락에 자라는 낙엽이 지는 키 작은 나무로 1.5m 정도까지 자라고, 뿌리에서 많은 줄기가 솟아나 큰 면적을 차지한다. 나무와 줄기에 예리한 가시가 있지만 꽃이 아름다워 집 앞 뜰 정원, 공공건물 주변에 심는다.

꽃잎을 모아 말린 것은 매괴화(玫瑰花)이다. 신선한 꽃에는 방향유를 0.03%를 함유하고 있어 귀중한 향정유(香精油)이다. 고급 향수, 화장품의 원료로 가치가 매우 높다. 해낭화 꽃잎은 향기가 좋아 향수의 원료로 쓰고 열매는 관상 가치가 높고 달콤해서 먹을 수 있고 한약재로 쓴다.
해당화는 공업용·관상용·약용으로 쓴다. 꽃은 약재로 쓰고 뿌리는 염료로 쓴다. 열매는 단맛이 있어 식용으로 먹을 수 있다.

한방에서 생약명은 꽃을 매괴화(玫瑰花), 뿌리를 매괴화근(玫瑰花根)으로 부른다. 주로, 뿌리를 치통·관절염·당뇨병 등에 다른 약재와 처방한다.

민간에서 꽃봉오리를 매괴차(玫瑰茶)로 마셨고, 방향성이 높아서 간장과 위장 기능의 감퇴로 인한 흉복부의 아픈 증상에 쓰고, 여성의 생리불순이나 생리 전에 유방이 붓고 아픈 증상에 쓰고, 타박상이나 어혈을 풀어주는데 쓴다.

약용 식물 이야기 38 | 누리장나무

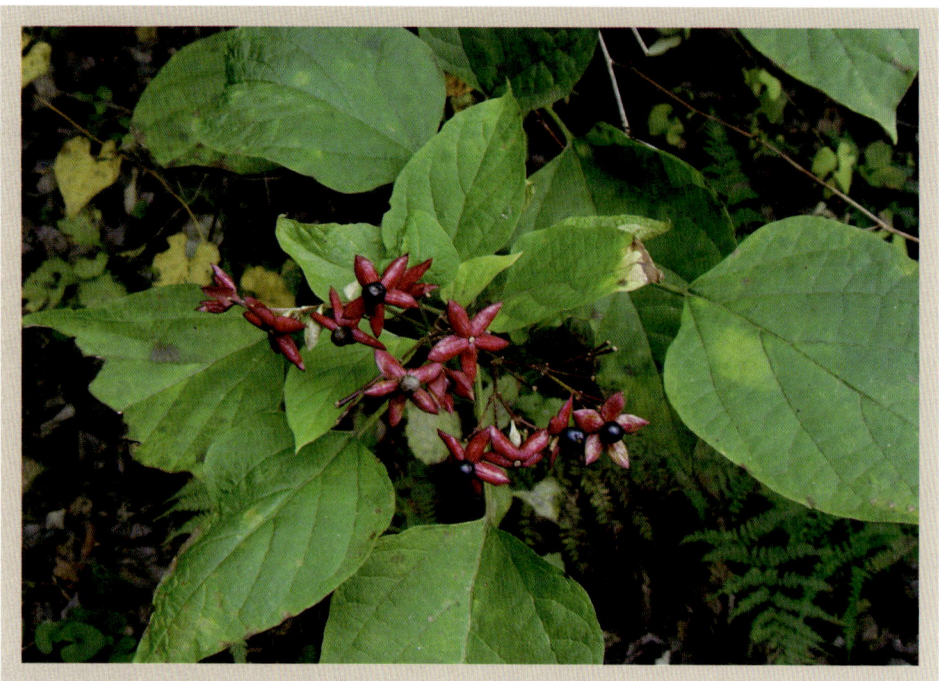

한여름 숲속을 거닐다 보면 누린내가 물씬 풍기는 나무가 누리장나무이다. 누리장나무는 여느 식물과 달리 어린 싹이 나올 때부터 잎에서 누린내가 난다. 누리장나무는 누린내가 난다고 하여 누린내나무, 오동을 닮았지만 냄새가 난다고 하여 취오동(臭梧桐), 향이 난다 하여 향추(香楸) 등으로 부른다.

누리장나무에는 사랑이 담겨 있는 전설이 있다.

옛날 신분 제도가 엄격하던 때에 마을에 잘생긴 백정의 아들이 옆 마을의 양가집 규수를 흠모하게 되었으나 백정의 신분 때문에 말 한 번 걸어 보지 못하고 가슴앓이를 하다가 처녀의 얼굴을 보기 위해 집 주위를 서성거리다가 관가에 끌려가 모진 매를 맞고 죽게 되자 백정 부부는 불쌍한 아들을 처녀의 집이 바라보이는 양지바른 곳에 묻었는데, 그로부터 몇 달 후 처녀가 무덤을 지날 때 발이 얼어붙어 죽게 되자 합장하게 되었는데 그 이듬해 무덤 위에 누린내가 나는 한 그루의 나무가 자라나 사람들은 이 나무를 백정의 나무, 즉 누린내가 나는 나무라고 불렀다고 한다.

누리장나무는 마편초과의 갈잎 떨기나무로 산기슭이나 계곡 주변, 바닷가에서 자생하고, 8월에 흰 꽃이 피고, 가을에 남색의 열매로 여문다.

남색 열매가 아름다워 정원수나 관상수로 집 주변에 심는다. 가을에 남색 열매는 염료나 열매액을 갈아 글씨를 쓰는 먹물이나 그림을 그리는 천연 물감으로 활용하기도 했다(염료에 좋은 염료수).

누리장나무는 잎·줄기·잔가지·뿌리·열매를 약용으로 쓴다. 한약명으로 잎을 취오동, 꽃은 취오동화(臭梧桐花), 과실은 취오동자(臭梧桐子), 뿌리를 찧어서 만든 끈적끈적한 즙을 토아위(土阿魏)로 부른다.

누리장나무는 성질이 차고 맛은 쓰지만 독은 없다. 잎은 꽃이 피기 전에 채취하고, 열매는 가을에 채취한다. 뿌리는 통째로 말려 잘게 썰어 사용한다. 누리장나무에는 탄닌(tannin) 성분이 있어 떫은 맛이 있고 생잎은 누린내가 많이 나기 때문에 감초를 몇 조각 넣고 달이면 냄새가 해소된다.

누리장나무는 심장 기능을 강화시켜 주고, 혈관을 확장시키고 모세 혈관을 튼튼하게 하여 혈압을 저하시켜 주기 때문에 고혈압과 동맥 경화에 쓰고, 근육마비를 풀어주고 염증을 해소시켜 주기 때문에 류머티즘 관절염·반신불수·근육통에 좋은 것으로 알려져 있다.

민간에서는 어린잎을 살짝 데쳐 찬물로 누린내를 우려낸 후 나물로 먹었고, 누리장나무는 옴·습진·무좀·등 각종 피부 질환에는 봄부터 가을까지 잎을 채취하여 건조시켜 1일 10~20g이나 생것 40~60g을 달여 먹거나 상처 부위에 짓찧어 바른다.

약용 식물 이야기 39 | # 자작나무

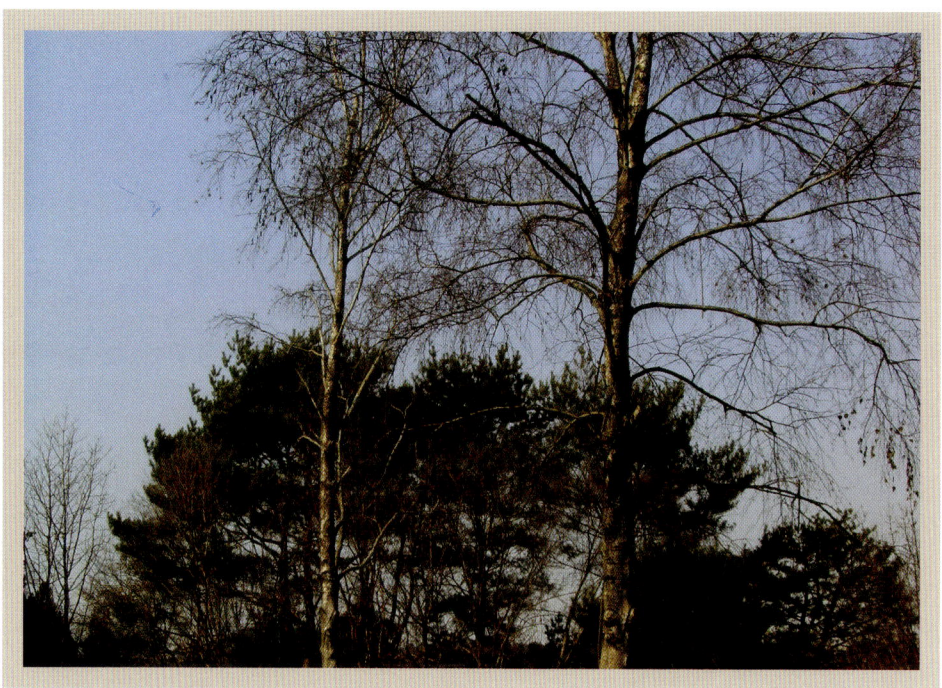

가을의 아름답던 단풍을 추억에 담아 다 보내고 겨울 문턱에 하얗게 빛나는 나무가 자작나무다. '나목(裸木)'이라는 표현이 가장 잘 어울리는 자작나무는 겨울로 갈수록 수피(樹皮)가 하얗다 못해 은빛을 내는 나무다. 겨울에 자작나무는 순백 알몸으로 서서 새봄에 새잎이 나올 때까지 잠든 생명들을 지킨다. 이 땅에는 수많은 나무가 있지만 나무 중에서 가장 수줍고 귀부인답다고 극찬했던 나무다. 겨울 추위 속에서도 더욱 맑아지는 침묵으로 말을 하는 우리의 마음을 맑게 하는 나무다.

자작나무는 나무 줄기의 껍질이 종이처럼 희다. 사계절 중에서 수많은 나무 중에서도 자작나무는 늦가을이 되면 눈부신 흰색 나신(裸身)을 드러내기 때문에 '겨울 숲의 귀부인'으로 부른다.

자작나무는 순수함과 정결을 잊지 않고 품위를 지킨다고 여겨 외국의 시인(詩人)들이 즐겨 소재로 삼는다. 숲속에서 가장 아름다운 것이여, 숲의 가인(佳人)이여 할 정도로 예찬하고 있다.

예부터 개마 고원 너머의 여진족은 죽은 사람의 영혼이 자작나무에 머문다고 믿는 속설이 있어 사람이 죽으면 관(棺)을 쓰는 것이 아니라 자작나무껍질에 싸서 땅 속에 묻어 버린다.

자작나무는 한반도 개마 고원쯤에나 자라는 추운 나라 수종(樹種)이다. 백두산(白頭山) 주변 사람들의 일설에 의하면 자작나무 아래에서 태어나서 자작나무에 살고 자작나무에 죽는다. 이유는 지붕을 자작나무껍질로 덮었기 때문에 자작나무 아래에서 출생한다는 것이고 밥을 지을 때 자작나무껍질을 쓰고 어둠을 비출 때도 기름기가 많은 자작나무껍질을 쓴다. 자작나무껍질로 만든 지붕 아래 태어나 자작자작 소리를 내며 타는 껍질로 군불을 때 밥을 해 먹고 생을 마감할 때는 자작나무 껍질로 몸을 싸서 땅 속에 묻었다.

산길을 갈 때 자작나무의 토막과 뽕잎을 밟으면 안 된다는 말이 있다. 왜냐면 자작나무껍질에는 기름기가 많아 썩지 않아 항상 새나무처럼 보이기 때문에 잘못해서 밟으면 넘어질 수 있기 때문이다.

자작나무는 겉은 희지만 속은 기름을 잔뜩 머금어 검다. 기름기 때문에 '자작자작' 소리를 내며 잘 탄다고 해서 자작나무다. 한자 이름은 흰 백(白) 자를 써서 백화(白樺), 백단(白椴)이다.

지금도 아메리카의 인디언들은 자작나무로 만든 통으로 단풍나무의 꿀을 받을 때 나무 둘레에 모여서 춤을 추고 노래를 부르는 풍속이 전하고 있다. 구 소련에서는 자작나무를 건류해서 얻은 자작나무타르를 가죽 제조에 사용하였고, 새순을 증류해서 얻은 방향유를 화장품 제조에 사용한다.

약용 식물 이야기 40 | 자귀나무

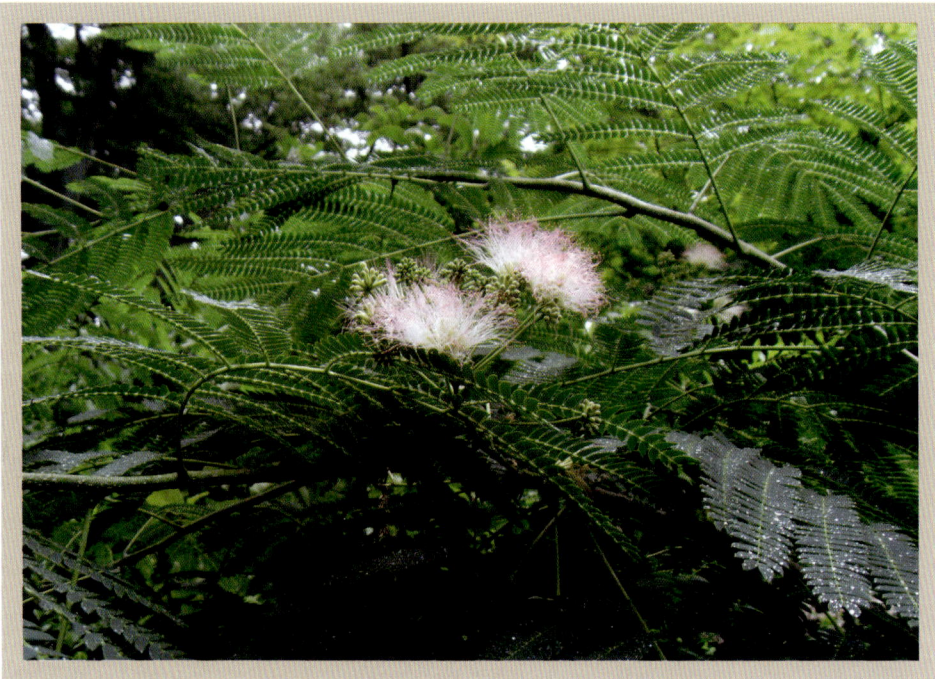

예부터 우리 조상은 자귀나무에서 움이 트면 곡식을 파종했고, 꽃이 만발하면 그 해 농사가 풍년이 든다는 속설이 있는 나무이다. 자귀나무는 동·서양을 막론하고 가정의 행복을 기원하는 상징의 나무로 여겼다. 서양에서는 꽃술이 비단처럼 생겼다 하여 비단나무(Silk tree)로 부른다. 중국에서는 뜰에 자귀나무를 심으면 부정적인 미움이 사라진다는 믿음이 있어 평소에 사이가 좋지 않은 친구에게 자귀나무 잎을 선물하는 풍습이 있고, 일본에서는 집 안의 화목을 도모하기 위해 절굿공이를 자귀나무로 만들어 부엌에 놓는 풍습이 전해지고 있다.

두 잎이 저녁이면 서로 맞붙기 때문에 합혼(合婚)처럼 여름철 정원에 피어 있는 자귀나무꽃을 보고 있으면 부부 싸움을 하다가도 화해를 하게 된다는 별명을 가지고 있다. 그래서 신혼부부의 창가에 이 나무를 심어 부부의 금실이 좋기를 기원했고, 이 꽃의 향기가 좋아 부부가 와인 술잔에 잎을 띄워 마시곤 한다.

예부터 자귀나무잎이나 꽃을 차(茶)로 달여 먹으면 부부 금실이 좋아진다 하여 애정수(愛情樹), 밤이면 잎이 마주 보고 오므라지기 때문에 야합수(夜合樹), 해가 지면 잎이 합쳐 기쁜 나무라 하여 합환목(合歡木), 가을에 꼬투리처럼 생긴 열매가 바람에 흔들리는 소리가 여인들이 떠드는 소리처럼 들린다 하여 여설목(女舌木)으로 부른다.

자귀나무는 꽃이 화려하고 아름다워 정원수·관상수·가로수로는 최적이다. 자귀나무는 넓게 퍼진 가지는 한 여름에 무더위를 피할 수 있기 때문에 집 주변에 한두 그루 심으면 좋다. 비누가 없던 시절에는 자귀나무잎을 끓여서 즙을 내어 의복의 세탁에 사용했다. 자귀나무는 꽃과 잎 그리고 나무의 수형이 아름다워 정원이나 공원에 관상수나 가로수로 심는다. 가공이 쉬워 간단한 기구나 조각의 원료로 이용한다.

자귀나무잎은 봄부터 여름까지 채취하고, 꽃은 필 때, 줄기와 껍질은 가을부터 이듬해 봄까지 채취하여 잘게 썰어 말려 약재로 쓴다.

한방에서는 줄기나 뿌리 껍질을 합환피(合歡皮)로 부른다. 늑막염과 타박상에 쓰고, 주로 이뇨제·살충제·강장제·구충제에 다른 약재와 처방한다.

민간에서는 잎으로 고약(膏藥)을 만들어 썼고, 자귀나무는 폐농양으로 인한 해수와 토혈을 멈추게 하며 고름을 삭히는 데 쓰고, 그리고 기관지염·습진·무좀·피부 질환·요통에 좋은 것으로 알려져 있다.

약용 식물 이야기 41 | 두릅나무

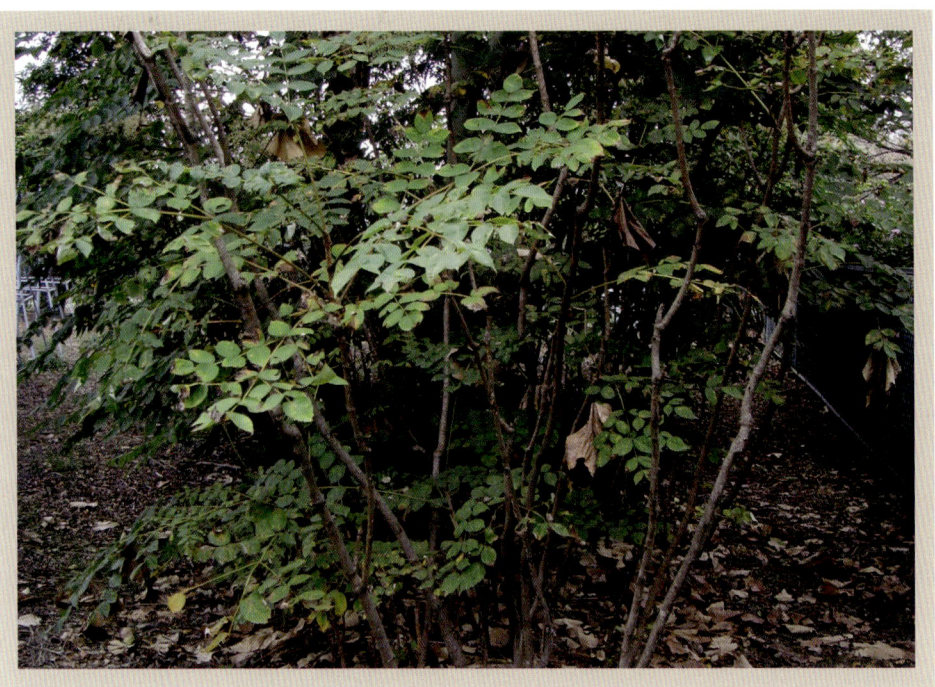

두릅나무의 새싹은 향이 뛰어나 춘곤증(春困症)으로 나른한 입맛을 되찾는 데 좋다. 두릅에는 독특한 향과 약간 텁텁한 성분이 있어 잃었던 입맛을 돋우고 활력과 원기를 회복해 준다. 두릅은 새싹부터 뿌리까지 버릴 게 없어 예로부터 푸성귀가 귀한 이른 봄에 먹는 별식으로 고급 요리에 쓰인다.

두릅나무는 두릅나무과의 갈잎떨기나무로 3~4m 정도까지 자라고 원줄기는 거의 갈라지지 않고 꽃은 양성화로 8~9월에 흰 색으로 꽃이 피고 가지에는 가시가 있고 10월에 납작하고 둥근 모양의 검은색의 핵과(核果)가 여문다.

두릅나무는 식용·약용·관상용으로 쓴다. 두릅에는 인삼과 같이 사포닌을 다량 함유하고 있어 새싹은 혈당치를 떨어뜨리는 효과 때문에 당뇨병 환자에게 좋다. 새싹·줄기껍질·뿌리껍질·열매를 쓴다.

자연산 참두릅은 텁텁하고 쓸쓸한 맛으로 순이 10cm 미만으로 잎이 피기 전에 채취해야 향과 맛이 좋다.

최근에 두릅은 위암에 효과가 있고, 특히 뿌리에서 암을 치료하는 효능이 있는 것으로 밝혀졌다. 그러나 줄기껍질이나 뿌리껍질은 성질이 따뜻하기 때문에 고혈압 환자는 먹지 않아야 하고 소량의 독성이 함유되어 있어 장복하면 독성이 발생하므로 주의를 요(要)한다.

한방에서 땅두릅을 자노아(刺老鴉)로 부른다. 주로 기운이 허약하고 신경쇠약이나 신(腎)의 기능 허약으로 양기가 부족할 때 쓴다. 이른 봄에 새싹은 2번 채취할 수 있고 줄기껍질과 뿌리껍질은 가을부터 이듬해 봄에 채취하여 껍질을 벗겨 잘게 썰어 그늘에 말려서 쓴다.

두릅나무 차(茶)는 가을부터 겨울까지 뿌리와 가지를 채취하여 물로 씻고 말려서 끓여 먹거나 가루내어 물에 타서 먹는다. 두릅 주는 가을에 열매가 흑색으로 익었을 때 따고 뿌리는 가을에 캐어 술에 담가 밀봉하여 3개월 후에 먹는다.

두릅 환은 가을에 열매는 흑색으로 익었을 때, 뿌리는 가을에 캐어 말려서 제분소에서 가루내어 환을 만든다. 약선은 이른 봄에 새싹을 잘라 겉껍질을 살짝 벗기고 끓는 물에 살짝 데쳐서 초고추장에 찍어 먹거나 석쇠에 구워서 양념장에 찍어 먹거나 튀김·나물·부침·김치로 먹는다.

먹어서는 안 되는 독풀

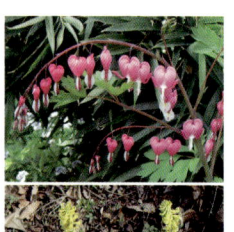
::금낭화
지역에 따라 독(毒)을 충분히 우려낸 후 먹는 곳도 있지만, 독성이 강해 먹으면 안 된다.

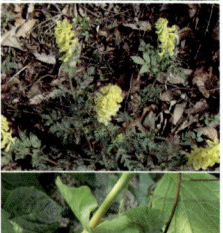
::괴불주머니
지역에 따라 연한 잎을 충분히 우려내어 데쳐서 먹는 곳도 있지만, 독성이 강해 나물로 먹으면 안 된다.

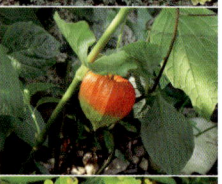
::꽈리
한방에서 식물 전체를 말린 것을 이뇨제나 해열제로 쓴다. 새싹·잎·뿌리에 독이 있다.

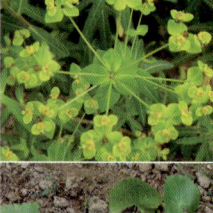
::대극
잎과 줄기를 뜯으면 하얀 즙이 옻나무처럼 살갗에 옻을 일으키고 독성이 강해 먹으면 안 된다.

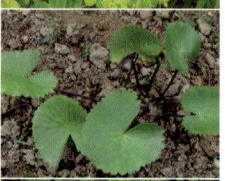
::동의나물
곰취와 비슷하여 혼동할 수 있다. 독성이 강해 먹으면 안 된다.

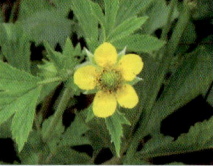
::미나리아재비
지역에 따라 어린잎을 데쳐서 충분히 우려내고 먹는 곳도 있지만 독성이 강해 먹으면 안 된다.

::복수초
식물 전체에 독성이 있어 먹으면 안 된다.

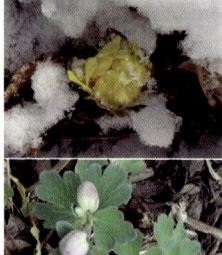
::매발톱
잎은 독성이 강해 먹으면 안 된다.

:: 박새
뿌리에 강한 독성이 있어 살충제나 농약의 원료로 쓴다.

:: 피나물
식물 전체에 강한 독성이 강해 먹으면 안 된다.

:: 자리공
지역에 따라 어린순을 데쳐서 독을 우려내고 먹기도 하지만 줄기와 뿌리에는 독성이 강해 먹지 않는다.

:: 철쭉
진달래는 먹을 수 있지만, 철쭉은 독성이 강해 먹으면 안 된다.

:: 애기똥풀
한방에서 식물 전체를 위장염과 웨궤양으로 인한 복부 통증·이질·황달형 간염·피부궤양·결핵·옴·버짐에 다른 약재와 쓴다.

:: 여로
한방에서 식물 전체를 약재로 쓴다. 독성이 강해 나물로 먹으면 안 된다.

:: 애기나리
지역에 따라 어린순을 우려내어 먹는 곳도 있지만, 줄기와 뿌리에 강한 독이 있어 나물로 먹으면 안 된다.

:: 옻나무
옻을 만지면 살갗이 가렵고 염증이 생긴다. 닭을 삶을 때 넣어 먹기도 하지만, 옻나무 종류는 독성이 강해 먹으면 안 된다.

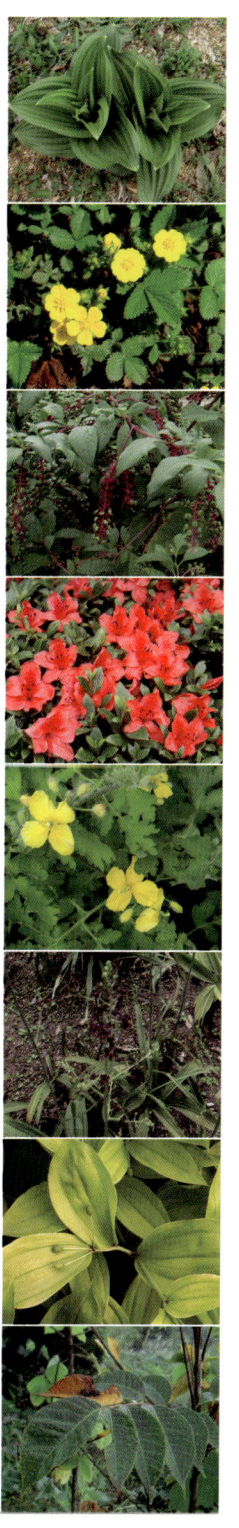

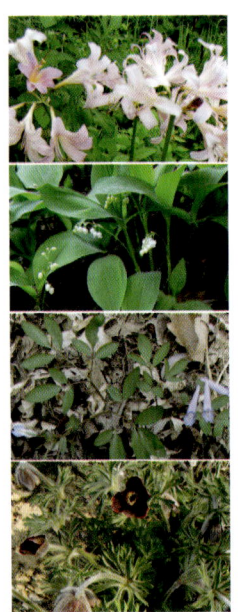

:: 상사화
식물 전체에 독성이 강해 먹으면 안 된다.

:: 은방울꽃
한방에서 강심·이뇨·심장 쇠약·부종·타박상에 다른 약재와 쓴다.

:: 현호색
한방에서는 덩이줄기를 다른 약재와 쓴다. 독성이 강해 먹으면 안 된다.

:: 할미꽃
식물 전체에 독성이 있어 나물로 먹으면 안 된다. 한방에서 뿌리를 다른 약재와 쓴다.

:: 개감수
자르면 흰 즙이 나온다. 독성이 강해 먹으면 안 된다.

:: 갯멧꽃
지역에 따라 어린순을 나물로 먹기도 하지만, 뿌리에 강한 독성이 있어 먹으면 안 된다.

:: 꿩의바람꽃
독성이 강해 먹으면 안 된다.

:: 독말풀
조선 시대 사약의 한 재료로 썼다. 독성이 강해 먹으면 안 된다.

:: 등대풀
줄기를 자르면 흰 즙이 나온다. 독이 강해 먹으면 안 된다.

:: 미치광이풀
뿌리줄기에 히오시아민과 스코폴라민이 들어 있어 독성이 강하여 진통제와 진정제의 원료로 쓴다.

한방에서 뿌리줄기를 알코올 중독으로 인한 수전증 · 중기 · 옴 · 버짐에 다른 약재와 쓴다.

:: 매미꽃
줄기나 잎을 자르면 피나물처럼 붉은즙이 나온다. 독성이 강해 먹으면 안 된다.

:: 모데미풀
독성이 강해 먹으면 안 된다.

:: 반하
조선 시대 사약의 한 재료로 썼다. 한방에서는 가래를 삭이는 약재로 쓴다. 독성이 강해 나물로 먹으면 안 된다.

:: 산자고
지역에 따라 어린순을 데쳐서 충분히 우려내고 먹는 곳도 있지만, 독성이 강해 먹으면 안 된다.

:: 연영초
잎이 커서 쌈으로 먹을 수 있는 것 같지만, 독성이 강해 먹으면 안 된다.

:: 앉은부채
독성이 강해 먹으면 안 된다.

:: 삿갓나물
한방에서 뿌리줄기를 천식 · 종기 · 만성기관지염 · 외상 출혈과 어혈성 통증에 다른 약재와 쓴다.

:: 요강나물
이름에 '나물'이 있지만, 독성이 강해 먹으면 안 된다.

:: 윤판나물
지역에 따라 어린순을 충분히 우려내고 데쳐서 먹는 곳도 있지만, 둥굴레와 비슷하지만 독성이 강해 먹으면 안 된다.

:: 족도리풀
식물 전체에 독성이 강해 먹으면 안 된다.

:: 진범
한방에서 뿌리 말린 것을 거풍 · 진통 · 이뇨 · 관절염 · 경련 · 황달 · 소변이 안 나올 때 다른 약재와 쓴다.

:: 천남성
한방에서 중풍, 반신불수 · 상풍 · 종기에 다른 약재와 쓴다.

:: 파리풀
벌레에 물렸을 때 이 파리풀을 뜯어 짓찧어 붙여 해독을 할 정도로 독성이 강해 먹으면 안 된다.

:: 투구꽃
조선 시대 사약의 한 재료로 쓸 정도로 독성이 강해 먹으면 안 된다.

:: 한계령풀
독성이 강해 먹으면 안 된다.

:: 홀아비바람꽃
바람꽃 종류는 독성이 강해 먹으면 안 된다.

Enzyme

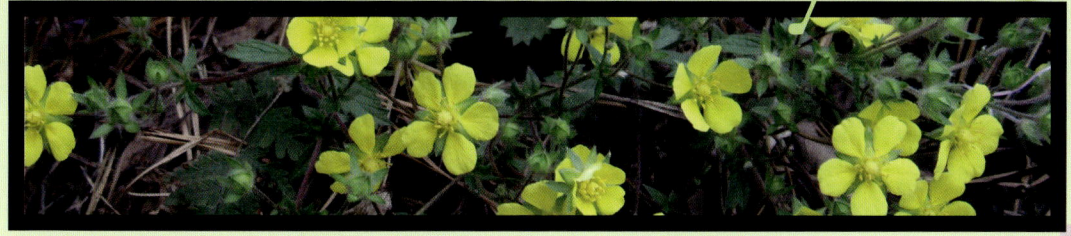

| 알아 두면 편리한 한약재 구입처 | 한방 용어 | 식물 용어 |
| 건강 지킴이 약초 명인을 찾아서 100 |

제4장 부록

I. 알아두면 편리한 한약재 구입처

▶ 서울 경동약령시

서울 경동시장은 조선 시대 효종 2년에 설립되었다. 서울특별시에서 1995년부터 전통 한약시장으로 지정한 후 한약도매상·한의원·한약방·건재상, 건강식품의 우리 땅에서 자생하는 것은 물론 외국의 약초의 총본산으로 자리를 잡고 있다.

- 위치 : 지하철 1호선 제기역 하차, 도보 3분
- 서울약령시협회 : 02-969-4793
- 홈페이지 : www.kyungongmart.com
- 정보사이트 : www.intemetkyungong.or.kr

▶ 대구 약령시장

대구 약령시장은 조선 시대 효종 9년에 경상감사가 집무하는 감영의 소재지로 집결하는 좋은 것은 중앙기관으로 상납하고 그 나머지는 일반인에게 판매하였다. 대구광역시에서 해마다 5월 초에 약재 축제 기간 중에 한방 무료 진료·한약 썰기대회·보약 증정 등 행사를 열고 있다.

- 대구 약령시 보존 위원회 : 053-253-4729
- 홈페이지 : herb.daegu.go.kr

▶ 한국생약협회

전국에서 한약재를 재배하는 국내 생산자 단체로 국산 한약재만을 취급하고 국산한약재 전문매장을 운영하고 있으며, 우리 땅에서 자생하는 토종 약초와 생약 살리기 운동과 함께 약초의 우수성을 홍보하고 있다.

- 전화 : 02-969-8133
- 홈페이지 : www.koreaherb.or.kr

2. 한방 용어

- 기체(氣滯) : 체내의 기(氣)의 운행이 순조롭지 못하여 어느 한 부위에 정체되어 막히는 병리 현상을 말함
- 강장(强壯) : 몸이 건강하고 정기가 충만한 상태
- 거담(去痰) : 가래를 없어지게 함
- 고(膏) : 환부에 바르는 약
- 구갈(口渴) : 목마름
- 구안와사(口眼喎斜) : 입이 돌아가는 증상
- 구충(驅蟲) : 회충이나 조충 등을 제거하는 것
- 담음(痰飮) : 수독(水毒)으로 체액이 쌓여 있는 상태
- 도한(盜汗) : 밤에 식은땀을 흘리는 것
- 백대(白帶) : 흰 대하
- 번갈(煩渴) : 심한 목마름
- 번열(煩熱) : 가슴이 뜨겁고 열감이 있는 것
- 번조(煩燥) : 가슴 속이 화끈 거리는 것
- 비육(鼻衄) : 코피
- 비색(鼻塞) : 코피가 나는 증상
- 복만(服滿) : 복부가 더부룩한 것
- 복창(腹脹) : 소화 불량으로 배가 팽창한 것
- 부종(浮腫) : 몸이 붓는 병
- 설사(泄瀉) : 변을 볼 때 물이 쏟아지는 것처럼 묽게 나오는 것
- 사하(瀉下) : 변이 설사하는 것같이 쏟아져 내림
- 상풍(傷風) : 풍사(風邪)에 상(傷)하게 되어 발생하는 것
- 소갈(消渴) : 목이 말라 물이 자꾸 먹히는 당뇨병
- 소염(消炎) : 염증을 가라앉히고 부종(浮腫)을 빼주는 것
- 수기(水氣) : 수액(水液)이 체내에 정체되어 생기는 병
- 수렴(收斂) : 조직세포를 죄어 주는 것
- 습진(濕疹) : 살갗에 생기는 진물이 나오는 염증

- **식적(食積)**: 음식이 소화되지 않고 위장에 머물러 있는 것
- **식체(食滯)**: 먹는 것이 잘 내리지 아니하는 병
- **심계항진(心悸亢進)**: 심장 박동이 빠르고 몹시 두근거리는 것
- **어열(瘀熱)**: 열이 몸 밖으로 발산되지 못하고 몸 속에 머물러 있는 것
- **어혈(瘀血)**: 피가 몸 속에 머물러 있는 것
- **오로(五勞)**: 심노(心怒)·간노(肝怒)·비노(脾怒)·폐노(肺怒)·신노(腎怒) 등 오장(五臟)에 손상이 생기는 질병을 말함
- **오열(五熱)**: 열이 나는 것
- **오한(惡寒)**: 몸이 오싹오싹 한기(寒氣)가 드는 것
- **요배통(腰背痛)**: 허리 통증
- **온열(溫熱)**: 병인으로써 온사(溫邪)를 말함
- **옹(癰)**: 빨갛게 부어 오르고 열과 통증을 동반하고 고름이 들어 있는 종기
- **옹종(擁腫)**: 조그마한 부스럼
- **위기(胃氣)**: 위의 기능을 작용시키는 원기(元氣)
- **위내정수(胃內停水)**: 위에 물이 흔들리는 것
- **위허(胃虛)**: 위가 약해진 것
- **육부(六腑)**: 담(膽)·소장(小腸)·위(胃)·대장(大腸)·방광(膀胱)·삼초(三焦)
- **육장(六臟)**: 간(肝)·심(心)·비(脾)·폐(肺)·신(腎)·심포(心包)
- **육음(六陰)**: 풍(風)·한(寒)·서(暑)·습(濕)·조(燥)·화(火)로 병사(病邪)를 총칭함
- **울화(鬱火)**: 일반적으로 양기가 뭉치고 적체되어 나타나는 장부내열의 증상을 말함
- **음(飮)**: 색이 엷고 맑은 것
- **이뇨(利尿)**: 소변이 잘 나오게 하고 부종을 제거
- **이수(利水)**: 약물을 섭취하여 이뇨(利尿)를 유도하는 것
- **자양강장(滋養强壯)**: 몸에 영양을 주고 기력을 왕성하게 함
- **자한(自汗)**: 낮에 땀이 나는 것
- **전광(癲狂)**: 미친 상태
- **절(癤)**: 부스럼의 일종인 창(瘡)으로 3센티미터 이하인 것
- **정기(正氣)**: 생명기능의 총칭
- **종창(腫脹)**: 부기, 팽만감 증상의 총칭

- **증(證)**: 몸에 나타나는 여러 가지 증상
- **지갈(止渴)**: 목마름을 해소시키는 것
- **지혈(止血)**: 피가 나는 것을 멈추게 함
- **진경(鎭痙)**: 내장 등의 경련을 진정시킴
- **진토(鎭吐)**: 구역질이나 구토를 멈추게 함
- **진통(鎭痛)**: 통증을 가라앉힘
- **지사(止瀉)**: 설사를 멈추게 하는 것
- **진해(鎭咳)**: 기침을 진정시키는 것
- **창독(瘡毒)**: 부스럼의 독기
- **창종(瘡腫)**: 온갖 부스럼
- **청열(淸熱)**: 내열(內熱)의 증상을 완화시킨다는 의미로 해열(解熱)과는 다르다.
- **칠상(七傷)**: 일곱 종류의 과로로 인한 병인
- **칠정(七情)**: 희(喜)·노(怒)·우(憂)·사(思)·비(悲)·공(恐)·경(驚) 등의 정신 정서 변화의 일곱 종류의 표현을 말함
- **토하(吐下)**: 구토(嘔吐)와 하리(下痢: 설사)를 말한다.
- **통경(通經)**: 월경이 막혀 나오지 않는 것이 소통하게 되는 것
- **통풍(痛風)**: 요산의 배설이 원활치 않아서 체 내에 축적되어 통증을 유발하는 것
- **표(表)**: 몸의 표면
- **풍열(風熱)**: 감기로 열이 나는 것
- **풍한(風寒)**: 풍과 한이 결합된 병사를 말함
- **하리(下痢)**: 장관의 운동이 촉진되어 설사하는 것
- **한(寒)**: 혈액 순환과 신진 대사가 좋지 않아 수족(手足)이 냉한 상태
- **황달(黃疸)**: 간의 병에 의하여 쓸개진의 노란색의 색소가 피로 옮겨 감으로써 생기는 병
- **해수(咳嗽)**: 기침
- **흉통(胸痛)**: 가슴에 통증이 있는 증상

3. 식물 용어

- **가면상화관(假面狀花冠)**: 하순꽃잎이 화관통을 막아 화관 전체 모양이 가면 같은 것
- **개과(蓋果)**: 과피가 가로로 벌어져 위쪽이 뚜껑같이 되는 열매
- **건생식물(乾生植物)**: 용설란과 같이 사막이나 황야의 바위, 나무, 모래밭 등 수분이 적은 곳에서 자라는 식물
- **견과(堅果)**: 흔히 딱딱한 껍질에 싸이며 보통 1개의 씨가 들어 있는 열매
- **관목(灌木)**: 수간(樹幹)이 여러 개인 목본 식물로, 키가 보통 4~5m이하인 것
- **괴경(塊莖)**: 줄기가 비대하여 육질의 덩어리로 된 뿌리
- **교목(喬木)**: 줄기가 곧고 굵으며 높이 자라고 위쪽에서 가지가 퍼지는 나무로 키는 4~5m 이상
- **구과(毬果)**: 솔방울처럼 모인 포린 위에 2개 이상의 소견과가 달려 있는 열매
- **근생엽(根生葉)**: 뿌리나 땅 속 줄기에서 직접 땅 위에 나오는 잎
- **기생식물(寄生植物)**: 딴 생물에 기생하여 그로부터 양분을 흡수하여 사는 식물
- **다년초(多年草)**: 3년 이상 땅 속줄기가 생존하는 표본으로, 겨울에는 지상부만 죽음
- **단성화(單性花)**: 암술과 수술과 하나가 없는 것
- **단지(短枝)**: 소나무와 은행나무 같이 마디 사이가 극히 짧은 가지로 5~6년간 자라며, 작은 돌기처럼 보이고 매년 잎이나 열매가 달림
- **단체웅예(單體雄蕊)**: 무궁화같이 화사가 전부 한 몸으로 뭉친 것
- **덩굴손(券鬚·권수)**: 가지나 잎이 변하여 다른 물건에 감기는 것
- **두상화서(頭狀花序)**: 두상으로 된 화서로서 꽃자루가 없는 꽃이 줄기 끝에 모여서 들러 붙어 있으며 꽃은 가장자리부터 피어 안쪽으로 향함
- **밀추화서(密錐花序)**: 취산화서가 구형으로 되어 총상 또는 원추상으로 화축에 달린 것
- **복과(複果)**: 둘 이상의 암술이 성숙해서 된 열매
- **부생식물(腐生植物)**: 생물의 사체나 배설물을 양분으로 섭취하여 생활하는 식물
- **사강웅예(四强雄蕊)**: 6개의 수술 중 2개가 다른 것보다 짧고 4개가 긴 것.
- **삭과(蒴果)**: 다심피로 구성되어 있으며 2개 이상의 봉선을 따라 터지는 열매
- **산방화서(繖房花序)**: 꽃이 수평으로 한 평면을 이루는 것으로써, 화서 주축에 붙은 꽃자루는 밑의 것이 길고 위로 갈수록 짧아짐. 꽃은 평면 가장자리의 것이 먼저 피고 안의 것이 나중에 핌.

- 산형화서(橵形花序) : 줄기 끝에서 나온 길이가 거의 같은 꽃자루들이 우산 모양으로 늘어선 꽃.
- 선린(腺鱗) : 진달래 등의 잎에서 향기를 내는 비늘 조각
- 설상화(舌狀花) : 국화과 식물의 두상화에서 가장자리의 혀 모양의 꽃을 말함
- 수과(瘦果) : 한 열매에 한 개의 씨가 들어 있고 얇은 과피에 싸이며 씨는 과피로부터 떨어져 있음.
- 수지도(樹脂道) : 송진이 나오는 구멍
- 수초(水草) : 물 속이나 물가에서 자라는 풀
- 순형화관(脣形花冠) : 위아래 두 개의 꽃잎이 마치 입술처럼 생긴 것
- 시과(翅果) : 지방 벽이 늘어나 날개 모양으로 달려 있는 열매
- 식충식물(食蟲植物) : 잎으로 곤충 등 작은 동물을 잡아 소화 흡수하여 양분을 취하는 식물
- 액과(液果) : 장과(漿果), 다육으로 된 여러 심피로 이루어진 열매로서, 보통 1~2개의 씨가 들어 있음
- 양성화(兩性花) : 암술과 수술이 다 있는 것
- 양체웅예(兩體雄蕊) : 콩과 식물에서 볼 수 있는 것으로 화사가 두 개로 합쳐져 수술이 2개의 군락으로 묶여진 것.
- 완전화(完全花) : 꽃받침, 꽃잎·수술·암술의 네 가지 기관을 모두 갖춘 꽃.
- 원추화서(圓錐花序) : 중심의 화관축이 발달되고, 여기에서 가지가 나와 꽃을 다는 것으로, 전체가 원추형인 화서, 꽃은 밑에서 피어 위로 향함.
- 월년초(越年草) : 2년째에 꽃이 피고 열매를 맺는 식물
- 유액(乳液) : 식물의 유세포나 유관 속에 있는 백색 또는 황갈색의 젖물.
- 유이화서(葇荑花序) : 화축이 연하여 늘어지며, 꽃자루가 발달하지 않은 단성화로 구성된 화서
- 윤생(輪生) : 한 마디에 잎이 3장 이상 달려 있는 것
- 은화과(隱花果) : 주머니처럼 생긴 육질의 화탁 안에 많은 수과가 들어 있는 열매
- 이강웅예(二强雄蕊) : 한 꽃에 있어서 4개의 수술 중 2개는 길고 2개는 짧은 것.
- 이과(梨果) : 꽃받침이 발달하여 육질로 되고, 심피는 연골질 또는 지질로 되며, 씨가 다수인 열매.
- 이년초(二年草) : 발아하여 개화, 결실 후 죽을 때까지의 생활 기간이 2년인 식물
- 일년초(一年草) : 봄에 싹이 터서 열매를 맺고 말라 죽는 식물
- 정제화관(整齊花冠) : 꽃잎의 모양과 크기가 모두 같은 것.
- 종유체(種乳體) : 쐐기풀과 쥐꼬리망초와 같이 식물의 잎의 세포내에 있는 수산화 칼슘 덩어리.
- 종피(種皮) : 종자의 껍질.
- 중성화(中性花) : 암술과 수술이 다 없는 것.

- 집과(集果) : 목련의 열매처럼 여러 열매가 모여서 된 것.
- 초본(草本) : 가을철 지상부가 완전히 말라 버리는 것.
- 총상화서(總狀花序) : 긴 화축에 꽃자루의 길이가 같은 꽃들이 들러붙고 밑에서부터 피어 올라감.
- 취산화서(聚散花序) : 화축 끝에 달린 꽃 밑에서 1쌍의 꽃자루가 나와 각각 그 끝에 꽃이 1송이씩 달리고, 그 꽃 밑에서 각각 1쌍의 작은 꽃자루가 나와 그 끝에 꽃이 1송이씩 달리는 화서로, 중앙에 있는 꽃이 먼저 핀 다음 주위의 꽃들이 핌.
- 취합과(聚合果) : 열매가 밀접하게 모여 붙는 것.
- 핵과(核果) : 다육으로 된 과피를 지닌 열매로써 속에 단단한 내과피가 씨를 둘러싸고 있음.
- 현수과(懸瘦果) : 열매가 중축에서 갈라지며 거꾸로 달리는, 산형과 식물에서 볼 수 있는 열매.
- 협과(莢果) : 콩과 식물에서와 같이 2개의 봉선을 따라서 터지는 열매.
- 화관(花冠) : 꽃받침의 안쪽에 있고 꽃잎으로 구성되어 있음.
- 화서(花序) : 화축에 달린 꽃의 배열 상태.

- 1년생 초화 : 봄에 종자를 파종하여 여름부터 가을까지 생장, 개화하고 종자를 결실하여, 다음 해 봄에 같은 방법으로 재배하여 관상하는 식물들. 나팔꽃·봉선화·해바라기
- 2년생 초화 : 가을에 심어 한 해 겨울을 나고 그 다음 해에 개화하여 관상하는 초화. 석죽·접시꽃
- 다년생 초화 : 숙근 초화류라고도 부르며, 한 번 종자를 파종하면 해마다 죽지 않고 봄이 되면 살아나서 꽃이 피는 식물로, 가을이 되면 지상부는 죽고 뿌리만 겨울에 살아남아 있다가 봄에 다시 사는 식물이다. 다년생 초화에는 노지 숙근초와 온실 숙근초가 있다.
- 노지 숙근초 : 개미취·국화·꽈리·금낭화·붓꽃·옥잠화·원추리, 꽃창포
- 온실 숙근초
- 구근류 : 식물체의 잎, 줄기, 뿌리 등이 비대하여 알뿌리가 된 것을 말한다. 구근류는 다음과 같이 분류한다.
- 인경 : 줄기나 잎이 단축경상에 비대되어 비늘쪽 뿌리가 된 것으로, 유피 인경과 무피 인경으로 나뉜다.
- 유피 인경 : 상사화.
- 괴경 : 줄기가 비대하여 변형된 덩이줄기의 구근 식물을 말한다.
- 구경 : 지하부의 줄기가 비대하여 알뿌리가 된 구근 식물.
- 근경 : 지하부의 줄기가 각 마디마다 뿌리가 내리거나 비대해져서 된 식물을 말한다. 꽃창포·대나무·은방울꽃·국화.

- **괴근** : 뿌리가 비대해져서 덩이뿌리가 된 식물이다.
- **온실 관상 화목류** : 온실 내에서 겨울을 나는 식물들을 말한다.
- **노지 관상 화목류** : 노지의 정원에서 자라며, 꽃이 피는 목본 식물을 말한다. 능소화 · 매화나무 · 명자나무 · 목련 · 무궁화 · 벚나무 · 진달래
- **관엽 식물** : 꽃보다는 잎을 주로 관상하는 식물로 열대 식물들이 많다. 바위취.
- **관경 식물** : 아름다운 열매를 관상하는 식물을 말한다. 석류나무 · 꽃사과 · 모과나무 · 귤나무.

〉〉〉 기타 식물
- **다육 식물** : 식물의 줄기나 잎이 육질로 비대된 식물을 말한다. 돌나물과 식물류.
- **수생 식물** : 물 속에서 사는 식물을 말한다. 부들 · 수련 · 연꽃.
- **난과 식물** : 난초과의 식물을 말한다.
- **고산 식물** : 고산 지대에서 자생하는 식물을 말한다. 금강초롱, 설앵초.
- **식충 식물** : 벌레를 잡아먹고 사는 식물을 말한다.
- **방향 식물** : 식물체의 잎이나 꽃에서 향기가 나는 식물을 말한다.

4 건강 지킴이 약초 명인 찾아서 100

	구 분	명 인	상 호	연락처	품 목
1.	효소	정구영	건강지킴이 효소 전문가	011-9046-6480	오가피(새순·열매)·마가목 외
2.	함초	박종열	국제치유선교문화회	010-5315-3093	100% 순함초
3.	호두	박종훈	밝은빛농원	010-4015-7142	호도
4.	복분자	전은자	서릿골농원영농법인	010-6605-5588	효소·추출액
5.	인진쑥	김명순	양지농장	011-9626-9063	인진쑥·오미자·블루베리 외
6.	오미자	최영례	무지개농장	010-7177-5453	효소·약초 외
7.	지치	최홍주	산야초건강원	010-9968-2235	자연산 약초·약술 외
8.	가시오갈피	정경교	무진장토종식품	011-9046-6480	오가피 효소·액상차
9.	홍 삼	채경자	진안홍삼가	010-9633-8113	수삼·오미자·약초 외
10.	엉겅퀴	심재석	임실생약영농조합	011-683-5245	엉겅퀴·효소 외
11.	음양곽	최문영	도일건강연구소	011-683-2617	지치·당귀 외
12.	꾸지뽕	안오장	꾸지뽕농장	011-682-0050	꾸지뽕 효소·꾸지뽕주·묘목 외
13.	하수오	임이택	홍삼한방약초센터	010-9229-4870	하수오·약초·약술 외
14.	자두	한상대	하늘소 농장	019-633-5005	자두·오미자
15.	산야초 백초액	류영숙	옹구골장수류가네장원	016-680-8082	산야초 백초액
16.	산양삼	김상훈	경기 영농조합 법인	010-2543-0752	약초가공 외
17.	도라지	박일례	이천길경농원	011-9719-4339	도라지 진액·즙·조청
18.	블루베리	이찬영	김천대야블루베리영농법인	011-315-3699	블루베리
19.	마늘	하춘명	의령마늘숙성엑기스	011-854-8222	마늘 효소
20.	마	김종한	자연산약초	010-9932-5363	더덕·도라지 외
21.	홍삼	모경혜	마이진홍삼	010-2603-6040	약초·울금 추출액 외
22.	알로에	허병문	한림알로에	011-877-7437	알로에·발효 음료
23.	민들레	황태연	웰팜	011-783-9200	지리산 쑥차·백련차 외
24.	산 삼	정성용	심마니산삼영농법인	011-294-9191	산삼·산약초 외
25.	영지버섯	한성자	황토당	011-677-1086	영지버섯

	구 분	명 인	상 호	연 락 처	품 목
26.	겨우살이	김관영	약초연구소청풍산방	010-9461-4663	자연산약초·하수오 외
27.	흑감	이원희	운주농협	011-654-7396	흑감·곶감
28.	약초	오종영	보은 건강원	010-297-8668	각종 약초 외
29.	생 강	임희문	영농조합법인 완주봉상생강조합	010-8623-9700	생강·편강
30.	고로쇠	김정건,	영농법인지리산예술촌	017-590-7359	고로쇠·약초 외
31.	선학초	이재백	행복선약초	010-2617-8801	항암약초(선학초)
32.	칡	이동휘	지리산산약초	010-3655-3803	칡즙·약초 외
33.	뚱딴지	김금주	화순청풍돼지감자	011-614-8978	돼지감자 진액·환·차 외
34.	당귀	윤석양	경동약령	010-3933-5903	오갈피·산마 외
35.	상황버섯	양동수	국제장수상황버섯농장	011-850-9522	상황버섯·천마
36.	장뇌	이태곤	심마니약초	011-242-8341	자연산약초 외
37.	산야초	오옥분	강원약초농산	011-783-2021	약초·산야초장아찌
38.	효소	박국문	효소건강캠프	033-334-5479	약초·효소 외
39.	토종꿀	박병호	뱀사골토종꿀	011-315-7739	석청·꿀·자연산나물 외
40.	삼백초	정상화	기람약초	010-8138-6724	삼백초·구기자·헛개열매 외
41.	산나물	이성기	지리산청솔식품	011-9817-6620	산나물·약초장아찌 외
42.	버섯	신성식	황제버섯벤처영농조합법인	011-288-7406	버섯
43.	인삼	강순여	한방약초 센터	010-6626-4808	홍삼·수삼 외
44.	울금	박왕수	진도울금원영농조합법인	010-9430-3365	울금
45.	산약초	이완도	순우리초	010-8635-0045	국내산약초 외
46.	약쑥	전종덕	강화약쑥마당	010-3734-6595	약쑥
47.	솔 추출액	이은옥	지리산대보그린푸드	010-9013-1378	솔 추출액·효소 음료
48.	취나물	윤영순	지리산골마농장	010-9697-2377	산마·산수유 외
49.	산양삼	김동파	울진고초령산양삼	011-544-0678	산양삼·산양 추출액 외
50.	더덕	이근철	강원도명품더덕	010-9910-7004	더덕
51.	배	최종석	석원농원	010-3602-1368	친환경 재배 배·배즙
52.	산수유	오경애	강원도농수특산물	010-9834-2202	산수유·블루베리 외
53.	오미자	한승우	봉화오미자	054-673-9700	생오미자·추출액·건오미자
54.	민들레	고창곤	문경세재골민들레식품	010-3240-7110	무농약 민들레

구분		명인	상 호	연락처	품 목
55.	산야초	이순금	보성운해녹차	010-2666-8469	산야차·꽃차·발효차
56.	표고버섯	양재규	청도가득유통사업단	010-9957-1234	건표고버섯·홍시 외
57.	조청	성삼섭	사라져가는 우리고유의 전통식품	010-2831-9716	조청
58.	천마	김장희	하늘이 선물로 준 천마	010-282-8591	천마·상황버섯
59.	울금	박찬대	한국울금	010-6381-9678	울금
60.	민들레	이대형	자연산 민들레와 엉겅퀴	017-261-2109	민들레·엉겅퀴
60.	야채수	남상도	친환경에코한마음	0505-393-0649	야채수·건강식품 외
61.	사과	전춘섭	기적의 사과농장	0505-393-0649	자연 재배 무농약 사과
62.	감식초		감조은마을	016-581-4596	감식초·오디 효소, 감말랭이
63.	미나리	윤해진	팔공산미나리능성영농조합법인	053-985-3772	미나리즙
64.	거봉포도		천안시 농특산물유통사업단	041-557-0555	거봉 포도 발효 원액
65.	여주		천안시 농특산물유통사업단	041-557-0555	여주차·여주환
66.	사과	조정훈		010-3135-6250	사과
67.	복숭아	한상길		011-651-9835	복숭아
68.	매실	공창수		011-309-2249	매실
69.	대추	배기섭		010-9084-2625	대추
70.	토란	기록도		011-9607-8509	토란
71.	더덕	유재만		010-2680-7542	더덕
72.	연근	신규호		011-61-9022	연근
73.	블루베리	박광순		010-6641-3758	블루베리
74.	고사리	안재인		011-704-0475	두릅
75.	고로쇠	김성연		011-9213-1898	고로쇠
76.	산마늘	신종연		017-656-5757	산마늘
77.	참옻순	정병연		010-2198-0040	옻순
78.	밤		오곡밤작목반	011-605-8427	밤
79.	산나물		용화취나물작목반	054-682-0955	산나물
80.	산도리지		첩첩산골도라지작목반	010-3862-3565	산도리지
81.	산마늘		디티골사람들	010-3944-7903	산마늘
82.	상황버섯		청림버섯작목반	054-682-5753	상황버섯

	구 분	명 인	상 호	연 락 처	품 목
83.	산머루		일월산산머루작목반	054-683-3252	산머루
84.	고로쇠		일월산산약초	054-682-6066	고로쇠
85.	산양삼	김원기	울진고초령산양삼	010-9422-0227	산양삼·산삼·산약초 외
86.	강화약쑥	권국원		032-933-2988	추출액·환
87.	배	안홍용		041-543-0505	배
88.	사과	이인석		010-2488-0937	사과
89.	포도	홍병식		010-3412-1233	포도
90.	석류		은하식품	055-521-0098	석류
91.	감식초		스위트감식초농원	055-331-0418	감식초
92.	장아찌		도리원	070-8800-6627	약초 장아찌
93.	흑마늘,		남해보물섬마늘영농조합법인	080-000-1154	진액·통 흑마늘
94.	오디	김국태	오디연구회	017-603-4606	오디
95.	포도	진충섭	장성포도영농조합법인	011-613-0023	포도
96.	새송이버섯		호남친환경 버섯영농조합법인	061-394-0772	새송이버섯
97.	효소		건국유업	1644-2438	발효 효소
98.	효소		슈퍼장효소	1644-5335	효소
99.	효소	박세준	청인신초환	02-921-2710	청인 신초환 효소
100.	효소	전진성	푸른친구들	02-3477-6235	100% 발효 효소 외

| 참고문헌 |

국제원예종묘주식회사, 『뿌리깊은나무』, 2009
김상운, 『내 몸을 망가뜨리는 건강상식사전』, 이지북, 2004
김태정, 『신재용 공저, 우리 약초로 지키는 생활한방』, 이유, 2002
김태정, 『약이 되는 한국의 산야초』, 국일미디어, 1994
김태정, 『우리식물도감』, 예림당, 2004
김태정, 『우리 꽃 백가지 Ⅰ·Ⅱ·Ⅲ』, 현암사, 1990
곽순주, 『약선식료 입문』, 푸른행복, 2011
농촌진흥청, 『우리 꽃가꾸기』, 2002
문관심, 『약초의 성분과 이용』, 과학백과사전출판사, 1984
배기환, 『한국의 약용식물』, 교학사, 2000
배종진, 『건강을 지키는 22가지 토종약초』, H&BOOK, 2007
배종진, 『약초도감』, 더블유출판사, 2009
박국문, 『효소음료 건강법』, 태웅, 2007
박국문, 『생노병사는 효소에 달려 있다 1~2』, 태웅, 2010
박영하, 『우리 나무 이야기』, 이비락, 2004
식약청, 『약용식물도감』, 1998
신동원·김남일·여인석 공저, 『한권으로 읽는 동의보감』, 들녘, 1999
신재용, 『건강약재』, 삶과 꿈, 2000
이동혁, 『처음만나는 나무 이야기』, 이비락, 2007
이영노, 『한국식물도감』, 교학사, 1996
이영득, 『산나물 들나물 대백과』, 황소걸음, 2010
이창복, 『대한식물도감』, 향문사, 1980
우우철, 『한국기준식물도감』, 아카데미, 1996
이유미, 『우리나무 백가지』, 현암사, 2005
이유미, 『한국의 야생화』, 다른세상, 2003
안덕균, 『한국의 본초도감』, 교학사, 1998
안덕균, 『약초』, 교학사, 2003
임영득 외, 『이야기식물도감』, 교학사, 2003
윤주복, 『나무해설도감』, 진성, 2008
윤 실, 『세계 중요 동식물 일반명 명감』, 전파과학사, 1994
윤국병, 『장준근, 몸에 좋은 산야초』, 석초출판사, 1989
이상희, 『꽃으로 보는 한국문화 Ⅰ·Ⅱ·Ⅲ』, 넥서스, 1998
작물시험장, 『현대인을 위한 민간약초』, 상록사, 2002
전라북도농업기술원, 『약초의 특성과 이용(비매품)』, 2008
전통의학연구소 편, 『한의학사전』, 성보사, 2001
정경대, 『건강약초 108선』, 이너북, 2007
정구영, 『진안고원의 약용식물 이야기(비매품)』, 한방크러스트사업단, 2009
정구영, 『약초꾼이 알려주지 않는 산야초도감』, 혜성, 2011
정병훈, 『천연건강요법』, 한국가정사역연구소, 1997
정현관, 『생활속의 나무. 어문각』, 2008